护理专业发展现状与趋势

第 2 版

主　编　刘华平　李　峥

编　者（以姓氏笔画为序）

王红红（中南大学湘雅护理学院）　　　张　欢（北京协和医学院护理学院）

朴美华（北京协和医学院护理学院）　　张晓静（中国医学科学院北京协和医院）

刘　宇（中国医科大学护理学院）　　　陈京立（北京协和医学院护理学院）

刘华平（北京协和医学院护理学院）　　赵　红（北京协和医学院护理学院）

刘建芬（北京协和医学院护理学院）　　赵　岳（天津医科大学护理学院）

李　红（福建省立医院）　　　　　　　胡　雁（复旦大学护理学院）

李　杨（北京协和医学院护理学院）　　洪静芳（安徽医科大学护理学院）

李　峥（北京协和医学院护理学院）　　郭　宏（沈阳医学院护理学院）

吴　瑛（首都医科大学护理学院）　　　郭桂芳（北京大学护理学院）

吴欣娟（中国医学科学院北京协和　　　郭爱敏（北京协和医学院护理学院）

　　　　医院）　　　　　　　　　　　蒋　艳（四川大学华西护理学院）

编写秘书　张　欢（北京协和医学院护理学院）

人民卫生出版社

·北　京·

图书在版编目（CIP）数据

护理专业发展:现状与趋势 / 刘华平,李峥主编
. —2 版 . —北京:人民卫生出版社,2022.10
ISBN 978-7-117-33599-7

I.①护… Ⅱ.①刘… ②李… Ⅲ.①护理学 - 医学
院校 - 教材 Ⅳ.①R47

中国版本图书馆 CIP 数据核字（2022）第 172305 号

人卫智网	**www.ipmph.com**	医学教育、学术、考试、健康， 购书智慧智能综合服务平台
人卫官网	**www.pmph.com**	人卫官方资讯发布平台

护理专业发展:现状与趋势
Huli Zhuanye Fazhan:Xianzhuang yu Qushi
第 2 版

主　　编:刘华平　李　峥
出版发行:人民卫生出版社（中继线 010-59780011）
地　　址:北京市朝阳区潘家园南里 19 号
邮　　编:100021
E - mail: pmph @ pmph.com
购书热线:010-59787592　010-59787584　010-65264830
印　　刷:中农印务有限公司
经　　销:新华书店
开　　本:787×1092　1/16　印张:25
字　　数:608 千字
版　　次:2016 年 4 月第 1 版　2022 年 10 月第 2 版
印　　次:2022 年 11 月第 1 次印刷
标准书号:ISBN 978-7-117-33599-7
定　　价:79.00 元

打击盗版举报电话: 010-59787491　E-mail: WQ @ pmph.com
质量问题联系电话: 010-59787234　E-mail: zhiliang @ pmph.com
数字融合服务电话: 4001118166　E-mail: zengzhi @ pmph.com

前　言

　　发展护理专业须遵循时代背景和社会发展需求，而推动护理专业不断进步的内在动力在于从业人员不断反思专业现状、分析所面临的问题、提出需要迎接的挑战、预测今后的专业发展方向并努力开拓前进。2016年，本书第1版面向全国发行，就护理实践、护理教育、护理管理、护理研究等方面介绍国内外护理专业化发展的历史、现状，分析问题和挑战，并预测了专业发展的方向。

　　2016年，中共中央、国务院印发了《"健康中国2030"规划纲要》，指出应以"大健康观"和"大卫生观"理念综合应对影响健康的各种因素，确保人民群众全方位、全生命周期保持健康。国家卫生健康委员会制定了《全国护理事业发展规划（2016—2020年）》，以促进护理事业的进一步发展，推进健康中国建设。随着健康需求的增加以及医疗卫生事业的发展，护理专业在学科发展、理念转变、技术提升、管理创新等方面有了新要求。在此背景下，护理教育体系日趋完善，护理实践科学化水平得以提升，护理队伍也逐步强大。2022年，我们本着科学性、先进性的原则对《护理专业发展：现状与趋势》进行精心修订，希望本书能更紧密地贴近护理学科的发展前沿。

　　本次修订做了以下调整：①调整章节内容，避免重复。②优化内容构成，增加了知识链接，以满足不同层次学习者的需求。③体现学科发展，坚持与时俱进，对数据信息和专业发展动态进行了更新。

　　在老一辈护理人奉献精神的感召下，编者们以继承与发展护理事业的历史使命感、严谨治学的科学态度和无私奉献的敬业精神，积极投入本书的修订工作。感谢各参编高等护理院校和临床医院对本书的支持和帮助。

　　虽然我们已经尽力做到完善，但由于编撰水平有限，本书难免存在不妥之处，恳请护理同仁及广大读者批评指正。每一位读者的意见和建议都将为再版提供宝贵的参考。

刘华平　李　峥
2022年3月

目 录

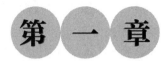

护理专业发展的进程

现代护理学的发展从南丁格尔时代至今已经走过了一个多世纪的历程。在百余年的发展过程中,时代的变迁,社会政治、经济、文化的发展,人类健康需求的不断变化,对护理学科的发展产生了深远的影响。本章将回顾护理内涵和范式的演变和医疗卫生体系变迁对护理专业发展的影响,为进一步发展护理学科提供借鉴。

第一节　护理内涵和范式的演变

在现代护理学发展的百年历史中,"护理是什么"这个最基本的哲学问题始终是护理学研究的核心课题。护理学者们持续地探索着什么是护理学的本质和实践范畴? 护理学学科性质和护理学知识体系是怎样形成的? 护士在护理实践中遵循什么样的价值观和伦理道德准则? 如何在护理实践和研究中体现科学和艺术的结合? 这些基本问题引发的关于护理本体论、认识论、价值论、伦理和美学的研究,有力地推动了护理学科的发展。回顾护理内涵和范式的演变,为进一步了解护理专业发展的进程提供了一个十分重要的视角。

一、护理内涵的演变

护理是什么,即护理的定义或本质,是护理学发展中的一个基本问题,它决定着护理实践的性质和范畴。随着时代的变迁,护理的内涵也在不断演变。学者对"护理"概念的探求不仅是从理性层面推断其普遍意义,而且是从实践的经验中探讨对"护理"的理解和诠释。

(一)社会对于护理内涵的认识

在用词上,"护理"的英文是"nursing"。"nursing"源于拉丁文"nutrire",它的意思是"滋养、使健壮",后来引申为哺育小儿,照顾病患及伤残者等含义。"nursing"可用作名词和动词使用,名词反映护理的学科性,而动词反映护理的实践性。例如,"护理患者"是动词,而"精细护理"则是名词。从事护理工作的人称为护士"nurse"。

早期由于护理没有成为一门专业,人们对护理的认识仅限于一种模糊的印象,人们观念中的护理是与人类基本日常生存活动相关的、自发的人类照顾活动和普遍存在的社会现象。直到16世纪人们对护理的认识逐渐演变为"照护患者(这项工作一般由妇女承担)"。照护幼童或老年人、患病或残疾者这一工作类别正式形成,且这一工作的性质与关爱密不可分。

世纪更迭，人们对于护理的认识始终在变化。尽管在世界上大多数国家护理学已经成为了与临床医学、公共卫生学和药学等专业平行的学科，但对于护理专业是否是一个独立学科的质疑，以及对护理学属于专业性学科（professional discipline）还是学术性学科（academic discipline）的争论延续了一个多世纪。例如，至今人们仍然对于护理教育层次的定位问题，以及研究生教育设置专业学位和科学学位的问题争论不休，美国对临床型护理博士（Doctor of Nursing Practice，DNP）发展的合理性及其对护理学发展，对健康体系及社会的影响等的争论就是例证。主要争议在于 DNP 的大量涌现是否会动摇护理人经过几十年努力建立起来的护理学科的学术性属性，科学研究的基础和发展前景等。社会对护理认识的演变还体现在对护理工作从业者形象认同上的演变。

（二）不同时代对护理内涵的理解

1. 19 世纪　对现代护理概念的认识始于弗洛伦斯·南丁格尔（Florence Nightingale）。1860 年，南丁格尔提出，"护理的独立功能在于协助患者置身于最自然而良好状态下的活动，即针对个人基本需求提供服务，帮助他们避免疾病，使人们恢复健康或维持健康，使个体处于最佳状态，促进患者自然痊愈"。这个概念确定的前提是医学只能清除影响躯体功能的障碍，而患者真正的康复则是自然的力量使然。

1885 年，南丁格尔又指出"护理的主要功能在于维持人们良好的状态，协助他们免于疾病的困扰，达到他们最可能的健康水平"。当时，她已阐述了护理和健康的关系，强调良好的护理对健康人避免疾病与患者早日康复同等重要。

2. 20 世纪　是护理学迅速发展的时期。1910 年后的 10 年内，美国及其他国家的护士实践法令中，都将护士定义为医生的从属者，不是具有创造力的独立的工作者，而护理也不属于独立的专业。1919 年，加拿大医学家、教育家威廉·奥斯勒（William Osler）提出"护理是一门需要雕琢的艺术"。1934 年，加拿大教育家麦基（MacKay）认为，医生关注的是治疗，护士关注的是照护，两者是同等重要的。同年，护理学者艾菲·泰勒（Effie Taylor）写道，"护理在适应规范治疗和预防医学，以满足个体特定的躯体和精神的需求"。1946 年，护理学者安妮·古德里奇（Annie Goodrich）强调，"护理是社会中的一种道德力量，促进了医学和社会学的发展"。

20 世纪 50～70 年代，出现了大量关于护士职能的研究。1953 年，加利福尼亚州护士协会的一项研究明确了医院护士独立承担的 450 项工作内容。护士的专业角色逐渐开始明确，其作为医疗活动中重要协调者的地位开始确立。与此同时，护士为患者提供情感和精神支持的功能也开始受到重视。

1961 年，耶鲁大学护理学院的艾达·奥兰多（Ida Orlando）教授创造了"护理程序"一词。她指出"护理的目的是为患者提供帮助，以满足其需求。护士通过一定的工作程序实现其护理目的。护士必须知道并掌握如何评价工作效果以及如何判断患者是否需要帮助。"

1964 年，美国护理理论家弗吉尼亚·韩德森（Virginia Henderson）认为，护理是协助患病或健康的个人实行有利于健康或健康恢复的活动（或帮助濒死者平静地死亡）。护理的特征在于护患关系密切且持久，提供护理时可以给人以安慰，其内涵是开放的，护理的质量和范畴很大程度上取决于护士个人的能力。她还强调了接受护理照顾的人是一个完整、完全且独立的生命，护士的职责在于协助他人，使其获得其应有的功能或能力。韩德森强调护理的内涵因国家、地区的医疗体系不同而存在巨大差异，不能用某一个护理概念涵盖全世界的护理。例如，加拿大强调医护工作者间的合作，而在印度，因为医疗体制的不同，护士需要独自承担村落中的健康服务工作。1968 年，在国际护士会（International Council of Nurses，ICN）手册《护理的原则》（*Principles of Nursing Care*）中，强调了韩德森对护理的定义，并提出了针对患者的个体化护理计划。

20 世纪 70 年代，关于医疗与护理实践的差异展开了广泛的讨论。1971 年，罗琳·沃克（Lorraine Walker）提出护理包含以下内容：①提供照护的人；②因健康问题而接受照护的人；③照护活动发生的环境和场景；④照护的结局——健康状况（well-being）。1972 年，罗泽拉·施洛特费尔特（Rozella Schlotfeldt）指出，"护理的目标在于帮助人们获得、维持或重获健康，护士所关注的问题在于人们寻求健康和应对疾病的行为"。同年，加拿大护士协会（Canadian Nurses Association，CNA）在关于护理的定义中提到，医生和护士是相互协作的关系，而非护士从属于医生。随着医疗与护理概念的日趋明晰，1976 年，雪莉·查特（Shirley Chater）认为相比治愈疾病，护理更倾向于健康促进，她说"护理是在一定环境和情境下，向个人、家庭、社区提供照护以解决健康问题的过程；而医疗更加侧重探究病因和治疗疾病"。

美国护士协会（American Nurses Association，ANA）在 1973 年制定护理执业标准时，正式将护理程序列入，此后有关护理程序的焦点集中于护理诊断上。1980 年，ANA 为反映护理人员扩展中的角色而修改、制定新的护理定义：护理是诊断和治疗人类对现存或潜在的健康问题的反应。这个定义指出：①护理的服务对象不仅是单纯的疾病，而是整体的人，既包括患者，也包括健康人，以及由人组成的家庭、社区和社会。护理的最终目标是提高人类整体的健康水平。②护理研究的是人对健康问题的反应，即人在生理、心理和社会各方面的健康反应。③此定义是和护理程序紧密联系的，护理通过护理程序这一科学工作方法，从评估、诊断、计划、实施和评价五个步骤完成对护理对象健康问题反应的诊断和处理。这种从方法论角度提出的对护理的定义或解释，对许多国家的护理学发展产生了很大影响。这个定义当时被许多国家的护理界认同和采用，有护理学者认为该定义不仅有助于护理学成为一门专业，拓宽了护理探索的广度，加深了护理实践的深度，而且还在理论上赋予了实践者前所未有的自主决策权。但是近年来有护理学者对这个定义提出质疑，认为评估、诊断、计划、实施和评价的程序可适用于许多专业的工作中，这个建立在护理工作程序和功能上的定义不能体现护理的专业独特性。2010 年 ANA 在《护理实践的范围与标准》（*Nursing：Scope and Standards of Practice*）一书中对护理学进行了重新定义：护理是通过诊断和治疗个人、家庭、社区和人群对现存的和潜在的健康问题的反应，达到保护、促进和优化人的健康和能力，预防疾病和损伤，减轻痛苦的目的。

3. 21 世纪　ICN 于 1987 年明确了护理的概念，并在 2001 年 11 月经理事会通过修订了护理概念，即护理是对处于所有情境中健康或有疾病的各年龄段的个人、家庭、团体和社区给予自主性和协同性的照护。ICN 认为护理是健康照顾系统中不可缺少的一部分，包括促进健康、预防疾病，以及在各种健康照顾机构和其他的社区中，照顾各种身体、心理有疾病及身体残疾的不同年龄层的人。护理人员特别关心的是个人、家庭及团体对于现存的或潜在的健康问题的反应。护理内容涵盖健康促进、疾病预防以及身体、心理疾病患者和残障者、临终者的护理。护理的关怀在于倡导健康、促进环境安全、参与卫生政策拟定，以及病患和健康制度的管理、护理教育和研究。

（三）护理内涵的特征

1. 护理内涵演变与社会和医学发展并行 护理的定义随着社会发展、社会需求变化而变化。21世纪，医学模式正在发生革命性转变，从生物医学模式发展到社会-心理-生物医学模式，再到环境-社会-心理-生物-工程医学模式。这些转变对护理学科的发展产生了深远的影响。现代护理发展以来，由于医学模式的转变，护理理论的成熟，护理概念也在不断变化和发展。这种变化可概括为三个阶段：①以疾病护理为中心的阶段；②以患者护理为中心的阶段；③以人的健康护理为中心的阶段。

2. 护理内涵较为宽泛 早在1963年，有学者提出广义的护理是指人们创造性地运用自身的能力和技能，通过组织自身的护理知识体系和既往经验，为他人提供的一种服务。广义的护理概念是宽泛的，避免了由于明确护理的功能而限制护理实践的范围，进而制约护理学科的发展。在健康相关学科飞速发展的今天，多学科合作促进了护理学与医学紧密相连，有时甚至难以界定两者各自的实践范围，而这与护理的广泛内涵密不可分。

3. 护理内涵普遍性和独特性兼容 现代社会中广泛的国际交流极大地促进了国际护理界达成对护理广义内涵和总体目标的共识。各个国家护理发展的历史、社会、经济和文化背景以及卫生服务体系等方面都存在着较大的差异，因而对护理的理解、解释也各不相同。

（四）护理内涵在我国的变迁

自古以来，传统中医学中，医、药、护没有明确分工，患者多由郎中或患者的亲属照料，强调"三分治七分养"。可见，传统的中医文化非常重视护理在患者康复中的作用。现代护理（modern nursing）于19世纪初传入中国，南丁格尔式的护理概念被引入。医院的出现，将护理从由亲属照料、属私人范畴内事务的观念中解放出来，使护理成为属于公共范畴内的事情，并由具备护理知识的人承担。不过在早期，病者亲属未能接受家庭与医院护理的差异，多干预护理事务，护理专业的概念难以推广。社会一般视护士为医院的佣人或医生的助手。

中华人民共和国成立初期，护理事业的发展处于"非专业化"阶段。直到20世纪80年代，护理的角色被重新肯定。在改革开放的"大气候"下，护理事业努力朝着"专业化"方向发展，既强调与国际护理接轨，也致力于发展具有中国特色的护理。护理学被视为与基础医学、临床医学、预防康复医学、社会科学和人文科学相关的综合应用学科。学者们就护理的内涵展开了广泛的思考和讨论。

1986年，我国著名护理学者王琇瑛提出，护理学主要的任务是研究维护人的身心健康，预防疾病，在生老病死的各个阶段中配合医疗，进行护理，指导康复，慰藉垂危的患者。

20世纪90年代，我国学者卢美秀等提出，护理是以人为服务对象，协助个人满足人类基本需要及增强自我照顾的能力。其积极的目的是协助个人完成自我照顾、促进健康、预防疾病；消极的目的是协助个人恢复健康、适应疾病或伤残所带来的影响，或使其安详且尊严地死亡。

2003年前后，中华护理学会同香港理工大学护理学院进行了有关护理概念的合作研究，目的是基于中国护士累积的护理知识和经验，诠释具有中国特色的护理概念。结果显示，我国护士对护理概念的理解和认识可以概括为：了解个人健康状况的动态变化，对所出现的健康问题进行辨证,准确施护,帮助个人掌握健康知识,从自身状况出发,防治疾病,增强对疾病的应对及适应的能力,达到身心最佳状态。

2005年,中华护理学会以护理的发生、特殊功用和护理涉及的主体和客体的关系等为基础,提出了初步的护理定义,即"护理是综合应用人文、社会和自然科学知识,以个人、家庭及社会群体为服务对象,了解和评估他们的健康状况和需求,对人的整个生命过程提供照顾,以实现减轻痛苦、提高生存质量、恢复和促进健康的目的。"该定义指出了护理行为实施的主体和客体、实施护理的前提、实施护理所应该具备的条件和护理目标。

二、护理学范式的演变

(一)护理学的概念、知识结构、认知方式

1. 护理学的概念　护理学(nursing science)是一门综合了自然科学、社会科学和人文科学等知识,为人类健康服务的应用科学。护理学研究的是整体的人,把人作为一个既有生物属性又有社会属性的个体。护理学不仅研究"现存的健康问题",还包括"潜在的健康问题",服务的对象既有患病的人,也包括未患病但有"潜在健康问题"的人。美国亚利桑那大学护理学院的帕梅拉·瑞德(Pamela Reed)教授在其著作《护理学科的本体论》(*Nursing: the Ontology of the Discipline*)中认为护理学不仅仅是一门知识体(body of knowledge),也不仅仅是一种实践方式或医院与大学中一个部门的名称,护理学是一个本体论的基本概念,表现在护士的研究和实践中。因此,护理是人类系统中固有的、与主观幸福感相关的过程和实践。随着社会的发展和科学技术的进步,护理学已逐步由"以疾病为中心"转变为"以患者为中心",从而向"以人的整体健康为中心"的方向发展,研究自然、社会、文化、教育和心理等因素对人健康的影响,不断对人的生命过程提供全面、系统、整体的护理。

2011年3月,国务院学位办颁布了新的学科目录设置,其中护理学从临床医学的二级学科中分化出来,成为一级学科,与中医学、中药学、中西医结合、临床医学等一级学科平行。长期以来,护理学在我国一直作为临床医学一级学科下的二级学科发展,这种模式极大地制约了我国护理学科的进步。随着社会的发展以及护理实践内容的不断扩大,护理学科的内涵也不断扩展。随着护理一级学科地位的确立,护理学将获得更大的发展空间,并促进今后护理实践领域的不断拓展,最终为我国进一步深化护理内涵奠定基础。

2. 护理学的知识结构　每个学科有其独特的知识发展核心,并形成学科知识体系,以指导研究和实践,并与其他学科相区别。护理学知识(nursing knowledge)常来源于传统的实践以及相关学科,因此,亟待建立护理学自己的知识体系。护理学知识是哲学、理论、研究和实践的综合体。当代护理学知识包括元范式(meta paradigm)、哲学(philosophies)、概念模式(conceptual models)、理论(theories)、实证指标(empirical indicators)。这些部分组成了独特的护理的学科知识,将护理与其他学科区分开来。例如,美国护理学者嘉克林·法赛特(Jacqueline Fawcett)在论述护理的知识层次结构(hierarchical structural of nursing knowledge)时,根据其抽象程度将这些元素列入护理知识层次结构。另一位美国护理学者帕梅拉·瑞德(Pamela Reed)在前者的护理学知识结构基础上,根据自己的理解,加入了实践和生活经验、科学哲学、世界观、范式对知识构建的影响(图1-1)。

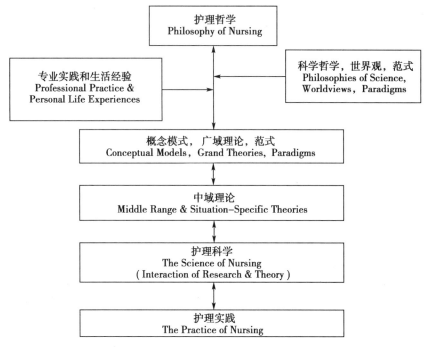

图 1-1   Reed's Dynamic Structure of Nursing Knowledge

3. 护理学的认知模式   如何获得护理学的知识是护理学者不断探讨的课题。对于护理学的认知模式（patterns of knowing），不同的护理学者从不同的角度进行了总结和归纳。例如，护理学家芭芭拉·卡珀（Barbara Carper）在 1978 年曾提出护理学的四种基本认知模式，即经验认知、美学认知、个人认知和伦理学认知（图 1-2）。

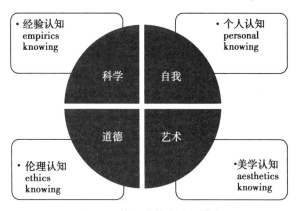

图 1-2   护理学基本认知模式

（1）经验认知（empirics knowing）：被认为是护理的科学成分。经验认知主义者认为世界是客观存在的，人们通过自然探究的方法对现象进行观察、描述和分类，进而形成理论演绎分析。目前，护理科学有"自然探究的历史阶段"（natural history stage of inquiry）和"已形成的理论演绎阶段"（stage of deductive formulated theory）两方面。自然探究的历史阶段的任务是描述和分类现象，一般来讲，这些现象是可以通过直接观察或审视而发现的。显然，目前护理学已由这种描述和分类的形式转向理论分析,以寻求、发现对被观察和分类的经验的解释;这种转变体现在由大量的观察性词汇转向新的、更多的理论性词汇,这些词汇在相应的解释性理论背景下有着独特的意义和定义。因此,第一个护理学基本认知模式是经验的、实际的、描述的,最终目的是发展理论。

(2)美学认知(aesthetics knowing):被认为是护理的艺术成分。护理艺术体现在实践中考虑护理中的条件、情景、受照顾者的体验或感觉等,通过关爱的行动,有同理心(empathy)的态度和专业化的人际关系达到护理效果的最大化;解释和应用艺术和美学涵义的概念使得人们可能更多地考虑护理中的条件、情境、体验或者称为感觉(esthetic),也包括在经验认知模式中的创造性探索过程。例如,共情或同理心是一种能深入他人主观世界,了解其感受的能力,就是美学认知模式的重要方式。

(3)个人认知(personal knowing):是指护士的自我意识,包括认识自我及与他人的联系。个人认知被认为是有效利用自身能力和特长,为服务对象提供公平、有效护理,护患双方在互动中得到共同发展的关键。个人认知作为护理学基本认识模式是尚存有疑问,也是较难掌握的;在护理过程中,护士能够得到体验的意义,可促进护患双方互动。

(4)伦理认知(ethical knowing):是护理的道德成分。护理学是有价值的、必要的社会服务,对保护生命、减轻伤痛、促进健康负责。作为基本认知模式,伦理学在护理中的体现是关注责任和在决策中的伦理道德考量。护理伦理学的认知模式要求在处理复杂事务过程中,理解不同哲学思想对事物的判断不同,即不同的伦理判断框架不同,则对事物的处理方式不同。

(二)护理学范式

1. 范式   每一个科学发展阶段都有特殊的内在结构,体现这种结构的模型称为范式(paradigm)。paradigm一词来自希腊文,意指"模范"或"模型"。范式这个概念本身具有多义性。对范式最广泛的认识是指某一学科群体在某一专业或学科中所具有的共同信念。这种信念规定了共同的基本观点、基本理论和基本方法,为学科群体提供了共同的理论模型和框架,从而成为该学科的一种共同传统,能够将存在于科学中的不同范例、理论、方法和工具加以归纳、定义,并相互联系起来,为该学科的发展规定了方向。

对于范式的概念,不同学者有不同的理解。美国著名科学哲学家托马斯·库恩(Thomas Kuhn)最早在科学中提出范式论,并提出了元范式(meta paradigm)的概念,其中使用最广泛的定义:范式指一个共同体成员所共享的信仰、价值、技术的集合,是从事某一科学的研究者群体所共同遵从的世界观和行为方式。1962年,库恩在其著作《科学革命的结构》(the Structure of Scientific Revolutions)中提出范式是一种理论体系,包括三个方面的内容:共同的基本理论、观念和方法;共同的信念;共同的自然观。元范式是一个广义的、形而上的结构,具有抽象性,可从宏观上指导实践和研究,而范式则更具有可操作性,可用于指导实践。一般一个学科可以有较多的范式,但却只有一个元范式。

英国学者玛格丽特·马斯特曼(Margaret Masterman)将库恩的范式学说归纳为三种类型:一是作为一种信念,一种形而上学思辨的哲学范式或元范式;二是作为一种科学习惯,一种学术传统,一个具体的科学成就的社会学范式;三是作为一种依靠本身成功示范的工具,一个用来类比的图像等的人工(构造)范式。

美国著名的社会学家乔治·瑞泽尔(George Ritzer)认为,范式是存在于某一科学领域内关于研究对象的基本意向。它可以用来界定什么应该被研究、什么问题应该被提出、如何对问题进行质疑以及在解释我们获得的答案时该遵循什么样的规则。

范式在本体论、认识论和方法论三个层次分别回答了事物存在的真实性问题、知者与被知者之间的关系问题以及研究方法的理论体系问题。这些理论和原则对特定的科学家群体起规范的作用，协调他们对世界的看法以及他们的行为方式。现在，范式常用来表征或描述某种理论模型、理论框架、思维方式、思想体系或学术传统，已经成为标志学科独立的重要条件。

2. 护理学范式（nursing paradigm）　可以理解为一定时期内多数护理学科成员共同的学科信仰，遵循相同的思维方式和拥有独特的话语体系。护理学范式必须在本质上为护理研究群体提供把握研究对象的概念框架、理论和方法依据，决定护理群体的信念和价值观，并在一定时期内指导和规定护理学科的发展方向。

护理学的范式构成中包括抽象和概括的元范式和具体范式。元范式（meta paradigm）是一个广义的概念，用来明确学科关注的核心现象，定义核心概念及概念之间的相互关系。元范式是抽象的、概括的和唯一的。元范式通常不能直接用于指导研究或实践。相对元范式的抽象、概括和唯一的特性而言，狭义的范式（paradigm）是比较具体的、多样的，能为护理研究和实践提供可应用的框架和目标。有些护理学者也称之为概念框架或概念模式。一个学科可以有不同的范式。

3. 护理学元范式的提出　波士顿大学护理学院的玛格丽特·哈迪（Margaret Hardy）博士是最早在护理中使用"元范式"概念的护理哲学家，她在 1978 年的论文中，借鉴了托马斯·库恩（Thomas Kuhn）对元范式的阐述，提出了护理学的元范式问题。她认为，对护理学元范式的定义需要在护理学科领域达成共识，成熟的护理学元范式应具备以下特点：①被大多数护理领域的专业人员接受；②护理学科领域能够组织对元范式的讨论；③能够界定元范式的内涵；④能够告诉护理学科的专业人员从哪里寻找知识；⑤能够告诉护理学科的专业人员应期待什么；⑥能够告诉该学科的专业人员如何探究护理学科中的现象。

4. 护理学元范式的作用及其四个必要条件　元范式总结了学科的知识使命和社会使命，为学科内成员界定了应关注的现象。

护理理论家嘉克林·法赛特（Jacqueline Fawcett）认为护理元范式应包含四个必要条件：①必须明确与其他学科不同的领域，护理学元范式要明确护理学科有别于其他学科的特征领域（只有当概念和命题表达出实践和探寻的独特视角时方能达到）。②必须用简约的表达方式涵盖学科关注的所有现象，护理学元范式要包含护理领域的所有现象，并应以简洁的方式呈现（只有概念和命题是整体而无冗余时方能达到）。③必须是观点中立的（只有概念和命题不代表任何一个具体的视角，也就是说不是一个具体的范式或概念框架的视角）。④在范围和内容上是整体的，基于国际视野。上述四个必要条件说明元范式是高度抽象、概括、精确和没有冗余的，不代表任何一个具体的国家、文化、伦理信念和价值观。

5. 护理学元范式中的核心概念　在当代护理知识层次结构图中，护理元范式被视为最抽象的部分，为护理学科的发展提出总体方向。概念（concept）是人们对周围环境中的某种物体所形成的印象，是人们对客观事物属性及其本质的理性认识。学科的建立和发展，必须首先明确学科的定义及学科的概念体系。目前在护理学界较为公认的四个核心概念为人（human being）、环境（environment）、健康（health）和护理（nursing）。这四个核心概念的学科定义和概念体系的基本确立,标志着护理学的学科独立性,体现了护理学科关注的现象以及与其他学科不同的视角。

　　不同护理学者在各自的理论和概念框架中基于不同的哲学思想对护理元范式中的四个概念的定义有所不同。例如,美国护理理论家嘉克琳·法赛特(Jacqueline Fawcett)对四个概念的定义:①人是指参与护理的个体、家庭、社区和其他团体。②环境是指与人密切相关的社会环境和物理环境,包括其护理场所,范围包括人的住所、医疗机构、社区乃至整个社会,环境也指与人的健康相关的所有的局部、区域、国家、世界文化、社会、政治、经济条件等。③健康是指由出生到死亡的生命过程。④护理是指护士代表人或和人一起采取的行动以及护理行动的目标;护理程序是护理对象和护士之间的互动过程;这一过程包括评估、诊断、计划、实施和评价。近年来,护理学者们逐渐发展出对四个概念的共识,如对于人的概念,从生物医学模式中各部分器官和系统组成的生物体或人生各部分经验/经历的集合,到趋向于人是一个整体的观念。对护理的概念也从应用基础技术和医疗辅助等功能,发展到促进良好人际关系,维护和促进人的整体性和健康的功能。亦有一些学者从不同角度阐述这四个概念。例如,美国护理理论家玛莎·罗杰斯(Martha Rogers)在其 1970 年的著作《护理理论基础介绍》(*An Introduction to the Theoretical Basis of Nursing*)中认为,健康是人类固有的(inherent)、动态的过程,因此她并没有明确地将“健康”从她的元范式论中独立出来。她认为“人类以独特的方式与环境进行互动”。美国护理理论家玛格丽特·纽曼(Margaret Newman)认为,关爱(caring)是人类健康的体验。美国护士协会 1980 年发表了 ANA 社会政策关联的陈述,将护理定义为“诊断和处理人类对健康问题的实际或潜在的反应的学科”。

　　核心概念的关系:四个核心概念之间的相互关系是护理元范式中的重要部分。不同的护理学者在各自的理论中对其都有明确的描述。例如,嘉克琳·法赛特(Jacqueline Fawcett)对元范式概念之间的关系描述:①护理学与人的生死过程的原理和规律相关。②护理学与环境背景下的人的健康体验模式相关。③护理学与有利于人的护理行动或过程相关。④护理学是关于人的生死过程、人与环境持续相关的认知过程。

　　6. 护理学范式中的理论基础　理论是支持学科独立的重要基础,护理学科必须拥有领域内普遍认可的理论基础。护理学的理论基础不应该是对其他学科或某种理论的罗列,而必须从护理实践及护理自身发展的实际需要出发,对前人已建立的理论加以利用、改造并以此构建自己的理论。长期以来,护理学者以医学科学、人文科学和社会科学的理论为依据,致力于护理学向学科的整体性和系统性发展。护理理论家们基于他们对护理学本质的认识,围绕护理学的四个基本概念,结合健康相关学科的基本理论,创建了指导护理实践与研究的护理理论和模式,如卡丽斯塔·罗伊(Callista Roy)的适应模式(the Roy adaptation model),贝蒂·纽曼(Betty Neuman)的系统模式(Neuman system's model),多萝西亚·奥瑞姆(Dorothea Orem)的自我护理理论(Orem self-care theory),波斯莉和希尔德布兰特(Persily & Hildebrandt)的社区赋能授权理论(theory of community empowerment),克里斯汀·斯旺森(Kristen Swanson)的关怀理论(theory of caring),帕梅拉·瑞德(Pamela Reed)的自我超越理论(theory of self-transcendence)等。近年来,我国护理学者也在努力探讨适应中国护理学发展的理论,如中华护理学会护理理论构建课题组通过对中西方文化对人、健康、环境和护理的认知不同,构建的和谐护理理论(harmony nursing theory)。护理学的理论建设和发展尚处在孕育阶段，从长远的目标考虑，除了应具备基础的理论，还应发展由基础理论和应用理论构成的学科理论。

 知识链接 1-1

传统文化视角下和谐护理理论的构建

中华护理学会 2014 年度科研基金和谐护理理论构建项目，以我国传统的儒、道哲学理念为基础，结合罗杰斯的整体人的科学理论，分析中国文化背景下对人、健康、环境和护理的理解，构建了以和谐个体、和谐环境、和谐护理为基本元素的和谐护理理论模式。

7. 护理学范式中的方法论　方法论可以看作是科学认识活动以及学科研究方法的哲学思考，是对知识的特性、范围和适应性的研究，它与学科本身的内在思维逻辑紧密相关。护理学方法论的创建和发展必须在哲学方法的指导下进行，借鉴和吸收一般的科学方法和交叉学科的方法。

认识和阐述护理学本质的方法是护理的世界观（worldview）。所谓世界观是人们对整个世界以及人与世界关系的总的看法和根本观点。因个人成长和专业经历不同，对世界的看法不同，对核心概念的理解和应用亦有所不同。不同世界观引导下的认识模式决定了人们认识世界的角度和切入点。比如，从微粒 - 决定论（particulate-deterministic）或反应的世界观（reaction worldview）看待人和护理实践，认为人是机械的，健康是某种行为产生的后果；现象是可分离的，可测量的。因此，通常是采用观察和控制等量性研究方法（用数据）去探索因果关系，或验证假说或理论。护理的目标重点在帮助患者减少致病或不良结局的风险。反应的世界观与实证主义观点一致，认为科学知识必须建立在观察和实验的事实基础上。认为经验是知识的唯一来源和基础，因此科学知识是确定的，精确的；从互动 - 整合（interactive-integrative）或相互互动世界观（reciprocal-interaction worldview）看人和护理实践，认为人是开放的系统，健康与疾病是人与环境互动过程中发生的现象，护理实践和研究的重点在人，最大化地促进人的健康；从整体 - 转变（unitary-transformative）或同时发生世界观（simultaneous-action worldview）看人和护理实践，认为健康和疾病是在人 - 环境互动过程中同时发生，健康是动态的过程，人和环境不可分割。护理的重点在关注患者、家庭及其环境的相互作用以促进健康的最大化。护理人员有多种方法和途径认识人和健康，可以用演绎和推理的方法，即从理论 - 假说 - 观察 - 验证到理论的量性研究方法，或采用归纳的方法，从现象的观察 - 发现规律 - 形成初步假设 - 形成初步理论的质性研究方法，或混合的研究方法去探究和解释护理中的现象。

8. 对护理学元范式的评论　学者们对护理学元范式和范式的探索一直持续不断，以使之更好地为护理学科发展提供基础。目前对护理的元范式，学术界提出以下评论：①需要对核心概念进行进一步的具体化。②对护理元范式中四个核心概念中的"护理"这一概念尚存疑问。这里的"护理"是指护理学？还是护理实践？还是护理学科？另外，在"护理元范式"的定义中出现，核心概念中再用"护理"一词，显然是重复的。③护理元范式尚未包含护理领域所有的元素，如"护理体制""护理职业生涯规划"等。④有学者还认为护理学的元范式应不止一个,有多少哲学观就需要多少元范式。这个观点目前仍然存在很大争议。

(三)不同时期的护理学范式

每一个科学发展阶段都有特殊的内在结构,范式通过一个具体的科学理论为范例,反映一个科学发展阶段的模式。随着学科的发展,新的问题不断涌现,有时甚至彻底颠覆了人们既往看待事物的方法。当旧的范式难以回答和解决学科发展中出现的新问题,无法适应社会发展的需求时,则预示着范式的转换即将来临,即库恩所说的科学革命(scientific revolutions)或范式转变(paradigm shift)。范式的演变为解决旧的问题提供了新的视角,象征着新的研究领域和概念。

在社会经济发展的进程中,医疗卫生保健体系受到范式改变的影响,就护理学科而言,作为医疗卫生保健领域所占人数最多的专业,同样面临很多尚未解决的新问题,一个个极具划时代意义的范式在指引其不断发展,并将影响现代医疗卫生服务方式的变革。这些范式中,有的借鉴了其他学科的理论,有的直接来源于护理理论和实践。

1. 线性到非线性的范式(linear to nonlinear paradigm)　1963 年美国气象学家爱德华·洛伦茨(Edward Lorenz)提出混沌理论(chaos theory),其认为非线性系统具有多样性和多尺度性。混沌理论解释了决定系统可能产生的随机结果。该理论的最大贡献是用简单的模型获得明确的非周期性结果;而混沌理论也为护理学的实践和研究提供了新的视角。

护理学科在早期遵循以经验主义为主、注重因果模式确定关系的量性科学方法,形成学科的知识基础。然而在解决涉及人的护理问题时,由于人体系统复杂多变,同时有高度的个体差异性,传统的科学范式往往难以描述、解释和预测人类复杂的行为。20 世纪 90 年代,护理学者提出将混沌理论作为新的护理范式,以解决涉及非线性关系的复杂护理问题。基于混沌理论的概念,有助于护士在社会情境下充分将质性和量性的研究方法运用到护理实践和研究中。

2. 整体范式(holistic paradigm)　传统的医学模式主要关注疾病和症状的诊断和治疗,这样的医学模式长期影响着医务人员的思维方式。20 世纪 80 年代,诸多学者纷纷表示应将整体范式(holistic paradigm)引入护理学科,以此作为一种整合的概念框架用于护理理论、研究和实践。1980 年,玛莎·罗杰斯(Martha Rogers)提出对于健康应有一个基于"身 - 心 - 灵"的整体定位,她认为"人类以独特的方式与环境进行互动"。1986 年贝蒂·纽曼(Betty Neuman)表示护理学科正处于范式转变的时期,应对新范式的基本特点进行准确定义,而整体论(holism)的概念恰与护理学科的本质相契合。在 20 世纪 90 年代前后,整体论引起了学者和临床人员的关注。

整体护理观的概念包括四个方面的含义:①人是由身、心、社会、文化各方面组成的,其健康也受到各种因素影响,整体护理要面向整体的人。②人的一切均需要护理,护士要关心人的生命过程。③护理是连续的,护士不仅是在患者生病时给予照顾,而且要关心其康复、自理,使其达到个人健康最佳水平。④人是生活在社会中的,通过整体护理促使其向家庭、社会回归。因此,护理的重点不再局限于患者某一生物学意义的疾病上,而是把人视为一个整体来看待,根据患者身、心、社会、文化需求,提供适合于个人的最佳的整体化护理。

3. 自由意志与心理决定论　1976 年,约瑟芬·帕特森(Josephine Paterson)和洛蕾塔·赛德拉(Loretta Zderad)提出人文护理就是尊重每一个人的独特性,而这种独特性的基础来源于自由（freedom），只有自己才能基于自身所处环境，选择或描述其行为。在随后的几十年中，其他学者更加清晰地阐述了护理学中尊重个体自由意志的重要性。1981年罗斯玛丽·帕斯（Rosemarie Parse）在其理论中主张个体的情境自由（situated freedom），即个体可以选择自己所处的情境及其对所在情境的态度，并借此表达个人的价值观。1989年帕特里夏·本纳（Patricia Benner）和朱迪斯·弗鲁贝尔（Judith Wrubel）则更加深入地探讨了这一概念，他们提出个体不具有绝对的自由，并非在任何时间都可以自由选择任何行为，而是在一定情境下，以自身的方式、习惯、观念与情境发展过程相适应。

心理决定论（psychological determinism）中行为理论的发展，影响了护理范式的演变，其中控制源、自我效能和健康信念模式引起了护理学者的广泛关注和讨论。心理决定论认为人类行为是可以预测的，通过一定的干预，可以改变个体的选择，最终达到既定的目标。1992年卡罗尔·保利弗昂尼（Carol Polifroni）和希拉·帕卡德（Sheila Packard）通过理论分析，探讨了自由意志和心理决定论的关系，认为控制源、自我效能和健康信念模式与护理学的理论假设相矛盾。然而心理决定论并没有因此淡出护理学科的舞台。近年来，随着护理学者对于个体行为的认识逐渐深入，越来越多行为改变的相关理论被应用到了护理科研、教育、实践和管理中。以行为改变的相关理论作为理论框架的个体行为干预研究取得了较好的效果，如通过健康信念模式纠正不良健康行为，通过自我效能增强个体疾病自我管理的能力等。

4. 实证主义、建构主义与现实主义　从19世纪到20世纪60年代，社会科学研究中以实证主义（positivism）为哲学基础的定量研究方法范式始终占据着主导地位，它侧重于对数据的分析和统计，如实验法、类实验法、问卷调查法等。长期以来，护理研究沿袭着这一量性的研究方法。至20世纪80年代，护理学家将质性研究方法引入护理研究领域。以建构主义（constructivism）为哲学基础的质性研究方法范式表现出优越性，成为揭示社会现象、客观事实和诠释人类经验的主要研究范式。质性研究的引进无疑丰富了护理研究的方法，并使护理的人文社会性特点得到了彰显。

既往学者大多从两种角度对比护理研究的类型，一种是实证主义-推断式-量性研究，一种是建构主义-归纳式-质性研究。1997年，史蒂文·温来特（Steven Wainwright）指出护理学研究还有第三类，那就是以现实主义（realism）为基础的研究。现实主义认为人们无法直接观察世界的结构，表象并不能真正揭示事物内在的机制。现实主义适用于自然科学和社会科学，使传统的自然和社会科学分支有机地联系在一起。基于现实主义的观点在历史学、社会学、经济学、逻辑学等学科中早已被使用，而在护理学科并未引起关注。随着护理学科知识日益丰富，实践逐渐拓展，现实主义正在为解决更多护理学科问题提供指导。

5. 信息化时代下对护理范式变革的需求　21世纪，社会正在步入后科技时代，各个学科系统中，过去的规则不再适用，用当前的范式已无法解决越来越多的问题。医疗卫生系统快速发展，在降低成本的同时，人们对高质量服务的要求与日俱增，这给医务工作者提出巨大挑战。质量改进和成本控制成为信息化时代下，医疗卫生行业的新目标，也给护理工作提出了新的要求。若再沿用传统的医学模式，将无法适应时代的步伐。

就护理的实践范围和护士的角色定位而言，同样有一些问题引起了关注。在医疗卫生系统高度结构化的今天，护士大量的时间和精力都花在执行医嘱上，很少有机会独立做出对患者最有益的决策。有关护理干预改善患者健康结局和临床工作质量的证据尚不充分，因而出于成本效益的考虑，对于护士角色的重新评估显得更加重要。护理教育倡导学生评判性思维，然而在实际的医疗卫生系统框架下，护士并非完全独立，两者的矛盾造成了护理教育和实践中的困惑等。

为了解决这些问题，护理学者们纷纷尝试对范式进行变革，如"以人的健康为中心"的理念被提出，高级护理实践逐渐受到关注和重视，越来越多的研究在关注分级诊疗和患者应答等。然而现在的护理范式还是无法解决专业核心问题，即质量促进和成本控制。

随着网络信息技术的发展，护士掌握了计算机文献检索方法，这些变化极大地促进了循证护理的发展。近几年来，基于最佳证据的实践观念在护理领域逐渐成长起来，并在临床实践之中收到良好的效果。出现了大量系统性文献回顾、证据评价、指南制定、转化护理研究和实践等。在信息化时代背景下，新的护理范式变革将是学者们继续关注和探讨的问题。

（郭桂芳）

第二节　医疗卫生体系变迁及对护理专业发展的影响

医疗卫生体系通常由健康保健制度、卫生服务体系和卫生管理体系组成。一个国家医疗卫生体系的形成和发展，主要取决于这个国家的经济发展水平、政治意愿和社会价值取向。发达国家的医疗卫生体系可以分为国家卫生保健体系、社会健康保险体系、商业健康保险体系三种类型。国家卫生保健体系通常由国家立法，通过税收筹资，由政府举办公立医院机构或购买私人医疗服务，并免费向全民提供，如英国、瑞典、澳大利亚和新西兰等国家的医疗保险体系属于此类型。社会健康保险体系由国家立法，强制要求雇主和雇员用一定比例的工资缴纳社会保险税，政府酌情补贴弱势群体，使医疗卫生体系覆盖所有人，德国、法国和日本等的医疗保险体系属于此类型。商业健康保险包括商业医疗保险和私人医疗保险，几乎所有的国家都建立了此制度，但都作为国家卫生保健体系和社会健康保险体系的补充，只有美国将其作为基本卫生体系。发展中国家根据本国国情，借鉴发达国家的经验，逐步建立本国的医疗卫生体系。总之，世界各国根据本国政治、经济特点逐步建立起本国的医疗卫生体系，并随着社会发展不断变革，护理也在变革中发展进步。

一、我国医疗卫生体系变迁及对护理专业发展的影响

我国的医疗卫生体系的形成和发展有着深厚的历史渊源，早在公元前2000年，中国的甲骨文里关于王制叙述中提到"病小臣"。"病小臣"被视为我国最早的医疗行政机构。在周朝，中国医事制度初具规模，并在唐宋时期达到古代医药管理最高水平。直到晚清以前，中国传统医疗在医学知识、医疗技术层面上不断进步，但体系没有太大变化。例如，朝廷太医院的医官主要来自医家子弟或由官吏奏保入宫，民间的医生主要由儒医和游方郎中充任。服务模式以家庭诊所、家庭病床或药店坐堂为主，以行走于江湖的郎中为辅。"家庭"是原始的医疗单位和护理空间，医生诊治患者和家属护理患者均在家中完成。当时的诊断、治疗和配药由医生一人担任，一医多能，而护理均由家人或其他照顾者负责，没有专业的护理人员。进入近代以后，我国医药卫生体系开始建立，并随时代变迁不断变革和发展，护理

专业也逐步发展成为独立学科,成为医疗卫生体系的重要组成部分。

(一)近代医疗卫生体系变迁及对护理专业发展的影响

1. 近代医疗卫生机构的建立及对护理专业发展的影响 伴随着西医东进,医疗卫生机构开始建立,我国的医疗卫生体系发生了巨大变革。我国近代的卫生行政,始于清朝的海关办理海港检疫。到了清末新政时期,设民政部,部内有卫生司。1912 年,南京中华民国临时中央政府内务部开始设立卫生司,1915 年在北京设立中央医院。1928 年,南京国民政府成立卫生部,作为全国卫生行政的专管机构。之后几次更改隶属关系,直到 1947 年再度改为卫生部,隶属行政院,下设医政、防疫、保健和总务四司。同时,国家各省市逐步有序形成专门的卫生行政管理机构。

这一时期,不仅官办医疗机构陆续出现,而且教会医院数量激增,对医护人员的需求也不断提高,西医教育逐渐兴起,护理教育也开始创办和发展。1887 年美国护士麦克奇尼在上海西门妇孺医院用南丁格尔方法开展护理工作,并开办护士训练班培训中国护士。1888 年美国护士约翰逊在福建创立了护士学校,是我国创立的第一所护士学校。1920 年成立的北京协和医学院护士学校,是我国当时唯一培养护理本科生的高等学府。

护士学校的建立为培养护理专业人才提供了必要条件,而护理组织的出现促进了护理专业的进一步规范。1909 年,"中国中部看护联合会"成立,后更名为"中国看护组织联合会""中华护士会",致力于逐步统一全国护校的课程、推行全国统一章程和制定组织章程等工作。1912 年,中华护士会成立护士教育委员会,开展全国护校的注册工作。钟茂芳认为从事护理事业的人是有学识的人,应称之为"士",故将"nurse"创译为"护士",被沿用至今。护士学术团体为提高护士待遇及护士地位等不断努力。

1936 年,国民政府颁布了护士章程,要求全国护士学校统一注册,并进行护士登记工作。护士教育纳入国家教育系统以后,由政府负责护士学校立案,护士具有了国家赋予的法律地位,护士的职业地位在社会上也相应提高。

2. 公医制与公共卫生事业发展及对护理专业发展的影响 1935 年,《实施公医制度以保证全民健康案》实施,将公医制度的确立作为国家行政目标之一,此后不久,公医制度被纳入《中华民国宪法》。在公医制度下,全民健康由政府负责,医疗卫生事业由国家经营,治疗与预防并进,其目标在于降低人口死亡率,抑制传染病流行,降低产妇及婴儿死亡率,增进国民健康。为防治传染病,卫生署于 1944 年 12 月 6 日颁布了《传染病防治条例》,将传染病防治列入工作重心,先后在南京、北京设立了两个结核病院,在福州设东南鼠疫防治处及隔离医院,并在福建厦门、江西南昌设置分院,实施鼠疫检疫预防及隔离治疗工作。

受当时政治、经济等多方面因素的影响,公医制最终以失败告终,但公医制的提出推动了公共卫生事业的发展,也催生了我国第一批公共卫生护士。

在公医制影响下,始于农村保健实验的公共卫生事业于 20 世纪初叶开始发展。晏阳初在河北定县创设了农村卫生实验区和保健院,陶行知先生主持南京晓庄农村师范学校与卫生署合作,建立了晓庄农村卫生实验(1931 年卫生署接收后改为汤山农村卫生实验区)。毕业于北京协和医学院的公共卫生学家陈志潜积极提倡公医制度,先后参与陶行知和晏阳初平民教育促进会的农村卫生实验区建设,并积极在河北保定市定县开展保健服务和健康教育,创立了农村三级保健网。到 1935 年,定县农村保健网已发展到 6 个区,有 220 名村保健员,约覆盖半数的村庄,农民的卫生知识有了明显提高,患者都得到及时而科学的诊治。定县农村保健网在国内外反响很大,国外许多卫生专家前来实地考察,并高度评价定县农村保健实验。

北京协和医学院对我国公共卫生事业的发展起到了极大的推动作用。在公共卫生学教授兰安生的影响下,1928年京师警察厅试办公共卫生事务所改名为"北平市卫生局第一卫生区事务所"。同时,北京协和医学院护士学校把公共卫生护理作为本科护理教学的重点,学生被安排到卫生事务所实习和工作,一些毕业生成为卫生事务所的骨干。北京协和医学院护士学校是公共卫生护士诞生的摇篮,其培养的公共卫生护士为公共卫生事业实践做出了卓越的贡献。

(二)当代医疗卫生体系变迁及对护理专业发展的影响

1. 1949—1978年建设发展阶段医疗体系变迁及对护理专业发展的影响 1949—1978年是我国卫生事业解放思想、积极取得阶段性成果的时期。以毛泽东同志为首的党的第一代领导集体为我国卫生工作制定了"面向工农兵、预防为主、团结中西医、卫生工作与群众运动相结合"的四大方针,并以此为依据先后制定了一系列卫生法律、行政法规。伴随着医疗卫生体系的建立,护理实现了护理工作的规划、整顿和发展。护理行政管理机构初步理顺,护理管理体系融合在医政管理体系中自上而下为中央卫生部医政处、省卫生厅医政处,县、市卫生科(局)。护理管理体系的构建为护理工作的全面发展奠定了良好的基础。1949年5月在郑州召开的第四野战军首届护士代表大会,第一次明确提出了"护士工作要专业化,要建立护士工作系统"的观点,加速了护理工作专业化、系统化的进程。1951年建立劳保医疗制度,面向国有企业正式职工及其供养的直系亲属,集体企业参照执行,医疗所需全部费用由职工所在企业支付。1952年建立公费医疗制度,面向政府机关,人民团体,文化、教育、科研、卫生事业单位的职工和大学生,以及退伍在乡的二等乙级以上的伤残军人,其医药费由各级政府财政支付。1955年实施了农村合作医疗制度,以村集体经济为基本核心单位,由村、农民以及医生共同设立卫生所,以疾病预防为主。经费由农民缴纳的保健费、村集体募集的15%~20%的公益基金以及药品的利润充当。中华人民共和国成立后的20多年里,在全国范围内逐步建立起县、乡、村三级医疗预防保健网,逐渐改善了广大农村严重缺医少药的状况。为满足医疗保障体系对医务人员的需求,面对护理人员数量不足的现状,我国开始加快培育护理人员进程,并十分重视护理事业的发展。1950年8月召开的第一届全国卫生工作会议,提出了发展护理专业的规划,护士教育被定为中等职业教育,并纳入我国正规教育系统,由卫生教材编审委员会编写护理教材。同年8月,中国护士学会第十七届全国理事会召开,特聘中央卫生部部长李德全和全国妇联主席邓颖超同志为名誉理事长,学会工作从此进入了新阶段。1954年5月,中华护士学会创办了《护理杂志》,1958年学会成为中国科学技术协会成员,为推进护理发展搭建了平台。这一时期临床护理推行"保护性医疗制度",护理技术得到迅速发展,创造并推广无痛注射法,创立"三级护理"和"查对制度",护理工作逐步规范。

在计划经济体系下,通过政府的统一规划、组织和大力投入,医疗卫生服务体系得到了迅速的发展,初步建立起了由公费医疗、劳保医疗、合作医疗组成的福利性医疗保障制度,形成了包括医疗、预防、保健、康复、教学和科研在内的比较完整的、布局合理的体系。中国卫生事业在短期内取得了巨大成功,被世界卫生组织称为"中国模式"。

2. 1978—1984年经济体系改革阶段医疗体系变迁及对护理专业发展的影响 改革开放以来，国家在医疗事业领域进行了一系列革新。这一阶段卫生体系改革的主要内容是加强医疗机构内部的管理，同时对医疗卫生体系进行初步探索。1979年提出"运用经济手段管理卫生事业"，医疗体系呈现出政府给政策不给钱的特点。全国卫生厅局长会议提出"卫生工作重点转移到医疗卫生现代化建设上，建设全国三分之一重点县"。同年，卫生部、财务部和国家劳动总局三部委联合发出了《关于加强医院经济管理试点工作的通知》。接着又开展了"五定一奖"和对医院"定额补助、经济核算、考核奖惩"的办法，并展开试点。传统医院管理的弊端在这一阶段逐步显露出来，为应对这些弊端，《医院经济管理暂行办法》和《关于加强卫生机构经济管理的意见》的政策相继出台。伴随着对医疗机构管理的改革，我国护理管理体系发生了巨大变化。卫生部于1979年先后颁发了《加强护理工作的意见》和《关于加强护理教育工作的意见》，从宏观上强化了对护理专业的管理，加速了现代护理学的发展进程。同年，国务院批准卫生部颁发的《卫生技术人员职称及晋升条例（试行）》明确规定了护理人员的专业技术职称。这一重大举措，对提高护士的社会地位，改变护士的知识结构，构建具有我国特色的现代护理专业，有极其重大的意义。1980年，卫生部《关于允许个体开业行医问题的请示报告》得到国务院批准，这为转变国有、集体医疗机构一统天下，形成多种所有制形式并存的医疗服务机构奠定了基础。1982年卫生部颁布《全国医院工作条例》，以行政法规形式明确了对医院相关工作要求。同时，卫生部医政司成立护理处，加强对护理的监督和领导。和各医院重建护理部，狠抓人才培养，充实护理队伍。1983年中华护理学会和各省、自治区和直辖市的护理学会相继恢复，护理工作开始向正规化、科学化迈进。1984年卫生部建立护理中心，该中心逐步成为"卫生部领导全国护理工作的主要参谋机构"，进一步取得了世界卫生组织对我国护理学科发展的支持，为研究中国护理工作的问题和举办各种护理专业培训奠定了基础，并为加强与国外护理同仁的友好往来搭建了平台。与此同时，随着卫生体系改革的深入开展，区域卫生规划的实施，卫生服务模式的改革和服务体系的调整，要求医学教育培养的人才能提供多层次、多样化的卫生服务。1984年国家教育委员会和卫生部在天津召开护理教育工作会，为适应医疗卫生发展对护理人才的需求，决定恢复高等护理教育。

1980年以来，伴随护理管理机构不断完善及对外交流的开展，我国现代护理呈现出一派生机和活力，护理概念发生了重要变化，身心结合的整体护理、责任制护理在逐步展开；护理功能得到拓展，从医院护理逐渐走向社区护理。护理装备有所更新，护理业务技术水平明显提高，心理护理、重症监护、器官移植和显微外科等专科护理技术发展较快。

3. 1985—2005年医改阶段医疗体系变迁及对护理专业发展的影响 20世纪80年代以来，实行多种形式的财政分级包干体系以后，医疗卫生事业的投入责任主要由地方财政承担。公务员、事业机构职工和国营企业工人不再享有免费医疗服务，工人的免费医疗和其他福利，逐渐被完全废除，大多数工人不得不支付大部分医疗费用，许多人没有医疗保险。由于地区间经济发展水平和地方财政收入存在差距，使得不少欠发达地区缺乏发展医疗卫生事业的基本能力。城市之间和企业之间的医疗可获性存在不平等，贫困城市的公务员及国家职工和低利润或无利润企业的职工需要付出更高比例的医疗费用、却享有较少有给付的医疗项目。同时，伴随着移居城市的人口越来越多，合资、集体和私营企业（政府没有要求他们提供医保）数量的增长，城市里没有任何形式医保的人群越来越庞大。

1984年8月,卫生部起草了《关于卫生工作改革若干政策问题的报告》,提出"必须进行改革,放宽政策、简政放权、多方集资、开阔发展卫生事业的路子,把卫生工作搞好"。在这一政策的推动下,1985年,国务院批转《卫生部关于卫生工作改革若干政策问题的报告》,对卫生医疗机构实行放权、让利、搞活,实行鼓励创收和自我发展的政策,改革收费制度,标志着医疗卫生体系市场化改革的开始,也因此,1985年被称为"医改元年"。1988年11月,国务院发布卫生部"三定"方案,即定职能、定机构、定编制,这一方案确定了卫生部的基本职能,要求直属事业单位由直接管理转向间接管理。1989年11月,卫生部正式颁发实行医院分级管理的通知和办法,医院按照任务和功能的不同被划分为三级十等,这一办法能更客观地反映医院的实际水平,同时也有利于医院在政府的控制下展开有序的合作和竞争。1989年,国务院批转卫生部《关于扩大医疗卫生服务有关问题的意见》,在卫生部门的推动下,定额补助,放权让利的思路得以巩固和延续。1990年,卫生部和中医药管理局起草的《中国卫生发展与改革纲要》,提出了卫生工作的基本方针:贯彻预防为主,依靠科技进步,动员全社会参与,中西医协调发展,为人民健康服务。此后,在1991年4月,全国人大七届四次会议通过的《国民经济和社会发展十年规划和第八个五年计划纲要》,确定了该基本方针,从而确定了我国卫生工作方针的基本框架。1992年9月,国务院下发《关于深化卫生改革的几点意见》,鼓励医院在"以工助医"和"以副补主"等方面取得新成绩。

1994年,我国开始探索建立城镇职工基本医疗保险制度。1997年1月,发布《中共中央、国务院关于卫生改革与发展的决定》,明确提出了新时期的卫生工作的方针:以农村为重点,预防为主,中西医并重,依靠科技与教育,动员全社会参与,为人民健康服务,为社会主义现代化建设服务。至此,新时期的卫生工作方针正式形成。1998年出台的《国务院关于建立城镇职工基本医疗保险制度的决定》和2000年发布的《关于城镇医药卫生体系改革的指导意见》,开始了医疗卫生体系改革的具体行动,包括城镇职工基本医疗保险制度改革、城镇医疗卫生体系改革和药品生产流通体系三项改革。2001年无锡市政府批转《关于市属医院实行医疗服务资产经营委托管理目标责任的意见(试行)的通知》提出了托管制的构想;2002年年初《上海市市级卫生事业单位投融资改革方案》出台,这也是产权化改革的探索;有关部门在地方进行"医药分开"的试点,按照"医药分家"的模式将药房从医院中剥离,但未获得重大进展。2002年,中共中央、国务院做出《关于进一步加强农村卫生工作的决定》,坚持以农村为重点,加快农村卫生发展。这一时期医疗卫生体系呈现出以下特点:社会保障调整发生三个转变,即从福利型保障变为社会保险;财政和企业从大包大揽变为承担有限责任,相应增加了个人责任;从单位自我保障和自我管理变为社会互济和社会化管理。2003年,中国政府出台了一系列政策,对现行的医疗卫生体系进行改革。改革的目标是加大政府责任,维护公共医疗服务的公益性质,建设覆盖城乡居民的基本卫生保健制度。2003年卫生部、农业部、财政部共同出台了《关于建立新型农村合作医疗制度的意见》,把"建立新型农村合作医疗保险制度作为首要工作目标",农民以家庭为单位自愿参加。新农合以补偿大病为主,重在解决农民的大额医疗费用或住院医疗费用,在经济条件好的地区实行大额医疗费用补助与小额医疗费用补助相结合。

随着医改的推进,以及我国进入老龄化社会的现状,医疗卫生体系对医务人员数量和素质的需求不断提高。为加强护士管理,提高护理质量,保障医疗和护理安全,保护护士的合法权益,1993 年卫生部发布《中华人民共和国护士管理办法》并于 1994 年 1 月 1 日起执行。为提高卫生技术队伍整体素质和水平,2004 年,卫生部与教育部共同组织、制定了《护理、药学和医学相关类高等教育改革和发展规划》,提出护理教育应通过加大对护理教育的投入,压缩中等医学教育,通过合并、转制、升格等方式将教育资源重新整合、优化配置,建立护理、相关类高等教育各层次之间的立交桥,拓宽办学途径来扩大办学规模,以适应卫生事业的发展要求及医学类教育和护理、药学及医学相关类高等教育办学结构比例,使医、护、技人员的比例和结构得到协调发展。此外,还提出要建立健全护理高等教育的审批和准入制度,颁布了教育部、卫生部、国家中医药管理局《关于医药卫生类高职高专教育的若干意见》(教高〔2002〕4 号)和教育部、卫生部《关于举办高等医学教育的若干意见》(教高〔2002〕10 号)等文件要求,规范医学高校审批程序,严格审批标准,并组织定期和不定期的检查评估,加强对护理高等教育的管理,促进护理高等教育的健康发展。

4. 2005 年至今新医改阶段医疗体系变迁及对护理专业发展的影响　2006 年,国家发改委成立医疗体系改革协调小组,开始探索新的医改策略。2006 年 10 月,党的十六届六中全会通过《中共中央关于构建社会主义和谐社会若干重大问题的决定》,第一次提出了“要建立覆盖城乡的基本卫生保健制度”。2007 年 1 月全国卫生工作会议提出四大基本制度,即基本卫生保健制度、医疗保障体系、国家基本药物制度和公立医院管理制度。2007 年 10 月,中共十七大报告中首次明确提出卫生医疗领域的“四大体系”,即“覆盖城乡居民的公共卫生服务体系、医疗服务体系、医疗保障体系、药品供应保障体系”。“四大体系”的提出不仅系统总结了以前的研究,还为今后的改革构建了崭新的框架。2009 年 4 月,中共中央、国务院下发了《关于深化医药卫生体系改革的意见》,提出医药卫生体系改革要“坚持公共医疗卫生的公益性质,坚持预防为主、以农村为重点、中西医并重的方针,实行政事分开、管办分开、医药分开、营利性和非营利性分开,强化政府责任和投入,健全制度体系,创新体系机制,鼓励社会参与,建设覆盖城乡居民的公共卫生体系、医疗服务体系、医疗保障体系和药品供应体系,形成四位一体的基本医疗卫生制度”。同时,为保障医药卫生体系有效规范运转,建立协调统一的医药卫生管理体系、高效规范的医药卫生机构运行机制、政府主导的多元卫生投入机制、科学合理的医药价格形成机制、严格有效的医药卫生监管体系、可持续发展的医药卫生科技创新机制和人才保障机制、实用共享的医药卫生信息系统、健全医药卫生法律制度,以上四大体系、八大机制或制度形成了新一轮医改的“四梁八柱”。新医改旨在不断提高全面健康,到 2011 年,实现基本医疗保障制度全面覆盖城乡居民,基本药物制度初步建立,城乡基层医疗卫生服务体系进一步健全,基本公共卫生服务得到普及,公立医院改革试点取得突破,明显提高基本医疗卫生服务可及性,有效减轻居民就医费用负担,切实缓解“看病难、看病贵”问题。到 2020 年,覆盖城乡居民的基本医疗卫生制度基本建立。普遍建立比较完善的公共卫生服务体系和医疗服务体系,比较健全的医疗保障体系,比较规范的药品供应保障体系,比较科学的医疗卫生机构管理体系和运行机制,形成多元办医格局,人人享有基本医疗卫生服务,基本适应人民群众多层次的医疗卫生需求,人民群众健康水平进一步提高。由此,我国的新医改拉开序幕。截至 2011 年 9 月底,我国基本医疗保障制度总参保人数增加到 12.8 亿人,覆盖了 90% 以上的城乡居民,织就了“世界最大的基本医疗保障安全网”。2015 年国务院发布《关于推进分级诊疗制度建设的指导意见》,指出建立分级诊疗制度,逐步形成基层首诊、双向转诊、急慢分治、上下联动的分级诊疗模式,促进基本医疗卫生服务均等化。以强基层为重点完善分级诊疗服务体系，明确各级各类医疗机构诊疗服务功能定位，加强基层医疗卫生人才队伍建设，大力提高基层医疗卫生服务能力。2017 年国务院发布《关于推进医疗联合体建设和发展的指导意见》，指出根据分级诊疗制度建设情况，逐步形成医疗集团、医疗共同体、专科联盟和远程医疗协作网等多种形式的医联体组织模式，促进医疗卫生工作重心下移和资源下沉，提升基层服务能力，提升医疗服务体系整体效能，更好实施分级诊疗和满足群众健康需求。

　　为了实现全面建设小康社会的基本目标，根据国家卫生事业发展的中长远规划要求，2005 年卫生部颁布实施《中国护理事业发展规划纲要（2005—2010 年）》，明确了"十一五"时期护理工作的发展目标和工作重点，为全国护理事业的发展指明了方向。2006 年，教育部发布《关于加强高等医学院校全科医学、社区护理学教育和学科建设的意见》，指出进一步推动社区护理学教育和学科建设，探索我国医学教育培养社区护理人才的有效途径，充分发挥高等医学院校在培养、培训社区护理人才中的作用，加强社区护理人才培养。2007 年，卫生部《专科护理领域护士培训大纲》提出对重症监护护士、手术室护士、急诊护士、器官移植专业护士和肿瘤专业护士进行指导和规范。2008 年国务院颁布的《护士条例》，是第一部为了维护护士的合法权益，规范护理行为，促进护理事业发展，保障医疗安全和人体健康的法律法规，体现了党和国家对护理工作的重视。2010 年，卫生部办公厅发布《关于印发〈2010 年"优质护理服务示范工程"活动方案〉的通知》，指出在全国范围内开展"优质护理服务示范工程"活动，随后发布《关于加强医院临床护理及深化"优质护理服务示范工程"活动有关工作的通知》和《增加"优质护理服务示范工程"重点联系医院及有关工作的通知》等，为人民群众提供安全、优质和满意的护理服务。2010 年，卫生部发布《关于开展国家临床重点专科评估试点工作的通知》，评估指标包括基础护理、护理队伍和护理专科业务培训等；2011 年，卫生部办公厅发布《关于做好 2010 年国家临床重点专科建设项目的通知》，项目内容包括临床护理和专科护理等护理项目，其中每个临床护理专业补助 300 万元，每个专科护理专业补助 400 万元，主要用于关键设备购置、相关人员培训和临床诊疗（护理）技术开发等。2011 年卫生部颁布的《中国护理事业发展规划纲要（2011—2015 年）》中指出，要开展对临床专科护士的规范化培训，加大重症监护、急诊急救、血液净化、肿瘤、手术室等领域专科护士的培养，争取到 2015 年，在全国建立 10 个国家级重症监护培训基地，10 个国家级急诊急救护理技术培训基地，5 个国家级血液净化护理技术培训基地，5 个国家级肿瘤护理专业培训基地，5 个国家级手术室护理专业培训基地，5 个国家级精神护理专业培训基地，"十二五"期间为全国培养 2.5 万名临床专科护士。以上文件的颁发标志着我国专科护士发展趋于规范化、系统化。2015 年，国家卫生和计划生育委员会等发布《关于印发进一步改善医疗服务行动计划的通知》，指出以社会需求为导向，延伸提供优质护理服务。进一步扩大优质护理服务覆盖面，逐步实现二级以上医院优质护理服务全覆盖，基层医疗卫生机构逐步开展优质护理服务。有条件的基层医疗卫生机构，可以探索为患者提供上门护理、居家护理指导等服务。2016 年，国家卫生和计划生育委员会颁布实施《全国护理事业发展规划（2016—2020 年）》，指出拓展护理服务领域，大力推进老年护理，加快社区护理发展，开展延续性护理服务，满足老年患者、慢性病患者和康复期患者护理服务需求。2016 年，中共中央、国务院印发《"健康中国 2030"规划纲要》，指出加强长期护理等接续性医疗机构建设，健全治疗 - 康复 - 长期护理服务链，推动居家老人长期照护服务发展，全面建立经济困难的高龄、失能老人补贴制度,建立多层次长期护理保障制度。2018 年国家卫生健康委员会发布《关于印发促进护理服务业改革与发展指导意见的通知》,指出建立优质高效的护理服务体系,完善各级各类医疗机构之间科学合理的分工协作机制。大力发展社区和居家护理服务,鼓励医联体内二级以上医院通过建立护理联合团队、一对一传帮带、开展社区护士培训等形式,帮扶带动基层医疗机构提高护理服务能力。鼓励二级以上医院优质护理资源加入家庭医生签约团队,为社区群众提供专业化护理服务。2020 年,国家卫生健康委员会发布《关于进一步加强医疗机构护理工作的通知》,指出坚持"以患者为中心"的理念,夯实基础护理,提高护理质量,加强科学管理,促进医疗机构护理工作贴近患者、贴近临床和贴近社会;完善医疗机构护理管理体系,建立健全医疗机构护理管理制度,持续提高医疗机构护理服务质量。2020 年,国家卫生健康委员会发布《关于印发药事管理和护理专业医疗质量控制指标(2020 年版)的通知》,以进一步促进护理服务的标准化和同质化,不断提升护理服务质量的科学化和精细化水平。2021 年国务院办公厅发布《关于推动公立医院高质量发展的意见》,指出做实责任制整体护理,强化基础护理,开展延续护理服务;加强老年、儿科、重症、传染病等紧缺护理专业护士的培养培训,推动护理岗位科学管理,提升护理服务水平。2020 年,护士以专业力量以及在困境中的决策力和影响力、全身投入和敢为人先的领导力,在疫情防控中做出了突出贡献。《关于做好新冠肺炎疫情常态化防控工作的指导意见》指出新冠肺炎疫情防控工作由应急状态转为常态工作,而护士也是实现疫情常态化防控战略目标的重要因素。

为适应快速发展的医疗卫生事业,2010 年国务院学位委员会批准设置护理硕士专业学位,旨在培养思想、道德素质良好,学科理论知识扎实,有较强的临床分析和思维能力,能独立解决本学科领域内的常见护理问题,并具有较强的研究、教学能力的高层次、应用型、专科型护理专门人才。教育改革的成效和办学质量的提高,为护士队伍整体素质的提高奠定了基础。护理教育逐渐形成了中等职业教育、高职高专、本科、硕士和博士多层次的教育体系,教育改革的成效和办学质量的提高,为护士队伍整体素质的提高奠定了基础。随着护理学科内涵也不断扩展,护理作为临床医学二级学科的现状,已对我国护理学科发展,特别是高等护理教育(如学生培养定位、学位授予和培养类型确定等)造成限制。从 2005 年始,全国护理同仁协同努力,积极申请护理一级学科认定。经过近 5 年的努力,2011 年 3 月 8 日,国务院学位办颁布了新的学科目录设置,其中护理学从临床医学二级学科中分化出来,成为一级学科,与中医学、中药学、中西医结合和临床医学等一级学科平行,为护理学科的发展提供了更大的发展空间。

"十一五""十二五"和"十三五"时期,特别是随着医药卫生体系改革的不断深化,护理事业发展取得突破性进展。护士队伍数量大幅度增加,各省(自治区、直辖市)按照卫生部要求,大力开展重症监护、急诊急救等领域的专科护士规范化培训,护士队伍专业技术水平不断提高。在公立医院改革中,各级各类医院以实施"优质护理服务示范工程"活动为抓手,推行以改革护理服务模式、落实责任制整体护理为核心的优质护理服务,深化"以患者为中心"的服务理念,临床护理服务质量显著提高。在推进分级诊疗制度和医疗联合体建设中,各级各类医疗机构之间建立科学合理的分工协作机制,推动优质护理资源下沉,提升基层护理服务能力,促进长期护理、延续护理和居家护理服务发展。在新冠肺炎疫情防控等重大突发公共卫生事件中,提升护理应急管理能力,加强专科护士的培养,全面开展健康科普工作能力。

二、美国医疗卫生体系变迁及对护理专业发展的影响

(一)美国医疗卫生体系特点

美国是发达国家中唯一没有实行全民医疗保障制度的国家,采取以较为发达的社会医疗救助制度为基础,以商业保险为主体的混合型医疗保障模式。在该制度下,只有儿童、老年人、穷人、现役军人或退役军人等特殊群体享有公共医疗保险,其他人的医疗保障则由市场解决。商业健康保险有三种运营方式,即由私营健康保险公司经营的健康保险计划、由非营利性组织"蓝十字"和"蓝盾"经营的健康保险计划和由健康维护组织(Health Maintenance Organization, HMO)等预付群体行医组织经营的健康保险计划。私人商业医疗保险由企业与职工共同出资组成,向医疗保险公司集体购买,政府免征医疗保险金所得税以及国家通过立法规范商业保险市场并给予必要支持。

(二)美国医疗卫生体系变迁及对护理专业发展的影响

美国由医生、医院和其他医疗保健机构组成的医疗服务,是在20世纪以后,尤其是第二次世界大战以后才发展起来的。20世纪30年代大萧条时期,为了应对民众日益面临的疾病风险,借鉴19世纪末期英国医疗保障制度模式,美国开始建立医疗保障体系。私人商业医疗保险由企业与职工共同出资组成,向医疗保险公司集体购买,政府免征医疗保险金所得税以及社会保险税,国家仅通过立法规范商业保险市场并给予必要支持。

蓝十字机构不提供患者的长期住院费用,但可根据患者的需求在半商业性质的病房提供长期护理费用;蓝盾机构为患者支付一定的医疗费用。随着医疗卫生体系的建立,医疗护理工作也被逐渐重视。护理工作的独立性成为现实,始于19世纪末期的护理教育改革也取得了进展。护理教育由医院转向学校,1933年哥伦比亚大学师范学院开设了护理博士教育,1934年纽约大学开设了类似的课程,授予教育博士学位,美国成为世界上最早开设护理博士教育的国家。

1935年,罗斯福总统签署《社会保障法》,包含了向母婴护理及残疾儿童的诊断和治疗提供经费等内容。该福利保障社会化思想对其后美国医疗保障产生了重要影响。其后杜鲁门和肯尼迪总统均主张全面健康保险计划,然而该主张被认为"社会主义化"倾向而未能推行。20世纪60年代,美国"老龄化"和"贫富差距"日益加剧,私有医疗体系市场化的社会问题越来越突出,促使政府建立公共医疗保险计划。1965年通过了《社会保障法》修正案,即医疗照顾计划(medicare)和医疗救援计划(medicaid),分别对65岁以上老年人及穷人提供医疗照顾和援助。虽然此修正案惠及民众不足20%,但在一定程度上弥补了市场化产生的弊端,使美国医疗体系成为公私"双规制",医疗改革取得突破性进展。20世纪70年代,美国经济出现"滞涨",医疗总费用急剧增长,社会保障政策呈收缩状态。尼克松总统对医疗保险制度进行一定改革,1972年通过《社会保障法》修正案,扩大了医疗照顾的覆盖人群,纳入了老年残疾和肾病患者。这一时期的医保覆盖人群虽然有所增加,但尼克松总统更加关注控制医疗费用,共和党和民主党联合设计了管理式竞争模式,希望发挥市场竞争,加大政府监管,杜绝滥用医疗资源,节约管理成本。"健康维护组织"是该模式的典范,该保险组织在收取固定预付费用后,为特定地区主动参保人群提供全面医疗服务,通过控制总额预付制,促使医生通过有效治疗和预防性治疗来控制成本,而服务治疗好、支付费用低的医生可以获得总额与实际费用的差额。"健康维护组织"这种通过实体(雇主、协会、专业组织)

为注册投保者提供综合医疗服务,成为美国医改的新思路和新方向。

这一时期,自然分娩等专科护理服务需求增加,政府开始支持高级护理实践的开展,美国护士协会建立了临床专科护士和开业护士的教育标准,高级实践护士工作范围得以拓展,也加快了护理高学历教育的发展,护理硕士教育和博士教育得到快速发展。1970 年美国护理学会建立了继续教育委员会,颁布了有关护理继续教育的规章制度和标准。自 20 世纪40 年代,美国进入老龄化社会以来,民众对护理服务需求逐渐增加,长期护理服务费用节节攀升,20 世纪 80 年代开始,美国开始发展长期护理保险。

为应对医疗费用的不断上涨,1983 年施行预先支付制度,也即疾病诊断相关分组(diagnosis related groups,DRGs)制度,缩短住院时间更成为医院的主要目标。在美国,患者住院 7～10 天出院后,进入社区医院(community hospital)或护理院(nursing home)继续治疗。在大医院,如此之短的住院时间使其转为以重症患者为中心,就是采取阶段式护理(progressive patient care,PPC)的医院也放弃了自我照料(self care)病房,而发展以 1～2 张病床为主的单间的重症监护病房(intensive care unit,ICU)。同时,由于患者住院时间缩短,临床护理教育受到影响,教学场所扩大到门诊和社区医院,学生趋向于采用患者模型和电子计算机模拟等方式进行临床实习。

20 世纪 90 年代,美国进入新经济时期,深化医改引起关注。克林顿政府尝试对医疗制度进行全面改革,向国会提交了医改提案,主张构建中间型、成本有效控制的国家管理模式,保留个人选择和私人保险,建立政府、企业与医疗服务提供者合作伙伴关系。该方案因未充分考虑美国民众的观点、内容缺乏政治协调性、技术性过强不利于非专业人士阅读等,难以得到民众的认同和支持。克林顿政府的医改更加凸显卫生体系对高级实践护理的需求,并且第三方也开始认可高级护理实践,支付其为 65 岁以上老年人提供初级卫生保健的服务费用。

小布什总统执政时期,医疗费用膨胀问题更加严重,医疗保障实际覆盖面有所收缩,制度亟待改革。2003 年 1 月 29 日,布什总统在国会发表国情咨文,提出要在未来 10 年内增加 4 000 亿美元努力“为所有美国人提供高质量的、可负担的医疗保健体系”,让“所有美国人都能享有良好的保险,能自主选择医生,老年人和低收入者可以得到需要的帮助。让那些官僚、辩护律师和保健组织靠边站,让医生、护士和患者重新负责美国的药品”。2003 年11 月,美国国会参议院通过了《医疗照顾计划处方药改革法案》,该法案涉及内容较多,是1965 年以来对美国医疗保障制度最大的一次改革。这一时期,医学护理教育十分重视教学目标与卫生需求的相关性,进行了教学模式的改革,如将基于问题的教学方法(problem-based learning,PBL)引入医学教育,运用远程教育为贫困地区培养学生等,突出了教学与社会需求的紧密结合。

奥巴马执政后,美国医疗保障制度由改革进入扩展阶段。在这一时期,美国医疗费用的绝对规模极大,且上升趋势明显,医疗保健开支的相对规模亦给美国带来很大的经济压力,然而其覆盖率却不高。面对这种状况,奥巴马开始了艰难的医疗改革过程,其主张的“预算协调案”于 2010 年通过,新医改以扩大医保覆盖面为核心,强化了政府参与和规定以提高医疗公平性和可及性。2010 年,奥巴马签署了旨在扩大长期护理保险的“社区生活援助服务和支持法案”,然而,因为该保险设定较严格的核保条件而未能实行。

随着美国医疗卫生体系的改革进展,高级实践护士在 20 世纪 90 年代取得较快发展。1991 年美国成立了国家唯一许可的资格认证机构——美国专科护士认证委员会。目前,美国至少有 67 家非政府认证机构,认证项目已达 95 种,涉及 134 个护理专业领域。

特朗普就任总统后冻结了奥巴马医改法案的执行,并公布了"美国医保法案"(American Health Care Act, AHCA),降低医疗保险覆盖面,以减少联邦政府的巨额医疗费用赤字,但该法案以失败告终。2020 年 3 月,美国参议院金融委员会(Senate Finance Committee)发布"新冠病毒援助、救济和经济保障法案"(Coronavirus Aid, Relief, and Economic Security Act, CARES Act),为护理院和长期护理机构等提供资金支持,以增加检测、人力资源和防护物品,保护居民免受新冠肺炎疫情的影响,强调保护包括老年人在内的弱势群体。

三、英国医疗卫生体系变迁及对护理专业发展的影响

(一)英国医疗卫生体系特点

英国是世界上首个实施社会政策框架的福利国家。英国的医疗保障制度以公立医疗服务为主、私人医疗服务为辅,是"从摇篮到坟墓"的社会福利系统的重要组成部分,其中,"国家卫生服务体系""全民免费医疗"以及"全科医生(general practitioner, GP)"是该制度的重要特色。

国民保健服务既是英国社会福利制度中最重要的部分,也是英国人接受医疗服务的最主要渠道。政府通过税收来筹集医疗资金、支付医疗费用,既是医疗服务的提供者,又是购买者。公立医院的人员工资、基础建设、运行费用等都由政府投入,各级政府拨款支持医院的运行,免费为全体公民提供卫生服务。英国的医疗服务是基于患者的需要,而不是支付能力,与其他国家比较,英国的国民保健服务(National Health Service, NHS)是一个公平性强、效益好的卫生服务系统。2017 年英联邦基金评估显示:NHS 在世界发达国家的卫生体系排名中总分第一,其照顾过程和医疗公平都居于榜首。

(二)英国医疗卫生体系变迁及对护理专业发展的影响

早在 17~18 世纪,英国就出现了私人医疗保险和工人医疗互助制度,他们成立了"友谊社""工人俱乐部"以及"共济会"等民间组织,来应对疾病风险的挑战。从 19 世纪末至 20 世纪初,这些民间组织逐渐发展成地区自愿性的民间自愿健康保险机构,帮助产业工人解决了很多实际困难。在自愿健康保险的影响下,医疗保障逐渐为英国政府所重视,于 1911 年颁布法律《全民义务健康保险法案》。在该法律中,政府承诺国家在国民健康保障中的责任,规定医疗保险金实行三三制、按周计算原则,这是英国社会医疗保险的开始。1942 年,英国政府发布了以"国民保健服务"为支柱的《贝弗里奇报告》,把社会福利作为一项社会责任确定下来,建立以国民保险制为核心的社会保障制度,使所有公民都能平等地获得包括医疗在内的社会保障。在此基础上,1944 年正式提出"国民保健服务"方案,并于 1948 年颁布了《国家保健服务法》。该法律规定:英国实行惠及乡村的全民免费医疗制度,所有民办医院和市政医院都收归国有,健康保险范围进一步扩大到牙科和眼科;中央政府实行卫生规划,使医生在全国各地区均匀分布,地方政府则负责规划医院和分配预算的经费,保险经费来自于税收。该法律的颁布推进了英国医疗保障制度的进展。1948 年《国家保健服务法》的颁布,使英国成为世界上最早实行全民医保的国家。

随着医疗卫生投入带来的财政压力增加,从20世纪80年代起,英国政府开始对医疗保障制度进行改革,改革主要包括三方面:一是确立国家有限责任原则,医疗费用实行国家和个人共同负担;二是确保医疗服务公平原则,通过进一步规范医疗保障制度,防止各种"寻租"行为的发生;三是充分挖掘医疗资源,通过发挥私人医院在国民医疗保障中的作用,鼓励私人医院和国立医疗机构展开公平竞争。同时,鼓励私人保险机构等开展国民医疗保障服务,从而最大限度地保障和提高国民医疗卫生水平。伴随着改革的推进,NHS工作重点开始向社区转移。1983年,受撒切尔政府委托,英国健康与社会保障大臣福勒开始对现行社会保障制度进行全面调查,并于1985年提交了《社会保障改革计划》绿皮书。"绿皮书"指出应该建立一种新型社会保障制度,明确社会保障应该是个人与国家共同的责任与义务。1986年英国全国护士、助产士、保健护士委员会提出了《2000年规划》,将建立新教育模式及对护理实践的评估作为2000年护理规划的重点,为护理教育和实践构建了框架,使学位教育和提升护理服务质量成为护理发展的焦点。1990年开始,医院主办的护士培训课程逐渐并入学院或大学,到1996年,护理教育全部纳入大学教育,大专和学士教育成为护理教育的主体。

1989年1月,英国政府发布了《医疗制度改革》白皮书,这是英国免费医疗制度实施40多年来最重要的一次改革,其根本目的是减少政府财政压力,提高国有医疗机构的工作效率,确保医疗保障资源公平享用。它采取普遍性和选择性相结合原则,引入市场机制,改革医疗保险制度,强调公民有权自主选择医院,同时扩大地方保健当局权限。1990年,英国政府通过《社区服务法案》,强调卫生服务向疾病预防、健康促进和健康教育转移,护士成为健康促进和健康教育的理想人选,社区护理也因此得到发展。撒切尔虽然对医疗体系进行了一系列改革,但其实质性改革及应用市场机制始于1991年的梅杰政府。梅杰首相上台后,为应对经济危机、通货膨胀、失业人口以及民众对医疗服务制度不满情绪的增长,延续了撒切尔政府的医疗保障改革理念,继续实行医疗保障制度改革,力图既减少政府财政支出又提高医疗服务效率,实现医疗资源的有效利用。为此,英国颁布新的国民健康服务与社会关怀法。法律规定,医院和各类社会关怀机构应该从地方健康当局的直接控制下摆脱出来,建立起自主经营的国民健康服务公司,地方健康当局不再对其进行管理,只确定当地健康服务需求的基本目标和任务。同时提倡企业及其他"第三部门"自办医疗等保险,凡是有条件的企业,经政府有关部门批准后可以自己举办医疗保险项目,鼓励效益好的企业为雇员设立更优越的医疗保险。1993年以后,政府又对国民健康服务体系进行了重组,首先将地区卫生局和家庭医疗服务机构合并,简化管理责任、削减管理费。其次,精简医疗管理层次和管理人员,社区和通科医生管委会直接由地区负责。随后,医院和地区卫生部门签订合同,超支则减少人员乃至关门。最后,保持初级和二级医疗服务的一致性,加强中央政府对市场的控制。

1991年以来的改革既提高了医疗服务效率,降低了治疗成本,又增强了信息的透明度,提高了患者的满意度。1997年,工党领袖布莱尔出任首相后,提出了"新英国、新经济"口号,并在前政府福利政策基础上继续深化这场"福利革命"。新政府试图在减轻国家财政负担前提下不降低国民的健康福利,发挥社区等初级保健部门在医疗保障中的积极性,努力在社会保障权利与义务之间寻求"第三条道路",变原来的"消极福利"为现在的"积极福利",强调没有责任就没有权利。1997年NHS变革加强,从治疗疾病向维护健康和促进健康转变,强调护士在现代以患者为中心的 NHS 中处于核心地位,允许护士建立和管理社区卫生服务,促进了社区护理及高级实践护士的发展,出现了教区护理、健康访视、学校护理、家庭护理等社区护理形式。

1998 年,英国国家卫生局实施个体医疗服务,目标之一是当地初级保健护理信托机构,形成护士、患者、当地政府及志愿者组织参与的初级社区卫生保健护理模式,这促使护理服务内容、护士角色等的进一步扩展。2000 年 7 月,英国的国家卫生局公布了未来计划,英国护士和助产士协会发表了 10 项挑战传统专业领域的护理角色:诊断检查、直接指令转介、某类患者的入院和出院、病案管理、处方、施行急救程序,进行小手术及门诊程序。这些建议成为英国政府改革医疗服务的新措施。2011 年,英国保守党和自由民主党联合政府在卡梅隆首相的领导下,向国会提交了新的《健康与社会保健法案》草案,将初级卫生保健信托机构(Primary Care Trust)的权利转给家庭医生(GP),并于 2012 年 3 月在议会通过。该法案主要聚焦六个问题:完善扁平化管理模式,建立 NHS 统筹委员会和临床统筹委员会,改进 NHS 的统筹方式;聚焦公共卫生新问题;建立监管局,保障竞争以促进患者选择权,促使服务更经济、更有效率、更有效果;保障患者发言权;在地方和全国加强问责制的推行;建立国家标准。英国政府表示,新医改法案的实施将提高患者护理和治疗的效率,而家庭医生介入管理工作,可以减少 NHS 体系内管理岗位的雇员数量,这样可以节约开支。然而这一改革法案受到医护人员、专业人士、广大民众的反对,英国政府不得不推迟改革方案的推行。

2015 和 2017 年,英国联合政府分别提出了《五年发展规划》和《全科医学发展规划》,对 NHS 的基本医疗卫生体系进行了系统的调整,其中明确指出护士是全科医学中的重要组成部分,能够明显减轻全科医生的工作压力。

四、德国医疗卫生体系变迁及对护理专业发展的影响

(一)德国医疗卫生体系特点

德国是世界上第一个建立社会保障制度的国家,从 1883 年首相俾斯麦时期首创社会医疗保险制度至今,已经有 100 多年的发展历史。其社会保障制度由社会保险、社会补贴和社会救济三大部分构成,社会保险体系由养老保险、医疗保险、护理保险、工伤事故保险和失业保险组成。在"社会市场经济"原则指导下,德国医疗保险制度一直坚持并积极奉行"社会统筹,互助共济""以服务作为实物所得"(被保险人在取得必需的医疗服务时,原则上无需自己支付费用)、"多元化保险"和"自我管理",实行议会立法、民间实施、政府监督三者相结合的办法进行实施与管理,医疗保障成为法定强制、全民皆保险制度。

(二)德国医疗卫生体系变迁及对护理专业发展的影响

德国的医疗保障制度由 1883 年实施的《疾病社会保险法》逐步演化而来。该法律规定,除了农业工人以外,所有从事工业经济活动的工人一律实行强制性疾病社会保险,保险费由雇主与工人分别各支付 1/3、2/3,参加保险的工人免除医疗费和药品费。1884 年 6 月,德国又通过了《工伤事故保险法》,规定对发生工伤事故的所有工人提供必要的经济补偿。1888 年 5 月,德国政府通过《老年和残疾社会保险法》草案,该法律主要规定,只要在工作年限内交满 20 年养老保险金的 60 岁以上老年人均可以享受养老金待遇,保险金由国家、雇主和雇员三方共同负担,其中国家对每个参保人给予 90 马克的补助,其余的经费由雇主与

雇员平均负担;残疾人只要"交足5年保险费且经过证明确实属于残疾者就可以享受残疾社会保险待遇"。以上三部法律于1911年构成了统一的《帝国保险法》,同年,德国政府又颁布了《职员保险法》,将医疗保险扩大到农村居民,并按同一种标准执行。至此,德国建立了标准统一、惠及城乡全体民众的医疗保障制度。在此期间,政府逐渐认识到护理的重要性,继1866年大公爵 Luise von Baden 建立第一个德国红十字护士协会后,Aghers Kar Ⅱ 于1903年创立了德国护理职业协会,向协会成员提供就业信息、工作与法律咨询等。1906年联邦参议院通过了国家护理考试的决议,越来越多的护士考试合格获得国家承认。1938年颁布的《护理法》及1939年颁布的《婴儿和儿童护理法》规范了国家的护理教育与培训。1971年德国护理协会为专业护士、儿科护士制定了继续教育规则,对护理人员的培训和进修提供了法律依据。

20世纪50年代以后,联邦德国确立了经济发展战略,并且开始关注医疗卫生体系建设,以提高民众医疗保障水平。20世纪60年代起,政府先后颁布了《疾病保险所联合会新条例》《保险所医生权利新条例》和《养老金领取者疾病保险新条例》,构成了德国医疗保障的内容。

20世纪70年代以来,德国医疗费用增长很快,针对这种情况,德国开始对医疗卫生体系进行改革,重点是加强对医疗费用特别是法定医疗保障费用支出的控制。1977年,政府颁布了《第一次抑制医疗费用法》,采取加强审查、限制医生权利、扩大民众费用分担份额、建立全国协调机构等措施,以限制处方药品费用及医疗保障费。1981年颁布《第二次抑制医疗费用法》及《医院医疗费用控制法》,提高居民个人负担的药品费用。这些改革并未有效降低医疗费用,德国政府于1988年颁布《卫生改革法》,1996年颁布《卫生结构法》标志着德国开始了医疗保障制度的大规模改革。改革的措施包括:扩大政府审查范围和力度;治疗小病的药品及其辅助用品一律自费;提高个人负担的药品费用、住院治疗费用、车费等的比例;降低镶牙及药品价格;改革意愿筹资体系,控制医生人数。针对老龄化及护理服务需求增长的变化趋势,1994年德国颁布《护理保险法》,正式建立了护理保险制度,其目的在于保障老年人和病残人员生病后的护理需求权利。护理保险于1995年正式实施,保险费用由雇主和雇员分摊。《护理保险法》的实施拓展了护理服务内容和形式,促使护理人员专业水平的提高。同时,也带来了护理人员工作负担重、待遇差、护理专业人才紧缺等问题。

随着全球化对经济社会的影响及人口老龄化现象的日益严重,医疗服务需求增加,德国医疗保障体系也暴露出很多弊端,医疗卫生支出年年增高,失业率高降低了社会保险融资,德国医疗卫生保障以社会融资为主、国家财政融资为辅的融资模式遇到挑战。以2007年4月1日实施《法定疾病保险——强化竞争法》为标志,德国开始了新一轮的医改。2007年,德国政府颁布《加强法定医保竞争法》,该法律对融资体系及医疗保险机构组织改革产生了深远影响,促使医疗卫生服务质量持续提高。同年,德国政府对护理保险进行改革,在提高保费率的同时提高护士待遇。改革的推行也促使护理服务效率提高,更加重视康复和预防在护理中的作用。随着医疗卫生保障体系改革,德国的医院和护理也进行了变革。实施单病种付费和临床路径医疗护理模式,开设酒店式医院,实施患者一体化治疗护理。对医护人员的工作内容进行重新分配,降低了医护人员数量,增加了辅助人员的使用。护士只做护理专业的工作,护士的专业水平和社会地位得以提高。德国医疗卫生改革从2007年4月

1 日生效后又产生新问题,如于 2009 年建立"医疗卫生基金"使德国东西各州在医疗保险融资与支出方面出现不平衡,减少药品支出、鼓励药房业竞争,受到德国制药和药房业的强烈反对,德国的医疗改革仍在进行中。

作为传统制造业大国,德国首先提出了工业 4.0 的概念,其互联网、工业物联网、人工智能等数字技术的发展遥遥领先,近年来也越来越多地被应用到医疗领域,以提高医疗照顾质量和患者安全。2019 年 11 月 29 日,德国联邦政府的卫生部门颁布了《数字医疗法案》。德国联邦政府拟每年投入 2 亿马克用于数字医疗技术的创新(2020—2024),以法律的形式要求医疗服务各部门人员包括医生、药剂师、康复理疗师、助产士、护士以及长期照护和康复机构的工作人员等必须加入全国性的医疗网络,以确保患者可以及时获得高质量的网络就诊和治疗服务,费用也将及时由医疗保险部门进行支付,对于自愿加入的人员和部门其加入的费用将由政府部门予以补偿。该法案实施后,对于护理人员既提供了更多的发展机遇也提出了相应的挑战,长期照护和居家护理工作将更加便捷、覆盖面更广,法律将从各个层面对网络护理执业予以保障,但同时对于护理人员的数字信息素养要求也会更高。

(刘华平)

第三节　专业的特征

随着科学技术的不断进步,护理的知识体系也在不断丰富和完善。护理教育层次的提高,护理科研的开展,护理理论的发展,护士注册和晋升制度的实施,护理质量的标准化,以及护理学术团体的健全和活跃,均标志着护理学已经发展为一门较为独立的学科,被公众认可为一个科学的专业。在我国,护理从职业到专业也经历了一系列的发展过程。1978 年,卫生部部长江一真在全国医疗卫生科学大会上指出:"护理工作是一门科学"。1981 年,由卫生部、中国科学技术协会和中华护理学会联合召开了首都护理界座谈会,著名科学家、科协主席周培源先生对护理学是一门独立学科做了精辟的分析,从此确立了护理学作为一门独立学科在医学领域中的地位。1982 年,卫生部医政司成立了护理处。1985 年,经卫生部批准,成立护理中心,以加强对护理工作的领导、监督和指导。2011 年 3 月 8 日,国务院学位办颁布了新的学科目录设置,其中护理学从临床医学二级学科中分化出来,成为一级学科,与中医学、中药学、中西医结合、临床医学等一级学科平行,为护理学科的发展提供更大的发展空间。2020 年,国家卫生健康委员会在护士节之际充分肯定了护理人员是医疗卫生战线的重要力量,在保护生命、防病治病、减轻病痛、增进健康方面发挥着不可替代的重要作用。护理专业越来越受到国家和人民群众的重视。

一、专业的基本特征

专业是指高等和中等专业学校根据国家需要和科学发展状况而设置的学习的门类。20 世纪 50 年代,美国著名社会学家 Caplow 的经典著作《工作社会学》中特别指出一份工作成为专业的几个步骤,其中也强调了形成相应的会员组织的意义。Caplow 建议,改变一个工作的命名会进而产生相应的新角色。在产生这些新角色的过程中,组织一定要有自己的道德标准和法律标准,规范实践范畴以及需要的教育程度等。因此,作为一个专业,一定要

满足相应的专业特征。多年来,关于专业的基本特征描述很多,但基本都涵盖以下七方面的内容:

1. 专业要为人类和社会提供至关重要的有关康乐的服务。
2. 专业要具有独特的知识体系并通过科学研究不断扩展。
3. 专业实践者具有高等教育水平。
4. 专业实践者具有自主性,并制定政策法规监督其专业活动。
5. 专业有伦理准则和道德规范指导实践者在专业中做决策。
6. 专业有专业组织或团体支持和保证实施高标准的实践活动。
7. 专业实践者把本专业作为终身的事业。

以上这七个专业特征也将用来考评护理是否可以称为一个专业的标准。

二、护理专业的基本特征

护理是一个技术性的职业(occupation),还是一门具有独特理论体系的专业(profession),曾经是人们争论多年的问题。大约从20世纪50年代开始一直到20世纪70年代甚至80年代中期,护理才在社会学相关期刊上被以专业的特征进行评论。1966年,美国社会学家Strauss在1892年发表的一篇杂志文章中发现这样的一句话,"护理,一个适用于妇女的新兴专业"。而一些评论者却认为护理是缺少作为一个专业的相关特征的。面对这些质疑,护理人员通过发展制定相关的伦理准则、实践标准,以及通过专业同行审评等方式来证明护理学科的专业性。

Isabel Adams Hampton女士是一名护理专业化的倡导者,早在19世纪初期就对护理专业做出了界定。在其护理伦理(1901)的教材中,她提到:

"受过培训的护士,不再被认为是培训良好的、有用的、高级别的侍者,而是一位充满知识的、值得尊重的,关心他人的专业者。她也是一位指导者;她的职责还包括预防疾病与减缓伤痛……护理中还有很多内容使得护理成为一门专业,但还有很多需要继续挖掘,以便加强它的尊严和应用性。"

为什么护理是一门专业?它是否符合专业的定义和相关的专业标准?如何使其专业化?它又具有哪些专业特征?这些问题都需要每个护理专业人士明确。美国的ANA在护理专业化进程中进行了率先尝试,发展了一系列的护理专业规范和实践标准。根据上文所述的专业的基本特征,通过不断实践和摸索,国内外学者一致认为护理学的专业特征(characteristics of a profession)主要体现在下面的7个方面。这7个方面的专业特征也是美国护理院校联盟在认证本科护理项目中所涉及的"专业化"的考核标准。

(一)为人类和社会提供至关重要的有关康乐的服务

护理是利他的活动,而不是完全着眼于报酬,护理是为人类和社会提供至关重要的有关康乐的服务。护理的目的不仅是护理患病的人,同时也通过健康促进和疾病预防关注人的整体健康,提高人们的健康水平。随着人群对健康保健和疾病预防的重视,护士所具备的知识和能力使得其在这些领域有越来越多的专业施展空间。

(二)具有独特的知识体系并通过科学研究不断扩展

护理专业的知识体系是基于自然科学和社会科学的基础产生的。虽然很多评判者认为护理借用了许多其他学科的知识,如生理学、社会学,以及医学等,然后将这些知识整合在一起形成各类的技能和概念。而这种知识的整合最终为护理专业所用，这也是护理的一个独特性。护理自身的知识体系，如护理理论从 20 世纪 50 年代开始逐渐形成和发展。自 1952 年护理理论家 Peplau 博士发表了有关 "治疗性关系" 的护理模式之后，越来越多的护理理论家形成了护理独特的理论和模式，如 Orem 的自理理论、Roy 的适应模式、Neuman 的系统模式等；护理理论的发展也从早期较为抽象的广域理论，到目前越来越容易被护理实践者所使用的中域理论（如症状管理理论）和情境理论（如心衰患者的自护理论）的形成，为护理专业化发展起到了重要的促进作用。护理研究也在广泛和深入地开展，护理知识体系在不断完善。随着护理研究者通过研究去形成独特的护理知识，这个专业标准也在逐渐被满足。

（三）实践者具有高等教育水平

1860 年 6 月，南丁格尔在伦敦圣托马斯（St. Thomas Hospital）医院开办了第一所近代护理学校，意味着护理作为一门科学，开始用新的教育体制和教育方法来培养护士。20 世纪 40 年代，美国等发达国家的护理教育开始逐步由医院办学转向由专科学院或综合性大学建立护理系，高等护理教育已经在全世界范围广泛开展，各层次的护理教学和研究也不断拓展，随着社会的进步以及人群疾病谱和健康问题的变化，护理教育改革也在全世界范围内广泛进行。系统的、正规的护理教育使得护士能够在就业前具备专业所需的较深厚的教育基础，达到相应的专业标准。在我国，护理教育的各个层次已经构建完善，中专、大专、本科、硕士、博士等各层次的教育体系比较健全，针对国家需求，培养各种类型的护理专业人才。

（四）实践者具有自主性，并制定政策法规监督其专业活动

就世界范围而言，护理已经有专门的政策、法规对护理实践活动进行监控，对护士进行管理。护士对自己的专业行为负有责任，专业自主性增强。例如，美国护士法早在 1926 年就存在，但到 20 世纪 50 年代早期才被 ANA 正式发表。此法在 1956 年、1960 年和 1976 年又经过了三次修订，至 1985 年的修改版本中又添加了具体的解释条目。在 2001 年的 ANA 大会上，代表们提出要更新护士法，并且将其名字改为 "护士法及相关解释条例"。1995 年 6 月 25 日，首次正式护士执业资格考试在全国举行，护士执业管理正式走上法治轨道。这些相关的政策法规都对护理专业活动起到监督作用。

（五）有伦理准则和道德规范指导实践者在专业中做决策

护理伦理准则和道德规范是护士工作中的指南。国际护士会（ICN）提出的护理伦理准则指出："护士的职责是促进健康、预防疾病、恢复健康和缓解疼痛。护理需求是广泛的，护理中蕴含着尊重人的生命、尊严和权利，而且不论国籍、种族、血统、肤色、年龄、性别、政治或社会地位均获得同等的尊重。护士是为个人、家庭和社区提供健康服务，而且与其他有关专业人员共同合作完成其服务"。随着现代护理学的发展，护士将面对更复杂的伦理问题，而伦理准则的存在可以帮助护理实践者在专业实践中做出符合伦理的决策。

2020 年，中华护理学会及中国生命关怀协会人文护理专业委员会颁布了其所制定的《中国护士伦理准则》。该准则是依据我国《护士条例》的宗旨，参照国际护士会《护士伦理守则》的内容，结合我国卫生健康事业发展需要而制定的。该伦理准则明确了护士职责和应遵循的伦理原则，旨在指导护士在专业行为、专业实践中做出符合伦理的决策，促进专业品格和人文素养的全面提升。

（六）有专业组织或团体支持和保证实施高标准的实践活动

护理专业组织和护士团体不断扩展，并在促进专业发展中起到越来越重要的作用。1896 年，美加护士会成立，1911 年，改为美国护士协会（American Nurses Association，ANA）。1899 年国际护士会（International Council of Nurses，ICN）成立，促进了各国护士的相互交往和分享学术成果。1909 年我国的中华护士会在江西牯岭正式成立，1964 年改为中华护理学会，成为在卫生部和中国科协领导下的护士学术组织。世界上大多数国家也都有专业护理组织。较发达国家还有很多专科护理组织，如助产士会、手术室护士会、护理大学学会、护理学生会等。

中华护理学会是我国全国性的护理专业组织，下设有相应的体现护理专业特色的专业委员会，如护理管理专业委员会、内科护理专业委员会、老年护理专业委员会等。此外，我国广大护理人员也积极参与跨学科的专业群体组织，如中华老年医学学会感染管理质量控制分会中就有护理人员的参与；部分跨专业群体中还专门设立有相应的护理分委会。这些专业组织和团体为护理人员实施高标准的实践活动创造了更多的专业机会。

（七）实践者把本专业作为终身的事业

医学知识和临床技能的不断更新，要求护理人员终身学习，不断提高自身的知识水平和实践技能。护理人员具有不断学习的精神，通过各种教育机会，提高学历，增加和更新专业知识，把促进护理学发展作为自己终身的目标。同时，护理专业人士会把自己的专业认为是终身奉献的一个专业，而不是一个"换脚石"，即转换为另一个职业之前的一个阶梯。

对公众而言，被考虑为专业特征的内容是和评价者的个体价值观及固有的专业形象的认识相关联的。一个学科的专业化常常通过专业人员的态度、着装、行为、举止等方面进行呈现。因此，每位护理人员的一举一动都对公众的有关护理专业化的评价起到至关重要的作用。在本章的第四节，将针对护士如何在当今社会建立专业化的护士形象进行具体的讨论。

（刘　宇）

第四节　当今社会护士的形象

在当今社会，特别是目前护士短缺的情况下，何谓一名专业护士？公众如何看待护理专业和护士？护士又如何看待自身？这些都涉及当今社会护士的形象问题。护士形象（image of nurses）是随着护理工作的出现而产生的，是护士角色的重要组成部分，是护理工作质量的外在表现。由于社会的发展、医学的进步以及护理工作范畴和工作任务的扩展，护士形象也在不断发生着变革。

一、护士形象的内涵

（一）形象与护士形象

从心理学的角度来看，形象就是人们通过视觉、听觉、触觉、味觉等各种感觉器官在大脑中形成的关于某种事物的整体印象或者某种事物的再现。护士形象是指社会大众主观上以经验为基础的对护士这一职业群体的整体理解，并将之归类后所形成的对护士职业群体的概念。可见,形象不是事物本身,而是人们对事物的感知,不同的人对同一事物的感知不会完全相同。因此,可以理解为什么某些时刻公众所感知到的护士形象与护士自身感知到的形象不同。

人们对护士的形象感知首先来源于对护士的外表着装的感知。在南丁格尔的年代,还没有正式的护士服出现,她在照顾战争中的伤病员时,也只是在普通的着装上又在腰间多系了一条围裙。1880 年左右,开始有了比较正式的护士服。早期的护士服不仅要求卫生,还要体现出护士的端庄,因此全身上下除了手和脸,其他部位都没有露出来,这种制服也被赋予了一个形象的名字,"发烧防护服"(fever proof uniform)。在 1890 年前后,护士服的袖子变短了,但外面还是配有一条交叉设计的围裙,有的交叉在前面,有的则在背后,围裙的佩戴为了便于携带各种护理用器械。20 世纪的最初 10 年,围裙式的护士服依然流行,很类似于女仆装,而某些护士帽的设计更使得其"女仆装"的特点明显,如边缘带有皱褶的护士帽。从 1936 年开始,在南丁格尔去世 11 年之后,护士帽开始变得多种多样,几乎每所护士学校都设计了自己的"校帽"。这个时期大多数护士帽都很小,更像是一件配饰,是护士职业的象征。护士服的"黄金时代"始于 1950 年,因当时的护理业越来越流行。护士服的短袖取代了长袖,另外袖口、领口、腰带、纽扣,以及口袋的设计等都兼具美观和功能,款式更加追求简单大方。20 世纪 60~70 年代,护士服的领口以小翻领最为盛行,这个时期护士服腰带的纽扣被移到前面,整体裁剪更加合身,还出现了一次性的护士帽。近年来,类似于洗手衣式的上下穿着分开的护士服则成了更多护士的选择,穿着这种类型的服装能让护士工作更高效和舒适。由于它的中性设计,女护士和男护士都能穿,多种款式和多种颜色可供不同病室的护理人员根据工作环境的特点进行选择,如急诊科的护理人员常选择绿色的,以便给患者带来安全的感觉。

在关注护士外表着装形象的基础上,人们对护士也有其心理上的定位。提到护士的形象,很多人会用"友善的""辛劳的""照护人的"等词汇来描述他们心中护士的形象。在美国,自 1999 年开始,护士一直就在公众调查中被认为是最受公众认可的和信任的人。但是,却只有少数公众会用"受教育程度高的""聪明的""有权利的""专业化的",或者"独立的思考者"等等这些词汇来描绘护士,很少会有人把护理专业称为有声望的专业。社会大众对护士专业形象的评价可以从侧面反映出护理这一专业在医疗卫生领域中的地位及民众对其所起到的专业作用的感知和评价。

知识链接 1-2

我国中华护士会早期对护士着装的要求

中华护士会在 1928 年 7 月《中华护士季报》中明确提出,护士应有专业着装,以和其他专业团体或者组织相区别。在提及护士为何需要穿着护士服时,季报给出了 4 点理由,分别是干净防传染、护士的专业形态、有利于护士行动便利,以及是一种符号标志等。关于护士的专业状态的理由描述如下:

"护士每日与医士及病人共事,其个人之姿态,须特加注意,平日上班做事,除学校别针外,不应另带其他首饰。故护士如着制服,使病人见之可有信仰之心。因护士之制服,甚为庄严,而又含有与病人表同情之意也"。

（二）护士形象的内涵及作用

护理的专业形象随着社会的变迁不断变革，并受到多种因素的影响，如护理专业自身的专业发展状况、社会媒体对护理专业和护士形象的宣传引导、国家政策中与护理相关的政策、法规的制定以及相关国家事件中护士所承担的工作和被赋予的评价等。良好的护士形象会给患者、医疗机构，以及护理专业自身带来有利的影响。

1. 良好的护士形象可使得患者感受到专业的关怀，加强患者对医护人员的信赖度和依赖度，和谐医患关系和护患关系，从而使护患关系由主动 - 被动模式向指导 - 合作模式和共同参与模式转变。

2. 对于医疗机构方面，能提高患者及家属对医疗机构的满意度，完善医疗机构的服务理念，提升医疗机构的信誉度和号召力。

3. 护理是以维护和促进健康、减轻痛苦、提高生命质量为目的，运用专业知识和技术为人民群众健康提供服务的专业。良好的护士形象能够显现护士自身的良好素质、提升护士的社会地位，进而吸纳更多的有识之士报考护理专业，成为护理队伍中的一员。

4. 良好的护士形象也有助于顺利拓展护理专业的工作领域，发挥护理专业各角色的作用，促进护理的专业化发展，以及促进国内外护理的交流、合作与融合。

二、护士社会形象的演变

由于社会的发展、医学的进步以及护理工作范围的扩大和任务的扩展，导致护士社会形象也相应地发生变化。概括起来，既往的护士社会形象有如下几种类型：

（一）母亲形象

自从有了人类社会，就有了医疗和护理活动。原始的护理主要是对伤病者生活上的照顾和料理，具有母亲的形象（motherhood）。"母亲：温柔、慈祥，随时都能得到她的照顾，通过天然的办法抚育生灵，虽未学习过但富有智慧"。"nurse"一词来源于拉丁语，原为养育、保护、照料等意，可以看出其中所蕴藏的母亲照护的含义。Nurse 这个词的使用，很快从照顾小孩扩展到照顾老年人和患者。当时，人们还会通过某些艺术手段将护士的母亲形象进行表达。例如，公元前 6 世纪古希腊克里特岛女护士陶俑，制作的表情是温柔、端庄、慈祥、可亲的，这也是这种母亲形象的代表作。

（二）侍者形象

随着医学的发展和患者需求的增加，对护理工作的要求也逐步提高。著于公元前 4 世纪的古印度医籍《妙闻集》《阁逻边集》中就已经认识到："医生、患者、药物及侍者（护士）为治疗程序中的四要素"。这个时期护士的形象就是身体健康、头脑冷静、举止轻巧，注意患者需要，合理地护理、服侍患者的侍者形象（attendant）。现藏于斯德哥尔摩的 Ny Carlsburg Clyptothek 浮雕所塑造的希腊男护士抬持患者至寺院中圣树下接受治疗时尽心尽力、小心翼翼的形象，可谓侍者形象的代表。在战时，护士有全面负责扶养、护送伤病员的责任。我国宋代就将这种战地护士称作"傔人"。这些人中有扶助伤病员随军而行的，有扶养伤病员留在当地医治的。到了元代已经根据战争需要设有医治伤兵的安乐堂，除聘请医生诊治外，还"选差健康的人服侍。五名病军，拨一人为他们煎煮汤药，扶持照料"，可以说是我国古代对具有侍者形象的护士的描述和做法。

（三）"天使"形象

"白衣天使"是人们心中完美的、理想的护士形象，是由身体健康、热情开朗、乐观坦诚、学有素养、温文尔雅、举止端庄、认真细致、勤奋灵活、任劳任怨、乐于助人及勇于献身等因素组成的综合形象，并以良好的职业道德、精湛的护理技术和全身心的投入为基础。南丁格尔就是这种天使形象的代表人物。在我国护理学史上，也不乏"白衣天使"般的护理精英。例如，1941年从条件优裕的国统区来到环境十分艰苦的抗日根据地延安工作的沈元晖老前辈，在护理工作中，她以身作则，言传身教，带领着全体护理同志，始终以饱满的政治热情，克服了一个又一个难以想象的困难，勤勤恳恳实施着救死扶伤的神圣使命，并以出色的工作两次被评为边区模范医务工作者，受到延安护士大会的表扬，并接受了毛主席"护士工作有很大的政治重要性"的亲笔题词。又如在护理事业上耗尽心血的王璐，从"爱抚是责任又是护理的本义"出发，把所有的病孩都当作自己的孩子一样爱抚护理，把患者当亲人，热爱护理事业，直到临终还念念不忘为病儿服务。再如我国第一位荣获国际红十字会授予南丁格尔奖章的王琇瑛老前辈，就是以半个多世纪以来忘我的献身精神和卓越的工作成就赢得了国内外的赞誉。

护士"白衣天使"的公众形象至今仍然存在，但是这种形象在某些方面并不利于护士正性形象的建立。"白衣天使"的形象并没有体现出护士所接受的大学教育、具有评判性思维的能力，而更多地暗指这是护士内在的人性表现，进而给公众一种错觉，即护士的各种艰辛工作和付出是不需要回报的，不需要付给报酬的，使得护理工作在待遇方面事先存有了一定的偏见。

（四）医助形象

中国古代医护不分，没有专门的护理人员和相应的职位，常常由医生的助手完成相应的护理工作，因此护理的形象往往更多地体现为医助形象（assistants to physicians），如医生的弟子们协助医生进行手术、针灸、推拿、正骨、包扎等治疗活动。战国时期的名医扁鹊，在其弟子子阳用针、子豹用熨法的协助下，治好了太子的尸蹶。汉代名医华佗，教给弟子吴普祛疾保健的五禽戏，就有协助做好患者的康复护理及预防保健之意。东汉名医张仲景在《伤寒杂病论·杂病方》中记载的救治尸蹶及救自缢死亡者的人工呼吸方法的描述中，对协助医生抢救患者的医助形象做了详细描述，即"徐徐抱解，不得截绳，上下安被卧之。一人以脚踏其两肩，手少挽其发，常弦勿纵之。一人以手按据胸上，数动之。一人摩挒臂胫屈伸之……"

事实上，无论古今中外，不管是国外战场上的战伤救护，还是我国古代的正骨手术等都是在医助的协助下完成的，他们在公众心中逐渐形成了听从指令、密切配合、全神贯注的职业形象。18世纪以前，在国外，护士作为医生侍从（handmaiden to physicians）的这一长期助手形象的存在，也同时让公众产生出一种印象，即完成照护工作的人员往往依赖于医生的指令，自己没有自主权和思考的能力，造成公众眼中的护理人员是简单的、没有充分知识和技能储备的医务人员形象。

（五）英雄形象

在战争中，护理工作者用鲜血和生命谱写了大量可歌可泣的动人史诗，塑造了战伤救护工作者崇高的英雄形象（hero image），如在我国艰苦卓绝的解放战争中，荣获华东一、二、三级人民英雄称号，甲级救护模范孙伯启，"参加40余次战役战斗的救护工作，仅济宁战斗即从敌人炮火下抢救出48名伤员，他自己曾6次负伤，5次不下火线。火线救护女英雄甘文英，在一次战斗中，不顾刺骨的寒风，淌着齐腰深的河水，英勇机智地躲开敌人的火力封锁，连续背出26名重伤员"。在抗美援朝战争中，救护英雄韩树林，"在炮火中救治了九个伤员后，自己右臂被炸，肢体仅有少量皮肉相连，他仍然咬牙将伤员转移到隐蔽地，当感觉晃荡着伤肢碍事时，毅然自己用剪刀剪去伤肢，然后用牙咬着绷带代替右手给伤员包扎"。这些英雄的护士形象，不仅是护理工作者，也是所有医务工作者的光辉榜样，将永远受到人们的尊重与敬仰。此外，白求恩医疗队的成员、加拿大优秀的护理专家琼·尤恩女士，在解放战争中为抢救伤员而光荣牺牲的"红色救护英雄"刘景谊，被老山前线指战员誉为"战地女神"的护士刘亚玲等，均体现了护士在炮火纷飞的战场上奋不顾身、救死扶伤的英雄形象。2020年，护士在抗击疫情的战斗中所展现的无畏无惧、最美逆行的奉献精神也更加强化了当代护士的英雄形象。

护士的英雄形象在国外护理发展史中也有深刻的体现。护理创始人南丁格尔女士在1854—1856年的克里米亚战争期间，亲赴战场，率领妇女护士团改善医院的生活环境、饮食和供水条件，对伤病员进行精心的护理。在短短半年中，使伤病员的死亡率由原来的50%降至2.2%，受到了士兵和英国人民的爱戴以及政府的奖励。她的英雄形象也深入人们心中。

三、21世纪的护士形象

（一）21世纪的护士形象

既往的护士社会形象提示我们在21世纪，护理专业人员要思考如何在公众心中建立护士的积极的、专业性的形象。

在21世纪，随着护理专业的逐渐成熟和发展，每一位护士都在自己每天的工作中向患者、患者家属、学生、医疗保健体系中的合作者，以及社会公众们展示着护理的专业形象。2020年，护士的专业形象也更加深入人心。其中最为重要的一点就是要展示"护理工作是一个富含知识性的工作"。无论护士的年龄、性别、种族、信仰，或者工作的环境如何，从事护理工作都必须要接受严格而规范的教育和培训以便达到工作岗位的要求。当护士在其工作中展示出来的护理都是以知识为基础的，都是有科学性的证据做指导的时候，其他负面的护士形象就会逐渐退化直至消散。2020年，护理人员也再一次在公众面前呈现出勇敢而充满爱心的专业形象。

同时，很多护理研究者也通过深入的研究及大量的科研数据，向公众展示了护理专业的知识性和科学性在维持和提高患者医疗照护质量中的重要作用。Kane的研究显示医院如果有高比例的大学本科护士，则其患者的死亡率就要低于本科护士比例比较低的医院。Aiken教授和她的同事在2011年的研究中发现是由于高学历护士人数比例的增加和积极的工作环境使得医院内患者的死亡率降低，尤其是当本科护士的人数比例增加10%时，患者的死亡率则会降低4%。

随着全世界护士在维护自己形象的努力下，越来越多的证据表明公众开始将护理看作是一个充满知识性的专业，如Kalisch和她的合作者在2001—2004年的相关网络信息分析中发现，70%的相关内容反映出公众认为护士是聪明的、受过教育的，为患者的健康照护负有责任的人士。McNamara和她的合作者在2012年的调查中也发现，护理学院的课程设置同大学里其他专业的课程设置方案一起被展现在公众眼前，进一步体现了护理专业被其他专业所认可，体现了专业间的平等性。

（二）维护良好护士形象的举措

每一位护士都有责任承担改变当今社会护士形象的任务。改变公众眼中的护士形象并不是一蹴而就的，需要多种策略并施，是一个任重道远的任务。

1. 在与患者的互动中展示护士的专业形象　由于护理专业角色的拓展，护士不再仅仅是患者的照顾者，还承担着很多其他的专业角色，如教育者、协调者、倡导者、研究者等。在与患者互动的过程中，护士应时刻使用自己的专业知识和技能为患者提供专业化的照顾，进而体现护士的专业形象。例如，在与患者初次接触的前60秒中，也是患者对护士第一印象形成的重要时期。护士要认真对待患者，从初次接触就开始展示自己的专业角色，如在做自我介绍时，不要太随意，有国外专家认为护士在开始介绍自己时可以以家庭姓氏作为称呼，这种称呼相较于名字而言更加正式，而且体现了对自己专业的自豪感和尊重感。另外，护士在和患者互动的过程中，也要有意识地提及护理专业在医疗体系中的作用，解释护理工作与其他医疗专业人士工作内容的不同，让患者理解护理专业的独特性和专业性。另外，注册护士的着装也要与医院中其他非护理人员区分开来，如和护工、物理治疗师的服装区分等。

2. 时刻准备好在公众面前对护理专业进行介绍或解释　每一位护士要时刻准备好自己在公众面前如何介绍自己的专业，以便在某些时候被公众突然问到什么是护理的时候能够以快速的、正面的回复来反映出护士的积极形象，通过具体的信息和合理的解释来说明护士是社会不可或缺的医疗保健专业人士。

3. 有机会时要积极与社会媒体进行主动沟通和互动　让公众媒体可以正确理解什么是护理，什么是护士。这样他们才能正确展示什么是护理、护士在做什么，以保证护士的正面形象。

4. 通过立法保护护士的权益　如通过立法将"护士"的命名只限于注册的专业护士。国际护士会（ICN）在1984年就已经呼吁"护士"的称号仅能用于注册护士，在2004年ICN进一步明确说明"护士"的称号要受到法律的保护，只有那些经过正规护理教育培养的、取得护士资格的人才能配以"护士"的头衔。世界各国均已经设定了自己的护士法及护士注册和培养的相关制度和条令，以保证护士的专业地位。

5. 积极参加学术团体组织　护士应该积极参加相应的护理学术团体组织，在组织内进行学术探讨、实践经验交流以及同伴之间给予支持，在组织外部以一个学术团体的形象在社会事件中展示护理专业科学性、专业性的形象。例如，我国的男护士协会近几年的参会人员就在不断增长，他们在协会内彼此支持，开展学术探讨，在近几年的护理研讨会中越来越展示出男护士的独特专业魅力。护士除了积极参加护理学术团体组织外，还应活跃于多学科专业人士组成的社会学术团体中，如中国老年学和老年医学学会、中国老年医学学会、中国精神疾病协会等。在这些学会活动中，向其他专业人士展示护理专业的特色和护士的学术素质，让其他专业人员进一步了解护理、了解护士，形成对护士正面的社会形象的认识。

6. 积极加入政治舞台中，主动参与相关政策的制定　相关政策的颁布实施会影响护士的日常工作内容和专业形象的展示。护士应比以往更加积极主动地参与到国家相关政策的制定中，在政策制定中提供意见，保护护士的形象和权利；说明护士在医疗保健体系中所发挥的重要作用，在政策制定的过程中更好地展示护理的专业特性。制定相关的策略，进一步改变公众对护士形象的认识。例如，1979年，经国务院批准，卫生部颁发了《卫生技术人员职称及晋升条例（试行）》，明确规定了护士的技术职称包括：主任护师、副主任护师、主管护士、护师和护士（正规院校毕业生）。各省、直辖市、自治区根据这一条例制定了护士晋升考核的具体内容和办法。此政策的实施进一步强调了护理专业的知识性、科学性和专业性。在2019年12月，国家卫生健康委员会颁布了《老年护理专业护士培训大纲（试行）》和《老年护理实践指南（试行）》两个重要文件，广大护士积极参与了这两个文件的制定工作。这两个文件的颁布，进一步规范了老年护理实践行为，明确了对护理人员的老年护理能力要求，进而提高老年护理服务质量。

护士形象随着社会的变迁、医疗体制的改革，以及护士所承担的角色扩展而不断变革着。每一位护士都有责任为维护护理专业在公众心中积极的专业形象而努力。希望通过全体护士的努力，护士能够以知识性、科学性的形象被公众所感知，被社会公众像对待其他医疗卫生行业一样作为一门科学性的专业而被认可。

（刘　宇）

本章小结

护理的内涵决定着护理实践的性质和范畴，是护理界学者不断探讨和研究的课题。护理学范式可以理解为一定时期内多数护理学科成员共同的学科信仰，遵循相同的思维方式，并拥有独特的专业话语体系。回顾护理内涵及范式的演变，理清护理内涵演变的过程，对于进一步了解护理专业发展的进程是十分重要和必要的。伴随着社会和医学的发展进步，医疗卫生体系逐步建立，形成了与各国政治、经济相适应的医疗卫生体制，并在经济及医学技术发展进步的影响下不断革新。护理专业也在医疗卫生体制的发展中不断发展变化，护理逐步走向专业化，护士的社会形象也在不断地发生着变化，护理实践不断变革和发展。

思考题

1. 试述护理专业发展的趋势。

2. 简述护理内涵变迁的意义。

3. 简述护理学范式演变对护理学发展的影响。

4. 简述医疗卫生体系的概念及医疗卫生体系类型。

5. 我国当代医疗卫生改革经历了哪些阶段？每一阶段的重心是什么？此阶段护理发生了哪些变化？

6. 作为一名护理专业的学生，你认为什么是专业化？提及护理的专业化时，你认为其深层次的含义又包括哪些？

7. 作为一名即将毕业的护理专业的学生，你认为自己应该如何在今后的护理生涯中维护护士的专业形象？

第二章

护理教育的发展

第一节　护理教育的不同层次

国内外现行护理教育体系的层次结构,按照培养专业人才的等级可以分为护理中等职业教育、护理高职高专教育、护理本科教育和护理研究生教育四个层次。

一、护理中等职业教育

护理中等职业教育(diploma nursing programs)的培养目标是正确定位在以培养临床实践型人才为主要目标,具有基本理论知识和熟练临床护理操作技能的临床应用型护理人才,毕业后从事临床护理与社区护理的第一线工作。在美国,医院文凭教育相当于我国的护理中等职业教育。我国护理中等职业教育为社会和各级各类医院培养了众多应用型护理专业技术人才。

1950年8月,第一届全国卫生工作会议将护士教育纳入我国的正规教育系统,学制2年,列为中等专业教育之一,停办高等护理教育。护理中等职业教育是目前我国层次最低的护理教育项目,由中等卫生学校的护理专业、独立的护士学校、医院办护士学校、医科大学附设的卫生学校等开办,招收初中、高中毕业生。学制分别为2年(高中毕业生)、3年或4年(初中毕业生)。部分学校的护理中等职业教育专业包括普通护理、助产士等专科,不少学校还开设了英语护理专业,强化英语训练,为涉外护士培训创造条件。在学期间主要修读的课程包括公共课、医学基础课、专业课和人文社会学科的相关课程,最后1年为临床实习。学生毕业时应具有一定的医学基础知识和护理学科的理论、熟练的护理操作技术、一定的管理知识和人文学科知识,具有对常见病和多发病的观察、应急处理和身心护理能力,具有基本的卫生保健知识。学生按照课程计划修读完全部课程,考试及格,准予毕业,颁发毕业证书。学生护理中等职业教育毕业后参加全国护士执业资格考试,合格后取得护士执业资格,可在各种医疗及卫生保健机构从事护理工作。

二、护理高职高专教育

护理高职高专教育(associate degree nursing programs)的培养目标是培养技术应用型护理人才。美国的协士护理,过去翻译成准学士,相当于我国的大专教育,一般开设在地方性学校,学制2~3年,招收对象为高中生、助理护士或少部分的注册护士。课程主要是普通基础课程、专业基础课程及专业课。1979年,南京医科大学与南京军区总医院合作建立了中华人民共和国成立后首个护理专科教育。目前，护理高职高专教育的办学形式多样，可由普通医科大学或二级学院开设，也可由高等专科学校、职业技术学院独立设置，还可以由具有高等学历教育资格的民办高校、职工大学、函授大学等开办。招收对象为高中毕业生或具有同等学历的男女青年、应届初中毕业生或中等职业教育毕业生，以及中等职业教育毕业并已参加护理工作的护士。学习年限 2～5 年，依不同学习对象和学习形式而异。函授大学多数为 3 年，招收在职护士、管理人员的专修科，因入学前已有一定的专业基础，学习期限多为 2 年；应届初中毕业生常采取"3+2"模式。北京中医药大学 1985 年在全国率先成立中医护理系，开始招收中医护理专科层次学生。此后全国有 10 所中医学院相继开办了中医护理高职高专教育。

学生在学期间在掌握本专业的基础理论、基本知识和技能的基础上，提高专科护理理论和技能水平，重点强调本专科领域的临床护理能力及沟通能力，没有对护理管理、护理科研、护理咨询等方面做出要求。学生学业期满，考试合格，准予毕业，颁发护理高职高专毕业证书。2019 年，国务院办公厅公布的《国家职业教育改革实施方案》提出启动"1+X"证书制度试点工作，即获得学历证书的同时，积极取得若干职业技能等级证书（老年照护、母婴护理等）。高职高专院校构建"1+X"证书制度教育路径，推进复合型技术技能人才培养职业教育改革，形成护理职业教育改革的新局面。

三、护理本科教育

美国第一个学士学位项目于 1909 年在明尼苏达大学创办，隶属于医学院。美国的护理本科教育一般由大学开设，招收对象为高中毕业生或注册护士。高中毕业生学制 4 年，注册护士学生学制 2 年。课程设置有基础课及专业课，专业课包含基础医学课程及护理专业课程如专科护理、护理管理、护理科研、成人危重护理、公共健康护理等。

我国是世界上最早开始护理高等教育的国家之一，早在 1920 年，北京协和医学院便开设护士学校，招收高中毕业生，课程学习结束后授予达到毕业要求的 5 年制毕业生理学学士学位。1950 年，我国因种种原因停办了高等护理教育，后以中等职业教育为主体。1983 年，天津医科大学（原天津医学院）设立护理系，招收护理专业本科生。1984 年，教育部和卫生部联合在天津召开了全国护理专业教育座谈会，决定设置学士学位护理专业。我国高等护理教育在停办 30 多年后再次恢复，开创了护理教育的新时期。护理本科教育恢复期间，招收护理本科教育的主要机构是各医学院校或综合院校的医学院。护理本科教育（baccalaureate degree nursing, BSN）的培养目标是培养适应我国社会主义现代化建设需要的、德、智、体、美、劳全面发展的，有坚实的基础理论、熟练的专业技能，能从事临床护理、教育、管理、科研的护理人才。

目前我国护理本科教育包括两种形式，一种是学生高中毕业后通过国家统一入学考试，进入护理院校学习，修业年限 4～5 年（修业年限 4 年授予理学学士学位）；另一种是已经取得护理专科文凭的学生，通过国家统一的自学考试、全日制及非全日制专科升本科、函授专科升本科等教育形式，修业年限一般为 2～3 年。修读的学位主要包括护理学专业、护理学专业（涉外护理方向）、护理学专业（社区护理方向）、护理学专业（助产方向）和护理学专业（老年护理方向）等。截至 2020 年，已有 288 所普通高等教育学校开办本科护理学专业。

本科助产教育始于 2008 年，天津医科大学与天津市中心妇产科医院协作设立了 5 年制本科助产专业。截至 2020 年底，我国 74 所院校开设本科助产教育方向。1999 年，我国首届中医护理本科在广州中医药大学招生,揭开了中医护理高等教育新的一页。2012年,"中医护理学"被国家中医药管理局首次列为国家级重点专科。至2020年,我国已有33所院校开办中医护理本科教育。

不论是中医还是西医护理教育,学生通过学习应掌握较系统的护理学及相关的医学和人文社会学知识,具有创新精神、评判性思维能力、独立解决问题能力和自主学习能力,具备基本的临床和社区护理能力,初步的科研能力、管理能力和教学能力。学生按照课程计划修读完全部课程,各门成绩经考试和考查全部合格,选修课程达到要求学分后,准予毕业,颁发毕业证书,按照《中华人民共和国学位条例》颁发学士学位证书。

四、护理研究生教育

护理学研究生教育分为两个层次,即护理硕士研究生教育和护理博士研究生教育,其中护理硕士研究生教育又分为科学学位和专业学位。

(一)护理硕士研究生教育

护理硕士研究生教育(master degree nursing programs)有科学学位和专业学位两种不同研究生培养模式。前者以培养从事基础理论或应用基础理论研究人才为目标,侧重于学术理论水平和实际研究能力的培养;后者以培养高层次、应用型技术人才为目标,侧重于实际工作能力的培养。

美国高等护理教育学会(American Association of Colleges of Nursing, AACN)于1996年公布了美国硕士学位护理教育标准(the essentials of master's education for advanced practice nursing)并沿用至今。该标准明确规定了硕士学位护理教育的课程设置和毕业生应当达到的能力要求,目的在于指导美国护理院校设置硕士学位护理课程和规范硕士学位护理教育体系。美国的大学护理系均设有硕士学位课程,招收对象为护理学位的注册护士、其他专业学士学位的学生、具有护理学历的注册护士,学制一般为2年,少数1年半。不同起点的学生所设置的课程不同,课程设置以加强训练和行政管理技巧及专业临床实践技能为重点,并须通过综合口试和笔试,或完成一篇研究论文。学位类型包括两种:理科硕士学位和护理学硕士学位。

1932年,美国首先开始进行硕士研究生教育。1959年,加拿大的安大略大学建立了培养硕士学位护士的研修班。同年,印度也开始了护理硕士教育。我国护理研究生教育开始得较晚。1990年,经国务院学位委员会批准,北京医科大学护理系(现北京大学护理学院)成为我国第一个护理学硕士学位授权单位,于1992年开始招收首批全日制统招护理学硕士研究生,学制3年。1994年,由美国中华医学基金会(CMB)资助中国8所卫生部直属医科大学,与泰国清迈大学合作创办高等护理教育发展(program of higher nursing education development, POHNED)项目,该项目为国内培养了84名优秀硕士研究生。2003年,南京中医药大学招收首届中西医结合护理专业硕士研究生。2010年1月,国务院学位委员会第27次会议审议通过了护理硕士专业学位设置方案,增设护理硕士专业学位教育。目前,21所大学建立了中医护理硕士生教育。截至2019年,全国共有护理学硕士一级授权点46个。

实施护理学硕士研究生教育的机构主要是获得护理学硕士学位授权资格的医科大学或综合大学的护理学院(系),招收对象是高等医学院校护理学专业或相关专业本科毕业生或具有同等学力者,经过国家统一考试,择优录取,学制一般为2~3年,分为科学学位(学术学位)硕士研究生教育和专业学位硕士研究生教育。科学学位硕士以培养教学和科研人才为主,授予学位的类型主要是学术型学位,而专业硕士主要是为培养特定职业高层次专门人才而设置的。在硕士研究生学习期间,由指导教师按照专业培养目标,制订培养计划,对研究生的研究方向、学习课程、时间安排、指导方式、考核期、学位论文和培养方法等做出明确、具体的规定。目前硕士研究生的研究方向主要包括护理管理、护理教育、临床护理、专科护理、内外科护理、社区护理和精神护理等。研究生通过学习和科研工作,不仅具备系统的护理学理论基础,了解本学科国内外发展前沿,具有科学的创新精神、评判性思维能力、独立研究能力和自我发展能力,在护理学专业领域拥有一定专长,为今后的工作奠定一定的科研基础。研究生修满规定的学分,各门课程经考试和考查,成绩合格,通过学位论文答辩,并经国家授权的硕士学位评定委员会批准,可授予硕士学位及研究生学历毕业证书。

(二)护理博士研究生教育

护理博士研究生教育(doctoral degree nursing programs)的培养目标是培养具有坚实宽厚的基础理论知识和系统精湛的专门学科知识,把握所从事研究方向的国内外发展前沿,具有科学的创新精神、良好的思维品质和自我发展能力,具有独立从事科学研究和教学工作能力,能够在科学和专门技术领域内做出创造性成果的高级学术型护理人才。在美国,护理博士研究生教育一般设在具有博士学位教学能力的大学里,招收对象主要为具有护理硕士学位或与护理学有关的硕士学位且在护理领域做出杰出贡献的学生。学制一般3~5年。可归为两种学位类型:研究型,培养护理研究者,侧重于护理理论和基础研究的培养;实践型,培养从事临床职责的高级实践护士(advanced practice nurse,APN),其强调临床实际的应用及临床研究。总体目标可以概括为培养最高水平的护理科学家,以推动全球护理及卫生保健领域的理论及实践的发展。

第一个护理博士研究生教育项目于1924年在哥伦比亚大学教师学院(Teachers College of Columbia University)诞生,毕业后学员被授予教育博士学位(doctor of education,EdD),该项目主要涉及课程编制、教育技术以及教学理论,学生主要研究护理教育相关问题。1934年,纽约大学(New York University)开设了第一个护理哲学博士研究生教育项目(doctorate of philosophy in nursing program,PhD),其课程主要关注于发展更高层次的护理知识以及护理学科体系。加拿大护士协会(CNA)自20世纪70年代以来,重点发展护理博士教育,1978年,CNA组织召开了全国论坛,使护理领导者们认识到开展博士研究生教育的重要性。1990年,在开设博士教育前召开了加拿大全国护理博士教育会议,比较了英国、美国与欧洲的护理博士教育,一致通过了加拿大护理博士教育应培养科学学位博士。

2004年,我国护理博士教育起步,中山大学、第二军医大学等学校开始招生。2005年,北京协和医学院与美国约翰斯·霍普金斯大学合作,在CMB支持下联合培养护理博士研究生。2009年,南京中医药大学护理学院在全国首次成为中西医结合护理专业博士点。开展护理学博士研究生教育的机构主要是获得护理学博士学位授权资格的医科大学或综合大学的护理学院(系),招收对象是已经获得硕士学位或具有相当水平的护理人才。修业年限为3~6年。入学后必须在导师的指导下,按照培养计划学习规定的课程且通过考试,并在导师指导下完成科研课题,写出具有一定的创新性和学术应用价值的学位论文,通过答辩准予毕业。按照《中华人民共和国学位条例》规定,授予博士学位。截至2019年,我国现有护理学博士一级授权点29个。

总之,经过多年的努力与发展,国内外现行护理教育体系形成了护理中等职业教育、护理高职高专教育、护理本科教育和护理研究生教育四个层次。目前,由于诊疗技术的不断发展和医学分科的日益细化、护理服务范围和护士的专业角色不断扩展、护理实践的复杂性增加,加大了对全科护理人才及专科护理人才的需求,对高等护理教育的发展也提出了巨大的挑战与要求。

护理教育一般分为院校教育、毕业后教育与继续教育,教育的进阶发展可以用路径图来表示(图 2-1)。2004 年,卫生部、教育部印发《护理、药学和医学相关类高等教育改革和发展规划》,要求建立毕业后教育和继续教育在内的终身教育制度。毕业后教育是对学校教育的补充、完善和提高,也是培养高质量专科人才的捷径。医院轮转培训是护士毕业后教育的主要形式。护理继续教育是继毕业后的规范化专业培训之后,以学习新理论、新知识、新技术、新方法为主的一种终身性护理教育。在进入生命科学的 21 世纪,人们对护士的知识技能有了更高期待,促使护理工作者的继续教育问题逐渐为护理界重视。1986 年,我国引入继续教育理念,推动了护理继续教育工作的进程。1993 年,卫生部颁布《中华人民共和国护士管理办法》,规定了护士连续注册需提供继续护理学教育合格证明。1997 年,卫生部继续医学教育委员会护理学组成立,颁布《继续护理教育暂行规定》和《继续护理学教育学历授予试行办法》,政府部门开始对继续护理学教育进行正式规范化管理。目前护理继续教育形式多为学历教育、进修、专科理论与技能培训,且均与学分挂钩。护理继续教育为护理工作者获取新的知识结构、提升学历提供了一个重要的渠道,是发展临床护理学的根本性战略措施。经过不断探索与实践,目前我国在职护士的毕业后教育、继续教育正逐步走向成熟,但仍存一定阻碍,行之有效地落实终身教育制度成为一项新课题。

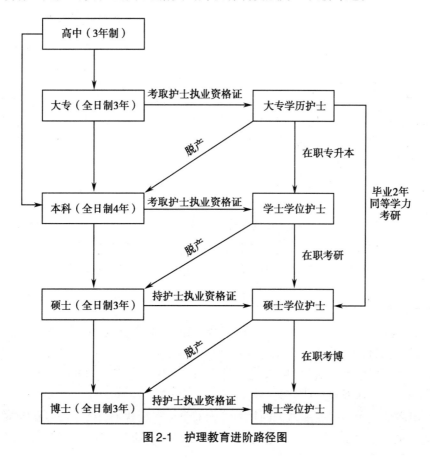

图 2-1 护理教育进阶路径图

知识链接 2-1

护理职业继续发展模式

美国、英国、澳大利亚等国家相继提出了护理职业继续发展(continuing professional development, CPD)模式。CPD 模式包含反思、计划、学习、评估、记录 5 个模块。CPD 模式较为灵活,包括半脱产、脱产及网络学习等多种形式,各国要求护士参与 CPD 的小时数及活动数不一,在国外护士中得到了很好的推广应用。相较于传统的继续教育,CPD 更为完善、系统化及个性化,存在诸多优势,如强调了非正式教育场所的重要性,同时学习内容更加丰富;同时满足护士继续教育和提升专业技能的双重需要;激励护士自主学习,是以护士为中心的学习模式。

(赵 岳)

第二节 护理教育的影响因素

护理教育是建立在普通教育基础上的专业教育,旨在培养社会所需的各类护理专业人才。护理教育的发展受到许多因素的影响,本节着重介绍以下七个影响因素:教育理念、学生来源、师资力量、办学规模和条件、社会需求、教学技术的发展和管理政策。

一、教育理念

随着社会的发展、医学模式的转变、健康观念的更新和卫生体制的改革,现代护理专业人才功能角色的日趋丰富,对护理教育人才培养质量提出了更高的要求。护理教育理念(philosophy of nursing education)是护理课程设置与改革中的先导,是制定护理教育政策的理论基础,是选择教学方法的依据。任何学科在进行课程设置前都要确立本学科的理念。

(一)理念与护理教育理念

理念是哲学中的一个名词,它是人的价值观与信念的组合,是指引个人思维及行为的价值观与信念。

护理教育理念源于教育实践,但高于实践,是从护理实践中高度总结而具有指导意义的理性观念。从客观方面认为,它是不以人意志为转移的客观规律和原理;从主观方面认为,它是一种价值观和专业信念的体现。因此,护理教育理念是客观真理与主观信念的结合。

(二)教育理念的内容

护理教育理念的形成与发展主要由人、环境、健康、护理及教育的理念搭筑构成。

1. 人的整体理念 作为护理服务的对象,人是综合生物、心理、社会属性的一个整体;人成长及发展过程中不同层次的需要是一个整体;人生命过程中的健康需要是一个整体;人的个体、家庭、社区或整个社会是一个整体。

2. 环境理念 环境是指直接或间接影响人的个体形成和发展的全部外在因素,包括内环境和外环境,内环境即人的生理系统,外环境是指人所处的自然环境和社会环境。人的健康与发育成长在内外环境中保持动态平衡,内外环境的变化可影响人的健康。

3. 健康理念 WHO 于 1989 年宣布健康的定义:"健康,不仅是没有疾病,而且包括躯体健康、心理健康、社会适应良好和道德健康"。健康反映个人对生长和发育过程中产生压力的适应能力,是指人类能不断面对内外环境的压力,运用资源进行自我调整,使自己在社会生产中发挥最大潜力。

4. 护理理念 在新的生物、心理、社会医学模式中,护理学是生命科学中一门自然科学与人文社会科学相互渗透的、独立的应用科学。护理理念是引导护士认识和判断护理专业及其相关方面的价值观和信念。

5. 教育理念 教育有启蒙、启发、告知、引导等含义,人的教育应包含知识、感知及社交方面的成长。教育应教给人们如何解决问题,如何应对压力和变故;教育体现个人自由与责任之间的平衡;学习是终身的需要;教育是教与学的互动过程。

(三)护理教育理念的发展

从护理教育理念的形成与发展进程中,可以发现护理教育的理念一直不断深化、完善和成熟。20 世纪初期,美国国家护理教育协会在 1917 年、1927 年和 1937 年出版的护理教育课程设计指南中,对护理教育课程调查研究的结果都明显地突出了"护理教育理念"在护理教育课程设计中的重要性和主导地位。1937 年,伊莎贝尔·斯都华特(Isabel Stewart)曾说过"教育的理念是对教育和与其相关问题的特殊看法和态度""护理教育理念和目标是设计优良的护理教育课程的基础"。她认为,唯有确立了理念和目标,才能够实现护理教育课程设计的合理性、科学性及专业性。从 1929—1964 年间,美国很多护理专业文献开始提出有关护理学科教育理念的内容。例如,护理教育应注意"整体的人"和"学习"的概念;"成人学习"的概念;"教学活动的目的是影响认知、感情的发展";"自动、自发地学习"等概念。

20 世纪 70 年代,很多护理专家把当代哲学家马赛尔(Marcel)和巴布尔(Buber)的现代"存在主义"理念与护理联系起来。例如,"尽力""相互""存在"的概念,"以患者为中心的护理""以学生为中心的学习"等概念。在 80 年代,美国调查研究了全国不同地区、不同层次的护理教育课程,目的是探讨护理教育理念的异同,并确定有系统的表达方式。研究结果发现,全国护理院校在护理理念表述上虽有些差异,但大都包括"人""角色""人际关系""社会系统""健康""环境"和"护理"的概念;此外,有的还包括"教"与"学"的概念。尽管当时这些理念在表达上不太一致,有的包含概念的本质,有的包含目的,但是这次研究结果对全美护理教师在课程设计中如何确立和表述护理教育理念提出了很好的建议。

(四)教育理念的意义

随着社会卫生需求的提高和国家职业教育的发展,职业教育遵循以服务为宗旨,以就业为导向的办学方针。因此,更新护理教育理念,注重培养专业技能型、实用型护理人才,成为护理教育者的共识。据此,护理教育必须从实际出发,以护生为主体,培养护生的敬业精神、人文素养、分析解决问题能力,以面向城乡医院、社区卫生保健中心等医疗护理服务机构,最大限度满足社会需求。

1. 教育理念与课程设计 护理教育理念可用来指导护理教育的课程设计。在教育理念的引导下,护理教育者通过建立概念框架,设置课程目标,进行科目选择,确定科目目标,计划教学活动和评价。培养专业护士的护理教育课程设计,应该是有条理、有组织的,以保证学习者积极参与,在参与的过程中学习如何思考,做出决定,执行应有的专业行为。

2. 教育理念与教学实践 护理教育理念的制定,可在护理教育中建立教师的认同感和信念,在共识的前提下,更好地体现教师在护士培养中的价值和行为取向,通过对先进概念的理解和认同,教师们取得观念上的基本一致,以利于克服只见局部不见整体的盲目性和随意性,提高护理教育的整体效益。

二、学生来源

学生作为教育对象,是学习活动的主体,教学过程的能动参与者。学生是认识的主体,课程和教材是认识的客体,教师正是起主导作用的中介因素。学生来源不同,培养方案不同,教育课程的设计、目标和体系也不尽相同。我国现行的护理教育体系层次主要由护理中等职业教育、护理高职高专教育、护理本科教育和研究生教育四个层次构成。不同教育层次体系的背景下,学生的来源也不尽相同。作为教育者,应了解不同来源学生的心身发展特征,根据学生的不同特点因材施教。

(一)护理中等职业教育

护理中等职业教育的任务是培养中级护理人员,学生来源主要为初中毕业生或具有高中文化程度者,学制3～4年,依不同学校而异。执行国家统一编写的教学计划和教学大纲,毕业后参加国家护士执业资格考试后成为注册护士。随着科学技术的迅速发展和社会对护理人才需求定位的调整,多数护理院校已终止护理中等职业教育,只有少数学校仍保留护理中等职业教育。

(二)护理高职高专教育

护理高职高专教育是培养具有实际工作能力的高级护理人才。学生来源主要是高中毕业或具有同等学历者,或中等职业教育毕业已参加护理工作的护士。学制一般为3年。通过学习,学生具有一定的护理理论、预防保健及护理教学能力,掌握基本的科研知识及运用护理科研成果的能力,毕业时获得专科毕业证书。近年来随着社会对高等护理人才的需求,护理高职高专教育迅速发展。

(三)护理本科教育

护理本科教育是培养较系统地掌握护理学的基础理论、基本知识和基本技能,具有创新精神、独立解决问题能力和自我发展能力,具有护理管理、护理教学和护理科研的基本能力,能在医疗卫生、保健机构从事临床护理、预防保健工作的高级护理专业人才。学生来源分为两种类型,一是高中毕业后通过国家统一入学考试进入护理院校的学生,学制4～5年。二是已取得护理专科文凭,通过国家统一的自学考试、全日制专科升本科、函授专科升本科等教育形式的学生,学制一般为2年。毕业后发放本科毕业证书,按照国家颁布的相关学位条例规定授予学士学位。

(四)护理研究生教育

护理研究生教育又分为硕士研究生教育和博士研究生教育。

1. 硕士研究生教育 硕士研究生教育任务是培养具有从事科学研究、教学工作或独立担负专门技术工作能力的高级护理人才。学生来源主要是高等医学院校或其他高等学校相关专业本科毕业或具有同等学力者,经过国家考试,择优录取,学制一般为2～3年。学生毕业时,可获得硕士学位及硕士研究生学历毕业证书。

2. 博士研究生教育 博士研究生教育任务是培养具有坚厚的基础理论知识和系统精

深的专业学科知识、独立从事科学研究和教学工作能力,能够在科学和专门技术领域内做出创造性成果的高级护理人才。学生来源为已经获得硕士学位或具有相当水平的护理人才,学制一般为3~6年。毕业后授予博士学位,可从事临床护理、教育、科研和管理工作。

三、师资力量

教师是教育活动的直接组织者和实施者,在整个教学过程中,不仅在传授专业知识上起到主导作用,同时对于学生道德品质的培养、人生价值观及生活观念的形成具有深刻的影响。因此,正确认识护理专业教师地位与作用,加强师资力量建设,提高教师职业素质是护理教育改革的基础,对教学质量的提高和护理教育学的发展具有非常重要的意义。

(一)师资力量的概况

20世纪70年代,我国因各种原因导致高等护理教育断层,具备较高学历且临床实践与教学经验丰富的护理专业教师不足。随着高等护理教育层次结构的完善,越来越多的硕士和博士研究生加入到高等护理教育的师资队伍中。与此同时,在职教师也不断通过脱产或在职学习使自身的学历得到提高,很大程度上改善了既往高等护理师资队伍学历偏低,医教护、专教本等现象。目前,大多数高等护理院校的师资队伍学历层次不断提高,教学和科研力量得到加强。

(二)师资力量的培养

师资队伍的建设、教师素质的提高是护理教育改革成功的基础。在护理师资队伍建设中,要特别注重护理教育理念的研究与更新,思想观念上的创新与突破是培养高级护理人才的关键。作为护理专业教师,不但要具有广博厚实的理论知识和专业技能,还应具有创新精神,与时俱进,促进护理专业的发展。专职教师具有较强的理论知识和丰富的教学手段,但临床经验欠缺;兼职教师具有较强的临床实践能力和丰富的临床经验,但在组织教学、教学技能等方面欠缺。教师队伍应由专、兼职教师组成,双方相互结合、优势互补,专职教师传授给学生扎实的理论知识,兼职教师为学生带来临床的新进展、新技术。

培养和提高护理教师素质主要包括两个方面,一是不断补充新的高学历的师资,使师资队伍在年龄、学历结构等方面更趋于合理化;另一方面是加强现有师资的培养,使护理专业教师队伍的基本素质和学术水平适应社会不断发展的需要。

师资力量的培养根据培养类型和层次的不同,对培养对象的要求也不同。

1. 学术带头人的选拔和提高 学术带头人的数量和质量是师资水平的重要标志。学术带头人应该是在某一学科领域内教师的表率和领路人,带领教师进行创新,从而取得重大科研成果。在本学科领域内有宽广扎实的理论基础和丰富的教学、临床护理经验,能站在学科发展的高度,从事创造性的工作,有长期而稳定的科研方向和较高质量的科研成果,在学科队伍建设方面能提出创见,形成学科的可持续发展规模,能指导研究生的科研工作,有一定的组织能力。对于选拔的学术带头人,必须明确责任,放手使用,支持发展,监督责任,使学术带头人发挥领头作用。

2. 中年骨干的培养 中年骨干是教学队伍的中坚力量,是承上启下的桥梁。应充分创造条件,使之与学科带头人方向靠拢。组织参加学术交流会议、研讨会,注重专业知识技能和科研能力的提升,提供合适的领导岗位,使他们迅速成长。

3. 青年教师的培养 青年教师是护理教师队伍中的生力军,是新鲜血液。根据护理教育目标的要求,培养既精通专业理论知识又具备较高动手能力的"双师型"人才。老教师充分发挥传、帮、带作用,与青年教师结对子。实行导师制的培养方式,并指定教学经验丰富的高级讲师负责青年教师的培养考核工作。增强其责任感和成就感,努力建设一支师德高、能力强、会创新的青年护理师资队伍。

四、办学规模和条件

2019年底,全国注册护士总数超过440万,医护比倒置现象得到明显扭转,但我国医护比与国际标准相比仍有一定差距,仍需加大护理教育投入规模。另外,我国护士学历水平目前参差不齐,较高学历水平的护理人员比例较低也成为阻碍我国护理水平提高的重要因素。护理教育办学规模和条件的扩大对我国护理教育质量的提升、护理教育专业的发展有着重要的影响。

(一)办学规模不断扩大

1. **高等护理院校数量快速增加**　随着我国高等教育进入大众化发展时期,高等护理院校数量快速增加。2003年,专科院校仅为119所、本科132所、硕士30所,博士尚无;截至2021年年底,我国招收护理专业的高职院校700余所、本科院校280余所;在护理学一级学科下招收硕士(含学术型和专业型)的院校120余所、博士院校28所。

2. **高等护理招生数量骤增**　随着护理事业的发展,护理教育的招生规模呈现快速增长的趋势,高等护理教育招生人数迅速增加,2003年我国高职护理专业和本科招生人数分别是1996年的24倍和25倍,高等护理专业年招生总量为5.9万多人;至2017年高等护理教育的年招生人数已达27万多,其中专科21.79万人,本科5万余人,硕士1 900余人,博士65人。高等护理院校数量和招生规模的迅速扩大,使我国护士队伍的人数和学历层次快速提升,截至2019年底,具有高职高专学历的人数已经超过70%,本科及以上学历的护士占到27.1%。护士队伍已经从以中等职业教育为主转向中等职业教育、高职高专、本科多层次方向发展。

(二)办学中存在的问题

我国高等护理办学规模不断扩大,护理教育机构也形成了多样化、多元化的局面,部分院校基于高职高专护理教育甚至护理中等职业教育的基础,通过合并、转制、升格等方式将教育资源重新整合、优化配置,获得了创办护理本科教育的资格,但仍不能适应有效提高护理专业人员学历层次的需要。护理教育层次结构还不尽合理,本科教育发展速度和发展质量不平衡,仍存在许多问题。

1. **二级学科建设概念模糊**　护理学被列为一级学科,但其下设的二级学科尚无清晰统一的目录指导和相关制度,各院校的学系设置较为自由。构建科学、优化的二级学科体系,是护理教育工作者亟需探讨及解决的问题。

2. **民办护理本科院校办学历史短,办学经验不足**　民办护理本科院校师资流动性大,数量和质量难以保证,部分院校存在重视硬件建设、轻视软件建设的现象。对于学科建设,缺乏整体规划与理性思考。

3. **办学规模与质量失衡**　部分高等护理院校连年扩招,造成学生与教师数量比失衡,生均使用实验室面积、图书资料拥有量以及教学经费等都不能适应护理本科教学的要求及学校规模的发展。

4. 生源质量参差不齐，毕业生水平不一　由于少部分高等护理本科院校生源较差，加上在培养过程中缺乏专业教师，扩招导致的生均硬件设施缺乏等都直接影响毕业生水平。

5. 层次教育培养目标不明确　以学生为中心的护理教育课程体系处于完善阶段，各层次教育培养目标正在重新定位，尤其是护理硕、博士研究生课程缺乏专科特异性，与临床执业资格未能有效衔接。

因此，护理教育在协调发展、扩大办学规模的同时，更需要明确提出不同层级护士应具备的基本能力和核心能力，在各层次教育间架起"立交桥"，教学时做到既有专业重点又能有效衔接，使得护理教育不仅能突破培养层次的局限，更能系统培养护理技能型人才。

五、社会需求

随着医学模式向生物-心理-社会模式转变，我国护理理念发生了根本性转变。社会经济的发展，广大人民群众对健康、卫生服务的需求越来越高，对护理人才的数量、质量和结构都提出了更高的要求。护理教育是我国宏观医学教育的重要组成部分，肩负着为医疗卫生事业培养合格护理人才的艰巨任务。如何培养适合社会需求的高级护理专业人才，满足公众和社会对高质量护理专业人才的需求，已经成为护理教育工作者必须思考并采取行动的重要问题。

（一）社会需求的转型

1. 医学模式的转变及服务领域的扩展　人类疾病谱、死因谱发生了明显变化，心理、行为、环境等成为影响健康的首要因素。卫生服务将由单一化、片面化模式拓展为多维服务体系，从单纯治病向预防、治疗、康复、保健型转变。改革护理教育，培养适应这一需求的护理人才已成必然。

2. 新健康观的产生及传播　人们对健康的不同理解、认识构成了不同健康观。21世纪人类对健康关注的焦点逐渐由重视病后治疗上升到重视病前预防，医疗卫生服务从"以治病为中心"转变为"以人民健康为中心"。未来护理更注重人的健康以及个人自我保健意识的树立与保健技能的获得。如何提高护理人员知识结构转型及技能水平是护理教育面临的一大挑战。

3. 老年护理需求的增加　我国社会已步入老龄化，高血压、糖尿病、肝硬化等慢性病的发病率提高，老年人群因伤病活动受限、卧床以及失能的人数和持续的时间不断增加，大大增加了老年护理和相关慢性疾病护理的需求量。

4. 心理健康问题的增加　工作节奏、生活压力的影响，大多数人心理处于亚健康状态，心理承受能力脆弱，因而需要大量从事心理护理、精神护理的人员。

5. 家庭和社区护理需求的增加　现代护理的场所将以医院为主逐步向社区、家庭转变，护理对象也由对患者的护理转为对健康人的预防保健护理。因此，护士角色将不断扩大，可担任护理治疗专家、护理顾问、临床护理专家、康复护理专家、保健护理专家、心理咨询者等。

6. 知识经济与信息社会带来的挑战　随着市场经济的实行与深化，教育越来越受到经济利益的主导。知识经济将成为国际教育发展的主导方向，教育产业也将由边缘地位向社会中心地位转移，高等教育的教学、科研、社会服务职能都将在经济利益主导下进行。因此在知识经济及信息时代，护理学必将与信息技术、社会科学以及其他相关学科融合发展，探索如何培养学生的主动学习能力、解决问题能力、创造力以及创设终身学习途径,是高等护理教育发展的关键。

（二）社会需求与护理教育改革

以社会需求为导向,调整护理专业人才培养目标,全面推进护理教育改革。高质量的护理教育是培养合格护理人才的重要保证,传统的护理教育模式已不能适应护理学科发展、护理模式转变以及社会经济发展,难以适应对综合护理人才培养的要求。护理教育必须面向市场、面向社会,调整专业人才培养方向,开展不同专业的特色护理教育,改革课程设置和教学方法,使培养的护理人才适应社会发展的需求,拓宽护理人才的就业渠道和途径。

1. 拓展专业方向　现代护理教育正从临床护理向保健护理、康复护理、老年护理、精神护理、家庭护理、社区护理等多方向发展,采取前期基础课趋同,后期专业方向分化的培养方式。

2. 优化课程结构　护理课程设置中人文和社会科学方面的内容应显著增加,专业基础知识中应减少医学基础知识比重,增加与护理工作密切相关的公共卫生知识、康复指导、保健等内容,护理专业知识和能力中应更加突出护理的内容和特色,增加有关老年护理、社区预防保健护理、母婴护理和精神护理方面的内容。

3. 改革教学方法　教学方法改革是教育改革的重要方面,体现不断更新的教育理念。教学方法应有利于培养学生的自学能力、独立分析能力、解决问题能力、创新思维和创造能力,有利于学生个性的发挥和才能的全面发展。积极提倡创新教育和批判性思维培养,不断探索新的教学方法,大力倡导和积极实践启发式教学、讨论式教学、研究式学习、以问题为基础的学习等教学方法,并努力探索适合护理专业教育的新教学方法。

4. 推进护理教育的国际化进程　截至 2016 年,我国经教育部审批和复核的护理中外合作办学机构与项目共有 22 个,获政府审批的项目有 10 个。我国针对高等护理教育国际化培养特点主要为突出英语教学、改革专业课教学、重视跨文化能力培养、多途径开展国际交流合作、国际型师资队伍建设等。此外,搭建涉外及留学生实习平台也是我国高等护理教育国际化教育中的重要举措。随着我国高等医学教育的蓬勃发展和国际地位的不断提高,高等医学教育的国际化格局逐渐形成,留学生教育已经成为我国高等医学护理教育不可分割的一部分,也是展示高校教学质量的一个窗口。

六、教学技术的发展

在整个教学过程中,教师必须借助一定的教学技术才能实现教学计划、教学大纲中提出的教学目标。随着科学技术的发展,临床护理教学技术和教学手段也发生着日新月异的变化。多媒体技术的引入改变了临床教师的传统教学方式,现代教学技术,不单"一张嘴巴,双手示范",且利用文本、图形、图像、声音、动画和视频等多媒体技术,在先进计算机的有效控制下,以最优化的方式实现教学目标。

（一）教学方法的发展

随着科学技术的发展,护理教育方法也不断发展、进步与成熟。主要发展总结为以下四个方面:

1. 教学方法功能的转变　传统的教学方法大多注重"教",忽视学生的"学"。随着科学技术的迅速发展,联合国教科文组织在 1972 年提出"教会学生学习"的口号。由教给知识转变为教会学习,这一教学目标的转变,直接导致了教学方法在功能及体系上的深刻改革。我国教学方法由传统的讲授法、讨论法、读书指导法转变为发现法、引导法等现代教学方法。

2. 教学方法指导思想的推行　教学方法在指导思想上由注入式向启发式推行。启发式教学思想,注重学生能力的培养和非智力因素的发展,肯定学生是具有主观能动性的认识主体。在教学方法的运用上,强调要遵循学生的学习规律,着眼于调动学生学习的积极性和能动性;激发和保持学生学习的动机和兴趣;注重学习方法和科研方法的指导;注意教学方法的多样性与灵活性,以及各种教学方法的相互配合。当代各种教学方法的改革,如问题教学法、情境教学法、程序教学法等应运而生。

3. 教学方法结构的转变　教学方法结构由传统的讲授为主到指导学生独立学习。现代教育方法的改革之一就是努力改变以往教学一味突出智力、将学生智力和情感割裂开的局面,关注学生的态度、情感、信念以及情绪,重视教学过程中学生的情感体验和不同个性的表现,将学生知、情及智力等的发展统一起来。相应的教学方法有情景教学法、角色扮演法等。

4. 教学方法与信息技术的整合　21世纪,现代教育技术取得迅速发展,学生发展目标和师生价值取向也不断变化。因此,教学方法的技术化成了教学改革发展方向。目前,幻灯、广播、电视、电影、录像等教学设备已在学校得到广泛使用,电子计算机也已广泛应用于模拟教学、实验教学等方面。

在信息化社会,网络信息技术对教育产生了较大的影响。随着科技的进步,作为新生事物的大规模开放网络课程MOOC(massive open online course, MOOC)应运而生。开放主要是指大量的学习者参与课程,学习者可能来自全球各地,信息来源、评价过程、学习者使用的学习环境都是开放的;在线意味着它提供了系列符合移动智能背景下的学习材料,可随时随地满足学习者的学习需求。它的出现有助于教育国际化,知识传播广泛化以及人才培养的多元化。2019年,慕课课程数量增至1.5万门,学习人数达到2.7亿人次。不同于慕课的视频录制,同步课堂可将课堂上的授课视频传送到网络,边传边播,学生可以同时观看或收听,是基于基础电子设备与流媒体授课平台的一种新兴教学模式。其优势在于不受时间地点的限制,整合教学资源的同时节约教师精力与时间,在新冠肺炎疫情隔离期间应用广泛。同时,近些年兴起的"翻转课堂教学模式",即教师成为引导者而不是知识的施予者,学生成为主动的学习者而不是信息的装载容器。翻转课堂教学模式以信息技术和协作化学习为支撑,为学生提供了个性化的学习环境,学生的个性化学习需求得到最大限度的满足,学生的自主学习能力得到提升。在信息化高速发展的今天,网络信息技术促进教育的发展成为一种必然的发展趋势。然而,如何在信息化的今天让技术更好地服务于护理教育事业需要学者们不断地探索。

(二)教学媒体的发展

教学媒体又称教学手段,是师生在教学过程中互相传递信息的工具、媒体或设备。教学媒体是教学过程中不可缺少的基本要素之一。随着人类社会的发展和信息时代的到来,教学媒体在传播知识信息方面的优势越来越突出。教学媒体的更新发展对教学理论和实践起着丰富、修进、改进和推进的作用。

1. 先进教育思想与媒体技术相结合　以先进的建构主义教育理论为指导,利用现代化教学手段,在护理教学中充分利用多媒体技术把文字、图片/画和音、视频等材料有机地结合起来,根据不同的教学环境、教学对象、教学进度生动形象地呈现教学情境,使学习者从已知到未知、从具体到抽象、从一般到特殊,激活由实物到表象、由表象到符号的思维过程,引导学生把抽象的知识上升到理性认识。

2. 媒体技术的利用与教师素质培养　目前护理教学工作面对的教育对象层次比以往有所提高,要求教师具备过硬的现代教育技术能力,因此教师的现代化教育思想及教育技术水平直接影响素质教育的进程。现代教育技术与计算机网络技术相融合,实现知识共享。最新知识的快速传播,有利于教师知识视野的拓宽,向学生传播的知识更具前沿性和全面性。新知识,新概念层出不穷,教师的教学内容已不再局限于自己或少数人的临床经验。

3. 多媒体技术与教学效果　在当前基础教育改革和教育信息化蓬勃发展的大环境下,按照一定理念、方法和原则科学地建设教育教学资源库,具有重大的理论意义和实践价值。大力加强软件的建设,以确保教育、教学的需要。一些晦涩难懂、抽象枯燥的知识,在传统方法教学中配以模型挂图和死板的教学道具,花费大量的精力和时间讲解说明,也难以达到良好的效果。而多媒体技术的发展,集声像字画动态显示,图文并茂,形象生动,达到抽象概念具体化,微观概念宏观化的良好效果,提高学生的思维能力、想象能力和创新能力。

七、管理政策

国家各项政策的制定,以法律法规形式出台的各项标准、条例、规范等清晰地表述了当前我国护理事业发展和护理教育发展所面临的问题、困境以及突破点。发展我国的护理教育事业应遵循相关管理政策的指导,培养社会所需要的护理人才。加强护士队伍建设,提高护士队伍整体素质,规范护士职业行为,提高护理服务质量和专业技术水平,拓展护理服务,加强护理管理,规范护理教育,促进护理事业与社会经济和医学技术的协调发展,满足人民群众的健康服务需求是当前护理教育事业发展的总目标。

(一)相关政策的回顾

改革开放后各项政策的出台保障了护理行业的发展以及护理教育的复苏。1979 年,《关于加强护理工作的意见》和《关于加强护理教育工作的意见》的通知,明确了护理教育工作的方针、目的及措施,大力扶持护理工作和护理教育。文件同时提出恢复和发展高等教育,并计划在 2~3 年内选择有条件的高等医学院校试办护理专业(系),列入高等学校招生计划,学制暂定为 4 年。这为我国护理本科教育的恢复提供了政策支持。

1984 年 1 月,全国高等护理专业教育座谈会召开,指出我国当前护理人员数量严重不足,技术水平与医疗预防工作的需要不相适应;护理专业技术教育没有形成多层次、多规格的体系;对在职护理技术人员缺乏进一步的培训。在问题基础上重新审视了护理教育的培养目标、课程设置、教学大纲、师资队伍等,决定继续发展 5 年制护理学专业及护理专修科,鼓励院校增设护理学专业,根据人才预测结果,制定高、中、初级护理人员需要规划,特别是高级护理人才需要规划。

为了拓宽专业口径,增强适应性,加强专业设置管理,提高办学水平,1987 年《全国普通高等学校医学本科专业目录》重新修改,将护理专业纳入其中,通过专业人才需求的分析,专业与国内外相关和相近专业的比较分析,从法定程序上正式确立和规范了专业的培养目标、业务范围(主要指知识、能力结构)、主要学科基础、基础课程、教学计划、办学条件、学位授予,明确了高等护理教育的方向。

此外,国家医学相关类专业自学考试政策的颁布促进了我国护理学自学考试的发展,截至 1995,护理自学高等教育考试遍及全国 17 个省市,护理专科设置点 150 个,拥有护理本科专业并设学位制的医学院校达到 12 家。

1996 年,卫生部在《关于部属高等学校教育改革和发展的若干意见》中提出积极推进教育管理体制和办学体制改革。深化教学改革,提高教育质量,是高等教育改革的核心任务。

1997 年,《继续护理学教育试行办法》颁布,第 3 条指出:"继续护理学教育的对象是毕业后通过规范或非规范化的专业培训,具有护师及护师以上专业技术职务的正在从事护理专业技术工作的护理技术人员"。

2001 年,卫生部和教育部公布的《中国医学教育改革和发展纲要》中指出,至 2015 年,本专科教育(含高等职业技术教育)由 1999 年的 35% 提高到 60%。2006 年卫生部关于印发《护理、药学和医学相关类高等教育改革和发展规划》的通知对护理、药学和医学相关类高等教育专业设置、人才培养具有重要指导意义。《国家示范性高等职业院校建设》《国家中等职业教育改革发展示范学校建设计划项目管理暂行办法》《关于城镇医药卫生体制改革的指导意见》《关于城镇医疗机构分类管理的实施意见》《关于卫生事业补助政策的意见》《护士执业资格考试办法》《教育部关于全面提高高等职业教育教学质量的若干意见》等教育法规的出台也在行业和学校之间架构起桥梁,保障了护理教育实施过程中的权利和义务。2016 年,《全国护理事业发展规划(2016—2020 年)》提出"发展专科护士队伍""大力推进老年护理"的发展目标,对专科护理教育、老年护理教育发展具有战略意义。2018 年,《教育部关于加快建设高水平本科教育全面提高人才培养能力的意见》强调新医科建设,在医学教育创新中加快培养适应健康新需求、适应新一轮科技革命和产业革命的护理人才。

(二)管理政策促进护理教育发展

教育制度是指一个国家各级各类教育机构与组织的体系及其管理规则。它包括相互联系的两个方面:一是各级各类教育机构和组织关系;二是教育机构与组织体系赖以存在和运行的一整套规则,如各种各样的法律、法规、政策、条例等。从中华人民共和国成立以来的护理教育发展进程中不难看出,以政策、法律、行业标准、规范条例等形式出台的文件构筑了我国护理教育发展相关的教育制度。社会主义教育制度服务于广大人民的利益,最大限度地保障和满足人民日益增长的医疗、健康、保健等需求。根据社会民生、政治、经济、文化等发展需求,促进护理教育发展的政策及时出台,特别是进入 21 世纪后,护理教育面临着前所未有的国内需求旺盛、国外竞争激烈的挑战环境。随着医疗改革步伐的前进,诸如《护理、药学和医学相关类高等教育改革和发展规划》《护士执业资格考试办法》《2011 年推广优质护理服务工作方案》《医药卫生中长期人才发展规划(2011—2020 年)》《全国护理事业发展规划(2016—2020 年)》等相关政策的相继出台,护理专业发展的相关法律法规的进一步健全(涉及医疗机构管理、妇幼与社区、医院感染管理、突发卫生事件应急等),给护理教育发展提供了制度保障,同时从国家层面指明了护理教育人才培养的目标以及发展方向。

(三)管理政策促进护理教育研究

在一系列政策制度的保障下,我国护理教育发展迅速,大量高校学者开始关注护理教育的科学性发展,相关研究成果也颇为丰硕。近 10 年来,我国护理教育的研究热点领域趋同,研究内容有所拓宽,如护理法律、护理人才培养目标、师资培养,各热点领域的研究视角更加贴近教育教学改革实际操作层面的探讨和护理教育体系的建立。2011 年,护理学被列为一级学科,研究进而着眼于各层次的护理人才培养,提高教学质量,注重毕业生的岗位适应度、解决护理市场提出的人才供需矛盾等。护理教育改革的文章更加侧重于行业发展对现代护理人才需求的探究以及护理教育体系矛盾的揭示。培养目标的重新探讨成为近年来护理教育研究的重要观测点,意味着护士角色多样性的审视,对护理教育研究者、管理者和一线教师提出了新的挑战。教学方法和手段以及临床教学有众多重合部分,探索多样的方法以提高教育教学质量和探索由此产生的教学效果是研究的热点。此外,护理教育者意识到政策环境对教育发展的重要性,因此护理法律以及护理管理的研究也成为研究者热切关注的领域。

综上所述,护理教育学是研究护理教育的现象、本质和规律的学科,是护理学科体系中一门新兴的交叉性边缘学科,它的形成和发展对护理教育质量的提升、护理人才的培养以及护理事业全面发展具有重要的理论与实践意义。护理教育的发展受到教育理念、学生来源、师资力量、办学规模和条件、社会需求、教学技术的发展和管理政策等诸多因素的影响。

护理教育理念是护理课程设置与改革中的先导,是制定护理教育政策的理论基础,是选择教学方法的依据。护理教育理念可用来指导护理教育的课程设计,进而指导教学实践。不同教育层次体系的背景下,学生的来源也不尽相同。护理教育应结合学生特点,选择不同的教育方式。教师是护理教育的重要环节,加强师资力量建设,提高教师职业素质对教学质量的提高和护理教育学的发展具有非常重要的意义。此外,护理教育应以社会需求为导向,调整护理专业人才培养目标,使培养的护理人才适应社会发展的需求。随着科学信息技术的发展,护理教育的教学方法更加多元化,教学媒体更加多样化。护理教育的发展与政策息息相关,管理政策的出台促进了我国的护理教育事业的发展,促进了社会所需护理人才的培养。

(赵 岳)

第三节　护理教育的发展前景

护理教育必须适应"以人的健康为中心"的发展需求,培养的护理人员不仅限于生活护理和各项诊疗技术操作,更应向整体化、综合化、多元化方向发展,能从心理、生理、社会、文化多层面进行整体护理和健康教育。随着老龄人口的增加,家庭人口的减少,慢性疾病的日益增多,妇幼、残疾等脆弱人群的健康指导需求增加及卫生资源的不充足等因素,护理将走出医院,走进社区,以人群健康为中心,以社区为范围,以家庭健康为单位,以护理程序为工作方法,以人群保健需求为导向,维护个人、家庭、社区整体健康,提供连续、综合、人性化的服务,集预防、保健、诊疗、康复和健康教育为一体的社区全科护理。

因此,传统的护理教育已经不能适应社会的需求,现代护理教育已形成中等教育逐渐萎缩,高等教育逐步扩大和高职教育大力发展的格局。课程设置由仅体现生物医学模式的教育、人文社会科学知识,扩展到社区护理、老年护理、健康教育齐据的格式。学校培养的护士应全面、多元地发展,而不是只具备技术操作和少量知识的偏体力劳动者,更应注重培养护生的评判性思维能力。我国护理实习大部分安排在医院,对社区护理重视程度不够,使得学生社区保健护理训练较少。因此,发展具有中国特色的高等护理教育体系,是我国护理教育发展的必然趋势。培养具有高职高专、本科学历甚至更高层次的护士成为临床工作主力军,其中高层次护士兼顾开展护理科研工作,努力达到多层次、跨学科的合作。另外,建立与医生和其他保健人员同层次交流的平台,与社区建立良好的合作关系,也是推动护理发展的必要行动。我国的护理教育还有很大的发展空间,护理教育必将逐渐完善,护理专业也将更具学科吸引力。

一、支撑学科建设

(一)护理学科的发展

1. 我国护理学科的发展

(1)护理队伍:2020年10月,国家卫生健康委员会新闻发布会在北京召开,会上指出截至2019年底,中国注册护士达到444.5万,比2014年增加了144.1万,涨幅达到47.9%。目前,中国每千人口护士数从2014年的2.05提高到2019年的3.18人,超过世界平均水平2.8,但与发达国家相比仍有差距。2017年,公立医院中,三级医院医护比达到1:1.54,二级医院达到1:1.46,2019年总医护比1:1.15,医院医护比例倒置问题完全扭转。我国具有高职高专以上学历的护士超过70%,护士队伍从以中等职业教育为主体转向中等职业教育、高职高专、本科多层次教育的方向发展。各省(自治区、直辖市)按照国家要求,大力开展重症监护、急诊急救等领域的专科护士规范化培训,护士队伍专业技术水平不断提高。在公立医院改革中,各级各类医院以实施"优质护理服务示范工程"活动为重点,推行以改革护理服务模式、落实责任制整体护理为核心的优质护理服务,深化"以患者为中心"的服务理念,临床护理服务质量显著提高。随着社会经济发展、疾病谱变化和人口老龄化进程的加快,护理服务不断适应人民群众日益多样化、多层次的健康需求,服务领域逐步向家庭、社区延伸,在老年护理、慢性病护理、临终关怀等方面发挥积极作用,护理服务领域不断拓展。

(2)护理教育:持续的护士短缺也推动着我国护理教育规模呈井喷式增长。2012年,我国开办护理专科、本科教育的院校分别为337所和217所;2021年,我国招收护理专业的高职院校增至700余所、本科院校280余所。此外,成人本科和网络本科的发展也为提高护士学历层次做出了重要贡献。为保证教育质量,2009年教育部制定了《本科医学教育标准——护理学专业(试行)》,并于2010年开始对部分学校的护理本科专业进行了认证,标志着我国本科护理教育的进一步规范化和科学化。2018年,教育部发布《普通高等学校本科专业类教学质量国家标准》,是向全国、全世界发布的第一个高等教育教学质量国家标准。2019年,教育部办公厅成立教育部护理学专业认证工作委员会。随着护理教育规模的迅速扩大,我国护理教育模式与理念也逐步趋于成熟,诸多护理教育者和研究者对各层次护理教育的内容、范畴和标准进行了探讨和规范,并进行了一系列教学改革尝试,其中本科护理教育的发展尤为显著。例如,1996年,协和医科大学护理学院首先尝试了5年制改4年制的改革。在人才培养方面,我国护理教育越来越重视学生的能力培养,课程设置体系愈发体现"以人为本"的理念,综合性课程和人文类课程比重加大,教学方法已不仅局限于传统教学,以问题为基础的学习(problem-based learning, PBL)、循证护理(evidence-based nursing, EBN)和以探究为基础的学习(research based learning, RBL)等教学方法越来越多地应用于护理教育。除此之外,随着我国护理学专科化进程的加速,尤其在护理学一级学科地位确立的背景下,护理专科化教育的进程势不可挡。未来护理学二级学科的设立有利于护理的专科化发展及各领域专家的培养,形成护理学的学科体系;有利于在特定领域或重点方向上取得突破,提高学术研究的自主创新能力;有利于合理配置教学资源,搭建培养护理高层次专门人才的知识平台。

(3)护理实践:20世纪70～80年代,随着危重病医学发展我国出现了一批从事危重病护理的专科护士。近年来,国内护理实践发展呈现以下显著特点:高新技术在医学领域的运用促进了护理专业技术水平的迅速提高,护理在高技术含量的器官移植、多器官衰竭、重症监护、肿瘤患者等救治方面发挥着重要作用;随着现代医学模式和健康观念的转变,丰富了护理实践的内涵,以保障服务对象安全和诊疗效果为目标,满足服务对象健康需求已成为临床护理工作发展的方向,心理护理、健康教育已纳入护士的工作日程,随着优质护理服务的大力开展,临床护理质量显著提高,护患关系有所改善,护理工作的专业性和独立性进一步体现。

(4)护理管理:在医疗机构体制改革进程中,人力资源战略中的人才战略和低成本战略日渐成为医院生存和发展的主要战略。如何使有限的护理人力资源满足日益增长的卫生服务需求,已成为医院护理管理者亟须解决的问题。

目前,国家制定了护理工作的相关法规,如1993年颁布的《中华人民共和国护士管理办法》,2008年颁布的《护士条例》,确保护理工作实施职业规范化管理。完善护理立法有助于稳定护理队伍,可为护理行业的健康发展创造良好的法治环境。医疗机构管理实践在健全护理管理组织体系,改革护理管理人员选拔任用方式,完善护理工作制度、工作标准和规范,启用现代信息化管理手段,建立系统、科学的综合护理质量评价体系,实施绩效管理策略等方面取得一定效果,促进了护理质量持续改进,全面提高了护理质量管理效率。护理管理者应合理、有效地利用人力资源,科学简化和规范护理流程,最大限度发挥护理人员的潜能,保障护理队伍的优化、精干和高效,有效缓解卫生服务需求与护士短缺的矛盾,同时充分发挥人力资源的效用和效能,降低护理投入成本。

(5)护理科研:在医疗模式转变,医疗体制不断完善的时期,护理专业的持续发展需要依托护理科研水平的提高,因此提高护理人员科研能力至关重要。近年来,随着我国高等护理教育的发展与完善,护理人员的综合素质有了很大提高,尤其是科研素质提高较快。除社区护理、护理教育、护理职业行为研究及特殊群体社会行为研究外,我国临床护理问题仍是核心研究方向。我国护理研究的范围有了很大的拓展,研究内容多样。护理杂志数目的增长使得护理科研结果有了交流的平台,利于护理科研成果的推广和运用,同时提高了护理人员从事科研活动的积极性,为护理科研创造了良好的氛围。但是,我国护理科研现状存在众多问题与不足,主要体现在:高学历护理科研人才缺失;缺少科研信息来源或科研敏感度差;科研能力储备不足;各级主管部门对护理人员科研工作的忽视。因此,护理研究的未来需要着眼于科学性与实用性;不断拓宽护理科研领域,将循证护理学作为思考问题和解决问题的指南;护理研究方法可趋向多中心、大样本、临床试验性质的探讨;加强临床随机试验及质性研究;目前,护理研究已与生理及动物实验领域及相关学科通力合作,进一步提升护理研究的价值。

2. 国外护理学科的发展

（1）护理学科专业化：20世纪下半叶，护理在全世界进入加速专业化的发展阶段，美国、英国、德国、加拿大、澳大利亚、日本等兴起了高级护理实践活动。推动护理学科的知识和技术向更加先进、复杂、综合化发展，并在一定程度上与传统的医疗技术融合。护理专业的理论体系和实践性质更加独立；社会公众清晰地看到并承认护理学科在人类健康维持和增进中的巨大功能和经济价值。这对护理人员的教育准备、专业化程度和终身持续学习提出了更高要求，推动了护理研究生教育由培养护理教师、护理管理者为主转向培养临床专科护士为主。例如，美国高级实践护士一般接受护理学硕士研究生教育，拥有精深的专科护理知识和技能，具有独立评估、诊断和治疗患者或者社区人口各种复杂健康问题的资格与能力，在预防疾病伤残、维护人们健康和提供舒适方面体现了较高的专业水平；在缩短患者住院时间，提供高质量和符合成本效益的护理服务方面发挥了显著作用。

（2）积极融入卫生保健服务：自20世纪80年代起，世界许多国家开展了卫生保健服务体制的改革，将医疗卫生服务推向市场，通过加强对医疗成本的控制，便捷卫生保健服务的输送形式，提高卫生保健服务的利用度，最终达到良好的医疗护理服务质量。而护士在这些方面发挥了至关重要的作用。在美国的医疗机构中，护士承担卫生保健服务利用率、服务质量管理的职责；负责制订单一疾病的临床路径，并评估治疗过程是否符合临床路径进程；负责评估住院患者和院外患者各种治疗选择的必要性和适当性。社区卫生保健服务设施日趋完善，服务的技术水平和服务质量也在不断提高。护士的职业领域有了很大扩展，整个趋势是从住院患者护理转向院外患者护理及家庭护理。护士在社区、家庭护理机构中的功能和需求迅速发展，除提供输液和注射治疗外，还将重症监护技术和一些原来不可能在家中进行的治疗如化疗、心血管旁路移植术后药物治疗等带到家庭，此外还包括非技术性服务如生活辅助等。

（3）循证护理：受20世纪90年代循证医学的影响，临床护理实践活动开始从以经验为基础转向寻求在现有最新最佳科学证据的基础上为患者提供科学的高技术、高质量的循证护理。其核心是使以经验为基础的传统护理向以科学为依据的有据可循的现代护理发展，达到确保最佳护理效果和患者结局的目的。循证护理包含科学证据、临床专业知识和患者的选择等。循证护理要求护理人员在计划护理活动的过程中，将有关的科研结论与其临床经验、患者需求相结合，寻求证据，作为临床护理决策的依据。同时注重终末评价和质量保证，能有效地提高护理质量，节约卫生资源。以英国、加拿大、澳大利亚和美国为首的西方国家建立了循证护理研究中心，开展了系列专题活动，为临床护理实践提供实证，倡导循证护理的开展。

（4）护理教育：当今世界护理教育改革有多个主要特点。①在人才培养目标上，强调专业核心能力的培养，特别是创新能力和适应各种卫生保健机构的专业实践能力；②在课程设置上，打破分科局限，开展综合课程教学训练，加强理论与实践的联系，提高学生整体科学素养；③在教学组织形式和方法上，主张以学生为主体，提倡自主性学习，开展循证教学，培养可持续发展人才。当代国际高等护理教育在社会需求日益提高的形势下发展迅速，为应对经济全球化、教育国际化和卫生保健人才国际竞争市场的形成，发达国家纷纷增加护理教育投资，开展护理教育改革。美国政府于2005年对护理教育的拨款达到1.53亿美元，主要用于发展护理高等教育、老年护理教育、护理继续教育、培养教师和改善护理教学环境等。

（5）护理科研：当前国际护理科学研究呈现研究范围扩大、研究问题深化、研究手段多样化的特点。除自然科学常用的定量研究方法外，还采用质性研究、混合式研究等。研究范围从研究医院内患者护理转向研究院外患者护理，包括社区、老年护理院、家庭护理患者；从研究身体疾患转向研究影响健康的心理和社会因素；从研究直接护理患者的技术转向间接护理方法，如研究如何提高患者自护能力、疾病预防、社会环境、家庭关系、社会卫生保健机构、政策；从研究单一文化护理转向研究多元文化护理。

（二）师资队伍的建设

高等护理教育的培养目标是培养系统掌握现代护理学及相关学科理论和技能，热爱护理事业，实践能力强，具有较强评估观察能力、科研意识与能力等方面的专业人才。实现高等护理人才培养目标，护理师资队伍的建设至关重要。1996 年，联合国教科文组织在《教育——财富蕴藏其中》中指出："教师是变革的动力，是促进东西方之间、南北之间相互了解的桥梁，是塑造新一代性格和思想的积极参与者，人类从来没有像今天这样痛彻地感悟到教师在这方面的作用。"目前我国高等院校师资队伍学历虽已定位在硕士研究生以上，但由于我国高等护理教育起步较晚，护理师资与其他学科的师资相比，仍比较薄弱。虽然近几年有少数重点护理院校充实了高层次人才（硕士、博士）到护理教学中，但按照中国教师法规定和高校教师资格要求，护理师资队伍现状无论是数量上还是质量上都难以满足我国当前高等护理教育迅速发展的需要。因此，建设一支德才兼备、数量足够、结构合理（学历结构、职称结构、年龄结构、知识结构）、素质优良、专兼结合的护理师资队伍是各高等院校重中之重的大事。

1. 护理师资队伍存在的主要问题

（1）数量不足：近年来，护理专业的招生量在逐年扩大。到 2017 年我国的医护比已达到 1:1.12，护理专业年招生量超过 26 万。因此护理教师缺编严重，与教育部要求的师生比例 1:16 相差甚远。

（2）缺乏学术带头人和学科领军人：全国的护理院校基本上都是由原来的中等职业教育护士学校发展起来的，因此护理的师资队伍也是在原基础上发展壮大的，比较薄弱。近年来，虽然在护理师资队伍中充实了不少护理本科毕业生和硕士研究生，但具有博士学位和学历的教师比例低，达不到教育部对高校教师学历规定的要求；初级、中级职称比重较大，而高级职称的教师数量少。学历和职称层次普遍偏低，使能够带动和带领其他教师及学科发展的学术带头人和学科领军人严重缺乏，难以发挥其应有的推动作用，成为制约高等护理教育发展的瓶颈。由于高校扩招，师资紧张，大量青年教师的补充，导致师资队伍偏向年轻化，而中年骨干教师短缺，人才断层现象比较严重。

（3）"双师型"教师较少："双师型"护理教师既是教师，又是护师。具有丰富的临床护理经验和教学经验，既能从事临床护理工作，又能将护理理论和专业技能通过有效的教学手段传授给学生。护理教师数量不足，需要承担繁重的教学任务，因此参加临床实践的机会大大减少，造成理论与实践脱节，最终影响教学质量。

2. 护理教师队伍建立趋势和措施

（1）师资队伍结构合理化：有针对性地引进护理专业人才，应坚持以人为本和人才资源是第一资源的办学思想,不断优化高等护理师资队伍的整体结构。在引进人才时,做到有目标、有计划、有措施、多渠道、多信息,既确保计划的落实到位,又保证人才引进的质量。应着重选择具有良好师德和职业素养的高层次护理人才充实到教师队伍中。同时,公开招聘或直接从教学医院中选拔具有优秀素质的护理人员聘为专职护理教师,是改善师资结构、加强实践教学环节的有效途径,也是缓解目前"双师型"教师数量不足的有效办法之一。

（2）注重对本校教师的培养:对于非师范类专业的教师,普遍存在着教育学基础理论知识缺乏的问题。为此,学校要求青年教师在正式上课前要参加高校教师岗前培训,进行职业道德、教育法规、教育心理学、教育理论与方法等方面的学习和教育,使他们明确教师的责任、权利和义务,使青年教师有责任感和使命感。其次,积极开展各种教研活动,如教研室集体备课,组织青年教师观摩、试讲、参加教学基本功比赛等,提高授课技巧与艺术,达到规范教学行为的目的。再次,为了使他们尽快地进入教师的角色,可实行导师责任制。选师德好、业务强的中老年教师带教,采取"老带新、新促老"的办法,促使新教师在教学中迅速成长。最后,让青年教师积极参与护理教学改革,参与护理科研,使科研和教育融为一体,把科研融于教学中,以科研促进教学质量提高,促进他们尽快地成长和成熟。

同时,要注重提高现有护理师资队伍的综合素质和学历层次。鼓励护理教师在教学之余积极提升个人学历,通过专业课程进修班、攻读委培或定向的硕士或博士研究生、作为国内的访问学者访学、进行临床进修轮转和出国培训学习等途径,提高现有护理师资队伍的水平。

（3）加强学术交流:护理学是全球性专业,除加强同国内护理界的联系外,还应加强同国外的联系,促进国际护理交流。应创造条件让护理教师参加国内外各种学术交流活动,使他们了解本学科、专业领域的国内外发展动态,以开阔眼界、拓宽思路。如有条件可邀请国内外学术造诣深、声望大的护理专家教授来校讲学,进行师资培训,拓宽教师和学生的视野,提高教师和学生的学术水平,促进本学科的发展。

（4）专职教师临床进修制度化:护理专职教师师资队伍较为年轻,大多是毕业后即从事护理专业的一线教学工作,而在临床实践方面的能力培养欠缺,操作水平能力相对薄弱,临床知识更新慢等问题。将专职教师临床进修制度化可以很好地解决这个问题,护理院校可以制订专职教师定期定量到临床轮转的硬性规定,并保证每个学期都有专职教师进入临床,参与临床护理实践和教学,将理论与临床紧密结合,完善教师自身的知识结构,提高教学质量,为护理院校培养"双师型"护理师资提供便利条件。

二、完善教育体系

《全国护理事业发展规划（2016—2020年）》开篇指出"护理工作是卫生计生事业的重要组成部分,与人民群众的健康利益和生命安全密切相关。加强护士队伍建设,提高专科护理水平,提高护理水平和服务能力,拓展护理服务领域,提高护理人才培养质量,是我国护理事业发展的主要任务"。培养专业护士,能够为患者、临床和社会提供更加贴近需求的、高质量的护理服务,有效改善护士队伍的人才结构,改变我国护理发展滞后于临床医疗的尴尬现状,促进护理尽快走出低谷。

1. 国外护理专科化人才培训与认证　在最早开展专科护理实践的美国,专科护士大致分为两个层次：专科护士（specialty nurse, SN）及高级实践护士（advanced practice nurse, APN）。专科护士是指具备某一专科护理领域的实践经验，并接受规定时间的专科继续教育培训，通过资格认证的注册护士。高级实践护士，在美国包括开业护士（nurse practitioner, NP）、临床护理专家（clinical nurse specialist, CNS）、注册麻醉护士（certified registerednurse anesthetist, CRNA）和注册助产士（certified nurse midwife, CNM）。美国专科护士的培训与认证主要由各专科护士协会完成。护士在接受一定时间的专业培训后通过考试，获得相应的专科资格证书，认证资格全国承认。高级实践护士的培养则主要在可招收护理研究生的院校中进行。申请者通过在学校的系统学习，获得硕士及以上学位，在临床护理工作前，通过美国护理认证中心（American Nurses Credentialing Center）或其他被授权组织的相关专业笔试，可获得相应证书，随后每2~4年还要取得所规定的继续教育学分。

美国联邦国际资格认证协会在麻醉、重症监护、助产士、肿瘤不同的专科提供注册服务。自1945年成立了第一个麻醉专科护士资格认证组织，至2001年1月在美国和加拿大由67个不同的认证机构或组织授予了134个专科。日本专科护士制度委员会在有必要要求具有熟练护理技术和知识的护理专科领域给予认定，认定领域有急救护理、创伤护理、失禁护理、造口护理、重症监护护理、压力性损伤预防护理、癌症性疼痛护理、癌症化疗护理、感染护理、随访/访问护理、糖尿病护理、不孕/不育护理、新生儿重症护理、透析护理、手术护理、乳癌护理。美国CNS从事的专业领域有伤口（造口）护理、老年护理、家庭护理、精神病护理、急症护理、疼痛护理、损伤护理、儿科护理、肿瘤护理等多个领域。在日本，根据社会对护理的要求，CNS制度委员会对作为独立的专科领域在知识、技术的深度和广度方面具有较高水平的13个领域予以认定，其认定领域有精神科护理、社区护理、小儿护理、癌症护理、老年病护理和妇产科护理等。

2. 国内护理专科化人才培训与认证 我国主要引进了SN及CNS两个概念。SN是指具有某一专科护理领域的工作经历，并经过系统化理论和实践的职业培训，具有相应培训证书，能熟练运用专科护理知识和技术为服务对象提供专业化服务的注册护士。CNS是指具有护理硕士学位和某一特定专科领域的丰富临床经验，精通该专科领域的理论知识和技能，并通过相应的资格认证，具有较强的解决临床专科护理问题的能力和一定的护理管理、教学与科研能力，能为服务对象提供高层次、专业化服务的注册护士。

我国现阶段专科护士培训主要采取以省级卫生行政部门、护理学会为主导，以有资质的教学医院为培训基地的模式。培训采取脱产分阶段理论学习与临床护理实践相结合的形式，时间3~6个月不等。培训结束通过评审，成绩合格者获得主办方颁发的证书。但在专科护士培训与认证领域尚缺乏统一标准及权威认证机构。究竟哪些专科需要进行专科培养、资格认证，该由什么样的机构培养、认证，以及资格证书在全国的通用性等都是目前我国专科护士制度建设过程中亟待解决的问题。CNS是有丰富的临床实践经验且精通某临床护理专科领域的知识和技能，具有硕士及以上学历的注册护士。自国务院学位委员会通过护理硕士专业学位设置方案，CNS和护理硕士专业学位研究生并轨的培养模式已成为趋势。随着我国高等护理教育的发展，开展以培养高级实践护士为目的的硕士学位教育已成为可能。2002年，第一军医大学及南方医院合办的肾病高级实践护理硕士研究生课程班，2004年，南方医科大学和香港理工大学联合举办的糖尿病专科护士研究生课程进修班均针对在职护士的高级实践护士。这些课程班的特点为以高校为办学依托，以医院为实践基地，学制1年,培训内容涉及专科理论、实践、科研、管理等,培训结束获结业证书,部分学生可通过考试,成为高校的正式硕士研究生,代表我国目前CNS培养的探索方向。我国现在已开展了ICU、造口、肿瘤和肾病等几个领域专科人才的培养。另外,我国在硕士层次NP培养领域已有了破冰之举:2017年北京大学护理学院在我国首次招收慢性病管理高级执业护师方向护理硕士专业学位研究生,培养慢性病规范化管理和老年护理高端实用型人才,开创中国特色的NP培养模式的先河。

我国一些院校已对专科护士的培养进行了一系列尝试,部分院校开始探索将护理硕士专业学位教育与专科护士培养进行有效衔接,但长期以来,护理学科在我国学科专业目录中一直是临床医学的二级学科,学科的定位影响研究生培养的质量和数量,从而阻碍了人才专科化的培养进程。2011年,国务院学位办发布新的学科分类与代码,将护理学列为一级学科。随着护理学一级学科地位的确立和落实,为护理学提供了较大的发展平台,同时也对护理人才专科化的发展提出了新的要求。

(1)建立以临床型研究生为主的专科人才培养模式:目前,我国以培养科研型护理硕士研究生为主,而临床型护理研究生的培养是专科化护理人才培养的必要手段。为确立护理专业临床硕士研究生的培养方向、培养方案和学位问题奠定了政策基础。护理研究生教育应由培养护理教师、管理者为主转向培养临床专科护士为主。因此,在护理学科已定位为与临床医学并列的一级学科的今天,护理专科化人才的培养要基于高起点、高要求的原则,建立以研究生教育为起点的临床型护理专科化人才的培养模式,对有临床经验的护士进行专科化培养,促进护理人才专科化的发展,推动护理研究生教育转向以培养临床专科护士为主的发展趋势。

(2)设置宽口径与专科化相结合的课程体系:临床研究生的培养,应区分专业方向,专科细化,培养宽口径与专科化相结合的复合型创新型人才。设置课程体系要科学合理,加强和加深专科基础理论课程的同时,还要有学科交叉、拓宽知识面的课程。在基础课、专业课合理综合设计的基础上,适当增加选修课程,给专科护士留有决定自身侧重点和兴趣发展的空间。课程设置内容要体现前沿性和综合性。专科型护士已具有相当的临床经验,课程的设置除注重本学科坚实的基础理论和系统的专门知识外,还要有相关学科的前沿知识和临床实践体验,为专科护士的创新培养提供必要保证。

在新医科的背景下,护理教育要主动求变,积极应变,新的教育模式势在必行。课程体系在保留护理教育传统特色的同时,应注重植入大数据、人工智能等教学内容,强调多学科交叉融合,培养"护理+"的高层次复合型专科护士。设置课程体系要坚持导向性,对所开设的专科化护士培养课程要进行监控,建立教学质量评估体系,及时反馈教学内容、方法和效果,不断完善课程教学体系。

(3)建立院校结合、优势互补的培养方式:采取医院和护理学院合作,医院与高校间的优势互补培养专科护士,将临床优势医疗资源与高校优势护理教育资源相结合。一方面依托高校的优势教学环境、教育资源、教师资源和教育技术指导;另一方面,也依赖于医院丰富的临床资源,达到优势互补、资源共享,以提高专科化护理人才的培养质量。

在高级实践护士的培养方面,借鉴我国临床医学专业学位硕士学位及学历证书、执业医师资格证书、住院医师规范化培训证书"四证合一"的成功经验,探索专业学位硕士学位和学历证书与专科护士/高级实践护士资格证书"三证合一"的培养机制,建立专业学位硕士培养与行业发展密切结合的体系。

（4）形成多元化的护理人才专科化培养保障体系

1）课程设置：提供以护理为主导、具有特色、全面的专科理论学习和系统的临床实践，课程特色还应随临床的变化不断更新，以符合最新医护科技发展及社会服务需求。

2）教学模式：通过灵活多样的教学方法可以充分调动学员参与教学的积极性并培养临床护理人员的专科性。采用互动与实验学习、研究性学习、发现性学习、案例研究及分析、情景模拟、工作坊的学习等教学方式，促进专科护士自我学习能力的提升。

3）教师资源：具有专科化护理授课资质的优秀师资是培养专科化护理人才的重要保证。这些师资包括学院的资深教授、医院的资深医护人员，还可以选配跨学科师资，讲授不同学科的课程，对专科护士进行全方位的教育与培养。

4）医院科室：学习者到指定的具有专科带教资质及能力的相关科室学习，是巩固所学知识、提高临床专科技能的重要手段之一，为此必须配备具有带教资质的医院科室。因此，发展和认证带教资质医院相关科室是当前的重要任务之一。

5）创建以提升各种能力为主的教学内容：专科化护理人才的优势在于其在护理实践中表现出的宽厚的专业知识、娴熟的临床技能、良好的专业态度及情感、高度的职业责任心。专科化培养在教学内容上应特别注重培养护士在其所属专科领域内处理复杂临床问题时的能力，包括独立获取和分析信息、评判性思维、解决问题以及健康指导等方面的能力，能够为专科患者提供安全、有效、个性化的护理服务。为此，理论和实践是教学的重要内容，通过有效的教学方式将知识、能力、态度转化为专科化护士的培养成果，提升专业核心能力。

6）建立长效的专科化护士培训评价机制：当前我国还没有统一的关于专科护士的培训标准、培训模式、培训方法和认证体系，给专科护士的标准化认证带来一系列的困难。因此，应建立长效的专科化护士培训评价机制，对专科护士培训的准入资格、目标、模式、时间、管理、考核等方面予以标准化，并开展规范的教学监督，促进国内专科化护士培训认证体系的发展，探索专业学位硕士培养与专科护士认知接轨的机制。随着护理学专业一级学科地位的确立，护理人才专科化的推进是今后相当长一段时间内临床教育的工作重心。在健全的管理机制和培训机制的保证下促使其顺利实施，最终实现护理专科化人才培养的高质量和高效性是护理教育者和管理者面临的重要课题。

三、转变人才培养模式

"胜任力"概念在1973年由美国心理学家McClelland首次提出，认为胜任力是与工作绩效或生活中重要成果直接相联系的知识、技能、自我概念、动机及特质，随后在人力资源管理领域中得到了广泛的研究和应用。美国心理学家Spencer夫妇于1993年对胜任力的概念进行了更全面的阐述：胜任力是能区分某工作（组织/文化）中表现卓越者与表现平平者的个人深层次特征，包含动机、自我形象、特质、态度/价值观、知识、认知/行为技能等可以被测量且能显著区分优秀与一般绩效个体特征。此概念目前得到学者广泛认可，应用最广。美国Emory大学的Helen O'Shea教授认为，护理胜任力是个体为正确地和有技巧地完成护理任务所具有的一系列知识、技能、能力和行为等。"胜任力"概念于20世纪90年代引入我国，于21世纪初逐渐被卫生领域学者关注和研究，并逐渐成为护理领域的研究热点。研究内容主要集中在探讨不同岗位护理人员的胜任力内涵,构建不同岗位的护理胜任力模型,旨在为评价其胜任力水平提供科学依据,为护理人才本位教育、员工招聘、选拔、培训、岗位绩效管理和岗位薪酬管理提供参考依据。国内研究者认为,护理人员胜任力是指能够识别优秀护理人员的个人潜在的、深层次的特征。

岗位胜任力是指在一个特定的组织中,促使员工能够胜任本岗位工作并且在该岗位上产生优秀工作绩效的知识、技能、能力、特质的总和。岗位胜任力应具备 4 个特征:①岗位胜任力既包括了知识、技能等外显的素质,又包括能力、特质等内隐的深层次素质。②与工作岗位的要求紧密相关,不同的工作岗位其岗位胜任力是有区别的,因此研究岗位胜任力前必须要分析该岗位的需求和工作内容。③与工作绩效密切相关,能区分绩优者与绩平者,是组织评价、招聘和考核员工的依据。④岗位胜任力是可测量的,虽然岗位胜任力的衡量是相当复杂的,尤其是一些内在素质,但是通过建立科学、合理的评价指标,岗位胜任力可以具体化和量化。

1. 护理岗位胜任力模型　护理岗位胜任力模型是指将护理相关岗位所要求的主要素质集合在一起而形成的模型。护理岗位胜任力模型具有 4 个特点。①全面性:岗位胜任力模型是知识、技能、能力、特质等多种形式素质的综合,具有全面性、多维性。②具体性:岗位胜任力模型的建立是以分析该岗位的工作内容、职责和权利为前提,决定了特定岗位胜任力主体所应具备的知识、技能、能力等综合素质是具体的、特异的。③动态性:随着医疗环境、医疗设备、患者需求的不断变化,对各岗位护理人员的岗位要求也在不断变化。因此,护理岗位胜任力模型的要素也处于不断变化中。④实践性:构建护理岗位胜任力模型的最大意义在于可将其应用到护理人才选拔、培训、薪资设计、提拔和留任等现实活动中。因此岗位胜任力模型中的指标须是全面、具体、动态和可测量的,符合各岗位实际情况和特点。

构建胜任力模型的方法有很多种。在护理领域中,主要应用方法是"行为事件访谈法""专家咨询法"和"问卷调查法"。行为事件访谈法采用开放式的行为回顾式探查技术,通过让被访谈者找出和描述在工作中最成功和最不成功的 3 件事,详细报告当时发生了什么;再对访谈内容进行分析,来确定访谈者所表现出来的胜任特征。通过对比担任某一任务角色的成绩突出者和表现平平者所体现出的胜任特征差异,确定该岗位的胜任力模型。专家咨询法是由该研究领域权威专家组成的小组通过对每个胜任特征项目做详细分析和比较,然后再由专家们经过几轮删除或合并获得胜任特征指标的方法。问卷调查法是以设计的心理测验项目或者问题,收集研究资料和数据的一种方法,主要采用量表方式进行量化测定,也可以运用提问方式,让受试者自由做出书面回答,是一种相对便利而快速地收集大量数据的方法。

2. 护理本科人才培养胜任力标准的内容体系　西方国家护理界对胜任力模型的研究已较为成熟,护理学会根据各自国情制定了多项护理人员的胜任力模型,涉及护理管理者、护士、专科护士、护理教育者。护理胜任力模型的构建为护理相关人员绩效考核、选拔、培训等提供了一定的依据和参考。1995 年,美国护理学院协会对《护理本科教育基本标准》进行修订,确定了护理本科生毕业时应该具备的 4 项核心胜任力,分别为评判性思维、沟通、评估和技术操作。我国于 20 世纪 90 年代将胜任力的理念引入国内。随后,胜任特征及其模型的构建在人力资源、教学以及心理学领域成为研究的热点。在护理教育方面,首都医科大学护理学院于 2005 年开展了胜任力本位教育的改革研究,并在国内首次采用了胜任力本位教育模式。第二军医大学曹梅娟等结合相关实践和研究基础,初步构建了一个"蛛网式"护理本科人才培养整体胜任力标准框架模型,包含护理科学基础、护理专业核心胜任力、护理专业基本胜任力和护理程序 4 个模块,为进一步构建高等护理教育标准提供了参考依据。

3. 课程体系的改革与实施 为适应现代医学模式转变、医疗卫生需求变化和现代医学技术快速发展的需要,根据培养与之相适应的应用型护理人才素质和能力的要求,高校积极推进教育教学改革,创新应用型护理技术人才培养模式。护理人文课程体系由护理基础课程、护理桥梁课程、护理岗位课程、护理人文课程和公共课课程五大模块组成。

(1)根据基础医学课程之间的逻辑关系,整合护理基础课程模块:护理基础课程模块根据培养护生临床护理、评判性思维能力的要求,突破学科体系的界限,按照学生的认知规律,遵循课程之间的逻辑关系,对原有的基础医学课程进行整合。通过对课程的整合,不但有效解决了 4 年制护理专业学制短、课程多、学时少、任务重的矛盾;同时,更重要的是使课程贴近护理岗位的实际需要,满足高级护理人才培养目标的要求,从而使课程体系进一步优化,促进护生胜任力的培养。

(2)根据护理岗位课程的要求,优化护理桥梁课程模块:护理桥梁课程模块包括"健康评估""护理药理学"和"临床护理基本技能"三门课程,该模块课程是基础医学课程与临床岗位课程之间的桥梁课程。护生通过桥梁课程的学习,掌握病情评估、实施药物治疗、临床护理基本知识和技能,为学习后续课程奠定基础,培养护生临床护理、教育、咨询能力。根据该模块课程的特点,遵循为护理岗位课程服务的原则,不断优化桥梁课程的功能。

(3)根据生命周期理论,重组护理岗位课程模块:课程设置是整个专业教学计划的核心,科学的、符合专业教学指导思想的并富有专业特色的课程设置是培养优秀专业人才的基础,因而重新构建护理教育课程体系是护理教育改革的核心。按照生命周期原则设置课程,护理岗位课程模块可包括"母婴护理""儿童护理""成人护理"和"老年护理"。该模块打破了现行的临床二级分科界限,按照生命周期理论,对原有的"内科护理学""外科护理学""儿科护理学"和"妇产科护理学"等课程进行重组。如"成人护理"按照人体整体观分系统阐述常见疾病的护理,这样不但可以避免教学内容的重复,同时可以提高护生对疾病转化和人体健康的整体认识。同时,生命周期课程设置面临诸多困难,如师资胜任问题,课程安排困难,教师分工及教研室教学管理难协调,课程设置难以与临床接轨等。护理学与医学是基于不同理论基础并相互依赖的两门科学,护理学是基于人文学理论的应用学科,医学是基于生物学理论的应用学科,以人为焦点的课程设置模式是护理学专业特色的需要。生命周期课程如何进一步优化实施,值得进一步深思和探索实践。

(4)根据护理职业素质的要求,创设护理人文课程模块:加强护生的人文教育,对于提高护生的职业素质具有极其重要的意义。为了培养护理胜任力,按照护理岗位对护生必备的人文知识、能力、素质要求,对人文课程进行优化整合。护理人文模块可包含"人际沟通与礼仪""护理心理""护理伦理""护理法规"和"护理管理"等课程。为有效解决学时少、教学内容多的矛盾,可进行护理人文课程的适当整合,按照护理岗位工作任务、工作过程和工作情境,设计、组织人文课程教学过程,紧密结合临床护理实际,采用案例教学法、讨论教学法、PBL 教学法等,提高人文课程的教学效果。学校可将丰富的课余活动作为一种教育教学形式,以陶冶情操、获取知识和培养能力为目的,从而巩固、丰富、活跃、延伸课堂教学,提高学生人文素养和综合实践能力。

（5）根据护理专业的特点,改革公共课课程模块:护理岗位服务对象是人的生命和健康,护理人员的人生观、世界观、价值观,直接影响着护理工作的质量。公共课课程改革必须坚持为护理岗位服务的原则。公共课程模块以课程群为框架,包括思想道德素质课程、身心素质课程、综合素质课程和英语课程四个课程群。各课程群将原有与课程内容紧密相关的若干门课程作为一个系统,加以规划和整合,组成相应的课程群。思想道德素质课程群包括思想道德修养与法律基础、毛泽东思想与中国特色社会主义理论体系概论、就业指导、时事政治等;身心素质课程群包括体育、军事课、大学生心理发展与调适等;综合素质课程模块主要靠第二课堂完成,含各类竞赛、社团活动、科技讲座、文化沙龙、学生科研社团活动、校园文化、学校管理制度、校风、学风建设等;英语课程群在原有基础英语基础上,根据专业需要,开发护理专业英语课程。公共课课程模块,以思想道德素质课程群为核心,身心素质课程群为辅助,以综合素质课程群贯穿、渗透于各课程教学之中,具有一定的开放性和灵活性,并积极探索"理论与实践相结合、必修与选修相结合、第一课堂与第二课堂相结合"的教学模式。公共课程的改革,促进护生正确的人生观、世界观、价值观的培养,全面提高护生的综合素质。

4. 实践体系的改革　我国现阶段医学生能力培养现状是重理论轻实践,实践教学学时偏少;实行先理论教学,继而临床见习教学,再进行毕业实习的"三段式"教学模式。1999年,《中共中央国务院关于深化教育改革全面推进素质教育的决定》明确指出,要把培养学生的创新精神和实践能力作为实施素质教育的重点。近年来,我国大多数高等医学院校通过进行教学改革,加强了实践教学,学生的实践能力有了一定程度的提高。但由于医学院校不断扩大招生数量以及目前医疗市场的现实状况,仍然存在着临床实践能力低下、理论与实践脱节等问题。此外,随着大学生就业形势的日趋严峻和社会对临床医学生实践能力要求的不断提高,临床实践技能的培养工作显得更为重要和迫切。

实践教学体系改革可按照利于提高学生的护理专业技能和综合素质的原则进行。"永州模式"将传统的"示教 - 模仿 - 练习 - 小结"的实验课教学模式改为按"护理程序评估 - 计划 - 实施 - 评价"4个步骤组织教学。在教学中,利用"标准化患者"设立情境,并将问题摆在学生面前,使学生进入护士角色,培养学生运用护理程序解决实际问题的能力。在护理实验教学中增加与护理有关的设计性与综合性实验。安排学生早期接触医疗卫生实践,体验护理工作,增强感性认识,尽早进入护士角色。将教学场所多样,由传统的学校和医院扩大到幼儿园、防疫站、敬老院、社区与家庭等。学生参与从健康到疾病的全程护理,除掌握专业技能外,还培养人际沟通能力、观察能力、语言表达能力等多种能力,提高综合素质。

广州医学院罗艳华等实践"四步进阶教学和评价模式",即采用实验室技能操作训练、实验中心情景模拟训练、临床见习和临床实习"四步进阶模式"及校内考核、学生自评、临床小组考核、实习三阶段评价的"四步进阶"临床实践评价模式。该模式实施后,学生护理技能、科研和创新能力明显提高,老师的教学意识和教学水平得到相应的提升并取得了良好的社会评价。

目前,中国对护理实践模式的研究较少,以"早期接触临床"或"穿插实习"两种实践模式的研究为主,在实践基地的建设上仍强调医院内的实践。未来希望进一步优化实践改革模式,建立广泛多样的实践场所,培养符合未来社会发展需求的护理人才,适应卫生服务和医学教育的发展。

5. 注意学生情商的培养　在教学中不仅注重学生的智力因素,还注意学生非智力因素,特别是情商的培养,通过入学与毕业教育、军事训练、"5·12护士节"活动、青年志愿者行动、文体活动等培养学生集体荣誉感,团结奋进、爱岗敬业、爱校如家的精神和良好的护理职业道德,保证政治思想教育不断线。培养学生广泛的爱好和兴趣,提高综合素质,使学生适应人才市场的多样性和多变性。增强其就业竞争能力,提高毕业就业率。

四、结合现代科技发展

现代教育技术是指以计算机为核心的多媒体一体化的教育技术,近几十年取得了飞速发展。在新的技术手段下,学生的发展目的和师生的价值取向也不断变化。因此教学方法的技术化成为世界范围的基本趋势。目前,网络、幻灯、广播、电视、电影、录像、投影、语言实验室等教学设备已在许多学校得到广泛使用,电子计算机也已广泛用于模拟教学、教学实验等方面。近年来,多媒体技术的发展和信息高速路的建设,极大地促进了远程教育的发展。

现代模拟教学模式应运而生,可极大程度地改善临床技能教学环境和条件,为学生创造反复练习直至熟练掌握基本操作技能的机会,提高学生的动手能力。现代医学模拟教学以高科技为基础,以模拟临床实际情况为前提,以实践教学、情景教学和个体化教学为特征,以其有医疗环境而无风险为突出优点,以期在医学教育方法上再次掀起一场革命。

1. 现代医学模拟教学的概念和特点　现代医学模拟教学倡导以尽可能贴近临床的真实环境和更符合医学伦理学的方式开展教学和考核,利用多种局部功能模型、计算机互动模型以及虚拟技术等模拟系统,创设出模拟患者和模拟临床场景,通过建设临床技能模拟实训室、医学模拟中心,乃至模拟医院的方式,架起医护理论通往临床实践的桥梁,利用更加科学和人性化的教学和考核手段培养学生敏捷、正确的临床实践思维,全面提高学生的临床综合评估能力及各项临床操作技能,从而有效减少医疗事故和纠纷的发生。南京医科大学、福建医科大学等院校已建设虚拟仿真实验教学中心,其中福建医科大学护理学院将5G技术与虚拟现实(virtual reality,VR)、增强现实(augmented reality,AR)相结合,拓宽护理教育范围。

对护理专业的主干课程应用模拟情景教学,采取多种教学方法,使培养的护生在经过护理专业教育后,不仅对护理专业有一定的了解,同时掌握护理专业的基本知识、基本理论和基本技能,通过临床情景的模拟,使之具有一定的分析问题、解决问题和理论联系实际的护理评估能力。

2. 计算机辅助教学(computer aided instruction,CAI)　计算机辅助教学是指在计算机辅助下进行的各种教学活动,以对话方式与学生讨论教学内容、安排教学进程、进行教学训练的方法与技术;是计算机在教育中的一个重要应用领域,代表一种新的教育技术和教学方式。CAI改变了在固定的时间和地点、以班级为单位集体授课的传统教学模式和教学环境,具有交互性、多样性、个别性、灵活性等特点。由于CAI加大了知识传授量,实现了因材施教的原则,改变了人们获取知识的手段和方法,其兴起和发展标志着教育领域中一场深刻变化的开始,以其特有的直观、形象、生动、可操作的全新教学模式越来越受到国内外医学教育工作者的青睐。

在教学中,用多媒体来创建情景,诱发学生的求知欲是一种有效的手段,媒体恰当的演示使学生对所学知识产生好奇心,激发他们探索知识的欲望。教师使用色彩鲜明、图文并茂的画面吸引学生、点燃学生的好奇之火,激发学生学习兴趣、提高学习效率。在教学中,大量形式多样、内容丰富的插图是教材的重要组成部分,但插图是静止的,插图借助多媒体创设动态情境,突出重点、突破难点,化抽象为具体,可促进思维导向由模糊变清晰,利于学生理解。教学时,教师不需将思维集中于以往的板书上,可将精力主要用于讲授内容和观察学生反应上,从而使课堂内容显得充实,便于及时把握教学方向,纠正学生错误。多媒体的引进,使得课堂的教学形式多样,为学生拓宽视野、培养创新思维发展提供有利条件。

然而,不可忽视因一些教师在使用 CAI 时存在认识误区及 CAI 自身所拥有的局限性和不完善之处等所引发的实际教学问题。媒体是教师授课的工具和知识的传播媒介,一个成功的教学者,应该把自己的教学活动与现代技术整合到一个更广泛的学习活动中,而不应被技术所支配。过分依赖电子课件,教师容易转变为"解说员",学生转变为"观众",泯灭了教师的教学风格,很大程度上挫伤学生的学习积极性。在采用 CAI 授课时,课堂授课所涉及的内容全都进行了幻灯片化,若翻阅速度太快,影响学生思考和学习的积极性。制作课件是 CAI 教学的重要环节,高质量的课件是实现 CAI 教学的前提和有效途径,但是要避免对教材的复制照搬。

3. 现代医学模拟教学模式的载体之一 —— 综合护理模拟人 综合护理模拟人即"生理驱动"型的模拟系统,它以"生理驱动技术"强大的"智能化"为核心特征,可满足现代护理教学在各层次和各主要课程中的教学及实践要求,如世界领先水平的"高级综合护理模拟人"(emergency care simulator, ECS),可改善学校的护理实训设备,为学校的护理实践教学提供新的平台。

ECS 可模拟包括说话(模拟问诊对话)、瞳孔变化及瞬目,与生理状态相一致的呼吸运动、心脏搏动、动脉搏动,因而可进行脉搏、血压、心音、呼吸音、肠鸣音、瞬目等生命体征的观察;配有五导联心电监护系统也可与临床真实仪器相连接,可监测动脉血压、肺动脉血压、中心静脉压、心输出量、心率及血氧饱和度、体温等,可模拟出各种临床病例,表现出符合临床逻辑的体征,并通过模拟监测显示生理参数,对患者的治疗、护理措施做出实时而真实的反应,从而模拟出病程演变过程,训练学生对各种类型疾病的综合评估和救治。

ECS 模拟人具备真实"患者"的主要生理学参数和功能,教师可系统地考查学生是否能够在最短时间内调整和实施相应的护理措施,既可以满足护理基础知识及技能的教学和考核需要,又能够全面培养学生护理综合思维及操作技能。ECS 模拟人可连接监护仪、呼吸机和除颤仪等,真实反映"患者"各主要生理指数的变化,学生既能够了解和掌握不同诊疗方案的实施效果,又能够根据"患者"的生理指数变化,准确、及时地了解病情,熟悉在临床上医生做出的各种分析和判断,从而及时配合诊治方案的实施。

(赵 岳)

本章小结

　　随着我国社会经济的快速发展,城市老龄化和非感染性疾病的逐渐增多,人们对医疗护理的需求不断扩大,护理的内涵和外延也随之发生了深刻的变化。护理工作从基础到专科的纵向发展,从医院到社区的横向发展,使得护理人员的数量需求持续增长,角色功能日趋丰富,能力要求不断提高。当前新的社会形势下,护理人才的培养需要探索新的道路。我国护理教育虽然起步较晚,但是近年来在良好的经济、社会环境以及一系列政策制度的保障下,护理教育发展迅速,拥有巨大发展潜力和空间。护理教育的人才培养应该随着社会需求和医疗卫生体系结构的变动做出相应的调整和优化,培养适应社会需求的护理人员,更好地实现护理教育质量、结构、规模与效益,以及护理教育与经济、社会的协调发展。

 思考题

　　1. 护理教育体系的层次结构包括哪些?

　　2. 国内外护理硕士研究生教育的区别体现在哪些方面?

　　3. 什么是教育理念? 教育理念与护理教育有什么联系?

　　4. 面对医学模式的转变,社会需求的变化,请谈谈护理教育应如何应对这一转变。

　　5. 随着科学技术的发展,护理教育的教学手段也发生了重大的变化。请谈谈教学手段应与科学技术如何巧妙结合。

　　6. 护理学一级学科背景下,对人才专科化的培养要求包括哪些?

　　7. 护理岗位胜任力模型的特点有哪些?

　　8. 现代医学模拟教学的概念和特点是什么?

第三章

护理实践相关的伦理和法律

随着医疗服务体系及执业环境的日益复杂化,医护人员常面临许多的医学伦理和法律问题。在临床护理实践中,护士需要严格遵守医疗卫生相关法规,恪守护士职业道德,正确处理涉及多层次、多因素复杂的医学伦理问题和法律问题,保护患者合理权益及自身正当权益。本章介绍护理实践的常见伦理和法律问题及处理原则。

第一节　护理实践相关的伦理原则

近年来,有关医疗卫生保健方面的伦理问题越来越受到关注。护士作为卫生保健团队中的重要组成部分,与患者及家属建立的独特工作关系,也会在日常护理实践和科研活动中面临一些伦理问题,需要护士具备一定伦理知识和伦理决策技能,以开展符合伦理要求的专业实践。

一、护理伦理的基本理论

(一)伦理学基本理论

1. 道义论　道义论由 18 世纪的德国哲学家康德提出。作为当代规范伦理学的基本理论之一,道义论(deontology)主张以道义、义务及责任为行为依据,并以行为本身或者行为所依据的原则的应当性和正当性作为善恶评价的准则。也就是说,一个行为的正确与否,并不由后果决定,而是由该行为的动机和标准来决定,即(或者道义论注重的是)这个行为是否是"善"的,行为本身是否体现了预设的道德标准。

"道义论"存在的实践价值是作为一种保证个人利益实现、维护社会秩序运行的理论体系为人与社会的发展提供价值导向;其核心目的是协调社会关系以维护人类实践和谐。按照"道义"要求对人进行价值引导将会促进人与社会的和谐发展。当人与人之间的相互尊重、相互关心、相互体贴、相互爱护、相互帮助成为一种社会"道义"时,人类关系才会和谐。这些价值观构成了护士与患者关系的基础,强调护士对患者的道义责任,主张护理行为的良好动机。

道义论构成了伦理学的理论基础,但在具体的护理实践应用方面还存在一定的局限性。一是道义论只注重行为的动机而忽视行为的结果和价值,这点与现行护理专业标准是不一致的,因为护理效果不仅看护士的行为动机,更重要的是该行为是否对患者安全、有效。二是道义论强调了护士对患者的责任的绝对性和无条件性,而忽视了患者在医疗保健中的责任和义务。三是道义论强调动机,而动机是人的主观活动,不可实际观察到,因而在实践中很难基于动机对护士的行为进行真实的评价,来保障护理的质量。

2. 功利论(utilitarianism) 功利论是把功利或效用作为行为原则和评价标准的伦理学说。其主张人的行为是否道德,主要看行为的结果。它又分为行为功利主义与规则功利主义,前者主张行为的道德价值必须根据行为的实际效果来评价,道德判断应该以具体情况下的个人行为之经验效果为标准,而不是以它是否符合某种道德为标准;后者认为人类的行为具有某种共同特性,其道德价值以它与某相关的共同准则之一致性来判断,或道德判断不是以某一特殊行为的功利效果为标准,而是以相关准则的功利效果为标准。

在当今医疗卫生体制改革中加大对疾病预防及基层医疗的卫生资源投入,正是符合功利论的观点,满足多数人健康需求的最大利益。功利论常用在生物伦理决策中,在选择方案时考虑伦理困境当事人最大的利益和最小的伤害。功利论也存在一定局限性:一是功利论容易用功利的观点看待生命和健康,只注重思想、行为的绩效、效果或结果,不计较行为的动机,只要有好的效果,这样会使以人为本的医疗服务出现功利化;二是容易出现在行为前权衡利益,比较、计算利弊得失,不合算的事、吃亏的事不干;三是只考虑未来的利益,而忽略因追溯过去而当下应承担的责任。

3. 美德论 美德是指人的优良道德品质。美德论(theory of virtue)是研究和说明做人应该具备的品格或道德品质,回答什么是美好积极的道德情操,如何达到道德上的完美。护理道德品质是护士在正确认识护理道德原则和规范的基础上,表现出来的稳定的道德倾向和心理特征,主要包含的内容:仁慈、严谨、公正、进取、协作、奉献。护士道德品质的培养是一个长期的、逐步发展的过程,它不仅需要良好社会风尚及社会文化环境的熏陶,还需要来自行业内部持续不断的护理道德教育及行业行为规范的培养,更需要护士自觉地按照护士道德素养的要求,自觉学习和提高。只有具备合格的道德品质的护士才有可能在错综复杂的伦理问题面前及众多的护理行为上自觉做出符合患者利益、符合伦理道德的选择。

4. 生命论 所谓生命论(theory of life)是关于人们对生命所持的价值观念的理论。护理学是为人类健康服务的,其性质决定了护理人员必须以维护人类的生命为己任。生命论围绕着如何认识和对待生命,构成了护理学伦理原则的重要基础。生命论主要包括三个方面:

(1)生命神圣论:是指人的生命神圣不可侵犯、具有至高无上的道德价值的伦理观。这是一种普遍接受的伦理思想。生命神圣论的产生对人类的生存和发展起着重要的作用,唤醒人们尊重、重视和保护人的生命,也为推行医学人道主义奠定了重要的理论基础,有利于医务人员树立"救死扶伤"的思想。但生命神圣论存在一定的局限性,它过于强调生命的数量和生命的生物属性,因而在一定意义上制约着现代医学技术的应用和发展,也因过分强调个体生命意义而忽视了人类整体利益。现代医学的发展过程中,有许多问题与生命神圣论产生了冲突,单纯用生命神圣论已无法解决这些冲突。

(2)生命质量论:是以人的自然素质的高低、优劣为依据,衡量生命对自身、他人和社会存在价值的一种伦理观。它强调生命价值不在于生命存在本身,而在于生命存在的质量;人们不应只单纯地追求生命的数量,更应关注生命的质量。它的提出主要有以下伦理意义:①对生命的存在提出了优质的要求是人类走向成熟的标志,表明人类追求自身完美的认识已经进入自觉阶段;②有利于控制人口数量增长,提高、保护和改善人口质量;③为医务人员对待不同生命质量的患者,需采取相应的治疗原则、方法和手段时,合理、公正地分配卫生资源提供了理论依据。

（3）生命价值论:是以人具有的内在价值与外在价值的统一来衡量生命意义的一种伦理观念。它提出判断生命价值高低或大小,主要有两个因素:一是生命的内在价值,即生命本身的质量（体力和智力）是生命价值判断的前提和基础;二是生命的外在价值,即某一生命对他人、社会的贡献,是生命价值的目的和归宿。生命价值论将人的生命的内在价值和外在价值统一起来,为全面认识人的生命价值提供了理论基础,也为临床救治患者决策时提供重要的理论依据。

生命神圣论、生命质量论和生命价值论需有机结合起来,相互补充,辩证地看待生命。生命的神圣在于生命是有质量和有价值的,无质量、无价值的生命并不神圣,具有质量和价值的生命是生命神圣的最根本内容。医务人员应该在提高生命质量和价值的前提下去维护生命的神圣和尊严。

（二）伦理学基本原则

1. 自主原则（autonomy）　自主原则强调个体拥有独立的、自愿决定的权利,即在医疗活动中患者作为独立的个体享有知情同意权、平等医护权、保护隐私权、诉讼权、索赔权等。其实质为对人的尊重,医务人员必须为患者提供合适的环境和条件,保证患者可在不受任何外界干扰的情况下行使决定权。在自主原则实施的过程中,医务人员需要处理好患者自主与医方做主的关系。对于有能力实施自主决定权的患者和家属,医务人员必须事先向其说明医疗活动的目的、优点及可能的结果等,特别是对于有伤害性的诊疗或护理措施。因为任何医疗服务的对象都是患者,无论结果好坏、利弊、是否可预测,医务人员都不可过多干涉、也不可放任不管,并需要在征得患者的意见后才能予以实施。在患者和家属都无法行使自主决定权时,医务人员可以根据有利、不伤害、公正的原则代替患者行使医疗自主权。

其中,知情同意是自主原则的重要内容,即患者在接受一切医疗服务之前都有知晓自己病情和治疗过程的权利。同意必须以知情为前提,以自主为条件。患者必须处在自主选择的条件中,对某个决定有充分的认识和理解、有做出决定的足够知识,知情同意才被认可。

2. 有利原则（beneficence）　有利原则是指一切医疗活动都应该以保护患者利益、促进健康、增进患者幸福为目的,即把患者健康放在第一位、为患者做善事,故在西方国家有利原则也被称作行善原则。从理想的目标来说,一切针对患者的医疗活动都应该是最佳并遵循最优化原则的,即选用的诊断和治疗手段在当时医学科学发展水平上是最佳的和相对安全的,不良反应最小、患者痛苦最小和经济耗费最少的。在实施有利原则的过程中,应注意处理好有利原则与自主、不伤害、公正等原则的关系。例如,在护理过程中过分以有利原则为前提,擅自选择最有利于患者健康的护理措施,则会损害患者的自主决定权。故医务人员应该运用有利原则权衡利益、代价和风险,为患者谋取最大的利益。

3. 不伤害原则（nonmaleficence）　不伤害原则是指在医疗活动中不能使患者的身体、心理或精神上受到损害。具体而言,不伤害原则要求医务人员不做伤害患者之事,即杜绝过失性责任伤害,尽可能地将可预知、但不可避免的伤害控制到最低水平。不伤害原则要求医务人员具有同情心、仁慈、和蔼等良好的道德品质,及能够正确对患者进行诊疗的医学知识和技能,在任何利益驱使下都不可做出违背良心、损害患者身体健康的事;在任何情况下都不可讽刺、嘲笑患者甚至对患者进行人身攻击以致患者心理或精神上受损。在某些特殊情况下,即便医务人员不赞成患者的某些行为或伦理观,或者遇到罪犯时,医务人员都不可拒绝或停止对该患者的诊疗和护理,避免患者因诊疗护理的延迟而导致身心损害。

4. 公正原则(justice) 公正原则是指在医疗活动中公平、没有偏私地分配就医权利、卫生资源等相关利益、风险和代价,公平合理地对待患者及有关人员。在现代社会中,患者虽千差万别,但人人享有平等的生命健康权和医疗保健权;患者在医患双方中常处于弱势地位,因此在医疗活动中应得到公平、正义的关怀。故公正原则的实施是必然并且合理的。公正原则的前提是医疗资源的合理分配,所以需要尽可能地减少医务人员对于公正原则认识的差异,以保证资源分配是最佳的并且有利于患者健康的。公正的实质是平等,公正原则要求医务人员面对不同种族、年龄、职业、社会地位、文化程度的人,都能做到一视同仁、平等对待,不可趋炎附势、差别对待。在公正原则的实施过程中,不仅要做到形式上的公正,即具有同样医疗需要以及同等社会贡献和条件的患者,应得到同样的医疗待遇,不同的患者则分别享受有差别的医疗待遇;也要做到内容上的公正,即根据每个患者的实际需求、能力和对社会的贡献分配资源。

(三)护士职业伦理规范

1. 护患关系的性质 护患关系(nurse-patient relationship)是指护理人员与患者之间通过护理活动所形成的一种帮助与被帮助的人际关系。这种护患关系性质决定了护士在护患关系中的道德责任和义务。护理理论家对护患关系有不同的见解,但对上述护患关系的性质的见解是相似的。

南丁格尔曾经写道:护理不只是一种技术,而是对患者生命的一种呵护。同时,如果没有树立为患者服务的坚定信仰,护理会成为一种机械式的工作。护理是一种艺术,是帮助人生命健康的法则。护士与患者之间的关系是道德法则的关系。

华森提出的关怀科学模式中提到护理的中心思想是关怀,护理关怀是一种道德法则和义务,保卫和捍卫服务对象的人格及尊严。华森强调护理的核心是治疗性护患关系,注重对人的全面的人文主义关怀和照顾。

莱宁格尔也认为护理的本质是文化关怀,关怀是护理的中心思想和护理活动的原动力。她认为护理以人道主义为宗旨,研究人类关怀现象和活动的专业或学科,其目的是帮助、支持或促进个体或群体维持或保持完好的健康状态,或帮助个体应对伤残或死亡。

2. 护士守则

(1)对患者的义务:护理专业有对促进和保持需要照护的患者的健康承诺和义务,有很强的历史渊源。《美国护士守则》和《国际护士守则》很清楚地描述了护士对患者健康的义务和责任。现代护理仍然强调护理人员为患者及家属提供支持和照护以使其达到患者最佳的健康状态的义务。患者不是护理的物品,而是值得关爱、尊重的独特个体,应得到适应其文化的、以证据为基础的护理照护。

2020 年,中华护理学会和中国生命关怀协会人文护理专业委员会共同制定了《中国护理伦理准则》,明确了我国护士职责和应遵循的伦理原则,指导护士在专业行为、专业实践中做出符合伦理的决策,促进专业品格和人文素养的全面提升。准则包括 7 章 24 条内容,具体见知识链接 3-1。

知识链接 3-1

中国护士伦理准则

第一章　总则	第一条　护理宗旨：保护生命、减轻痛苦、预防疾病、促进健康。 第二条　护理对象：个体、家庭、人群、社区。 第三条　护士职责：为护理对象提供专业的关怀照护、病情观察、专科护理，协同医师实施诊疗计划，及时与医疗团队沟通，开展健康教育、心理护理、康复指导，协调社会资源，提供全方位、全生命周期的身心整体护理。 第四条　伦理原则：尊重、关爱、不伤害、公正。
第二章　护士与护理对象	第五条　尊重权益：敬畏护理对象的生命权、健康权、身体权，维护生命尊严；尊重知情同意权、自主权、隐私权，维护个体尊严；理解护理对象的原生文化、生活习俗、个性特征，维护人格尊严。 第六条　关爱生命：悲悯仁爱、感同身受，将救护护理对象的生命安全放在第一位，护佑生命、守卫健康。为护理对象提供具有个性化的生理、心理、精神、社会、文化的人文关怀和多元文化的整体护理。 第七条　安全优质：恪尽职守、审慎无误、坚守良知，避免因不当的护理行为造成的不适、疼痛、痛苦、残疾、死亡等身心伤害和经济负担；在实施有创护理措施时，最大限度做到受益大于伤害。为护理对象提供安全、规范、高效、低耗、优质的专业护理。 第八条　公正合理：不论护理对象的性别、年龄、肤色、外貌、地域、国籍、种族、宗教、信仰、贫富、社会地位等一律平等对待；在卫生资源紧缺或其他极端特殊情况时，应遵循基于国家利益、医学标准、社会价值、家庭角色、余年寿命、个人意愿等综合权衡做出伦理决策。为护理对象提供公平正义、一视同仁的专业护理。 第九条　和谐共赢：全面掌握护患沟通技能，认真倾听护理对象主诉、深入分析、及时判断、合理解释，有效化解护患矛盾，在良性互动中分享职业荣誉感和执业动力，护士思想及人格得到升华，实现护患双赢，建立相互理解、信任、合作、愉悦和谐的护患关系。

第三章 护士与合作者	第十条 平等互尊：护士与护士、医师、药技、工勤人员以及卫生行政管理人员之间，相互尊重、保持人格平等、专业价值平等。 第十一条 团结合作：围绕护理宗旨和目标，相互学习、相互支持、理解宽容；共建诚信、团结、合作、高效、和谐的医护患命运共同体。
第四章 护士与专业	第十二条 依法行护：遵守国家法律、法规；遵守各级医疗行政机构颁发的法规和管理规范；遵守护理规章制度、诊疗护理技术规范和疾病护理指南，合法开展护理工作。 第十三条 以德施护：忠诚护理事业，爱岗敬业；加强人文社会科学知识学习，全面提升人文素养，提高人文关怀能力；将护理职业精神、护士伦理准则内化于心，外化于行，落实在每一个护理实践行为中。 第十四条 科教兴护：尊师重教、关爱学生、为人师表，重视传统文化，弘扬中华文明；促进学术交流，善于循证、勇于创新、拓展和深化专科护理实践；开展科学研究，坚守学术诚信，遵循科研与技术伦理规范，抵制学术不端，以科研和教学助力护理学理论体系和实践模式的创新与持续发展。 第十五条 学习强护：坚持终身学习，刻苦钻研，与时俱进，注重知识更新，强化专业素养，仁心仁术，精益求精，增强岗位胜任能力，始终确保为护理对象提供高质量的护理实践。
第五章 护士与社会	第十六条 国家使命：投身健康中国战略的国计民生工程，以"健康教育、个案管理、延续护理、护理服务＋互联网"等多种形式推进全民健康及社会发展，不忘初心，奉行国家使命。 第十七条 社会责任：在面对突发公共卫生事件时，以履行保护生命、维护公众健康为己任，以人民至上、生命至上，不计报酬、不论生死；主动请缨，勇敢担当，积极参加救护，承担社会赋予的责任。 第十八条 专业价值：积极参与医疗护理改革和社会公益活动，勇于开拓创新，敢于建言献策，促进医疗护理公平，展现专业内涵，维护职业尊严，彰显专业价值。
第六章 护士与环境	第十九条 患者环境：建立护理安全文化和持续护理质量改进机制，防范医源性损害和医疗废物污染，营造和提供安全、安静、整洁、舒适、舒心的物理环境与人文服务环境。 第二十条 执业环境：维护护士合法权益，坚守职业生涯持续发展目标，促进有利于护理事业发展的法律、法规、政策和制度的出台，有效预防职业危害、防范工作场所暴力，创建和维护健康、公平、诚信、和谐的执业环境。

第六章　护士与环境	第二十一条　网络环境：自觉遵守和维护国家、相关部门关于网络信息管理的法律、法规、制度；关注网络环境对人类健康的影响，制定相关护理对策；在医疗护理专业领域应用互联网时，注意个人隐私保密，共同维护健康、安全的网络环境。
第七章　护士自身修养	第二十二条　以德修身：坚守社会公德，善良正直，胸怀宽广；仪表端庄，言行优雅；自尊自爱，自信自强；严谨慎独，求真务实，至善尽美，陶冶良好的专业品质和人格特质。 第二十三条　身心健康：注意自身保健，保持良好的形象和身体状态；情绪稳定，精神饱满，直面困难，化解压力；积极进取，修炼良好的自控能力和社会适应能力，维护身心健康。 第二十四条　家国情怀：心怀天下，爱国爱家，以业报国，以情护家。维系亲情，尊老爱幼，互敬互爱，提升个人与家庭成员幸福感，平衡工作与家庭关系，促进事业与家庭的和谐发展。

（2）对工作单位的义务：一旦就职于卫生系统，也就意味着要接受其职位包含的责任和义务，应遵守单位的工作守则。

1）按时上班：对护理工作来说，按时上班很重要。如果你上班迟到，为了保证患者护理的持续性，其他同事就会工作超时。如果有一些个人的紧急情况，应当及时通知上级，以便重新安排。

2）不能随意休假或者休病假：如果一个护士的休假超过了允许的时间，那将影响其他人的休息。应当值班时护士不在岗，则会影响患者的照护。病假是允许休的，但需要真正用在生病不能值班的时候。如果护士不能按计划来上班，临时找替班的人员通常是有困难的，需要其他护士额外加班来填空缺，但这样通常会影响护理质量。

3）上班时间不做私人的事情：医疗场所工作活动涉及许多私人信息，值班时间不应该做私事。与朋友聊天、安排约会、谈业务等事情需要在值班以外的时间做。

4）爱护单位财产，节约使用医疗物资：①偷窃的行为是不允许的。在工作场所顺手拿走价值不昂贵的东西如胶布、注射器、酒精等，其实也是一种偷窃行为。多发的、广泛的类似轻微的财物丢失，会使单位遭受经济损失，进而加重患者的负担。护士作为工作场所的主人，应与其他工作人员有清晰的沟通，这种偷窃行为是不允许的。护士可在珍惜医院供应物品的态度方面做出表率。②医疗卫生的花费在持续地上涨，每个医务工作者均需要节约使用医疗物资，如只需要用清洁手套的地方就不用无菌手套；能够使用重复使用的物品，就不用一次性物品等。在操作设备前，需了解操作步骤和须知，以减少错误操作引起的设备损坏。每个人都各行其责，减少浪费，节约开支，其累积效果将非常显著。

（3）对同事的义务：护理人员之间的工作关系是工作环境中一项重要的内容。如何与同事保持良好的工作关系，可以做到以下两点：①与同事发展合作关系。对待同事态度积极、谦虚、乐观；对他人敏感；成为一个积极的护理形象代表。支持他人，尽量避免闲聊同事的事情。对同事做得好的事情给予赞扬，对他们还在学习的事情给予鼓励。一旦成为有经验的工作人员，也有义务帮助和指导新的护士。给新的工作人员时间去学习新技巧，提高他们的工作效率。对待下属及患者都要有关爱及怜悯心。②尊重所有人的意见。如今的护理人力资源由不同年代的人组成,他们在态度、信仰、工作习惯、期盼均有差异,容易引起工作场所的冲突,特别是有关工作伦理和对技术的使用等问题。护士应该尽可能尊重和容忍他人,以营造一个所有人的合理意见都被尊重、所有护士都分担责任的积极工作氛围。

(4)对自身发展的义务:护士必须对个人卓越发展有承诺,有发展个人专业能力的义务。护士对自身的优势、弱点及实践的缺点最了解,不断地进行仔细及真实的自我评价是为患者提供高质量照护的保证。有许多机构对职员的正式评估中包含自我评估和自身目标设立,这都可以成为书面的报告交给直接领导沟通,并放入个人档案记录。自我评价也可采用护理程序的方法,通过收集资料、分析问题、设立计划、行动、评价来实现。定期地评价,调整整改计划和行动,以最终达到个人卓越的专业实践。

(5)对护理专业的义务:对护理专业的承诺要求护士不仅只关注自身专业的卓越发展,也需关注护理实践中的问题。护士可以通过正式或者非正式的途径参与护理实践的评价,识别和管理护理实践中的缺陷,并且能够进行识别影响护理质量的问题。护士经常会参与一些正式或者非正式的同行评价,这不只是简单地找出同事的不足之处,更重要的是实施高质量的护理,这也是护理专业伦理义务。

二、护理实践中的伦理困境

(一)护患间的伦理困境

1. 延长患者生命与减轻痛苦之间的伦理困境 护士的职责是"预防疾病,维持健康,促进康复"。生命神圣论认为生命是神圣而不可侵犯的,在这种理念的指引下,要求医护人员要不惜一切代价延长生命,任何终止生命的行为都是错误的。但是,如果患者已无治愈希望,死亡不可避免,同时又饱受病痛折磨时,从减轻疼痛的角度来看,很多护士又希望减少介入抢救和不必要的治疗。这时传统观念与现实情景就会使护士产生心理冲突。

2. 医疗资源合理分配与有限护理服务之间的伦理困境 由于经济条件的限制导致了一些护理伦理难题,即患者的经济条件决定了患者是否能够接受治疗和护理。从生命价值论的角度出发,应该把有效的医疗和护理资源应用到有价值,即有治愈希望的患者身上,而不应该把有限的资源应用到无意义的生命上。医务人员的职责是救死扶伤,不应该考虑或者说不应该把经济条件作为制约救治生命的因素。但是医疗机构并不是慈善机构,没有能力替患者承担救治的费用,导致目前临床上这种状况无法改善。

3. 保密与知情权的冲突 在医院环境中,保护性医疗制度与患者知情权之间的相互矛盾是产生伦理困境的一大因素。《医疗机构管理条例实施细则》中规定,医疗机构在诊疗活动中,应当对患者实行保护性医疗措施,而同时《医疗事故处理条例》中规定:医务人员应当将患者的病情、治疗措施、医疗风险等如实告诉患者,即讲真话(telling truth)。这就会将护士放入两难的伦理困境中。作为在临床中与患者接触最密切的护士,当医生决定向终末期患者的病情保密时,患者会转向护士询问相关的病情,这时护士是否应该告诉患者实情?又如患者希望查看自己的病历记录,护士又该怎么办?作为专业人士,护士在专业角色上应配合医生保密,但患者有知情权,护士对患者应履行告知的义务。

(1)依据不同的疾患及疾病的预后而定:对于一般性疾病的患者,应该向患者讲清楚其病情,让其能充分了解所患疾病的基本情况、治疗及康复要求。使患者在充分认知疾病的基础上,树立战胜疾病的信心,主动配合医疗护理工作。对于癌症或者其他恶性疾患的早期,也应寻找最佳时机告诉患者,以争取患者对治疗的主动配合。对于疾病终末期患者,需要根据患者心理特点及家属的意愿,来决定是否告诉患者真实情况。

(2)依据患者的不同心理特征而定:许多患者对于自己的病情非常渴望得到真实情况,可根据患者的心理特点区别对待。对于意志坚强、性格外向、情绪比较稳定的人可以考虑讲真话;对于性格比较柔弱、性格内向、情绪不稳定的患者,不宜直接讲真话。如果需要讲真话,也需提前给患者做好充分心理准备,以防告知带来的不良后果。

4. 护患关系与职业界限 跨越工作界限(boundary violations)指的是护士超越了职业关系,作为个人介入了患者的生活。这种情形的出现破坏了护患的信任关系,值得关注。在护患关系中,护士拥有权威性,并且掌握了患者及其家庭一些隐私信息,患者一般处于不利的地位。护士有责任界定和维持护患关系作为工作关系的界限,护士对患者应该热情、有同情心,但应该有界线,不能过度参与患者的生活,如图3-1所示。

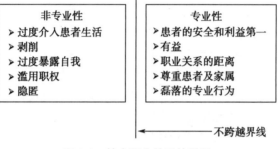

图3-1 护士职业关系的界限

(二)医护间的伦理困境

守护患者与尊重医生权威的角色伦理冲突:医生和护士之间的工作重点存在差异,医生主要关心疾病的诊断与治疗,而护士主要关心患者的舒适感和满意度。医护间的伦理困境起源于实际工作中某些看起来似乎很细小的事件。比如,医生们正围在病床前讨论年轻女性的病情,护士观察到当医生掀开被子,暴露患者的身体时,患者呼吸困难便加重了,护士清晰地意识到患者的尴尬和病情被毫无顾忌地讨论所产生的痛苦,但护士是否该阻止医生们非人性化的会诊? 患者的利益和医生的权威孰轻孰重?

(三)护理管理间的伦理困境

护士是医院人力资源非常重要的一个组成部分,但我国各个医院护理人力资源不足。由于护士的缺编,超负荷工作成为必然,许多护士为了能及时完成医嘱,不得不简化操作步骤,导致护理教育中强调的"以患者为中心"的原则无法很好地贯彻,护患矛盾由此产生。同时,由于人力资源的不足,护士大部分时间都花费在看护患者上,没有更多的时间和精力参加各类培训、进修,从而影响护士对新知识、新技术的了解和掌握,而仅仅是"医生的助手",而不是平等的"合作者",护士自身的价值无法体现。

(四)其他可能遇到的伦理困境

1. 医疗高技术服务与关怀照护需求的冲突 医疗高新技术的应用,使得医务人员几乎无所不能。但是,医务人员过于强调技术的作用,忽视了患者人文关怀的需求,忽视了治疗过程中对患者本身的关心、关怀和尊重。这种冲突也成为了当今医患关系物化、医患关系激化主要原因之一。

2. 职业暴露与防护的伦理困境　护士在日常的临床护理工作中，始终与患者保持着密切的接触，配药、注射、输液、采血、各种抢救措施的实际操作过程无不存在导致护士受到损伤的风险。美国护士制定的护士伦理规范规定："护理人员应本着尊重人性尊严及患者的独特性态度，为患者提供服务，不受患者的社会或经济地位，个人品性或健康问题之性质影响。"但芬纳（Fenner，1980）等主张护士有权要求在安全的环境下工作，应订有适当的安全防护措施，以保护护士的安全与健康。护士的自身利益（生命安全要求）与医疗行善原则之间的冲突该如何解决？

三、护理伦理决策

（一）伦理决策程序

护理伦理决策（ethical decision-making in nursing）是指在护理工作中的伦理决策，即从护理伦理的角度来思考问题，以做出恰当的、符合护理伦理的决定，是护理伦理理论、原则和规范等在护理工作中的运用和贯彻。当面对伦理困境时，我们都希望找到一个正确的答案，然而影响决策的因素和变量众多，没有一种决策方法适用于任何一种情景。在决策过程中综合考虑伦理学方法、理论和原则，伦理问题发生的背景，就可以提高伦理决策的正确性，就可以更好地帮助决策者分析和明确：①各方所持的价值观；②决策的背景；③护士在此情景中的职责。伦理决策的程序在某些程度上与护理程序非常相似。在患者及家属必须面对伦理决策的情景时，护士可以协助他们在他们自己价值体系内采用以下程序：

1. 确立问题　是指找出问题中伦理道德和非伦理道德的成分。

2. 分析问题　具体步骤包括：①找出实例中的冲突，判断伦理问题是否需要做出决策。②这些伦理问题应该怎样确定其优先次序。③护理人员在伦理决策中的权利、义务和责任决策，是否是解决矛盾的决定者。④根据患者的具体临床情况，对决策目标进行排序，建立优先等级等。

3. 计划　依据确立的伦理问题制订行动方案的过程。①道义论：道义论的本意为义务、理性或教义，强调按照道义原则本身做事，强调不以行为所产生的结果的好与坏来判断行动的对与错。②功利论：主张人的行为道德与否，看行为的结果；主张以"最大多数人的最大幸福"为人类行为的规则。

4. 寻找伦理依据　考虑各项基本伦理原则、伦理规范和伦理理论作为决策的依据。

5. 选择及决定行动方案　选择方案是决策的核心环节，包括拟订方案、比较方案和选定方案、实施方案。①拟订方案：护理人员应根据决策目标，运用评判性思维，寻求所有可能的方案作为备选方案。在护理实践中，这些备选方案可来自护理干预或服务对象护理策略等。具体方法有头脑风暴法、德尔菲法等。②比较方案：护理人员应对各种备选方案进行比较，权衡备选方案的可靠性、科学性、可行性和合理性。具体的方法有经验分析法、抽象分析法、比较分析法和试点分析法等。③确定方案：对各种备选方案进行比较后，采用一定的方法选择最佳方案。具体的方法有筛选法、归并法、决策树法等。④实施方案：决策活动的最终目的是付诸实施，所做决策是否科学也有待在实施中进行检验。同时，护理人员需根据解决问题的最佳方案制订相应的计划，以预防、减小或克服实施方案过程中可能出现的问题。在决定行动之前,应该考虑内在的或团体的影响因素、外在的影响因素以及所做的决定及采取行动的品质。

6. 评价　评价所做的决定是否根据所做的决定而采取的行动;所做的决定是否达到了预期的目的? 如果没有达到,原因、主因是什么? 所做的决定是否符合道德的要求,其理由是什么?

以上决策的基本步骤,有时可交替进行,并可根据反馈不断修正,以使决策方案不断完善。

(二)护理伦理决策注意事项

1. 尊重患者自主权利和知情同意权　在强调尊重患者自主权利和知情同意权利的今天,尊重患者的权利是至关重要的。护理人员要善于与患者及其家属进行沟通和交流,认真考虑和分析患者和家属的价值观和决定,尽可能使护理决策与患者和家属的决定达成共识,充分体现护理决策的伦理性。

2. 考虑患者及家属的价值观　护理人员做伦理决策时,要避免主观地判断患者和其家属的行为,以免做出错误的判断和决定,同时要充分考虑患者的价值观和决定,帮助他们在做决定时,澄清某些价值观念所造成的影响。

3. 把握好利益最优化　即在有限条件下,选择最小代价获得最大效果的决策。具体地说,护理人员在做伦理决策时,根据当时的医学科学发展水平和客观条件,采取的护理措施使患者的痛苦最小、耗费最少、效果最好、安全度最高。

4. 熟知伦理原则　参与伦理决策的护士需掌握基本的伦理理论和原则,能够在基本原则的指导下进行伦理问题的分析,有一定的伦理决策能力。在遵循"尊重、有利、无害、公正"基本伦理原则下,平等对待各种伦理价值观,让各方都有平等对话的机会。

四、护理科研伦理道德

科学研究与科研伦理道德有着互为促进、互为影响的辩证联系。研究人员要协调好两者间的关系,在首先需要保障患者的利益的基础上,推动和发展科学研究。护理研究多以人为研究对象,包括患者和健康的人。当以人作为研究对象时,在实施研究活动过程中,需要严格遵循科研伦理原则,充分尊重研究对象的权利,保障其合法权益。

(一)涉及人类医学研究的伦理规范

1. 纽伦堡伦理法典　第二次世界大战以后,在德国纽伦堡组织了国际军事法庭审判纳粹战犯强迫战俘接受非人道试验的罪行。《纽伦堡法典》(*Nuremberg Code*)是 1947 年审判纳粹战争罪犯的纽伦堡军事法庭决议的一部分,牵涉到涉及人类医学研究的十点声明,规定了涉及人类医学研究的条件。

2. 赫尔辛基宣言　1964 年在芬兰赫尔辛基召开第 18 届世界医学会时,以纽伦堡伦理规范为基础,大会通过《赫尔辛基宣言》(*Declaration of Helsinki*),并于 1975 年对其进行了修改。该伦理规范将治疗性和非治疗性研究进行了区分。

3. 贝尔蒙报告　1978 年美国生物医学和行为科学研究会制订并通过了《贝尔蒙报告》(*Belmont Report*)。在此报告中保护人类受试对象的 3 条基本的伦理学原则,即有益的原则(beneficence)、尊重人的原则(respect for human dignity)和公正的原则(justice)。

为严格规范相关活动,保护受试者的生命安全和身体健康,我国法律明确规定,为研制新药、医疗器械或者发展新的预防和治疗方法,需要进行临床试验的,应当依法经相关主管部门批准并经伦理委员会审查同意，向接受试验者或者其监护人告知试验目的、用途和可能产生的风险等详细情况，并经书面同意。该草案强调了临床试验应经伦理委员会审查，严格控制相关试验的程序。

(二)学术诚信的相关要求

科研诚信是科技创新的基石，加强科研诚信建设，做到对学术不端零容忍，我国相关科研主管部门采取了一系列举措。2007年，科技部联合教育部、中国科学院、中国工程院、国家自然科学基金委员会、中国科协等部门，建立了科研诚信建设联席会议制度。2009年，科技部、教育部、财政部等联合发布《关于加强我国科研诚信建设的意见》，对科研诚信建设的制度建设、宣传教育、监督惩戒等做出规定，成为一个时期以来科研诚信工作的重要指导。经过一系列举措，我国科研诚信建设在工作机制、制度规范、教育引导、监督惩戒等方面取得了显著成效，但整体上仍存在短板和薄弱环节，违背科研诚信要求的行为时有发生。进一步加强科研诚信建设、营造诚实守信的良好科研环境，中共中央、国务院于2018年5月30日印发了《关于进一步加强科研诚信建设的若干意见》，提出学术诚信建设的基本要求：

1. 完善科研诚信管理工作机制和责任体系　①建立健全职责明确、高效协同的科研诚信管理体系。②从事科研活动及参与科技管理服务的各类机构要切实履行科研诚信建设的主体责任。③学会、协会、研究会等社会团体要发挥自律自净功能。④从事科研活动和参与科技管理服务的各类人员要坚守底线、严格自律。

2. 加强科研活动全流程诚信管理　①加强科技计划全过程的科研诚信管理。②全面实施科研诚信承诺制。③强化科研诚信审核。④建立健全学术论文等科研成果管理制度。⑤着力深化科研评价制度改革。

3. 进一步推进科研诚信制度化建设　①完善科研诚信管理制度。②完善违背科研诚信要求行为的调查处理规则。③建立健全学术期刊管理和预警制度。

4. 切实加强科研诚信的教育和宣传　①加强科研诚信教育。②充分发挥学会、协会、研究会等社会团体的教育培训作用。③加强科研诚信宣传。

5. 严肃查处严重违背科研诚信要求的行为　①切实履行调查处理责任。②严厉打击严重违背科研诚信要求的行为。③开展联合惩戒。

6. 加快推进科研诚信信息化建设　①建立完善科研诚信信息系统。②规范科研诚信信息管理。③加强科研诚信信息共享应用。

(三)护理研究中的伦理原则

1. 尊重人的尊严原则

(1)尊重研究对象的自主决定权：在研究中受试对象应被看作是自主个体。受试对象有权利拒绝参与或中断参与研究活动，且不会受到治疗或护理上的任何惩罚或歧视。研究人员不应利用强制、隐蔽性收集资料或欺骗等手段，来让受试对象参加研究。特别是在临床护理研究中，患者作为研究对象，有时虽然不愿意参加研究活动，有时会顾忌医务人员的压力而参加活动。研究人员有双重身份时更应该充分尊重患者的自主决定权。

(2)尊重研究对象的隐私权：多数护理研究收集资料会收集一些个人信息，如联系电话、住址、家庭信息，以及一些个人的隐私如行为、信仰、医疗记录等。研究人员有责任保护这些个人隐私信息，不能将这些信息泄露给他人。当未经本人允许或违背本人意愿而将其私人信息告知他人时，即造成对隐私权的侵犯。

（3）尊重研究对象的保密权：在隐私权的基础上，研究对象有权要求所收集资料被保密的权利。保密权指没有研究对象同意，不得向他人公开研究对象任何个人信息。在护理研究中明确要求：没有研究对象同意，任何人包括医务人员、家庭成员、亲密的朋友等都无权得到研究对象的原始资料。在研究报告或者其他公开交流研究信息时，不能有识别研究对象的个人信息出现（如姓名、地址等）。

2. 有益的原则　指的是研究人员有义务和责任使研究对象免于遭受不舒适或伤害，或者将伤害降至最低，获得最大的益处。研究对象可能受到的伤害包括身体、心理、社会和经济等方面。研究的风险可能是低危的，也可能是高危的，有的是现存的，或者潜在的。研究人员实验前应谨慎评估研究的利益和风险，并尽最大可能将风险减少到最低水平。如果研究风险大于收益，应修改研究设计。研究人员不能将不成熟、不安全的干预措施直接用在人体上。如果研究活动可能给研究对象带来永久的伤害，该研究是不能在人体上实施的。

3. 公正的原则　指研究对象得到公平治疗的权利。内容主要包括两方面，即公平选择研究对象和公平对待研究对象。

（1）公平选择研究对象：研究对象的选择应基于公平的原则，利益和风险公平分配。研究对象的选择应决定于研究问题本身，而不应该根据研究对象的性别、种族、地位、是否容易得到或易受操纵等。

（2）公平对待研究对象：研究者许诺给研究对象的事情应努力做到，对不同性别、年龄、职业、种族、地位、经济水平的研究对象应一视同仁，不应给予额外的优待或歧视。公平对待研究对象还包括不管研究对象在哪一组（实验组或者对照组）或者中途退出研究，研究者需公平对待并履行所做的承诺。

4. 知情同意（informed consent）　是指研究对象在被充分告知有关研究的信息，并且也能充分理解相关的信息，具有自由选择参与或退出研究的权利，包括知情与同意两个方面。

知情同意要求研究对象在行使同意权时具备一定的理解力和判断力，以及法律上的行为能力和责任能力。在特殊情况下，如精神障碍者、神志不清者、临终患者、小孩等无行为能力者或限制行为能力者（如犯人），其同意权须由法定监护人或代理人行使。

知情同意书的内容应该包括：研究介绍、风险描述、利益描述、保密描述、补偿描述、关于退出实验的说明、研究者的联系方式等，并让研究对象签字，如表3-1 护理研究知情同意书范本所示。

在护理研究中如果研究是属于最小风险的，如护理学生的职业防护知识与态度调查分析，可以采用口头知情同意的形式。如果是干预性质的研究，一定要签署书面知情同意书。

表3-1　护理研究知情同意书范本

知情同意书
项目名称 _____
项目负责人：姓名，单位，职称。
您将被邀请参加 _____ 研究项目。
此项目的目的是 _____。
此项目将从 ____ 年 ___ 月 ___ 日开始，_____ 年 ___ 月 ___ 日结束，共需 _____ 月。

续表

如果您同意参加此项目：

1. 项目负责人将在您方便的时候对您进行访谈。

2. 您将会被问到有关 _____（比如疾病，比如心理等等，根据具体研究而定）方面的问题。访谈将会被录音，访谈大概需要持续 30 分钟。

3. 您将被要求填写一份问卷。

4. 项目负责人也将会要获得您的允许去查看您的病历，收集有关 _____ 的信息。

5. 您有权在任何时刻以任何理由终止访谈。

6. 访谈结束后，作为感谢，您将收到一本书（或者其他物品）。

如果您是在常规组，您将 _____。

如果您是在家访组，您将 _____。

补偿/花费

项目结束后您将收到 ×× 元的交通补贴（午餐补贴等）。或者：参加此项目将不会有任何补偿，也不会对您产生任何费用。

风险：参与此项目可您带来的风险和不便是 _____。

如果出现伤害（对于非最小风险的研究），将由 ____ 提供 _____ 措施（或治疗）。

收益：参与此项目对您本人没有直接收益。或者参与此项目将给您带来 _____ 负面的好处或收益。

替代措施：

保密措施：您所提供的信息我们将会严格保密（您的姓名将不会被录音或者出现在其他研究材料上）。我们将对您的资料进行编号，任何可识别您身份的信息都会被屏蔽。呈现研究结果时将不会出现您的名字。访谈录音将被锁起来，除了项目负责人外，其他人均无法接触。

自愿参加：您可以自由选择参加或者不参加，如果您参加了，也可以在任何时刻以任何理由退出而不会影响到您所在科室的医生或护士为您提供的服务。

疑问：关于此研究项目，如果您有任何疑问，现在可以提出。如果将来您还有什么问题，请联系项目负责人 _____，电话 _____。

我已阅读上述所提供内容，×××（项目负责人）已给我解释了此项目并回答了我所提出的问题。我已被告知参与此项目可能存在的风险和不便之处及可能带来的好处。我也被告知除项目所提供的措施外其他我可采用的措施。

我明白我可以不参加此项目，如果我拒绝参加将不会有任何惩罚或影响我应有的权利（如医护人员对我的看法及医护人员为我提供的服务的质量）。我也可以随时退出此项目。

续表

　　我明白作为一个研究对象我该享有的权利。我自愿参加此研究。我明白此研究是干什么的，为什么要进行此研究以及将要怎么做。我将会收到一份签名的知情同意书。

　　研究对象签名 _____　　　　　_____ 年 _____ 月 ____ 日

　　项目负责人或执行知情同意者签名 _____
　　联系方式 _____

　　此知情同意书必须通过×××（机构名称）伦理审查委员的同意才能生效
　　生效日期
　　项目编号（伦理审查委员会）_____

（四）护理研究不同的阶段应考虑的伦理问题及对策

1. 选题阶段　在选题时，除了要考虑课题的创新性、科学性、实用性、可行性外，需重点并优先考虑的是该研究课题是否有违伦理道德问题，如果有可能对研究对象带来危害，则应放弃或改用动物实验。符合伦理的科研课题，从长远意义来讲，应当能最终促进人类的健康。再者，实施的研究措施应对研究对象无害，不能把不成熟的护理干预措施应用到患者身上。

2. 科研设计阶段　在此阶段容易出现实验组和对照组的区别对待。当前许多国内的护理研究报告中描述干预措施时，往往写到对于实验组的患者给予"全面、综合护理"措施，对照组的患者给予"常规护理"措施，其实这种做法是不符合伦理要求的。在临床干预性研究中，两组患者只应该在研究干预措施上不一样，而其他的护理措施是一样的，也就是对照组的患者应该得到能代表当前护理水平的标准护理措施（标准对照）。在临床护理研究中一般不能做空白对照。

3. 资料收集阶段　实施阶段容易出现不做知情同意或者知情同意不符合要求的问题。护理人员又作为科研人员双重身份时，患者容易误解护士做的事情都是对他们有利的，都是必须遵从的。如果知情同意书信息不详细，或者签署知情同意书的程序不正规，很多患者不是很明白他们将接受的措施是一项科研措施（效果未知），也不了解他们有权利拒绝这些措施。有些患者也害怕不参与临床研究，而受到医务人员的冷遇，不得已参加研究项目。因此，在临床护理科研的实践中，凡涉及临床试验的研究，都必须由从事此项研究的人员对研究对象详细讲解该项研究的目的、意义、方法及可能出现的不适和潜在的危险。在研究对象充分理解的基础上，自主决定是否参加研究项目。

4. 分析、整理资料及撰写论文时应注意的伦理问题　分析、整理资料时应注意客观、真实，不可弄虚作假。撰写论文时注意保护患者的隐私，对能显示研究对象身份的信息，应删去。注意保护患者的秘密，尤其是写典型病例的个案护理时注意保护患者的隐私。

（五）护理研究中伦理问题的审查与监督

1. 伦理审查委员会（Institutional Review Board，IRB）　在有人的生物医学研究和临床试验的研究机构和大学均会设置伦理审查委员会。它是为以人为研究对象的研究提供伦理审查的批准和监督的机构,其职责是审查临床试验方案是否符合伦理学的要求,确保研究对象的安全、健康和权益得到保护。它的组成应该是多学科、多元化的,其成员在研究领域或者研究方法方面有广泛的专业背景,其中需要有伦理学背景的成员、医学专业人员、法律专业人员及非医务人员组成,要有一人来自本单位所服务的社区。

2. 伦理审查委员会的建设与评估　伦理审查委员会在临床研究实施过程中根据需要对项目做进一步的跟踪复审,监督研究过程,因此,为进一步规范临床研究,需要不断加强伦理审查委员会的制度建设和能力建设。受国家卫生健康委员会科教司委托,国家卫生健康委医学伦理专家委员会办公室、中国医院协会组织专家主要针对疫情暴发期间相关医学研究伦理审查问题,对《涉及人的临床研究伦理审查委员会建设指南(2019 版)》进行修订,颁布《涉及人的临床研究伦理审查委员会建设指南(2020 版)》。该指南与原国家卫生与计划生育委员会颁布的《涉及人的生物医学研究伦理审查办法》、原国家食品药品监督管理局颁布的《药物临床试验伦理审查工作指导原则》,国家中医药管理局颁布的《中医药临床研究伦理审查管理规范》以及世界医学会制定的《赫尔辛基宣言》和国际医学科学理事会制定的《涉及人的健康相关研究国际伦理指南》(*International Ethical Guidelines for Health-related Research Involving Humans*)等国际国内通用伦理准则保持高度的一致性,具有更强的可操作性。指南包括建设指南和附则两个部分,前者包含:①伦理审查委员会宗旨与原则;②伦理审查委员会组织与管理;③伦理审查委员会职权;④伦理审查委员会审查内容及要求;⑤伦理委员会审查方式和类别;⑥受理伦理审查需要的材料及准备工作;⑦组织审查会议;⑧利益冲突管理政策;⑨术语表等 9 部分内容。后者包含 8 个不同类别研究的伦理审查规范,分别是:①药物 / 医疗器械临床试验;②遗传学和生殖医学研究;③精神医学临床研究;④公共卫生领域临床研究;⑤中医药临床研究;⑥干细胞临床研究;⑦人体器官移植临床应用与研究;⑧疫情发生时期相关医学研究。

3. 伦理审查委员会审查内容

(1)研究的科学性:一个符合伦理原则的研究设计必须是科学的,这样才不会浪费研究对象的付出。研究设计应严格遵循普遍认可的科学原理、试验方法和分析方法。

(2)伦理学审查:研究设计和方法是否严格遵循研究伦理学的基本原则,如知情同意书是否完备、保密的措施、研究中不良事件的应对等。具体审核内容包括:①研究者的资格、经验是否符合科研要求;②研究方案是否符合科学性和伦理原则的要求;③受试者可能遭受的风险程度与研究预期的受益相比是否合适;④在实施知情同意过程中,向受试者或代理人提供的有关信息资料是否完整、易懂,获得知情同意的方法和程序是否适当;⑤审核知情同意书的内容、格式及签署程序;⑥对受试者的资料是否采取了保密措施;⑦受试者入选和排除的标准是否合适和公平;⑧是否向受试者明确告知他们应该享有的权利,包括在研究过程中可以随时无理由退出且不受歧视;⑨受试者是否因参加研究而获得合理补偿,如因参加研究而受到损害甚至死亡时,给予的治疗以及赔偿措施是否合适;⑩研究人员中是否有专人负责处理知情同意和受试者安全的问题;⑪ 对受试者在研究中可能承受的风险是否采取了保护措施等。

通过审查,伦理审查委员会可以决定研究项目是否可以进行。在研究期间,研究方案的任何修改均应得到伦理审查委员会的批准后才能执行。研究中发生的任何不良事件,也必须向伦理审查委员会报告。

（六）提升护理研究人员科研伦理道德水平

1. 护理研究人员负责任研究行为教育　护理人员有关科研伦理道德的水平是提高护理科研水平的前提，如何加强护理科研人员包括护理研究生和临床护士科研伦理学知识的教育，培养他们树立正确的科研伦理道德观念，是护理管理人员及学校教育者应关注的问题。生命伦理学及相关法规教育不仅要纳入高等教育，而且应设置到毕业后的教育及继续医学教育中。这不仅提高医学及其相关人员的认识，而且对医疗实践起积极的指导作用，培养医学人员在医学实践及科研等工作中按规范操作。

负责任研究行为（responsible conduct of research，RCR）在 21 世纪初期被美国研究生委员会提出并逐渐成熟，在美国 35 所高校推广，旨在加强研究生的科研诚信教育、提高其科研诚信意识。RCR 主要分为 9 个方面，包括数据采集、管理、共享与所有权，利益冲突与履行承诺，临床试验，动物实验，科研不端行为，发表实践与作者责任，导师/学生的责任，同行评议，科研合作等。RCR 得以在各高校推广，形成了集书本、期刊、网络资源于一体的，采用上课、讲座、午餐讨论等多种形式的，提供研究生科研诚信系统培养的平台。主要内容见表 3-2。

表 3-2　护理专业负责任研究行为教育计划

课程内容名称	教学目标	主要内容
科研诚信与科研不端行为	1. 掌握科研诚信、科研不端行为的概念 2. 掌握科研中利益冲突的表现形式及处理方法 3. 熟悉科研不端行为的表现形式 4. 熟悉科研不端行为处理相关政策、法规	1. 基本概念：科学精神、科研诚信、科研不端行为 2. 科研不端行为的表现形式及处理程序、相关政策和法规 3. 科研不端行为的案例分析 4. 科学研究中的利益冲突
临床试验、动物实验中的伦理要求	1. 掌握与以人为受试对象的研究项目中受试人的权益 2. 掌握临床试验遵循相关法律与道德规范 3. 了解与动物实验相关的法规、政策与原则 4. 了解动物实验的基本道德规范与科学使用受试动物的原则	1. 人体作为试验对象的法规条例 2. 机构审查委员会、临床试验研究项目负责人与其他人员在临床试验中所分担的责任；受试人的权益保护 3. 机构审查委员会对临床试验项目的审批程序与周期评审；机构审查委员会的组成 4. 临床试验所遵循的基本原则、道德规范、法规及管理条例 5. 动物实验的哲学思想与道德规范；动物实验技术选择的道德规范与科学意义；受试动物的饲养与使用管理；受试动物的福利；动物实验的法规、政策与原则
数据的采集、管理、共享与所有权中的伦理审视	1. 掌握负责任研究行为的数据采集、管理、共享与所有权的基本原则 2. 熟悉研究人员所承担的数据管理的任务与责任	1. 数据的采集包括：完整的、系统的、可靠的数据采集方法；长期动态的数据评价；数据评价与研究方案调整；数据采集的可靠性 2. 数据管理：项目完成后数据的法定权利；数据的保存；数据的转交；数据重构所需保存

续表

课程内容名称	教学目标	主要内容
	3. 了解实现研究团队数据管理的体系	的数据的量;数据存储安全;数据存储的时间长度以及数据的安全销毁;原始数据的分析、取舍、评价、解释,以及其科学结论的推断 3. 数据的共享权限;数据的发表
同行评议、科研合作、作者、导师/学生涉及的伦理问题	1. 了解同行评议存在的问题,完善同行评议的机制 2. 了解科研合作的基本道德准则与学术准则 3. 掌握作者对推进科学进步所起的作用与所承担的责任 4. 熟悉导师与学生可能面对的问题、利益冲突及解决的办法	1. 同行评议的作用;同行评议的道德规范;同行评议的争议与利益冲突;同行评议的程序与技术;同行评议的学术规范 2. 科研合作中的道德规范;合作成果的共享;科研合作的利益冲突与处理 3. 作者的责任;合作作者的争议与利益冲突;合作作者的责任与信誉;作者须遵循的道德规范与学术规范;论文发表的常见问题;争端与处理 4. 导师的作用;导师的职责与功能;导师的责任;导师的道德规范;师生关系的特征及伦理属性;师生的利益冲突及处理;学生的责任

2. 指导护理科研人员熟悉相关的科研伦理审查程序,充分发挥伦理审查委员会指导监督作用 在 1982 年发布的《人体生物医学研究国际道德指南》规定,凡涉及人类受试者的研究计划,都必须提交给一个或一个以上的科学和伦理审查委员会,以审查其科学性和伦理的可接受性。2016 年国家卫生和计划生育委员会颁布了《涉及人的生物医学研究伦理审查办法》,规定涉及人体的生物技术研究需经过伦理审查委员会审查。严格的、科学的伦理审查是受试者权利得以保护的关键环节。在大学、研究机构、医院均需设立伦理审查委员会,具有伦理审查、伦理咨询、教育培训和监督作用。2021 年 3 月,国家卫生健康委员会发布《涉及人的生命科学和医学研究伦理审查办法(征求意见稿)》,面向社会公开征集意见,修改伦理审查办法。

(王红红)

第二节 护理实践的法律保证和法律责任

随着科学的发展和社会的进步,公众的法律意识日益增强,运用法律武器保护自己的正当权益,已逐渐成为人们的共识。医学知识和法律知识的普及,使得患者对医疗机构的要求越来越高。患者的合法权益一旦受到损害,不仅会追究医疗机构或医务人员的法律责任,还会涉及民事赔偿问题。作为护理人员应加强法律知识学习,熟知国家法律条文,增强法律意识,对从事护理工作发生的、可能涉及与法律有关问题保持警醒,做到知法、懂法、守法、依法执业。自觉遵守法律法规及各项规章制度,自觉规范护理行为,保证医疗护理安全,减少差错事故和医疗纠纷的发生,尊重患者的合法权益,保护自己的合法权益,维护法律的尊严。

一、法律与法律体系

法律(law)是人类社会发展进化到一定阶段的产物。法是一种社会规范,对人们如何行为提出明确要求。法律是社会利益的体现和表达,反映的是与人的利益,特别是与社会整体利益之间的关系。法律是国家治理社会的工具和手段,是正义的化身。

(一)基本概念

1. 法的概念 法是国家按照统治阶级的利益和意志制定或者认可,由国家强制力保证实施的行为规范的总称。广义的"法"与人类社会共始终,在人类的生命历程中,存在和发展需要秩序,需要社会规范和行为规则。狭义的"法"是指社会中的价值观念,是由国家制定的具体的规范性文件,包括宪法、法令、行政规章等各种法。法的目的是维护社会关系和秩序,完善政权对全社会的统治。

在西方语言里,代表"法"的词语尽管各异,但都有权利、正义、公平、规律或规则等内涵。英语 law、norm、act、rule 等词,也是指法、法律、规范、法令、法案、规则等含义。

2. 法律的概念 法律是由国家立法机关制定并认可,由国家政权保证实施,以规定当事人的权利和义务为内容,具有普遍约束力的社会规范。法律是社会生活中的人们在应对辩争或问题时,应遵循或依照的某些原则体系。国家认可的法律,是指国家立法机关根据实际需要,对社会上原来已经存在的某些风俗习惯、道德规则、宗教信仰等加以确认,赋予其法律效力,使之成为法律。广义的法律是指法的整体,包括有法律效力的解释及行政机关为执行法律而制定的规范性文件,如行政法规、地方性法规、法令、决议、规章、单行条例等;狭义的法律则指拥有立法权的国家机关根据法定权限,依照立法程序制定、实施的全国性的规范性文件,包括宪法、行政法、经济法、民事法、刑法等。法律是维护人民权利的工具,制定法律的目的是维护社会关系和社会秩序。法律既保护人们的正当权利,同时也惩治人们的不正当行为。

(二)法律体系

法律体系是指一个国家现行的全部法律规范,我国的法律体系与基本国情相适应,与基本任务相一致,由三个法律体系层次、七个法律部门组成。

1. 法律体系层次

(1)法律:包括宪法、基本法律、普通法律、行政法规等国家级法律以及地方性法规等规范性文件。

(2)行政法规:是由国务院根据宪法、法律和实际需要制定而成,尚不能成为国家法律事项。制定行政法规是为执行法律的规定及行使行政管理职权。所制定的行政法规,经过实践检验,达到制定法律的成熟条件时,国务院提请全国人民代表大会制定相关法律。

(3)地方性法规:由省、自治区和直辖市的地方立法机关,为执行法律、行政法规的规定,根据地方行政区域的具体情况和实际需要,在与宪法、法律、行政法规不相抵触的前提下制定或认可,在地方区域内发生法律效力的规范性法律文件,如决议、决定等。地方性法规是除宪法、法律、行政法规之外,在地方具有最高法律属性和国家约束力的行为规范。

2. 法律部门 是运用特殊调整方法调整一定种类社会关系的法律规范的总和。调整同一类社会关系的法律规范的总和,构成一个独立的法律部门。

(1)宪法:是国家的根本大法,具有最高的法律位阶和法律效力。宪法包含的行政法规范主要包括国家行政机关组织、基本工作制度和职权规范;公民基本权利和义务规范;个体劳动者在行政法律关系中的权利、义务规范等。

(2)行政法:指行政主体在行使行政职权和接受行政法制监督过程中,与行政相对人、行政法制监督主体之间以及行政主体内部发生的各种关系的法律规范总称。其主要职责是控制和规范行政权,保护行政相对人的合法权益。

(3)民法:是调整平等民事主体的自然人、法人以及其他非法人组织之间人身关系和财产关系的法律规范的总称。民法的基本原则包括平等、自愿、公平、诚实信用、公序良俗、不得滥用权力。①平等:当事人在法律地位上的平等,任何人不得强迫对方;②自愿:当事人意愿表述自由、真实,一方不得利用欺诈或胁迫等手段迫使对方做出违背其真实意愿的表示;③公平:指双方权利义务的对等;④诚实信用:当事人在民事活动中维护双方利益的平衡;⑤公序良俗:是从外部加以限制,要求当事人的行为应遵守社会公共秩序,不得违背善良风俗;⑥不得滥用权力:是对权力行使的制约,任何人行使权力都应有一定的界限,越过正当界限,侵害他人合法利益,即为法律所不容。

(4)经济法:是国家在对经济实行宏观调控和对具有社会公共性的经济活动进行干预、管理、协调过程中所发生的经济关系的法律规范的总称。

(5)刑法:是规定犯罪、刑事责任和刑罚的法律,规定哪些行为是犯罪并应负刑事责任。

(6)社会法:是调整有关劳动关系、社会保障和社会福利关系的法律规范的总和。社会法旨在保护公民的社会权利。

(7)诉讼与非诉讼程序法:是调整因诉讼活动和非诉讼活动而产生的社会关系的法律规范的总和。包括民事诉讼、刑事诉讼、行政诉讼和仲裁等方面。

二、医疗卫生相关法律法规

与护理实践有关的法律范畴包括由国家规定的医疗卫生法、地方行政主管及卫生行政部门制定的规定、标准、办法和医疗卫生单位制定的管理制度和办法、医疗护理技术操作规程等。

卫生法(health law)是由国家制定或认可,由国家强制力保证实施的关于医疗卫生方面法律规范的总和,是法律体系的重要组成部分。涉及的方面有国家卫生管理体制、卫生机构设置、从业人员任职资格、职权范围,相关组织、人员及公民在卫生活动中的权利与义务、行政责任与行政处罚等。卫生法具有法律的一般属性,也有其专业特征,是由一系列法律、法令、条例等规范性文件组成,包括由国务院和国家卫生健康委员会制定颁发的《医疗事故处理条例》《护士条例》《常用临床护理技术服务规范》《综合医院分级护理指导原则(试行)》等30余部卫生行政法规。此外,还有地方性医药卫生法规、地方政府卫生规章、卫生技术和操作规范等医药卫生行政规章。卫生法体系主要由公共卫生与疾病防治法、医政法、药政法、妇幼卫生法、优生与计划生育法组成,其中医政法与护理实践密切相关。

(一)医政法

1. 医政法概念　医政法由国家制定,用以规定国家医政活动和社会医事管理活动,包括医疗机构自我管理活动、调整因医政活动而产生的各种社会关系的法律规范的总称。医政法跨越卫生法和行政法两大法律体系,以保护公民的生命健康权为根本宗旨,要求医政机构依法行使医事行政权,公平公正,在法律的基础上一律平等,坚持公道。

2. 医政法内容　医政法体系包括医疗机构工作制度的法律规范,如医疗机构的性质、任务、工作原则及各项工作制度;医务人员任职资格相关规定,如各类护理人员的职责,护士必须具备的条件,护士资格、执业执照取得的条件和程序,护士培训,护士晋升的条件和程序,护士执照注册程序,护士资格的丧失,执业执照的缓注、拒注和吊销的事由和程序等;医事行为法规,如医疗护理的临床操作常规、要求,有关的技术标准以及违法责任等;违法医事行为法律责任规范,如行为人故意违反有关法律、政策的规定,实施医事侵权行为、无证行医行护、滥用禁药,以及医务人员在医事活动中违反有关法律规定和操作常规,实施了造成就医者不应有的、有危害后果、并在主观上存在过失的行为,如医疗事故和差错。

医政法中规定了医疗机构和医务人员的权利和义务。医疗机构的权利主要包括制定行政规范性文件、规章和政策;规定和采取行政措施,如指示、审批、许可、赋予、拒绝和剥夺等;行政处罚,如警告、罚款、吊销执照、责令停业等;行政裁决和行政复议等。义务主要包括严格执法,依法行政;为社会服务,为人民服务,为医疗机构服务,为发展国家医学事业服务,接受社会各方面的监督。医务人员的权利主要有获得工资和相应补贴及社会福利待遇的权利;对本机构内及社会上的违法行为有提出控告、申诉和检举的权利;对医政机构及其工作人员的行为有提出批评、建议的权利;有获得依法从事业务活动的权利;对合法的人身自由有获得保障的权利,不受医政机构、工作人员及其他任何组织和个人的非法侵害;有获得接受教育、培训的权利。义务主要有尽最大努力履行治病救人的义务;无法律的许可,不得以任何借口拒治患者;在医疗事故或差错事件发生后,不得弄虚作假、伪造病史或其他证据材料;自觉遵守国家的法律、法规、规章及职业道德;自觉接受医政机构和社会的监督。

(二)护理法

1. 护理法概念　护理法是指由国家制定、用以规定护理活动(如护理教育、护理管理、护理科研、护理服务等)及调整这些活动而产生的各种社会关系的法律规范的总称。制定护理法旨在使护理服务更加专业化、标准化、规范化;使护理管理法治化,保证护理工作的稳定性及连续性;使护理人员在护理法规定的护士资格、注册、执业范围等要求中,以法律手段促进其不断学习,更新知识,提高实践能力,从而促进护理专业的整体发展;使护理人员的地位、作用有明确的法律依据,在从事正常护理工作的权利、履行法定职责等方面最大限度地受到法律的保护。护理法也有利于维护患者及所有服务对象的正当权益,对于违反护理准则的行为,患者可根据护理法追究护理人员的法律责任。

2. 护理立法概况　护理立法始于20世纪初。1919年,英国率先颁布了护理法,1921年,荷兰颁布护理法,随后芬兰、意大利等许多国家相继颁布了护理法律、法规。1953年,世界卫生组织发表了第一份护理立法的研究报告,1968年,国际护士会成立了护理立法委员会,制定了世界护理法纲领性文件《护理立法指导》(*Apropos Guide for Formulating Nursing Legislation*),为各国的护理立法提供了权威性指导。现今,欧美、亚太地区、东南亚等70余个国家都制定了相应的护理法。

我国卫生部自1985年开始起草《中华人民共和国护士法》工作,通过查阅国内外文献资料,总结我国护士管理的经验教训,研究护理队伍现状,起草了《中华人民共和国护士法(草案)》,并广泛征求各方面的意见和建议。经反复论证,决定先行制定《中华人民共和国护士管理办法》。在《中华人民共和国护士法(草案)》的基础上,卫生部于 1993 年 3 月 26 日颁布了《中华人民共和国护士管理办法》,自 1994 年 1 月 1 日起实施。2008 年 1 月 23 日国务院通过《护士条例》,并于 2008 年 5 月 12 日起施行。2020 年 3 月 27 日国务院公布了《护士条例》修改版,将第八条中的"拟执业地省、自治区、直辖市人民政府卫生主管部门"修改为"批准设立拟执业医疗机构或者为该医疗机构备案的卫生主管部门",并自公布之日起施行。《护士条例》包括总则、执业注册、权利和义务、医疗卫生机构的职责、法律责任和附则共 6 章 35 条。条例的制定旨在保障和维护护士的合法权益,严格规范护士的执业行为,强化医疗卫生机构的职责,促进护理事业发展,保障医疗安全和人体健康,维护护理对象的合法权益。《护士条例》中明确要求,护士执业应遵守法律、法规、规章和诊疗技术规范;执业活动中,发现患者病情危急,应当立即通知医师;应当尊重、关心、爱护患者,保护患者的隐私;在教学、综合医院进行临床护理实习的人员,应当在护士的指导下开展相关工作等。

(三)医疗事故相关法规

为正确处理医疗事故,维护医疗秩序,保障医疗安全,保护患者、医疗机构和医务人员的合法权益,2002 年 4 月 4 日国务院正式颁布《医疗事故处理条例》,并于 2002 年 9 月 1 日起实施。《医疗事故处理条例》包括总则、医疗事故的预防与处置、医疗事故的技术鉴定、医疗事故的行政处理与监督、医疗事故的赔偿、罚则、附则共 7 章 63 条。

1. 医疗事故概念 医疗事故(medical malpractice)是指医疗机构及其医务人员在医疗活动中,违反医疗卫生管理法律、行政法规、部门规章和诊疗护理规范、常规,过失造成患者人身损害的事故。

2. 医疗事故种类 医疗事故分为责任事故和技术事故。责任事故是指医务人员因违法规章制度、诊疗护理常规等失职行为所致的事故;技术事故是指医务人员因技术水平不高,缺乏临床经验等技术上的失误所致的事故,并非因严重不负责任而导致事故的发生。

3. 医疗事故分级 根据对患者人身造成的损害程度,《医疗事故处理条例》中,将医疗事故分为以下四级:

(1)一级医疗事故:造成患者死亡、重度残疾。

(2)二级医疗事故:造成患者中度残疾、器官组织损伤导致严重功能障碍。

(3)三级医疗事故:造成患者轻度残疾、器官组织损伤导致一般功能障碍。

(4)四级医疗事故:造成患者明显人身损害的其他后果。

4. 医疗事故构成要件 医疗事故的主体必须是达到刑事责任年龄,具有刑事责任能力,经过考核,取得合法资格,卫生行政机构批准或认可的各级卫生技术人员,包括经国家卫生行政部门批准的个体行医者。医疗事故的行为人须在诊疗护理工作中出现过失,如疏忽大意或过于自信,且行为具有违法性和危害性,给患者造成死亡、残障、组织器官损伤导致功能障碍等。

医疗事故的行为违法性表现在医务人员的违约行为上,其违约行为不仅违反双方当事人医疗服务合同的约定,并且违反医务人员作为民事主体对他人生命权、健康权不得侵害的法定义务,造成他人的损害。医疗事故责任构成中的违约行为与侵害他人固有利益违法性的一致性,构成了医疗事故责任违法行为的基本特点。

当患者的生命安全遭受疾病侵害,医务人员的救治措施不能在客观上起到控制病情发展的作用,引起人体健康更大损害,直至导致伤残、功能障碍甚至死亡的结果,则构成了医疗事故的客体要件。

根据我国刑法的有关规定,医务人员因严重不负责任,造成就诊人死亡或者严重损害就诊人身体健康的行为,若判定为医疗事故罪,行为人可判处三年以下有期徒刑或者拘役。

严重不负责任是指医务人员在诊疗护理工作中,如手术、输血、执行医嘱、护理等,违反规章制度和职责要求,发生错治患者,错用药物,擅离职守等行为,而导致患者身体健康的严重损害甚至死亡。

不属于医疗事故的情形包括:

(1)在紧急情况下,为抢救垂危患者生命而采取紧急医学措施造成不良后果。

(2)在医疗活动中由于患者病情异常或者患者体质特殊而发生医疗意外。

(3)在现有医学科学技术条件下,发生无法预料或者不能防范的不良后果。

(4)无过错输血感染造成不良后果。

(5)因患方原因延误诊疗导致不良后果。

(6)因不可抗力造成不良后果。

5. 医疗意外　医疗意外是指由于病情或者患者体质特殊而发生难以预料和防范的不良后果,医务人员主观上没有过失,不能预见或因不可抗拒的原因而导致就诊人死亡、严重损害就诊人身体健康的事故。与医疗事故相同的是都有可能发生就诊人死亡或身体健康严重损害的后果,但区别在于行为人主观上有无过失。医疗意外与疏忽大意过失有相似之处,两者都发生了严重后果,而且对严重后果的发生都没有预见。但不同之处在于,疏忽大意过失是对严重后果的发生应当预见而没有预见,医疗意外是对严重后果的发生难以预见而没有预见。

三、护理实践中相关法律问题

在社会生活中,每个公民都应该依法办事,遵守国家的法律法规。医疗卫生行业从业人员的行为更应受医疗卫生法律法规的约束。在工作实践中,护理人员可能会因为失误、疏忽或侵犯个人隐私等问题而面临法律诉讼,承担法律责任。

(一)法律责任概念

法律责任是指法律所规定的、违法行为人因违法所应承担的制裁性法律后果。法律条文中明确规定了法律责任的大小、范围、期限和性质。法律责任的认定和实现,必须由国家专门机关通过法定程序进行,其他组织和个人均无此项权力。法律责任具有国家强制性,以国家机器为后盾保证其实现。

(二)法律责任分类

法律责任分为五种:违宪责任、民事责任、行政责任、刑事责任、经济责任。

1. 违宪责任　是指国家机关、社会组织或公民从事的与宪法规定的某种法律、法规、规章相抵触的活动而产生的法律责任。

2. 民事责任　是指违反民事法律、民法规定或违约所应承担的一种法律责任。民事责任是一种救济责任,其功能主要是赔偿或补偿被害人的损失。民事责任是一方当事人对另一方承担的责任,在法律允许的条件下,可通过当事人与被害人协商解决问题。

3. 行政责任　是指因违反行政法或行政法规定,由行政主体和行政相对人承担的法律责任。对于一般违法行为,由国家特定的行政机关依照有关法律的规定追究行政责任。通常情况下,实行过错推定的方法承担责任。

4. **刑事责任** 是指根据国家刑事法律规定,对行为人的犯罪行为追究的法律责任。当行为人的行为具有严重的社会危害性,构成犯罪,则由司法机关依照刑法规定追究其刑事责任。刑事责任是犯罪人向国家所负的一种法律责任,是所有法律责任中最严厉的一种。

5. **经济责任** 是指当事人基于其特定职务而应履行、承担的与经济相关的职责、义务。根据产生原因的不同,又分为约定经济责任与法定经济责任。

(三)法律责任认定原则

1. **责任法定原则** 当违法行为发生后,必须依照法律规定的性质、范围、程度、期限、方式,追究行为人的责任,使其承受制裁性的法律后果。

2. **责任自负原则** 法律责任是针对违法者的违法行为而设置,凡是实施了违法行为的人,必须承担法律责任,而且必须是独立承担责任。

3. **违法行为与法律责任相适应原则** 违法是公民个人或社会组织违反法律规定,做出危害社会的行为,即行为人不履行守法义务,超越法定行使的权限,对其他主体的合法权益造成破坏和损害。法律责任的性质、种类以及轻重,应与违法行为及危害结果的性质和状态相适应,即有责必究,无责不究,轻责轻究,重责重究。

4. **责任平等原则** 法律面前人人平等,在确认追究法律责任时,对责任主体应不分种族、民族、性别、职业、社会出身、财产状况,一律平等追究责任。不允许任何组织或个人享有规避法律责任的特权,不允许同罪异罚。

5. **重在教育原则** 在法律责任体系中,刑事责任具有明确的惩罚性,但民事责任大多具有救济性和补偿性。追究责任意味着责任主体在生命、财产、资格等利益上的丧失和付出。惩罚制裁只是一种手段,其主要目的是使责任主体承受利益丧失带来的痛楚,唤醒其善良意志和守法意识,教育其依法办事,妥当行使权利,忠实履行义务。

(四)护理人员的法律责任

护理人员法律责任是指护理人员因实施侵权行为,在法律职责范围内须承担的法律后果。在法律上,行为人必须对自己行为所导致的损害负责。护理人员违反法定义务,因自己的过失(包括故意)给患者造成损害,抑或患者受到的损害体验与护理人员行为或工作疏忽之间存在因果关系,患者承受了伤害,护理人员则必须对其造成的损害结果承担法律责任。

1. **承担民事责任** 根据我国《中华人民共和国民法典》的规定,护理人员侵犯被护理者的民事权利,要负相应责任。侵犯身体权的要停止侵害;侵犯名誉权的要消除影响,恢复名誉,并赔礼道歉;如果侵权给他人造成经济损失,还要给予赔偿。

2. **承担行政责任** 护理人员在执业活动中,由于违反医疗规章制度及技术规范,发生下列情况之一,由地方人民政府卫生行政部门依据责任分工责令改正,给予警告。情节严重者,暂停6个月以上、1年以下执业活动,还可给予终止注册、取消注册的处分,直至原发证部门吊销护士执业证书。

(1)发现患者病情危急未立即通知医师。

(2)发现医嘱违反法律、法规、规章或诊疗技术规范的规定,未按照《护士条例》第十七条规定提出或报告。

(3)泄露患者隐私。

(4)发生自然灾害、公共突发事件等严重威胁公众生命健康的突发事件,不服从安排参加医疗救护。

3. 承担刑事责任 如果侵权行为严重,依照刑法的规定已构成犯罪,行为人要依法负刑事责任。如医务人员由于严重不负责任,造成就诊人死亡或严重损害就诊人身体健康者,处三年以下有期徒刑或拘役。护理人员在执业活动中造成医疗事故,依照医疗事故处理及医疗事故罪的有关规定承担法律责任。

(五)与法律有关的护理行为责任

1. 侵权行为

(1)概念:侵权行为是民事主体(行为人)违反民事义务,因过错侵害他人人身、财产和其他合法权益,依法应当承担民事责任的不法行为和其他侵害行为。侵权行为是破坏了法律规定的某种责任,同时又对他人造成伤害的行为。

(2)特征:①侵权行为是一种单方实施的事实行为。②侵权行为是侵害他人合法权益的违法行为。③侵权行为是行为人有意识地加害于他人的行为。④侵权行为是一种民事违法行为,其违法实质是违反法律所规定的义务。⑤侵权行为是能引起民事法律后果的行为。

(3)构成要件:①行为的违法性。行为人实施的违法行为是其承担侵权责任的前提要件。②存在损害事实。这包括对私人财产的损害和对人身权利的损害,如对生命、健康、名誉、荣誉等的损害。人身损害往往也会生成一定的财产损失,如因身体、健康受到损害而付出的治疗、住院费用等。③有因果关系。侵权行为中的因果关系是指违法行为与损害结果之间的客观联系,即特定的损害事实是行为人引起的结果。当两者间存在因果关系时,行为人应承担侵权责任,包括财产责任和非财产责任。因果关系是侵权行为构成要件的必备环节。④行为人有主观过错。过错是侵权行为构成要件中的主观因素,反映行为人实施侵权行为的心理状态。过错分故意与过失。故意是指行为人预见到自己的行为可能产生损害结果,仍希望其发生或放任其发生,如明知诽谤他人会侵害他人的名誉权而仍为之。过失是指行为人应当而且能够预见其行为结果具有加害他人的危险,因疏忽而未预见,或虽已预见,因过于自信,以为结果不会发生,以致最终造成损害后果,如为患者进行湿热疗法,护理人员应当预见过热的水温可能造成烫伤,但因疏忽大意,导致烫伤事件发生。

知识链接 3-2

护士职责

在护士长领导下进行工作。认真执行各项规章制度、岗位职责和护理技术操作规程;正确执行医嘱;准确、及时完成各项护理工作,严格执行查对及交接班制度、消毒隔离制度,防止差错事故的发生。在上级护士指导下,做好基础护理、心理护理、健康教育、饮食与用药指导,并做好护理记录。尊重、关心、爱护患者,保护患者的隐私。密切观察与记录危重患者的病情变化,发现异常情况及时报告,并配合处理。协助做好危重患者的抢救及各种抢救物品、药品的准备和保管工作,协助完成各项诊疗工作。

2. 失职行为与渎职

(1)失职行为:是国家工作人员严重不负责任,致使公共财产、国家和人民利益遭受一定损失的行为。

（2）渎职：是指国家工作人员利用职务上的便利，滥用法律赋予的职权，或违法乱纪，或玩忽职守，致使国家和人民利益遭受损害的行为。渎职是违法行为。渎职犯罪在主观方面既有故意构成，又有过失构成。

（3）失职与渎职关系：失职与渎职之间互相联系。行为主体都是在一定职位上，享有一定权利，承担一定义务的国家工作人员。行为范围都限定在履行职务或从事与其职务相关活动的过程之中。渎职在一定程度上对专业领域的管理、发展和目标的实现都能构成阻碍，产生不良影响，甚至导致严重损失。失职是错误，严重失职将受纪律处分；渎职是严重错误，构成犯罪则要受法律制裁。

失职、渎职行为既能以作为的形式实施，也能以不作为的形式实施。作为是指人的积极行为。在失职、渎职现象的发生发展过程中，行为人的作为表现各不相同。履行职务中的作为是指行为人以积极的活动，使自己所在岗位、职位的工作目标得以实现，义务得以履行的行为。履行职务中的不作为指国家工作人员依据法律法规赋予的权力，在其岗位、职位上应该履行，并且能够履行的义务不予履行。此种不作为具有消极的特征。失职源于不作为。由于行为人应做、能做但不做，导致失察、失策，造成危害性后果，属于严重不负责任情况下的失职。渎职是与其履行职务行为相悖的作为。

（4）失职与渎职责任：区分行为人失职与渎职的责任性质，应与客观条件的作用程度相联系。有些可能导致危害性后果的客观条件显而易见，只要行为人正确履行所在岗位、职位的义务，即可减轻或避免危害性后果。如果因疏忽大意而未减轻也未能避免，行为人应承担失职的责任。若客观条件具备导致危害性后果发生的可能性，但不具备必然性，不易酿成严重危害，只因行为人极端不负责任或故意放纵而导致严重危害，行为人应承担渎职的责任。如护士因疏忽大意错给一位未进行过青霉素皮试的患者注射青霉素，若该患者对青霉素不过敏，也未发生任何意外，则该护士只是犯了失职过错，构成一般护理差错。如果患者对青霉素产生过敏反应，出现过敏性休克死亡，该护士将被追究法律责任，甚至可能被判渎职罪。

3. **执行医嘱**　医嘱是指医师在医疗活动中下达的医学指令，是根据患者的病情和治疗需要，对患者在饮食、用药、检查、护理等方面制订的具体计划，是护理人员执行各项治疗的依据。医嘱具有法律效力，是处理医疗事故时的法庭证据。在发生纠纷的病历中，患者有权要求查阅、复制包括医嘱单、护理记录等项的病历资料。

执行医嘱是护理人员实施治疗、护理的责任，医嘱执行正确与否直接关系到患者的治疗效果、安全和康复。护理人员应严格遵照医嘱执行检查、治疗、护理工作，无故不执行医嘱属于违规行为。但护理人员并非只机械性地执行医嘱。患者在药物治疗过程中如果出现不良反应，护理人员有责任及时告知主管医师，必要时暂停医嘱的执行，以免继续用药引起病情变化。

护理人员对医师的医嘱等诊疗方案有监管的责任。如果执行了有违反法律、法规、规章或诊疗技术规范规定的医嘱，并由此产生相应后果，护士应承担法律责任。在提供治疗活动中，护理人员如果对医嘱有疑问，应与医师沟通，核实无误后方可执行。若发现医嘱有明显错误如药物剂量、给药途径、溶媒使用、医嘱前后矛盾等问题，护理人员有权拒绝执行，可以向开医嘱的医师提出质疑，切不可主观臆断，随意更改医嘱。如果医师执意要求护士执行,其后果由医师承担。若明知医嘱可能会对患者造成损害,导致严重后果,仍盲目执行错误医嘱,护理人员将与医师共同承担由此造成的法律责任。

通常护士不能执行口头医嘱或电话通知医嘱。但在特殊情况下,如抢救危重症患者,医师正在手术中或正在进行无菌操作时,另有其他患者急需救治,或某患者病情突然发生变化而医师不能立即到达现场进行处理,或医师当时无法书写医嘱,医师可能会开具口头医嘱。护士在执行口头医嘱前应复述,经医师认可、核对后立即执行。医嘱执行后,护士应将相关物品留存,待抢救结束后核查。救治结束及时提醒医师补写医嘱,据实补记。

4. 临床医护记录　医疗护理记录是患者病情发展变化的真实记录,是医师进行诊疗、调整治疗方案的依据,是衡量护理工作质量的重要资料,是认证医疗过失的重要依据。医疗护理记录在法律上有重要的意义。护士如果未能及时、如实地记录患者的症状表现、病症反应等相关信息,或不认真记录、漏记、错记,则有可能会导致误诊、误治,给患者造成损害,甚至引起医疗纠纷。丢失、涂改、隐匿、伪造或销毁记录,行为人应承担法律责任。若患者与医疗机构发生纠纷,或患者与某刑事犯罪有关,完整的医疗护理记录会成为判定医疗纠纷性质的重要依据,或成为侦破刑事案件的重要线索。在诉讼之前对记录进行修改或添删内容,都属于违法行为。

影响医疗护理记录真实性的情况:护理记录与执行的医疗记录不相符;记录不规范、不及时;内容不详细,缺乏连续性;病情描述不确切;字迹潦草、错别字;护士执行医嘱时,彼此代签姓名或署名不真实;在知情同意书上患者或家属签字不规范等。

5. 医疗不良事件报告　医疗不良事件又称为医疗安全事件,是指在正常诊断与治疗过程中,任何可能影响患者的诊疗结果,增加患者的痛苦或负担,并可能引发医疗纠纷或医疗事故,以及影响医疗工作正常运行和医务人员人身安全的因素和事件。医疗不良事件分为两类:一类是可预防的不良事件,即医疗过程中未被阻止的差错或设备故障造成的伤害;另一类是不可预防的不良事件,即正确的医疗行为造成的不可预防的伤害。我国将医疗不良事件分为以下四个级别:

(1)一级医疗不良事件(警告事件):指有过错事实并且造成后果的事件。根据后果严重程度的不同,有可能构成医疗事故或医疗差错。如非预期的死亡,或非疾病自然进展过程中造成永久性功能丧失。在医疗不良事件中此级的级别最高。

(2)二级医疗不良事件(不良事件):是指无过错事实但造成后果的事件。医疗行为无过错,主要由药物、医疗器械、植入物等非疾病本身造成的医疗意外,或不可避免发生的医疗并发症和疾病的自然转归,尽管后果可能比较严重,但一般不构成医疗事故或医疗差错。

(3)三级医疗不良事件(未造成后果的事件):是指有过错事实但未造成后果的事件。虽然发生错误事实,即错误行为已实施在患者身上,但未给患者机体和功能造成任何损害,或有轻微后果而不需任何处理可完全康复。

(4)四级医疗不良事件(隐患事件):是指无过错事实也未造成后果的事件。由于及时发现错误并得到纠正,未形成医疗行为的过错事实,患者最终未得到错误的医疗护理服务。此级级别最低。

医务人员在医疗护理活动中发生、发现医疗事故和可能引起医疗事故的医疗过失行为,有义务和责任向医院管理部门或医疗服务质量监控部门如实报告,不得隐瞒。相关部门或负责人接到报告,应立即进行调查、核实,并将有关情况如实向上级机构报告,并向患者通报、解释。

6. 实习护生的职责范围 根据国家规定,护理学生须在中等职业学校或高等医学院校完成教育主管部门和卫生主管部门规定的普通全日制 3 年以上护理专业(含助产)课程学习,在教学、综合医院完成 8 个月以上护理临床实习。临床实习的护生,须在护士长、带教老师、护士的监督指导下,为患者进行健康评估、日常护理或治疗。未经老师审核把关,护生不得独自进行治疗护理操作。如果在护士指导下,护生因操作不当给别人带来损害,护生可不负法律责任。但若未经护士批准,擅自独立为患者进行操作并造成患者损害,该护生要对此后果承担法律责任。

(六)与法律有关的护理问题和责任

1. 跌倒/跌落 跌倒/跌落是指身体部位失去平衡,突发、不自主、非故意的体位改变,触及地面或比初始位置更低的平面上。跌倒/跌落是患者尤其是老年患者常见的伤害事件,是患者伤残、失能甚至死亡的主要原因,也是比较严重的护理问题之一。患者在医院内跌倒/跌落,不仅造成身心痛苦,影响日常活动及独立生活能力,增加家庭和社会负担,还会引发医疗护理纠纷。跌倒/跌落也是患者起诉医疗机构的常见原因。

患者因各种疾病的影响、器官功能衰退、感觉灵敏度减弱、行动迟缓、对医院环境陌生等原因,很容易发生跌倒/跌落。医院地面湿滑、灯光昏暗或安全设施不到位,也增加了患者跌倒/跌落的危险性。预防患者跌倒/跌落是护理人员的重要职责。护理人员应对患者特别是老年患者跌倒/跌落的危险性进行评估,包括意识、视力、体能、肢体活动情况、有无陪伴人员、用药等,并记录在护理记录单中。根据病情,适时采用床栏、约束带等防护措施,确保患者安全。

护理人员发现患者跌倒/跌落,应立即报告,同时填写护理不良事件报告表,包括原因、具体经过、对患者造成的影响、事后处置及采取的补救措施。根据发生事件的性质,对非护理人员主观原因引起、无不良后果发生并据实报告的人员可不予处罚,以促进护理不良事件的良性转归。如果有足够的证据证明患者的跌倒/跌落是由于护士的疏忽造成,或未对患者采取有效保护措施,导致患者摔倒,护士应该对给患者造成的损害负责。

2. 用药失误 患者患病最常见的治疗措施是药物治疗。药物治疗过程中用药失误是引起法律纠纷的原因之一。

(1)概念:用药失误指在药物治疗过程中,医疗专业人员、患者不适当地使用药物造成患者损伤的可预防事件。用药失误的发生与医疗行为、药品、给药装置、工作流程有关,如医嘱、处方,药品标识、包装、调剂、分送等。用药失误不仅局限于给药环节,包括药物治疗过程中的所有环节。医师处方写错剂量,药师配方时发现,医师被告知后做了改正,虽然没有导致不良后果,患者最终得到的是正确的药物剂量,但在过程中已出现错误,仍被视为用药失误。

(2)分类:①处方差错,即处方药选择不正确,已知药物有过敏反应仍开具该药;所用药物与患者正在进行的治疗不相容;药物剂型、用药方法不正确或书写不清楚,导致药物治疗失误。②遗漏给药,即未按医嘱给药,患者没有得到应该给予的药物(排除患者拒绝接受药物治疗)。③给药时间错误,即未按规定的时间或间隔给药。④未被合法授权给药,即非医嘱给药及药物给错患者。⑤剂量不当,即剂量计算错误、剂量单位搞错或药物取量不正确,用量多于或少于规定范围,一次或多次给药。⑥药物调配错误,即给药前未能正确调配药品。⑦给药技术错误,即给药程序、途径、部位、速度等不正确。⑧使用过期或变质药品。

⑨监测不当，即医师或药师没有注意患者的用药史，或未详细评估患者现在用药情况而忽略药物之间的相互作用。⑩依从性失误，即用药者不遵从医嘱用药。

（3）原因：①个人因素。由于医务人员工作时注意力不集中、疏忽大意，将患者姓名输入（书写）错误；医务人员专业知识不足，拘泥于个人经验，选择不当或错误的药物，不采用循证证实有效的药物治疗方案。②环境因素。工作环境不良，通风、照明度不佳，噪声、温度过高或过低、工作间狭窄等。③药品或给药装置因素。不同药品名称、包装、标签相似，或药品名称发音相似，造成用药混淆。④医疗机构因素。人员短缺，工作量过大，忙中出错；工作量分配、待遇分配不合理，影响情绪；医院缺乏有效管理制度和合理的工作程序，如实习学生代班或临时工作人员代班等；不以患者为中心，趋利、大处方，药品用"新"不用旧，用价格昂贵药的现象禁而不止。⑤药物滥用。人们对合理用药认识存在差异，导致药物依从性差，滥用抗生素、注射剂等。

（4）防范：医护人员须充分认识用药环节中发生错误的可能性，熟悉用药失误发生的原因，减少失误。

护士在临床上安全用药，必须严格执行查对制度，给药前仔细核查所有的药疗医嘱，检查配制的药物是否与医嘱一致，确保药物、剂量、患者身份等项的正确性。此外，护士还应注意药物因素和患者自身因素。有些药物在治疗疾病的同时，因其药理作用，可能导致一些不良反应，如长期大量使用糖皮质激素能使毛细血管变性出血，皮肤、黏膜出现瘀点、瘀斑。患者因种族、性别、年龄的不同及个体差异，影响药物的治疗作用而产生不同的药物疗效。

若患者拒绝用药或对药物治疗有疑问，护士应聆听、答疑，复查药疗医嘱和调配的药品，确保没有发生给错患者、重复给药或给药途径错误等。如果患者拒绝接受药物治疗，应将情况如实记录在医疗文件中。

为达到杜绝差错、安全合理用药的目的，医疗机构应建立并实施用药隐患自查报告制度和药物治疗失误报告系统，制订安全用药方案，通过差错上报、汇总和分析，找出防范措施，提高用药安全的标准。建立权威的药学信息与合理用药咨询网络系统，建立和发展跨医院、跨地区、跨行业（制药、医疗、药政管理）协作网。增强医护人员安全意识，提高责任心，加强岗位责任制、职业道德和法律法规教育。

3. 护理管理不到位　护理工作中出现问题、失误或发生差错、事故，护理管理者应分析、反思是否存在管理方面的原因，如缺乏科学的管理知识和经验；管理制度不完善或制度执行不到位；管理机制不严格，措施不力；管理者缺乏对护士进行职业道德教育及法律法规教育；岗位设置不合理，护士编制不足，超负荷工作，使护士不能按照要求完成护理工作。

护理管理者应加强护理人员法律知识的培训，对临床发生的护理差错、事故等问题组织讨论、分析，制订、落实预防措施。督促检查护理人员各项规章制度和技术操作规程执行情况，确保护理安全和护理质量。检查护理工作中的薄弱环节，进行改进或予以解决。设差错事故登记本，及时报告差错及事故，积极采取补救或抢救措施，减少或消除不良后果。对护理人力资源进行合理分配和使用。

4. 病患所致问题　患者或家属也会因自身原因导致相关法律问题的发生。卫生部颁布的《医院工作制度》中明确指出：住院患者应遵守住院规则，与医务人员密切合作，服从治疗与护理。住院患者不得随意外出。但临床工作中患者在住院期间擅自离院外出的现象时有发生，对医疗护理工作产生一定的影响。

2009 年 11 月 26 日,卫生部颁布《医院投诉管理办法(试行)》。为畅通医疗机构投诉渠道,加强医疗机构投诉管理,规范投诉处理程序,改善医疗服务,保障医疗安全和医患双方的合法权益,在总结《医院投诉管理办法(试行)》实施情况的基础上,国家卫生健康委员会于 2019 年 3 月 6 日发布《医疗机构投诉管理办法》,并于 2019 年 4 月 10 日起施行。借此,医护人员应严格执行医院管理制度,提高风险防范意识,加强住院患者规范化管理。患者入院之初,医务人员要向其履行告知义务,将患者的病情、医疗方案等信息告知患者或家属,并详细说明医院的规章制度、相关的法律法规,离院可能造成的不良后果,使其明确住院患者自行离院应承担的责任。

(刘建芬)

第三节　护士执业资格认证

护理工作直接关系到患者身心健康和医疗安全。护士以其专业化知识和技能为患者提供护理服务,满足群众的健康服务需求。护士的专业知识、技能水平及整体素质与医疗安全、患者的康复及患者对医疗机构服务的满意程度有密切的关系。因此,护理执业是各级各类医疗机构中不可缺少的重要组成部分。护士执业资格认证为护理行业的执业准入控制,保证护理行业执业人员的水准,进而保证护理服务对象的安全奠定了基础。

一、护士执业资格认证概述

医疗卫生事业的发展关系到人民群众的切身利益,关系到社会稳定和经济发展,对于促进社会全面进步、实现人的全面发展具有重要的地位和作用。护理工作是医疗卫生事业的重要组成部分,在维护和促进人民群众健康水平方面发挥着重要作用。随着社会经济和文化的持续发展、科学技术的不断进步以及人民群众健康需求的不断增长,护理工作的专业范围不断拓展,职业内涵不断丰富,涉及预防疾病、保护生命、减轻痛苦和促进健康等多方面,在医疗、预防、保健、康复工作中的作用日益突出。护士是从事护理工作的专业技术人员,是医疗卫生专业队伍的重要组成部分。据国家卫生健康委员会统计,截至 2019 年底,全国注册护士总数达到 445 万人,比 2018 年增长了 35 万,中国每千人口护士数达到 3 人,这也是近几年护士队伍数量增长最快的阶段。

广大护士在维护和促进人民群众健康方面发挥着不可替代的作用。护士队伍的基本素质是保障护理工作质量和推进护理专业发展的重要基础,也是保证医疗安全、维护和促进人类健康的必要条件。因此,加强护士队伍建设、保障护士权益、规范护士行为、合理使用护士,发挥护士在医疗、预防、保健、康复中的作用是关系到患者健康及全社会医疗保健水平的一项重要工作。

随着医学护理领域国际交流日益频繁,护理人才的流动性增加,我国护士去往其他国家工作和学习的机会也相应增加。近年来,越来越多的国外护士管理机构对海外护士提出了执业资格认定的要求,一些国家也开始设立专门的机构从事该认定工作,如美国的海外护校毕业生教育委员会等。卫生部于 2007 年 2 月印发《卫生部关于印发出国医护专业技术人员资格认定管理办法(试行)的通知》,同时成立涉外专业技术人员资格认定中心,负责对出国从事医疗或护理活动的专业技术人员进行执业资格认定管理工作。认定中心挂靠国家卫生健康委员会人才交流服务中心管理。

2008 年，国务院颁布实行《护士条例》，将保障护士的合法权益、规范护士的执业行为、强化卫生机构的职责纳入法律范畴。《护士条例》的实施对于提高护士队伍的整体素质，促进医疗卫生事业发展都具有重要意义。《护士条例》明确护士执业应经执业注册取得护士执业证书，并规定护士申请注册应具备四个条件：一是具有完全民事行为能力；二是在中等职业学校、高等学校完成国务院教育主管部门和国务院卫生主管部门规定的普通全日制 3 年及以上的护理、助产专业课程学习，包括完成 8 个月以上护理临床实习，并取得相应学历证书；三是通过国务院卫生主管部门组织的护士执业资格考试；四是符合国务院卫生主管部门规定的健康标准。护士执业注册有效期为 5 年。《护士条例》也把通过护士执业资格考试作为每一位护士申请执业资格的必要条件。

二、国外护士执业资格认证

(一)国外护士执业资格认证的发展

护士执业资格认证(nurse qualification certificate identification)制度的建立，旨在通过完善的法律体系来规范和促进护理事业的发展。护士执业资格考试的历史可以追溯至 1901 年 9 月 12 日，新西兰通过的世界上第一部关于护士注册的法案，法案中明确规定护士必须要进行为期 3 年的培训，并通过国家组织的相关考试才能进行注册。同时法案还规定了护士培训所涉及的课程。鉴于护士队伍的基本素质和技术水平对于保证医疗安全与质量的重要性，世界上许多国家对护士的从业资格有着明确的法律规定。下面列举几个国家执业护士资格考试的发展。

1. 日本护士资格认证　1900 年，日本东京首次举行注册护士考试，随后推广至全国范围。1948 年，日本颁布了《公共卫生护士、助产士和护士法》，此法案第四节中将注册护士界定为"持有厚生劳动省颁布的执照，从事护理照顾或者协助诊疗残、病、产后妇女的人员"。目前，申请注册护士执照需具备以下 4 项条件之一：①在获得实践护士执照之后参加 2 年的护理课程培训；②接受了 3 年初等护理学院的培训；③完成了 3 年专业护校的特殊培训；④接受了 4 年的大学护理教育或护理学院毕业。在此基础上，还必须通过全国注册护士考试。日本的注册护士考试由日本厚生劳动省(Ministry of Health, Labor and Welfare, MHLW)统一组织实施，考试合格者获得由厚生劳动省签署并颁发的护士执照。护士执照终生有效，无需再注册。同时日本尚无针对持有海外注册护士证书人员的资格相互认证制度，所有申请日本注册护士资格的人员必须通过日本政府规定的注册护士考试。

2. 美国护士资格认证　美国注册护士执照考试已有百年历史，并形成了比较完善的制度，为众多国家所借鉴。早在 1903 年，美国就通过州立法的形式建立了护士注册制度，规定凡直接从事护理专业技术工作的人员，必须完成护理专业培训课程，通过州注册护士考试，取得注册护士执照。目前，美国注册护士的管理机构和考试机构分别是州护理委员会(Board of Nursing)和美国护理委员会全国理事会(National Council of State Board of Nursing, NCSBN)。NCSBN 成立于 1978 年，是由 50 个州、哥伦比亚区和 4 个联邦领地的 61 个护士局组建的一所非营利性考试机构，承担了美国注册护士执业考试(the National Council Licensure Examination for Registered Nurses, NCLEX-RN)和职业操作护士执业考试

（the National Council Licensure Examination for Practical Nurses，NCLEX-PN）工作。30 多年来，NCSBN 在考试的命题、实施、评价等方面都已形成了一套行之有效的技术方案。

3. 英国护士资格认证　英国没有独立的护士资格考试，而是通过对护理毕业生严格的资格审核完成执业注册工作。在英国，高中毕业后顺利完成 2 年制或 3 年制护理院校专业学习者即可申请获得执业资格证书。英国护士和助产士协会（Nursing and Midwifery Council，NMC）是英国国家医疗总局管辖下负责全国护理工作人员从业行为和医疗服务质量的专门管理机构，负责注册护士的资格审核工作。审核内容包括年龄、健康状况、教育背景、培训和工作经验等。通过审核并获得注册资格的护士即可合法从事护理工作。

（二）国外护士执业资格认证的相关法律法规

世界各国都比较重视护士管理法律制度建设，旨在通过完善的法律体系来规范和促进护理事业的发展。目前，世界上大多数国家均建立了包括《护士法》《护士执业法》在内的专门针对护士管理的法律制度。世界上最早颁布护士法案的国家是新西兰，1901 年 9 月 12 日，新西兰议会正式通过《护士注册法案》，该法案规定一名护士必须要进行为期 3 年的培训，并通过国家组织的相关考试才能进行国家认证的注册。同时法案还规定了护士培训所涉及的课程。1903 年，美国北卡罗来纳州、新泽西等州颁布了《护士执业法》，通过州立法的形式建立了注册护士制度。1938 年，纽约州颁布的《护士执业法》中规定护士必须获取执照后方可成为注册护士，而获取执照前需要具备参加护士执照考试的资格并通过考试。同时，该法案也规定了护士执业的具体范围。到 20 世纪 70 年代，美国所有的州都强制性要求护士具备执照后上岗。1978 年，为向各州的护士管理局提供解决共同问题的平台并保护公共健康、安全和福利，美国成立了美国护理委员会全国理事会。英国在 1919 年颁布《英国护理法》，1979 年颁布了《护士、助产士、公共卫生护士法》。日本于 1915 年颁布了《注册护士条例》，标志着日本注册护士资格认证的法治化，之后又于 1948 年颁布了《公共卫生护士、助产士和护士法》，同年颁布《护士、助产士、保健士法》，该法规定了护理教育标准和护士工作职责，建立了护士、助产士、公共卫生护士考试与资格认证的标准，确认了护士照护伤、残、产后妇女和协助医生诊疗处理活动的两项角色功能。澳大利亚于 1923 年出台了《护士法》，又分别于 1958 年、1993 年和 2005 年对法案进行了修订和完善。发展中国家如印度、菲律宾等也都以法律的形式建立护士执业准入管理制度。1953 年世界卫生组织（WHO）发表了第一份有关护理立法的研究报告，1968 年国际护士委员会成立专家委员会，制定了护理立法史上划时代的文件——《系统制定护理法规的参考指导大纲》。1982 年，NCSBN 通过了第一部《基本护士执业法》（*Model Nursing Practice Act*），并于 1983 年通过了《基本护士管理规定》（*Model Nursing Administrative Rules*）对《基本护士执业法》做出进一步解释。其后，为适应社会发展、医学模式的转变及护理内涵的不断丰富，上述法案和规定又经过 3 次修订，作为美国各州护士管理局制定本州护士管理法律的指导依据。在《基本护士执业法》中规定护士必须通过全国性的执照考试后方能获取护士执照。1982 年，NCSBN 组织了首次全国性的执照考试，即注册护士执业考试（NCLEX-RN）和职业操作护士执业考试（NCLEX-PN）。以南达科他州为例，1972 年通过立法明确规定护士可在一定程度上扩展其执业范围（extended roles），并将其称为"开业护士"（nurse practitioner，NP）。由于在开业护士出现的初期，执业者多在乡村地区工作，为工作方便，开业护士对于处方权的需求日益凸显。在 1979 年，州立法赋予了开业护士处方权，但此时处方权并未写入护士执业法中。到了 1981 年，美国护士协会组织了全国的第一次开业护士认证考试,而此前开业护士的认证均通过助理内科医生的考试。直到 1992 年 NCSBN 把高级注册护士的执业范围加入了护士执业法,进一步扩展了护士的执业范围,并规定了开业护士具有处方权。随着护理队伍整体素质的不断提高,护士在工作中常常面临超越护士执业法所规定的工作范畴的问题,许多州相继开始通过立法的形式扩展护士的执业范围。至 1984 年,WHO 调查报告:欧洲 18 国、西太平洋区 12 国、中东 20 国、东亚 10 国及非洲 16 国,均已制定了护理法规,尚未正式颁布护士法的国家已屈指可数。泰国于 1985 年颁布的《护士法》中规定了护士执照的取得办法。印度、印度尼西亚、菲律宾等发展中国家也都有相应的护士准入管理法律。

尽管护士执业资格考试与注册制度在护理教育中发挥着越来越重要的质量监控作用,但各国的实施情况不尽相同,有的国家实行的是全国性统一考试,如日本、泰国等;有的国家是由各州或各省组织考试,但通过建立全国试题库以保证考试水平的一致性和通用性,如美国、加拿大;另有一部分国家未设立全国统一的护士考试,而是在完成护理学专业学习后通过资格认证直接给予执业注册,如英国、芬兰、瑞典、马来西亚、印度尼西亚等。国外护士管理法律法规的基本内容包括护士的准入条件、护士的执业范围和执业规则、护士的权利和义务、护理机构的设立规则、护士的继续教育等。

(三)国外护士执业资格认证的程序

1. 美国护士执业资格认证的程序　　美国实行分层次护士注册制度,除注册护士(registered nurse, RN)外,还有持照实践护士(Licensed Practical Nurse, LPN)以及高级实践注册护士(advanced practice registered nurse, APRN),并从法律高度对不同层次护士的准入要求、注册条件、执业范围和职责标准进行区别规范。

(1)LPN 及 RN 的执照申请条件

1)完成经护士管理局认可的职业操作护士/注册护士课程:美国护士法规对护理学院开设执业实践护士/注册护士课程进行了详细的规定,主要包括授课教师的学历及资质、课程设置等。如亚利桑那州护士法规规定,RN 课程的授课教师必须具有在有效期内的亚利桑那州的注册护士执照(registered nurse license)。讲授基础课的教员需要具备:①2 年以上的专科护士临床工作经验。②必须具备硕士学位,如果硕士学位非护理学,则必须具备护理学学士学位。讲授临床课的教员需要具备:①护理学学士学位。②2 年以上的专科护士临床工作经验。课程设置方面:所有护理课程的内容安排及变更都要上报州护士管理局,得到批准后才可以开设相应的课程。通过国家组织的考试。根据申请执照的不同,分为注册护士执业考试(the National Council Licensure Examination for Registered Nurses, NCLEX-RN)和职业操作护士执业考试(the National Council Licensure Examination for Practical Nurses, NCLEX-PN),该考试由国家注册护士执照考试委员会组织。

2)既往没有相应的犯罪记录。

(2)APRN 的执照申请条件:APRN 执照的申请与前两者有所不同,由各州根据一定的标准进行认定。主要包括以下几个条件:

1)申请者本人已经为注册护士。

2)申请人提出申请。

3)能力培养认证:即毕业于国家认可的高级护士培训课程,该课程属于正式的硕士或硕士以上课程,培训机构需要符合美国教育局以及护士管理局的资质认证。

4）能力认证：即通过符合国家认证的高级护士认证机构的资质认证。认证机构包括国家的认证中心、院校以及提供能力认证的公司。如犹他州的护士管理条例中规定的高级护士认证机构包括有美国护士认证中心、儿科护士认证局、美国开业护士学院、国家糖尿病及老年和新生儿临床专家认证公司、肿瘤学护士认证公司、美国急诊护士联合认证公司、高级临床急诊和急救从业认证公司、国家助产士认证局和国家麻醉护士认证委员会等。

5）能力管理认证：即既往执业的背景核查，主要包括既往的犯罪记录、违反护士条例的记录以及滥用药物等可能危及护理安全的记录。

美国法律规定，护士必须取得州政府护士管理局颁发的执照，方能在该州从事护理工作。各州政府护士管理局负责实行护士准入管理，包括与国家组织护士执照考核的机构保持联系，核实申请者既往有无犯罪记录及药物滥用记录；制定护士执照持有者能力标准及护士执业规范；根据规定对护士进行分层次注册，并发放职业操作护士、注册护士以及高级注册护士执照；存放护士档案，与护士执业相关的法律发生改变时通知护士等。

（3）执照更新

1）LPN 及 RN 的执照更新要求：①执照更新的通知。护士管理局需要在执照更新前一定时间（由各州自行规定）通知执照持有者，并告知更新的时间期限和程序。②注册护士或职业操作护士提出执照更新申请，并在执照有效注册期内有规定时间（各州不尽相同）的从业记录（包括临床、教学、学习以及其他需要护士执照的工作）。如美国亚利桑那州法律规定 5 年注册有效期内要有 960 小时以上的从业记录。③通过核查。包括有无犯罪记录、化学、心理、生理障碍或残疾以致可能妨碍安全实施护理工作、药物滥用、未解决的违规记录或正在接受的调查等问题的核查。执照超过最后期限前未能成功更新执照者将丧失在该州执业的权利。

2）APRN 执照的更新：除了满足以上注册护士执照更新的条件外，还要通过符合护士管理局要求的国家认证机构的重新认证；同时接受护士管理局对 APRN 执照更新的随机监察，并提供相关的文件说明。

对于非美国籍护士，若想取得美国护士执业资格，首先需拥有自己国家的护士注册资格证书。美国移民法规定：所有进入美国从事护理工作的外籍护士，无论是以非移民签证形式还是以职业移民身份申请赴美，都必须先通过"美国护士资格考试"，即取得美国国外护校毕业生国际委员会（Commission on Graduates of Foreign Nursing Schools, CGFNS）颁发的"护士资格证书"（CGFNS Certificate）。另外，英语达到要求（以下 3 项中符合 1 项即可）：①托福 540 分（托福机考 207 分），等同于新托福 83 分以上，写作英语测试 4.0 分，英语口语测试 50 分；②国际交流英文考试（test of English for international communication, TOEIC）考试 725 分；③雅思学术类 6.5 分，口语 7.0 分。以上两者在 2 年内同时具备后，申请者可收到 CGFNS 机构颁发的终生有效的护士资格证书。然后，申请者可申请并通过 NCLEX-RN，考试通过后即可成为注册护士。

2. 英国护士执业资格认证的程序

（1）首先要通过雅思学术类考试，成绩要达到 7.0 分以上，而且每项（听力、阅读、写作、口语）成绩都要达到 7.0 分以上，成绩有效期 2 年。

（2）通过雅思考试后，向英国护士和助产士协会（Nursing and Midwifery Council, NMC）提出申请。可到 NMC 的网站下载申请表。填好后可以邮寄，也可以通过电子邮件方式发送。申请表上要求选择申请注册分支（成人护理、精神病护理、智残护理、儿科护理、助产士），英国对注册护士工作经验的要求非常严格，作为注册护士的实践要求为12个月以上，一般为2年以上实际工作经验。

（3）收到申请表后，NMC会根据申请人提供的雅思成绩报告号码查阅申请人的雅思成绩，通过验证后，将会寄给申请人一份付款单，申请人可以通过几种途径交付申请费。和申请费一起，还需要递交国内护士执业证、公证的护照、公证的出生证明和雅思成绩，如已婚的还需递交公证的结婚证。

（4）申请费交完后，NMC将会给申请人寄申办申请表格。

（5）申办申请表格包括：申请人自己填写的申请表、一份毕业后工作经验表、两份由以前工作的医院出示的推荐信和成绩单，以及国内注册机构的证明表。这些表格除自己保留的一份外，其他都得盖公章，用公函单独寄回NMC。

（6）申请表和所有证明都要在NMC给申请人寄出申请表后6个月内寄回NMC，而且所有文件都要有英文翻译。如果担心会超过时间，可以要求延期一次。

（7）申请通过后，NMC会给申请人一个注册号，并要求申请人赴英参加并通过海外护士教程（overseas nurses program，ONP），一般需3～6个月，为实习性质的适应期课程。

（8）成为英国注册执业护士。

需要注意的是，根据中英双方政府2006年3月23日签订的《中华人民共和国商务部和大不列颠及北爱尔兰联合王国卫生部关于招聘护理专业人员合作议定书》，英国雇主及其指定的英方招聘机构只能通过有资格的中国招聘机构招聘中国护理专业人员，不得在中国境内直接招收相关人员（中国招聘机构的名单在中国商务部的网站上可查询）。因此，对于中国护理人员来说，如果想成为英国注册护士并到英国医疗机构工作，只有通过中英双方政府有关部门许可的中国招聘机构办理相关手续才是安全、有效、及时的途径。

3. 新西兰护士执业资格认证的程序

（1）新西兰本国护士执业资格的获得：新西兰的注册护士需接受3年的护理学士学位教育，此学位课程包括理论学习和实际操作。实际操作部分在医院及社区中进行。当学生完成所有课程并达到规定的要求，他们将被安排参加新西兰护理协会（Nursing Council of New Zealand，NCNZ）组织的全国统一护士注册考试。通过此项考试，学生便有资格在新西兰从事护理工作，NCNZ负责监督向合格的护士及助产士颁发合格证书。

许多新西兰注册护士在获得护理学士学位之前已经完成护理专业有关培训，需要重新申请学士学位，以提高她们的资格水平。如果申请者有实际工作经验，并在先前获取了专业知识，在工作中已达到NCNZ技能要求，那么他们只需4～5门课的学习即可获取学士学位。

（2）非新西兰本国护士执业资格的获得：其他国家完成护理专业学习的护士，须经过NCNZ的学历认证。认证时应提供的材料包括：①所学课程的成绩及学时（包括理论和实践）公证件；②所学课程的培养目标；③雅思成绩原件；④中国政府认可的学习证明；⑤作为护士时的工作简历。上述材料得以认证后，NCNZ将书面通知申请人，并提供详细的高校护理技能培训项目说明。

当申请人所学课程得到NCNZ认可，并取得雅思7.0分的成绩，他们便可参加在指定高校进行4～12周的培训课程。本课程专为母语为非英语的护士开设，主要涉及理论及实践的培训，目的在于使申请人了解新西兰卫生管理体制及护理理念。理论课程主要包括：沟通与交流、病历准备、护理程序以及相关法律知识。在医院和社区的实践培训过程中，护士们充实自己的知识及技能,以达到 NCNZ 规定的标准。NCNZ 的技能标准包括以下方面:①交流能力。②有关文化差异的知识。③职业判断力。④护理知识。⑤环境控制力。⑥法律及道德责任。⑦基础医学知识。⑧护理专业技能能力。参加实践课程培训的护士自始至终由新西兰注册护士指导,了解新西兰相关的政策和达到要求的步骤。非新西兰护士无须参加新西兰统一考试,但须在实践过程中展示自己的能力,达到 NCNZ 技能标准,将得以注册,并可以在新西兰从事护理工作。

三、中国护士执业资格认证

(一)中国护士执业资格认证的发展

早在 1912 年,中华护士会就已经拟定了统一的考试计划和规定,并于 1915 年进行了第一次全国毕业护士会考,通过会考者方能取得正式护士资格。尽管当时应考者仅 7 名,但却是中国护士执业资格考试的雏形。至 1937 年,护士会考工作转由南京国民政府教育部承办。中华人民共和国成立后,尽管国家先后发布了《医士、药剂士、助产士、护士、牙科技士暂行条例》《关于加强护理工作的意见》等法规和文件,但是没有建立起严格的考试、注册和执业管理制度,致使护理队伍整体素质提高缓慢,护理质量较难保证。在《条例》实施之前,我国也曾经就护士执业资格的管理建立了一系列规章制度。了解我国护士执业资格制度的历史发展情况,是理解护士执业资格认定工作现状与问题的基础。自中华人民共和国成立以来,我国的护士执业资格管理大体上可以分为三个阶段。

1. 第一阶段(1949—1978 年) 中华人民共和国成立初期,我国建立了一定的护士执业、职称制度。虽然由于历史原因这些制度没有得到很好的执行,但对后来的护士执业资格制度的建立、护士队伍的管理都具有先导作用。1952 年,卫生部发布《护士暂行条例》,由大行政区人民政府或军政委员会卫生部审核护士资格,符合条件的护士可获得护理证书,这也是中华人民共和国成立以来最早的护士执业证书。在国内外公私立护理员学校毕业者、护理短期训练班毕业者或经直辖市卫生主管机关考试及格者,在一定卫生机构工作相应年限,并经服务机关审核合格,都可以获得护士证书。1963 年,卫生部拟定了《卫生技术人员职务名称及晋升条例(修订草案)》,并经国务院同意发各省、直辖市、自治区卫生局和部分医药院校参照执行。

2. 第二阶段(1979—1992 年) 这个阶段,我国对卫生专业技术人才的管理恢复了职称制度。1979 年,《卫生技术人员职称及晋升条例(试行)》确定了卫生专业技术人员职称根据业务水平分为高级、中级和初级,以及各类别各专业各级别职称所需具备的条件。1986 年,《卫生技术人员职务试行条例》将专业技术职务与岗位联系起来。该职称制度中对护士初级职务提出的一系列任职条件在一定程度上反映了对护士执业资格的基本要求。1979 年的职称序列中,初级卫生技术人员中包括护理员,护士为中级卫生技术人员。1986 年对职称序列做了调整,取消了护理员的初级职称,护士和护师均为初级技术职务,以上依次是主管护师、副主任护师和主任护师。同时,明确初级职称的护士需满足 3 个基本的任职条件:一是了解本专业基础理论,具有一定的技术操作能力;二是在上级卫生技术人员指导下,能胜任本专业一般技术工作;三是中专毕业见习 1 年期满。该初级职务评审委员会的组建权限由国务院各部门和各省、自治区、直辖市确定。

3. 第三阶段(1993 年至今) 为加强对护士行业的执业准入控制,保证护理行业执业人

员的水准,国务院卫生行政部门于 20 世纪 90 年代起在全国范围内开展了护士执业资格考试,其发展包括以下几个时期:

(1)立法及试行期:1993 年 3 月 26 日卫生部令第 31 号发布《中华人民共和国护士管理办法》。此办法自 1994 年 1 月 1 日起正式实施,从而建立了我国护士执业考试、执业注册的管理制度。自 1994 年起,我国逐步建立起一个严格的护士执业资格考试和注册制度,并不断对其进行补充和完善。该制度的建立对于加强我国护士队伍建设、提高护士职业道德和业务素质、保障护士合法权益、促进和保障我国医疗卫生事业的健康发展,都起到了积极的推动作用。《中华人民共和国护士管理办法》中明确规定:"凡申请护士执业者必须通过卫生部统一的执业考试,取得中华人民共和国护士执业证书,方可进行护士执业注册,从事护理工作"。根据该办法,获得高等医学院校护理专业专科以上毕业文凭者,以及获得经省级以上卫生行政部门确认免考资格的普通中等卫生(护士)学校护理专业毕业文凭者,可以免试进行护士执业注册。获得其他普通中等卫生(护士)学校护理专业毕业文凭者,可以申请护士执业考试。1994 年 6 月,护士执业资格考试在云南、河南、北京 3 个省市试点进行了成功的尝试,参加这次考试的 1 413 名考生全部为普通中等卫(护)校的 1993 届毕业生,考试包括基础护理、内科护理、外科护理、妇产科护理、儿科护理 5 门科目共 240 道题,分上、下午两场进行,历时 4 小时。

(2)正式实施期:1995 年 6 月 25 日,首次全国护士执业资格考试在全国 29 个省、自治区和直辖市同时举行,96 061 名考生中除应届中等卫(护)校护理专业毕业生外,还有未取得护士职称或已取得职称但未经过正规护理专业培训的人员。1996 年,全国护士执业资格考试于 6 月 7 日在全国 30 个省、自治区、直辖市同时进行,考生共 81 776 名,平均及格率为78.07%。1996 年,考生中 1995 年毕业生有 38 919 人,占 48%,30 岁以上考试生占 11%,少数民族考生占 7.5%。考试确定 5 门科目,共 230 道考题。据国家医学考试中心有关负责人介绍,该年护士执业考试试题多项指标达到考试测量学标准,难度适中,分布合理,中等难度试题占 62%,易题占 25%;各科 90% 以上试题为应考查的重点知识和技能,试卷总体平均难度比 1995 年有所降低。据透露,此次考试也暴露出一些问题,如试题难度属中等偏易水平,但考生及格率较低;非应届毕业生及格率明显低于应届毕业生;全国没有制定统一的免考标准,由各省市自行决定,造成不平等竞争等。为此,原卫生部医政司要求,全日制普通中等卫(护)校要进一步深化护理教育改革,提高教学质量。各级各类医院应重视护士特别是非正规卫、护校毕业护士的在职培训,加强系统专业培训。各省市要严格掌握免考标准,引进竞争机制,对全日制普通中等卫、护校毕业生不能一概免考。此外,各地对社会办学要统筹规划,充分利用正规卫护校现有师资、办学条件等卫生资源,避免浪费。1997 年,全国护士执业资格考试有 31 个省、自治区、直辖市的 73 000 多名考生参加了考试。为配合当时我国护理界正在积极推行的整体护理,在该年的试题加入了整体护理内容。

(3)调整发展期:根据《关于加强卫生专业技术人员职务评聘工作的通知》,2003 年起护士执业资格考试并入全国卫生专业技术资格考试(护理学士)。2004 年度的执业资格考试又再次修改了护士考试的报考条件,规定凡具有护理(助产)专业中专或大专学历,参加护理专业初级(士)资格考试并合格的人员,可取得护理岗位准入资格;具有护理专业本科以上学历人员,可免试取得护理岗位准入资格。为进一步规范我国的护士执业制度,2008 年卫生部颁布的《护士条例》再一次明确规定了护士执业注册办法及护士执业资格考试制度,有力地推动了我国护士执业资格考试的发展与完善。我国护士执业资格考试的命题与组织工作由国家医学考试中心具体负责,后归转原卫生部人才交流服务中心负责。地、市以上卫生行政部门的医政部门承担本地区的考试实施工作。

(二)中国护士执业资格认证的相关法律法规

《中华人民共和国护士管理办法》的起草和颁布以及全国护士执业资格考试的进行,是20世纪90年代我国护理事业发展的重要标志。这些措施对于加强护士管理,提高护理质量,保障医疗和护理工作安全,保护护士的合法权益,促进我国护理与国际护理接轨,都起到了极其重要的作用。

1.《中华人民共和国护士管理办法》的起草和颁布 1953年,世界卫生组织(WHO)发表了第一份有关护士立法的研究报告。1968年,国际护士委员会特别设立了专家委员会,制定了《系统制定护理法规的参考指导大纲》,为各国护士立法必须涉及的内容提供了权威性的指导。我国卫生部自1985年开始起草《中华人民共和国护士法》工作,通过研究国内外文献资料,总结自中华人民共和国成立以来护士管理的经验教训,并对我国护理队伍的现状做了较深入的调查研究,起草了《中华人民共和国护士法(草案)》,并广泛征求了各方面的意见和建议,对原稿进行了多次修改和完善。为了配合将要施行的《医疗器械管理条例》,尽快建立护士资格考试制度和护士执业许可证制度,经反复论证,决定先行制定《中华人民共和国护士管理办法》,由卫生部颁布施行。

《中华人民共和国护士管理办法》的制定,建立了护士资格考试制度和护士执业许可制度,对于我国借鉴世界各国护士管理的成功经验,并结合我国的实际情况,加强护士管理,提高护理质量是十分必要的。首先,实行护士执业资格统一管理的制度,是提高我国护理质量的根本保证。我国护理教育比较薄弱,各地培训的护理专业毕业学生的理论水平和实际能力参差不齐,实行护士执业资格考试制度可以促进护理教育质量的提高,保证临床用人的基本理论水平和基本技能,从而保证护理质量。其次,建立护士执业资格考试制度和护士执业许可制度,是遏制安排未经正规专业培训人员从事护士工作的有效手段。据卫生部1985年的调查,在当时全国63万护士中,未经专业培训和未经正规专业培训的占30%。非专业人员大量进入护士队伍之所以屡禁不止,重要原因就是没有建立护士执业资格考试制度和护士执业许可制度。按照《中华人民共和国护士管理办法》,统一全国护士上岗的基本资格,并由卫生行政部门统一管理护士的执业许可,可以有效地阻止非专业人员从事护士工作。第三,建立护士执业资格考试制度和护士执业许可制度,是保证医疗护理质量和保证公民就医安全的根本措施。当时的护理管理制度一方面无法保证护士队伍的整体素质,另一方面大量的护理员顶替护士上岗,从而使护理质量难以保证,容易造成护理差错事故。建立护士执业资格考试制度和护士执业许可制度,可以从根本上改变这种状况。

在做了大量调查研究、反复论证和精心修改后,《中华人民共和国护士管理办法》于1993年3月26日向全国发布,并自1994年1月1日正式施行。《中华人民共和国护士管理办法》共分六章三十八条:第一章总则、第二章考试、第三章注册、第四章执业、第五章罚则、第六章附则。为了学习、贯彻、执行好该管理办法,卫生部还随文附发了《护士管理办法(草案)起草说明》,介绍了这份文件的背景情况,制定的必要性和起草过程,并对执行中的一些问题做了进一步说明。

2.《护士条例》的颁布 《中华人民共和国护士管理办法》是中华人民共和国成立以来

首次以部门规章的形式制定的护士资格考试制度和护士执业许可制度。随着我国医疗卫生事业不断发展、医疗体制改革、医疗人事制度变化,该管理办法已不适应新形势的要求。2005 年,在全国"两会"上,30 多位人大代表提案:建议尽快出台《中华人民共和国护士法》,规定医患纠纷中护士的责任划分;规范违反《护士法》的法律制裁;规定护士的权利和义务、护士执业资格和考试制度;护士执业资格许可制度;护士的从业制度;护士的继续教育培训制度;医疗机构中护士的编制等。2008 年国务院颁布了《护士条例》,作为护士管理的行政法规,于 2008 年 5 月 12 日起施行。《护士条例》的颁布是我国护士管理法治化建设道路上的重要一步,相比此前的《中华人民共和国护士管理办法》,这次颁布的《护士条例》的立法层面更高,并在保障护士合法权益、规范护士的执业行为、强化医疗卫生机构的职责等方面有了进一步的完善。《护士条例》明确规定了"护士执业,应当经执业注册取得护士执业证书",并详细阐述了申请护士执业注册所应具备的具体条件和程序。2020 年,为了依法推进简政放权、放管结合、优化服务改革,国务院对取消和下放行政许可项目涉及的行政法规,以及实践中不再适用的行政法规进行了清理,其中包括对《护士条例》的修改。

(三)中国护士执业资格认证的程序

根据《护士执业注册管理办法》(2021 年修改版)规定:护士经执业注册取得《护士执业证书》后,方可按照注册的执业地点从事护理工作。未经执业注册取得《护士执业证书》者,不得从事诊疗技术规范规定的护理活动。

1. 申请护士执业注册应当具备的条件

(1)具有完全民事行为能力。

(2)在中等职业学校、高等学校完成教育部和国家卫生健康委员会规定的普通全日制 3 年以上的护理、助产专业课程学习,包括在教学、综合医院完成 8 个月以上护理临床实习,并取得相应学历证书。

(3)通过国家卫生健康委员会组织的护士执业资格考试。

(4)符合下列健康标准。包括:无精神病史;无色盲、色弱、双耳听力障碍;无影响履行护理职责的疾病、残疾或者功能障碍。

2. 护士执业注册申请 申请护士执业注册的,应当向批准设立拟执业医疗机构或者为该医疗机构备案的卫生健康主管部门提出申请。护士执业注册申请,应当自通过护士执业资格考试之日起 3 年内提出;逾期提出申请的,除本办法规定的材料外,还应当提交在省、自治区、直辖市卫生健康主管部门规定的教学、综合医院接受 3 个月临床护理培训并考核合格的证明。

(1)护士执业注册申请需提交的材料:①护士执业注册申请审核表;②申请人身份证明;③申请人学历证书及专业学习中的临床实习证明;④医疗卫生机构拟聘用的相关材料。

(2)申请材料审核:卫生健康主管部门应当自受理申请之日起 20 个工作日内,对申请人提交的材料进行审核。审核合格的,准予注册,发给国家卫生健康委员会统一印制的《护士执业证书》;对不符合规定条件的,不予注册,并书面说明理由。《护士执业证书》上应当注明护士的姓名、性别、出生日期等个人信息及证书编号、注册日期和执业地点。

3. 延续注册 护士执业注册有效期为 5 年。护士执业注册有效期届满需要继续执业的,应当在有效期届满前 30 日,向批准设立执业医疗机构或者为该医疗机构备案的卫生健康主管部门申请延续注册。

（1）护士申请延续注册需提交的材料：①护士延续注册申请审核表；②申请人的《护士执业证书》。

注册部门自受理延续注册申请之日起20日内进行审核。审核合格的，予以延续注册。审核不合格的，不予延续注册，并书面说明理由。

（2）重新申请注册：按照本办法规定提交材料；中断护理执业活动超过3年的，还应当提交在省、自治区、直辖市卫生健康主管部门规定的教学、综合医院接受3个月临床护理培训并考核合格的证明。

4. 护士执业注册变更　护士在其执业注册有效期内变更执业地点等注册项目，应当办理变更注册。护士承担经注册执业机构批准的卫生支援、进修、学术交流、政府交办事项等任务和参加卫生健康主管部门批准的义诊，在签订帮扶或者托管协议的医疗卫生机构内执业，以及从事执业机构派出的上门护理服务等，不需办理执业地点变更等手续。

护士在其执业注册有效期内变更执业地点等注册项目的，应当向批准设立执业医疗机构或者为该医疗机构备案的卫生健康主管部门报告，并提交护士执业注册申请审核表和申请人的《护士执业证书》。

注册部门应当自受理之日起7个工作日内为其办理变更手续。护士跨省、自治区、直辖市变更执业地点的，收到报告的注册部门还应当向其原执业地注册部门通报。县级以上地方卫生健康主管部门应当通过护士管理信息系统，为护士变更注册提供便利。

5. 护士执业注册注销　护士执业注册后有下列情形之一的，原注册部门办理注销执业注册：

（1）注册有效期届满未延续注册。

（2）受吊销《护士执业证书》处罚。

（3）护士死亡或者丧失民事行为能力。

卫生健康主管部门实施护士执业注册，有下列情形之一的，由其上级卫生健康主管部门或者监察机关责令改正，对直接负责的主管人员或者其他直接责任人员依法给予行政处分：对不符合护士执业注册条件者准予护士执业注册的；对符合护士执业注册条件者不予护士执业注册的。

护士执业注册申请人隐瞒有关情况或者提供虚假材料申请护士执业注册的，卫生健康主管部门不予受理或者不予护士执业注册，并给予警告；已经注册的，应当撤销注册。

（郭　宏）

 本章小结

護理人员在临床工作中应依照相关法律法规及规章制度开展基础护理和专科护理，执行护理技术操作规程，为患者提供各种治疗。作为法律责任的主体，护理人员对自己的行为要承担相应的法律责任，尊重服务对象的法定权利，同时也应维护自己的权利，并履行法定义务。护理人员要不断加强法治观念和责任心，不因主观故意或过失给服务对象造成人身、精神、财产等方面的损害。同时，护士在临床实践中必须做好准备去面临和应对可能的伦理问题和困境。护士要熟悉伦理的基本原则、掌握伦理决策的方法，在协助患者和家属做出选择时提供专业帮助。

思考题

1. 刚毕业不久的护士小李写了一篇专科护理的论文,准备投稿,为了感谢科室的培养,把科室主任和护士长的名字都写在作者栏里。小李的做法有何不妥?如果你是小李会怎么办?

2. 护理人员在工作中常涉及哪些与法律相关的护理问题及行为?应承担怎样的法律责任?

3. 护理人员如何在法规、规章等法律约束下,为患者提供安全、无害的护理?

第四章

护理临床实践的专业化进程

20世纪后期,在世界范围内,护理进入了专业化发展的阶段。专业化的一个鲜明标志就是在许多国家,如美国、英国、德国、加拿大、澳大利亚等国家兴起了高级护理实践和专科护理活动,并且越来越重视循证方法对临床护理实践的指导作用。其中以美国的护理专业化发展最为显著,美国护理专业化的快速发展对改进医疗服务质量、缩短住院日、降低住院费用、减少并发症发挥了积极作用。随着中国医疗技术的发展、人口老龄化、人们对医疗保健服务需求的提高,中国护理必然走向专业化。但我国护理实践的专业化发展尚处于初级阶段,因此,有必要积极学习国外先进经验,指导我国临床护理实践专业化发展。

第一节 护理实践的场所和范畴

护理实践场所指能够提供与人健康促进、保持和维持相关的医疗护理服务的场所,如医院、社区、学校和家庭。护理实践范畴指护理专业人员为不同健康需求者提供的专业服务和彼此之间的互动内容和过程。护理实践场所和范畴随着社会的进步和发展不断延伸,同时受到历史、文化、经济以及护理专业角色、功能、性质等诸多因素的影响,同时也与护理专业的发展紧密相关。在不同国家和历史时期,护理工作的范畴各不相同,也在不断地发展和变化。

一、护理实践场所和范畴

(一)根据工作场所划分

1. 医院护理 医院中护士工作的主要内容如下:

(1)实施责任制整体护理:根据患者的疾病特点、生理、心理和社会需求,运用专业知识和技能为患者提供医学照顾、病情观察、医疗护理、心理护理、健康指导等服务。

(2)履行护理职责:按照护理实践指南和技术规范要求,实施各类临床护理技术操作,提供规范的护理服务行为,确保护理质量和患者安全。

(3)提供专科护理服务:结合医学技术发展和患者护理需求,在重症监护、急救护理、血液净化、传染病护理、肿瘤护理等方面开展专科护理服务。

(4)提供优质护理服务:以患者为中心,满足服务对象的护理需求。

(5)开展"互联网＋护理服务":为出院患者或行动不便、高龄体弱、失能失智、生命终末期患者提供便捷、专业的医疗护理服务。

2. 社区护理　社区护理范围非常广泛,将其工作内容加以归纳,可以概括为下列几个方面:

(1)社区保健服务:是指向社区各类人群提供不同年龄阶段的身心保健服务,其重点人群为妇女、儿童和老年人。

(2)社区慢性身心疾病患者的管理:是指向社区的所有慢性疾病、传染病及精神疾病患者提供他们所需要的护理及管理服务。

(3)社区急、重症患者的转诊服务:是指帮助那些在社区无法进行适当的护理或管理的急、重症患者转入适当的医疗机构,以得到及时、必要的救治。

(4)社区临终服务社区、临终服务:是指向社区的临终患者及其家属提供他们所需要的各类身心服务,以帮助患者走完人生的最后一步,同时尽量减少对家庭其他成员的影响。

(5)社区健康教育:是指以促进和维护居民健康为目标,向社区各类人群提供有计划、有组织、有评价的健康教育活动,从而提高居民对健康的认识,养成健康的生活方式及行为,最终提高其健康水平。

(6)社区康复服务:是指向社区残障者提供康复护理服务,以帮助他们改善健康状况,恢复功能。

3. 其他

(1)康复机构护理:开展以功能促进及残疾评定为目的的功能评测项目,如运动功能、感觉功能、言语功能、认知功能、情感 - 心理 - 精神功能、吞咽功能、二便控制功能、儿童康复功能评定、日常生活活动能力评定、个体活动能力和社会参与能力评定、生活质量评定等;开展功能障碍稳定期或后遗症期的康复护理及相关的急救医疗措施,如下肢深静脉血栓形成、压力性损伤、肌挛缩、关节挛缩、异位骨化、神经源性膀胱和肠道等;辅助开展相关治疗和康复辅助应用,如辅助用具训练、认知 - 行为作业训练、轮椅辅助装置等;提供亚专科康复服务,如在日间综合性康复医疗服务和家庭康复医疗提供指导。

(2)养老机构护理:为养老机构患者提供常见病多发病护理、慢性病护理、康复指导、心理护理、根据医嘱进行处置、消毒隔离指导、健康教育等服务;普及传染病防控和应急知识,提升老年人的防病意识和自我保护能力。

(3)居家护理:是指护士去患者家中为有照护需求的患者提供个性化、专业的护理服务,达到预防疾病、促进健康及维护健康的目标,可作为住院治疗模式的延续和补充。居家护理已广泛应用在康复护理、姑息护理、老年护理、母婴护理、伤口护理等方面。

(4)日间照料中心护理:日间照料中心是指在白天为需要帮助和照管的成年人提供护理和陪伴服务的机构。日间照料中心的服务对象主要为健康欠佳或身体功能受损,日间需要照顾的老年人。日间照料中心基本都具备以下三个方面的功能:①帮助老年人维持良好的功能状态;②在评估老年人生理、心理及社会需求的前提下为其提供个体化服务;③为家人及其照顾者提供喘息服务,帮助他们更好地照顾老年人。

(5)护理院:是为患者提供长期医疗护理、康复促进、临终关怀等服务的医疗机构,是医疗服务体系的重要组成部分。

(二)根据专业程度划分

护理专业性工作的领域和范围逐渐扩展,护士的从属性、独立性和合作性的功能体现在各项护理工作中。根据临床工作中的实际需要及经验,护理工作按照其专业程度的不同可以按以下方式进行划分：

1. 非专业性　指一些不需特别学习、训练或深思熟虑、独立判断的简单护理工作。如铺床、擦浴、喂食等。

2. 半专业性　指具有高度技术性但有方法可循的常规性护理工作，也是社会大众比较熟悉的护理工作。如打针、发药、导尿、鼻饲等。

3. 专业性　指能应用护理及相关的专业知识、理论，依时间、地点、患者身心状况而时时随机应变，采取合宜的护理措施。要求护理人员能独立判断并做决定，随情况调整护理工作。例如，输液泵的临床应用和护理、外科各类导管的护理、氧治疗和气道管理和人工呼吸机监护技术、循环系统血流动力学监测、心电监测及除颤技术、血液净化技术、胸部物理治疗技术、重症患者营养支持技术、危重症患者抢救配合技术等。

（三）根据护理人员的功能划分

护理的功能是指护理人员在执行护理角色时的特殊活动。

1. 非独立性功能　也称工具性功能，护理人员需要按照医生的处方及其他医嘱对服务对象所实施的护理，包含了各种仪器、设备的使用。如遵医嘱进行药物注射、肠内营养等操作。

2. 独立性功能　也称为表达性功能，护理人员应用专业知识及技能，自主进行评估和判断，确认现存的和潜在的健康问题，制定适合护理对象的护理计划，并采取适当的护理措施以解决确认的问题，使护理对象恢复健康或达到最佳的健康状态。如为患者定时更换卧位姿势。

3. 合作性功能　指护理人员须与其他医疗人员共同合作、互相配合完成的护理活动。如护士在超声专家的帮助下，借助超声引导技术评估血管的深度和直径，为患者进行外周静脉穿刺。

（四）根据治疗性措施计分系统中护理人员的活动内容划分（表4-1）

表4-1　护理人员的活动内容

护理人员活动内容分类	定义	具体内容
直接护理	患者直接得到的护理照顾服务，包括该项活动的准备期、操作期及用物整理期，其中包括呼吸道、心血管、泌尿、神经、内分泌系统的支持照护和特殊介入性处置或步骤，如支持、沟通、安全、舒适、卫生、活动、移动、协助等	①基础护理：整理床单位、卧床患者更换床单、测量记录生命体征、吸痰、导尿、酒精擦浴等；②专科护理：病情观察、心电监护、雾化吸入、膀胱冲洗、更换引流瓶及引流袋、治疗技术（静脉输液、输血，肌内注射，皮内注射，皮下注射，抽血，发放口服药等）；③心理护理和健康教育：入院宣教、用药指导、健康知识宣教和健康行为指导等
间接护理	非直接护理但与患者的持续照顾有关。包括与家属的沟通协调、与其他医疗人员联络、协调工作、文书工作、仪器清洁及维护、补给供应等	处理及核对医嘱、画体温单、护理文件的书写，整理治疗室、换药室等
相关护理	护理活动与患者无直接关系，且与直接医疗无关，包括会议、物品的补充、人员安排、人员的督导、研究活动、在职训练、与其他医院联系、行政事务等	实施护理教学活动、护理质量管理和督导、护士人力配置、培训、考核等

二、护理实践范畴的发展

(一)国外护理实践范畴的发展

1. 高级护理实践的发展 随着护理学科向纵深扩展,护理学科的知识、技术向更先进、复杂、高级化程度发展;全球护理进入了快速专业化和专科化发展的阶段,迫切需要获得更高的教育准备、更专门的实践范畴、更独立地行使职能的高级护士优秀群体的形成。1960年,美国开始兴起了高级护理实践(advanced nursing practice, ANP),1995年其首次正式授予开业护士(nurse practitioner, NP)的称号,继之英国、澳大利亚、加拿大等发达国家也兴起了高级护理实践,中国台湾和中国香港于20世纪开始加入到这股护理职业发展的热潮中,具体内容见本章第三节"专科化护理"。

2. 社区护理的发展 社区护理起源于英、美等国家,是由公共卫生护理逐步发展、演变而来的。进入21世纪后,各发达国家已经形成了一个比较完善、先进的社区卫生服务体系。早在19世纪末期,在维廉·勒斯朋(William Rothboon)和南丁格尔的倡导下,在英国创建了为城市贫苦居民服务的家庭护理(home nursing)服务和教区(地段)(district nursing)护理服务模式。随后在美国、加拿大、荷兰、澳大利亚、德国等国家也相继开始出现访视护理活动(visiting nursing),并不断成熟。随着公共卫生学的发展,公共卫生护理(public health nursing)应运而生,后又进一步改称为社区卫生护理(community health nursing)。社区护理在国外已开展多年,为社区民众提供综合卫生保健护理服务,并形成了较科学、完善的模式。在西方国家从事社区护理的护理人员绝大数具有丰富临床经验;此外,她们在从事社区护理之前还需经过至少1年的专业培训才能正式上岗。在20世纪初期,美国护理教育就认识到社区护理的培养应在高等院校,耶鲁大学护理学院1923年开始将社区护理课程纳入护理教学大纲中,现在美国的社区护理执业者主要由具有本科以上学历的、有丰富临床经验的注册护士组成,从事社区护理的注册护士占全体注册护士的15%,2000年在社区护士中具有硕士以上学位者达11.6%。在日本,自1948年开办公共卫生护士和助产士专业及2年制助理护士培训班以来,现已发展成为大专、学士、硕士、博士等层次教育,其社区护士资格需要通过3年的护士课程学习和1年的社区护士课程或4年制护理教育毕业后通过国家考试取得。在韩国,社区护士需完成3~4年的本专业课程后,在临床学习1年的家庭护理学课程,经国家资格考试合格后取得社区护士资格证书。

在发达国家,社区护理不仅注重疾病的治疗和护理,更侧重于早期的预防与保健;不但注重儿童、妇女与老年人的护理,同时注重健康人群的健康指导和宣教;不但注重身体的康复,同时还注重心理和社会的全面康复。在荷兰,社区护理人员深入社区,主动了解社区居民具体健康状况,针对个体、家庭、社区制订不同的健康教育计划。在韩国,社区护理人员为居民提供的服务主要包括婴幼儿的健康评估和咨询、预防接种、围产期护理、计划生育、传染病管理、慢性患者的治疗康复、口腔管理以及健康促进等。在北美,社区护理的形式或场所有家庭护理、临终护理、教区护理、中小学学生护理、职业健康护理、各种门诊、老年人日托、地方防疫站、精神护理中心、康复中心等。

(1)美国社区护理:美国社区护理开展时间较长,体系相当完善。20世纪60年代初就通过了联邦政府医疗资助项目,将家庭健康护理扩展到花费较少的医院外社区健康护理。20世纪80年代末又提出了把全国的卫生工作重点转向初级保健。目前,美国的社区护理工作基本上实现了网络化,需在社区接受护理和康复的患者全部资料及信息交流均由计算机网络控制,根据家庭地址编入护士所管辖区域。美国社区护理机构是一个独立的医疗单位,护士占 80% 以上。社区健康护士一般由具有本科以上学历和临床经验丰富的注册护士承担,要求至少有 3~5 年临床经验,具有较强的决策能力及合作和管理能力。

(2)英国社区护理:英国是社区卫生服务的发源地。1945 年,议会批准了《国家卫生服务法》,并于 1948 年正式实施,标志着国民保健服务(national health services,NHS)体系的建立,同时,拉开了社区卫生服务的帷幕。当前英国卫生服务的基本特征是国家保健服务制度和社区卫生服务,后者包括全科医生服务和家庭保障。社区卫生服务形式主要有教区护理、健康访视和学校护理三种形式。教区护理是英国最重要的服务形式,通常由辖区内全科医生或护士担任,施行全天护理服务。护理内容包括家庭护理、术后护理、患者出院护理、保健中心护理等。其中,以慢性病及活动受限患者的护理为主。健康访视服务主要进行疾病访视、婴幼儿及老年人巡视和健康教育。学校护理包括对学生进行体检和卫生保健、健康促进。英国的社区服务工作主要由社区护士来完成,英国护士培养为学分制,护校毕业后通过国家资格考试才能成为正式护士。社区护士的培养比医院护士要求更高,一般为 3 年基础教育,毕业后还要进行 1 年社区护理技能培训,使之有较强的独立工作能力,以适应社区保健工作的需要。

(二)我国护理实践范畴的发展

我国改革开放方针政策以及高等护理教育推动了整体护理水平的跃升,护理人员受教育水平明显提高。随着护理学的实践性质向独立化和自主化发展,迫切需要具有深厚扎实的科学理论基础,坚定专业信念,明确行为目标,精通学科研究方法,掌握精湛专科技能,能站在学科前沿,把握学科发展动向,具有发展学科理论体系和实践领域能力的高学历、高实践水平的专门人才。另一方面,我国护理要在最短的时间内在护理专业水平方面实现与先进护理水平接轨,就要花大力气培养学科精英人才,发挥他们在拓展临床实践领域和丰富学科理论体系的领头羊作用和临床实践中作为护理工作的设计者、组织者、实践者和评价者的作用。我国培养高级实践护士群体,是从临床专科护士的培养开始起步的。

1. 专科护士的发展 2000 年,浙江邵逸夫医院借鉴美国罗马琳达医学中心的管理经验,率先在国内培养了糖尿病专科和伤口造瘘专科护士。2001 年,中华护理学会、中山大学护理学院、香港大学专业进修学院和香港造瘘治疗师学会联合开办了一所造口治疗师学校,招收具有注册护士资格的、有相关专科实践经验的临床护士,结业时可获得世界造口治疗师协会认可的执业资格证书。2002 年,中华护理学会、香港危重病护理学会和中国协和医科大学护理学院三家联合举办“危重病护理文凭课程”学习班,首批培养 ICU 专科护士 49 人。2004 年,中华护理学会、香港危重病护理学会开办了第二届“危重病护理文凭课程”学习班,第二批培养了 71 名专科护士。近几年也有一些医院以及地方学会进行了糖尿病专科护士的培养。有医院开设了伤口换药和压力性损伤等护理专科门诊,形成专科护士发展的雏形。

2005 年,卫生部颁布的《中国护理事业发展规划纲要(2005—2010 年)》中提出,在保证临床基础护理质量的基础上,以提高临床若干专科领域的护理技术水平为着力点,培养临床专业化护理骨干,促进护理工作的专业化发展。这项规划将专科护理提到了发展我国护理事业之关键的高度。

在“十一五”和“十二五”时期,我国各省(区、市)及各级各类医疗机构开展了不同程度护士岗位培训和专科护士培养,护理专业技术水平不断提高。护理服务不断改善,更加贴近社会和群众需求。通过实施护理专业的国家临床重点专科建设项目，加强护理学科建设，护理专业水平不断提高。

"十三五"时期出台的《全国护理事业发展规划（2016—2020年）》指出，选择部分临床急需、相对成熟的专科护理领域，逐步发展专科护士队伍。建立专科护士管理制度，明确专科护士准入条件、培训要求、工作职责及服务范畴等。加大专科护士培训力度，不断提高专科护理水平。中医医疗机构和综合医院、专科医院的中医科要积极开展辨证施护和中医特色专科护理，创新中医护理模式，提升中医护理水平。2020年，《国家卫生健康委办公厅关于进一步加强医疗机构护理工作的通知》对临床护士的重症监护、急救护理、血液净化、传染病护理、肿瘤护理等专科护理能力提出了更高的要求。

我国现阶段专科护士培训主要采取以中华护理学会、省级卫生行政部门和省级护理学会为主导，以有资质的教学医院为培训基地的模式。培训结束通过考核，成绩合格者获得主办方颁发的证书，暂未有统一的机构对专科护士资格进行认证。目前，中华护理学会及各省份护理学会及医院大力开展专科护士的培养，专科护士队伍逐渐壮大，专科护士在提高专科护理质量，提升护理服务能力等方面发挥了专业价值。但国内大多数专科护士只承担了临床工作者的角色，教育、科研、管理以及作为咨询者的能力被弱化和忽视，而科学合理地管理和使用专科护士是专科护士队伍健康发展的必然要求。医院管理者需要完善专科护士管理体系，进一步细化专科护士角色，探索创建能解决临床实际问题的临床护理专家，能开展临床、循证、创新三大类护理科研的研究护士，能兼具领导力和执行力的护理管理者，能因材施教、创新理念的教育护士共同组成的专科护士发展平台，充分调动专科护士的工作积极性，全面提高专科护理质量，推动护理学科高水平建设。同时建立国内统一的专科护士培养认证体系，培养高素质专科护理人才，推进专科护理同质化、国际化发展。

2. 社区护理的发展

（1）组织管理体系不断完善发展：1999年，卫生部出台了《关于发展城市社区卫生服务的若干意见》，规范了社区卫生服务的概念，规定了社区卫生服务的总体发展目标、发展原则、措施，为开展城市社区卫生服务提供了具体的政策指导。

2006年，国务院印发了《国务院关于发展城市社区卫生服务的指导意见》（以下简称《意见》），根据形势发展及结合我国的实际，从发展社区卫生服务的指导思想、基本原则、工作目标，如何推进社区卫生服务体系建设，完善政策措施，加强领导等方面提出了指导意见及明确的要求。随后，为进一步贯彻落实国务院的《意见》精神，多个部门从社区卫生服务的具体管理、建设标准、人才队伍建设、价格管理、医疗保险、经费补助、设置编制等方面先后制定了9个相关文件，极大促进了社区卫生服务工作的进一步深入。

2015年以后，随着《中共中央国务院关于深化医药卫生体制改革的意见》《国务院办公厅关于推进分级诊疗制度建设的指导意见》《关于进一步规范社区卫生服务管理和提升服务质量的指导意见》等文件的下达，以社区卫生服务中心为主体的城市社区卫生服务网络服务功能不断完善，以维护社区居民健康为中心，提供疾病预防控制等公共卫生服务、一般常见病及多发病的初级诊疗服务、慢性病管理和康复服务。社区卫生服务模式转变，做到主动服务、上门服务，逐步承担起居民健康"守门人"的职责。2021年，国家对于立足常态化社区疫情防控有了进一步的要求，重点提升社区及时发现、依法报告和处置传染病的能力。

（2）社区护理内容不断扩展："十四五"时期，我国城镇化、老龄化进程将进一步加快，多种疾病负担并存、多重健康影响因素交织的复杂状况将长期存在,人民群众就近享有多层次多样化便捷的健康服务需求将持续快速增长。社区卫生服务为了满足群众多样化个性化服务需求,在做好全科医疗服务的基础上,积极开展预防保健、康复、口腔、儿科及妇幼保健、精神心理等社区特色科室建设。注重发挥中医简便验廉优势,加强中医综合服务区(中医馆、国医馆)服务能力建设,努力提供融中医医疗、预防保健、康复服务于一体的综合服务。

(3)我国社区护理人员的现状:2006年,教育部发布《关于加强高等医学院校全科医学、社区护理学教育和学科建设的意见》强调社区护理人才培养的重要性,对高等医学院校开展社区护理学科与课程体系、教材和实践教学基地等建设提出了具体建议。2016年《全国护理事业发展规划(2016—2020年)》对社区护士队伍建设提出更高的要求。鼓励大型医院通过建立护理联合团队等,发挥优质护理资源的辐射效应,帮扶和带动基层医疗卫生机构提高护理服务能力。鼓励基层医疗卫生机构发展家庭病床和居家护理,为长期卧床患者、晚期姑息治疗患者、老年患者等人群提供护理服务。

社区护理不再是单纯执行医嘱简单的护患关系,而是一项融自然科学、社会科学与人文科学于一体的新型护理工作,这就要求从事社区工作的护理人员不仅要具备丰富的临床护理知识,熟练的专业技术操作,而且还要具备一定的沟通交流技巧,能与社区居民进行有效的沟通,广泛与社区居民建立良好的人际关系,这样才有利于社区居民在不知不觉中接受社区护理,并在行动上给予支持。截至2019年,我国社区护士共有20.24万人,但是我国社区护理工作依旧存在着专业人员紧缺、专业知识和护理技术水平偏低等问题,患者对于社区护士在慢病防治和管理的满意度较低。社区护士相关专业知识、临床技能及健康教育能力依旧需要进一步加强。

3. 居家护理的发展 发达国家从20世纪90年代末就开始注意到了患者的居家护理,在多学科理论的指导下已形成较为成熟的居家护理模式。他们对高危早产儿、老年人、肿瘤、器官移植、心脑血管疾病患者进行早期随访,并制订了详细的评估表及护理计划,获得了良好的治疗效果,患者满意度较高。美国制定出一套较完整的服务内容和操作模式,为患者提供个案管理、生活照料、心理支持、预防性健康等居家护理服务,经研究发现对改善健康预后、减少卫生服务利用、提升患者满意度有积极效果。德国一直以来都非常重视老年患者居家护理,社区医护人员根据患者日常行动能力和需要强度,分别给予不同时间量的医疗、护理服务,包括评估老年患者及其家庭的健康需求,实施健康教育和健康促进服务。波兰居家护理发展完善,内容涉及生理、心理和社会方面的护理,包括药物管理、心理干预和活动疗法;技术性护理服务,如监测血压血糖、采集血标本等;协助诊断、治疗和促进服务对象康复服务,协调医疗机构、社会机构,使资源得到有效配置。澳大利亚的居家护理服务体系较为健全,通过组建老年卫生保健评估团队(ACAT)对需要实施居家护理的老年患者进行综合评估,给予其相应的护理级别及医疗补偿,有利于社区医疗资源的合理分配;居家护理服务团队专门配备高年资临床护理专家,为慢性疾病的老年患者提供延伸服务,与患者或家属充分沟通后综合评估,根据病情和治疗情况提供注射药物、伤口护理和健康教育等。日本是全球老龄化最严重的国家,各种居家保健项目均有评估、计划、实施、评价、报告等管理机制,且更注重对患者的心理护理和健康教育,现将目光投向了对患者家属的心理负担、满足感、认知、援助技术、应对过程的分析,较之其他国家视点更加细致。

欧美国家对于居家护士要求为本科及以上学历的注册护士或者专科护士,其中英国和加拿大的居家服务护士多为具有硕士学位的护士;澳大利亚的居家服务护士均为高年资的临床护理专家;日本的居家服务护士要求通过护士资格考试且完成3~4年的大学课程;我国对于居家护士资质尚未有明确的要求。

国外可提供居家服务的机构包括公立或私立的护理机构、社区和公立医院的居家服务中心，所聘护士分为全职护士和兼职护士。全职护士的工作时间由机构支配，享受特定的福利和待遇；兼职护士则主要享受签约机构的既定待遇。美国医院的护士在完成所在医院的工作后，可在自己支配的时间内以流动执业的形式与护理机构签约进行兼职，在这种执业形式下，护士个人或其所在的第三方机构会给护士购买职业责任保险，使护士在执业期间发生的风险和责任问题有相应的保障。欧洲的护理机构一般不雇佣兼职护士。因为其薪酬高且不能保证服务的连续性，服务质量不如全职护士。我国主要由社区护士为患者提供居家护理服务，但目前社区技术力量薄弱，医疗服务能力不足，无法为患者提供全面、高质量的居家护理。目前已开始尝试通过护士互联网多点执业平台为患者提供居家护理服务，但应用过程中存在一些问题，还需要不断地探索完善。

4. "互联网+"护理的发展 "互联网+"延续护理的发展背景于20世纪80年代开始，为提高院外患者护理满意度、治疗依从性及生存质量，以美国为首的护理学者开始重视信息技术在延续护理中的应用，并进行了积极探索。1999年，美国护士协会正式将以信息技术为基础的远程护理纳入护理实践标准；欧洲共同体（European Commission，EC）也于2004年提出eHealth发展战略。时至今日，利用互联网信息技术进行健康咨询及医疗服务，在发达国家已成为常态，并已经具备较为成熟的理念模式和方案。

受国外护理工作模式的启发以及国内延续护理服务需求的影响，我国开始将互联网技术应用于延续护理。2018年，国家卫生健康委员会在《关于促进护理服务业改革与发展的指导意见》中明确指出，要借助互联网技术带来的契机大力推进护理信息化建设，逐步推进延续护理服务，并将"互联网+"纳入护理卫生事业发展战略；2019年，国家卫生健康委员会在《关于开展"互联网+护理服务"试点工作的通知》中就"互联网+护理服务"提供主体、服务对象、服务项目、管理制度等方面做了详细规定，并指出要创新护理服务模式，探索培育护理服务新型业态，重点为高龄或失能老年人、出院后患者、康复期患者和终末期患者等行动不便的人群，提供医疗护理服务。

知识链接4-1

"互联网+护理"金牌护士走进家门为耄耋老人提供医疗服务

北京某医院自2020年开展"互联网+护理"金牌护士护理到家服务。患者手机预约，护士上门护理。2021年3月7日，该医院重症医学科的闫护士按照约定时间到患者家中进行上门服务。进门后，闫护士先与家属沟通，评估患者当日一般情况，确定可以进行更换胃管这一操作。随后向患者及家属讲解操作步骤和可能出现的情况及处理方案，得到患者及家属的认可后，闫护士开始操作。协助患者口服润滑油后，考虑到患者年事已高，有脑梗后遗症、配合度差等情况，闫护士手持胃管，边说边做，指导患者配合，在操作过程中提高速度，减轻力度，降低患者不适感，凭借过硬的专业技能，更换胃管过程顺利，患者未出现任何不适及不良反应。随后闫护士对患者家属进行居家护理指导，就如何进行鼻饲喂养给予重点讲解，家属边听边记录。

（陈京立）

第二节 护士的角色和功能

社会角色是社会结构安排在个人身上的反映,它与个人的地位、权利、义务紧密相连,个人也通过地位、权利、义务与社会相关联。通过社会化的过程,个人学习承担社会角色。护士在社会中的分工,是社会认为护士应承担的义务,与被赋予相应的权利。由护士团队整体去扮演和商定,在整体之中也是依赖个体去具体实施。在现今社会健康照顾环境急速改变的状况下,特别是医疗模式的改革和护理发展的专业化发展,护士角色职责也已更新,有着更为多元化的发展。

一、护士的定义

护士的角色和功能伴随着护理专业的任务不断地发展和延伸,不同的历史阶段护士的角色和功能各有其特征。

在我国,"护理"的概念是随着西方医学的传入而传入我国的。1907年秋瑾引进了西方护理学教程,并将其翻译为看护学教程,"看护"即是对英语"Nurse"的翻译。1914年,时任天津北洋女子医院护士学校校长的钟茂芳认为,从事护理工作的人应是具有必要的科学知识的人,故将"Nurse"一词译为护士,一直沿用至今。

弗洛伦斯·南丁格尔在她的《护理札记》中说:"它是什么和它不是什么,描述了护士的角色,即护士要做的就是把患者置于一个最好的条件下,让身体自己去恢复"。今天这个定义经常被引用。国际护士会给护士所下的定义:护士是指一个人完成了基本的护理教育教程,经过评定合格,在其护理工作领域具有权威性。我国《护士条例》总则"第二条 本条例所称护士,是指经执业注册取得护士执业证书,依照本条例规定从事护理活动,履行保护生命、减轻痛苦、增进健康职责的卫生技术人员。"以上这几种对护士的界定明确显示出,护士首先是护理专业中特定的职称之一;其次,护士的另一种含义为泛指"Nurse"概念中受过护理教育并具有护士职称以上的从事健康照护的卫生技术人员,包括护师、主管护师、副主任护师和主任护师这些中级和高级职称的护理人员。日本看护协会对注册护士的定义是通过熟练运用特定的护理技能和知识,向各地需要护理工作的场地提供高水平护理实践,以达到扩大护理范围和质量,提高护理水平的目的。

在过去,护士更加关心如何履行她们的职责,而较少对护士角色的定义进行思考和探讨。近年来,我们已经看到护士这个概念的成长和发展,随着职业的发展和责任的改变,毫无疑问护理的定义也将进一步成熟。通过相应改变,护理已经与其他职业有了更加紧密的联系,如法律、心理、教育等,同时正在改变的实践内容也要求护士职业定义具备更高的精确性和精准度。

二、护士的主要角色及其功能

(一)照顾者

护士应用护理的专业知识和技能以满足服务对象的生理、心理、社会文化、精神等方面的需要,帮助服务对象最大限度地保持及恢复健康。一名护理专业学生,需要不断接受各种考核,这些考核的核心都是评估学生是否成为了一名合格的照顾者。护士作为照顾者的形象也不断地出现在各种影视和艺术作品中。照顾可以发生在很多地方,比如医院、诊所、企业和学校等,照顾者是护士最基本、最重要的角色,如照顾个体以满足基本日常生存的生理需求,如为患者创造和提供良好的治疗和康复环境、保持患者的个人卫生等。

(二)教育者

健康教育是护理工作的重要内容之一,是一种有计划、有目的的评价活动。护士是健康教育的主要力量,护理人员应以生物-心理-社会医学模式为指导,全面评估患者的健康问题,利用各种方法,因人而异,对患者进行健康教育,使其了解有关疾病的知识和康复保健知识,教会患者自理的知识和技术及其理论依据,使患者减轻心理负担,主动配合治疗和护理,健康教育应贯穿于护理的全过程。护士可以在学校、医院、家庭和社区等各种场所行使其教育者的职能。在医院,护士教育患者及其家人了解有关疾病用药、治疗和护理方法以及康复的知识。在社区,教授人们预防疾病、避免意外伤害、促进健康的知识和方法;在学校,护士需要把护理专业所需的各种知识和技能传授给学生,承担了传道授业的角色。

(三)倡导者

倡导者是指对于某种行为、活动发起意见或建议,并且帮助人们从事这一行为的人,在护理情境下,也可以称为患者利益的维护者。作为倡导者,护士可以质疑医生的医嘱,支持患者对自己的健康问题做出决定等;然而,部分患者、管理者并不完全认同护士的这种倡导者角色。护士在有关照护事项上总是作为倡导者发出声音,但是由于缺少权利,当倡导的内容与医生的治疗或者健康服务有关时,这种呼吁的效果就变得微弱了。

(四)管理者

每个护士都在执行着管理和决策的职责。作为领导者,要管理物质资源、人力资源,制订本单位的发展战略。作为普通护士,要管理患者及其相关人员,为服务对象制订护理计划,组织诊疗和护理措施的实施,解决患者的问题等。护士在管理的过程中,承担了包括决策者、计划者、沟通者、协调者等多个角色在内的功能。例如,护士能够应用护理专业的知识和技能,通过沟通、观察等方式收集服务对象的相关资料,做出护理诊断、提出护理计划,解决服务对象的健康问题;护士是参与医疗服务流程设计、实施、变革、监测和评价的管理者,对组织功能和文化产生影响,进而实现共同的组织愿景、宗旨和目标。

(五)合作者

现代护理学要求护士与服务对象、家庭及其他健康专业人员紧密合作,以提供更好的护理服务。对任何专业而言,合作者的角色都是非常重要的。在包括护士、医生、营养师和康复医师等人员组成的多学科小组中,需要在患者的需求、治疗和康复方案以及所采取的具体方法等方面达成共识,并且相互配合和支持,更重要的是让患者及其家庭参与到诊治和护理的过程中。

(六)专家

护理专家涉及学者、护理教育者、临床工作者、专业教育者、研究者、研究成果转化者、理论家、护理技术专家,以及护理专业中的管理者等各式各样的人员。美国护士协会每年都会选举和认证一些出色的护理人员成为护理专家。无论是在床边、护理院,或者其他护理工作场所,很多护士都是各自领域的专家。护士作为某一特殊领域的专家,可以通过指导、嘉宾讲座、现场指导、继续教育、发表论文等活动来进行分享。

（七）研究者

护理科研是用科学的方法反复探索、回答和解决护理领域的未知问题，直接或间接指导护理实践的过程。护理研究者一般是指运用研究方法的护理临床教学工作者也不排除专门从事护理科研的人员，他们大多具有本科及以上学历，具有较高的科学研究能力，从事临床研究以促进为患者所提供的服务质量，以及进行护理理论的验证和发展。

（八）变革者

随着医疗卫生事业的发展，护士的角色突破了传统的定位，在引领医疗体系变革、倡导跨专业合作、参与和影响政策制定中的作用日益凸显。护士是开展基层医疗服务和急危重症救护的主力军，通过制定临床护理实践标准，领导多学科医疗协作，在"以患者为中心"的卫生服务理念医疗体系中承担重要的决策作用。改善护理服务，提高护理质量，是"进一步改善医疗服务行动计划"的重要改革内容，对于提高护理质量、满足人民群众健康需求具有重要意义。

三、护士角色和功能发展的影响因素

（一）社会发展的进步

中华人民共和国成立以来，特别是改革开放以来，我国健康领域改革发展取得显著成就，城乡环境面貌明显改善，全民健身运动蓬勃发展，医疗卫生服务体系日益健全，人民健康水平和身体素质持续提高。随着工业化、城镇化、人口老龄化、疾病谱变化、生态环境及生活方式等变化，人们对护理服务的需求不断增加，并呈现出层次性和多元化的特征。"共建共享、全民健康"，是"建设健康中国2030"的战略主题。核心是以人民健康为中心，坚持以基层为重点，以改革创新为动力，预防为主，中西医并重，把健康融入所有政策，人民共建共享的卫生与健康工作方针，针对生活行为方式、生产生活环境以及医疗卫生服务等健康影响因素，坚持政府主导与调动社会、个人的积极性相结合，推动人人参与、人人尽力、人人享有，落实预防为主，推行健康生活方式，减少疾病发生，强化早诊断、早治疗、早康复，实现全民健康。护理服务是健康中国建设的重要内容，与人民群众的健康权益和生命安全密切相关，护士作为护理服务的主要提供者，在生命全周期、健康全过程的作用日益凸显。另外，随着人口老龄化社会加剧及社会养老模式的改变，社区护理和慢性病患者居家护理需求增加，护士在整个护理服务过程中需担任着照顾者、教育者、倡导者等角色，同时，护士群体也需更新知识、提高优质服务能力来适应社会发展带来的角色挑战。

（二）经济发展的进步

经济的快速发展对护理事业发展提出新课题，持续深化医药卫生体制改革对护理事业发展带来难得机遇。2016年，国务院出台《"十三五"深化医药卫生体制改革规划》大力推动了我国在医药卫生体制在分级诊疗、现代医院管理、全民医保、药品供应保障、综合监管等5项制度建设上的新突破。同时，在健全完善人才培养使用和激励评价机制，加快形成了多元办医格局，推进了公共卫生服务体系建设等方面也进行了统筹协调改革。随着互联网医疗、分级诊疗、医疗联合体建设的提出，护理服务模式和管理模式也发生了深刻转变。护理工作更加贴近患者、贴近临床、贴近社会，患者看病就医的获得感明显增强。随着经济的发展，护士承担照护、服务、管理等方面的工作范围日益扩大，护士作为健康中国建设的主力军，在革新护理服务观念，适应医疗机构服务模式，创新护理服务路径，提高整体服务质量中发挥了重要作用。

（三）科学技术的进步

近10年来,随着信息、工业、科学技术的不断革新,推动了智慧医疗、互联网医疗、移动医疗的发展,大量信息化、数字化的高科技评估、治疗、健康教育手段出现。如影像识别人工智能作为一种决策支持工具,可针对患者病情快速生成有效信息;动态血糖监测仪可获得患者的血糖变化并实时记录反馈到患者和医护人员,进而可以更精准地确定胰岛素剂量;重症监护高级的生命维持技术为更多危重患者的救治提供了可能;移动端医疗服务系统打破了传统医疗模式的时空限制,线上诊疗、线上咨询、线上健康宣教等新型医疗模式在不断完善,"互联网＋护理"也处于不断探索阶段,护士在促进分级诊疗建设、强化慢性病管理、提高老年照护质量等方面的重要作用日益凸显。

（四）人群疾病谱的变化

伴随工业化、城镇化、老龄化进程加速,我国慢性病患病率呈明显上升趋势,慢性病已成为我国突出的公共卫生问题,其中心脑血管疾病、恶性肿瘤、慢性呼吸系统疾病和内分泌系统疾病占主要,慢性病疾病负担约占我国疾病总负担的70%。老年人健康状况的调查显示,患慢性病的种类增多,其中发生率最高的是心血管疾病,其次是神经系统疾病,再次是外科系统疾病。另外,非胰岛素依赖性糖尿病、癌症、骨质疏松等也都是老年人常见的慢性疾病,老年人的心理健康状况也受到越来越多的关注。老年人往往多病共存,且身体功能减退,一旦得病后往往病情严重,病程迁延,容易发生多种功能障碍,易形成残疾,留下后遗症,给社会和家庭带来沉重的负担,导致卫生服务需求量、卫生工作负担和卫生经济负担增加,成为中国社会带来巨大挑战,慢性病综合治理刻不容缓。因此也对护理人员立足全人群和全生命周期,提供连续性护理服务提出了更高、更多元的角色职责要求。

（五）护理学科的发展

中华人民共和国成立后,政府加大对护理学科的支持力度,增加护理教育、科研资助经费,护理队伍不断壮大。2011年,护理学首次从临床医学的二级学科独立出来,成为医学门类下一级学科,护理学教育的整体阶位达到了国家学科目录的最高平台上。

与此同时,社会对二级学科建设的探索日渐显著。2007年,中国学位与研究生教育学会专家提出将护理学定位为一级学科,下设4个二级学科分别为基础护理学、临床护理学、社区和家庭护理学以及护理心理和人文学;2009年,中华人民共和国国家质量监督检验检疫总局和中国国家标准化管理委员会共同发布文件指出护理学为临床医学下二级学科,下设基础护理学、专科护理学、特殊护理学、护理心理学、护理伦理学、护理管理学和护理学其他学科等三级学科;2013年,国务院学位委员会学科评议组专家提出了护理学学科范围包括内、外、妇、儿科护理学等14个研究方向,界定了护理学科领域与范畴,专科护士工作内涵得到拓展,高层次护理角色定位和分工逐渐清晰,推动与临床专家、顾问、教育者、研究者、管理者、协作者等角色相对应的临床护理专家、开业护士、高级个案管理护士、注册麻醉护士及助产护士等人才培养模式的思考,进一步丰富和发展护理角色和功能,以指导临床护理实践。自新型冠状病毒肺炎疫情发生以来,政府加大对疾控体系的改革,鼓励全日制护理学等医科研究生兼修公共卫生学位(MPH),突显护理专业在公共卫生领域的作用。

（六）护理实践的精进

护理实践的精进主要包括护理实践规范与标准、规范操作流程、专业队伍建设、多学科团队的建设。护理高级实践服务要求护士具备深厚的专科知识及精湛的技术,熟悉本领域内的疾病的机制及病理生理学,与医生及跨学科团队合作,协助患者及家庭进行临床决策,实现早期预防、症状管理、并发症管理、心理护理、延续护理等,并将最佳的临床实践证据应用于临床护理中,满足患者及其家庭的需求。而多学科团队的综合照护模式需要护士强化自身的临床、沟通、管理技能。此外,护理团体实践标准的更新、以循证护理为基础的实践指南促进了临床护理实践操作和规范的标准化,引导护理专科队伍的建设,从而规范护士角色和职能。

知识链接 4-2

挪威新型冠状病毒肺炎患者的远程监测

为了应对新型冠状病毒肺炎的传播,挪威博德市政府组织资深护理团队成立应对中心,启动远程监测方案。应对中心基于网络应用程序对居家隔离的患者和社区隔离病房的患者进行远程监测,应对中心人员包括多名护士、4名医生和1名电子健康顾问。该应用程序可以下载并安装在患者的智能手机或市政府提供的平板电脑上。监测内容包括患者的生命体征(如血氧饱和度、体温、血压等)和主诉症状(如喉咙痛、咳嗽、呼吸困难等)。医务人员根据终端系统接收到的患者临床状况和疾病进展的潜在风险对患者进行分类管理。低风险患者只需要测量和报告体温,并告知目前主诉症状;中高风险组的患者则需要报告他们全部的生命体征信息。该系统还制订了医疗行动流程图,以帮助应对中心的护士根据医疗照护过程中出现的不同情况采取相应的医疗措施。该应用程序还可用于指导患者正确测量生命体征、告知隔离期限和隔离要求变更等信息。应对中心的护士与患者的全科医生合作,对居家隔离患者进行随访和监测。隔离病房的患者主要由病房的值班护士和医师负责照护,应对中心的护士可以通过视频或电话等形式对患者进行随访,并在必要时协助紧急医疗救助。

(陈京立)

第三节 专科化护理

全球性疾病负担的加重、患者治疗复杂性和自我保护意识的增加,以及卫生人力资源的严重短缺,导致全球卫生服务体系正面临前所未有的困境和挑战。实践证明,专科化护理在改善患者结局、缩短平均住院日、减少再入院率、控制医疗成本等方面收到实效,这一全球性变革使得护理专业实践内容日益丰富,工作领域不断拓展,护理学科的知识体系不断迈向更加复杂和高级的发展阶段。专科化护理是解决全球护理人力短缺、提高护理质量、拓展护理职业发展的有效途径。

一、专科化护理的发展历程

世界卫生组织(World Health Organization, WHO)1997年就在《关于全球护理实践发展》中明确提出:当今护理发展较为迅速的两大方面,一是护理教育水平的提高;二是与教育水平同步发展的专科程度的不断提升。目前,专科化护理已在全球范围内形成专业全面、领域丰富、角色多样的临床护理实践活动。

(一)专科护理的起源与发展

1. 国外专科护理的起源与发展

(1)从医学专科化到护理专科化:19世纪中后期,随着整体医疗的发展,以患者为中心的医疗服务理念日益受到重视,如何提高医疗护理质量、控制医疗费用增长,保证卫生服务的可及性、可负担性成为医疗界关注的重要课题。同时,医疗卫生工作人力短缺明显,护理人员因薪酬待遇低下,工作受挫而纷纷离开医院。为了打破困境,在医疗技术的迅速发展,医学专业分科进一步细化的推动下,护理人员意识到,只有不断增强自身的专业知识和技能,提升护理专业自主性,发挥护理专科优势,才能顺应社会发展的需求。随后,越来越多的护理人员开始进入各专科领域并承担重要角色。1900年《美国护理学杂志》(*American Journal of Nursing*)正式提出"专科护理(specialty nursing)"这一概念。

(2)从学徒式培训到证书培训:1910年,美国开始在医院和护士学校为一些特殊科室,如麻醉科、产科、手术室等提供学徒式的护士毕业后教育课程,完成此类课程的护士或在某一特殊临床领域有全面的实践经验和专长的护士被看作专科护士。随后,美国相继开始对具备一定条件的护士在某一特定临床领域进行短期培训,使其成为具有相应能力和资格证书的注册护士,成为临床有经验的护士(expertise nurse),以后逐渐发展为最初的专科护士(specialty nurse, SN)。随着护理专科化的快速发展,护理专业职能在广度和深度上得到很大拓展,护理服务从医院延伸至家庭、社区,专科护士职能逐步走向专业化,专科护理领域从最初的麻醉护理拓展到了大部分的临床专业,规模化的专科培训和资格认证为培养大量专科护理人才奠定了基础。

(3)从专科护理到高级实践护理:随着医疗技术的迅速发展,专科护理的分科和要求越来越细,专科护理的工作领域逐渐拓展至临床各专业,工作场所覆盖医院、社区和家庭,专科护士的培养逐渐定位于硕士及以上水平的高等教育。1954年,美国Rutgem大学Hildegard Peplau设计了第一套专门培养精神病学护理专家的硕士课程,这一事件可看作高级实践护士(advanced practice nurse, APN)培养体制的正式建立。20世纪60年代,为解决偏远地区医生人力不足的问题,科罗拉多大学创建第一个儿童保健的专科护士培养项目,标志着开业护士(nursing practitioner, NP)的诞生。随后,NP进入快速发展时期,从短期课程培训逐渐发展成为以研究生教育为主的培养体系,实践领域得到不断拓展,并获得一定的处方权。至此,美国专科护理逐渐发展形成由具有高等学历的APN主导的专业全面、领域丰富、角色多样的"高级护理实践"活动,对提高护理质量,保证患者安全,减少医疗成本支出,提高患者满意度取得显著成效,并被世界各国借鉴使用。

2. 国内专科护理的起源与发展 我国护理专科化发展起始于20世纪80年代末。20世纪末,护理权威人士开始呼吁加快护理专业化进程,发展专科护理,培养具有多种能力的护理人才,并引入护理专家这一概念。进入21世纪后,专科护理日益受到政府的重视与支持。2002年,中华护理学会联合香港危重病护士协会、北京协和医学院护理学院首次开展ICU专科护士培训,为全国各地开展多领域专科护士培训奠定基础。《中国护理事业发展纲要(2005—2010年)》首次提出在重症、急救、手术室、糖尿病和肿瘤5个专科护理领域开展培训。2007年,卫生部颁布《专科护理领域护士培训大纲》,进一步对5个专科领域的培训对象、培训目标、时间安排、培训内容、考核要点进行规定，从此，我国专科护士培训进入规模化培训与探索阶段，并在"十二五""十三五"护理事业发展规划中，继续将发展专科护士队伍，提升专科护理水平作为重点工作。目前，我国专科护理已在重症监护、手术室、急诊、器官移植、肿瘤、伤口造口、糖尿病、精神科、老年科、康复、营养支持、心血管疾病等30多个领域得以发展，越来越多的专科护士开始承担部分高级护理实践的角色，高级护理实践也逐渐成为我国专科护理的重要发展方向。

（二）专科护士类型及工作领域

专科护士角色的确立是护理专业化和专科化发展的重要标志。按照教育层次、培养模式、资格认定、实践范畴和工作自主性等特征，专科护士通常分为初级专科护士和高级实践护士两大类别。不同专科护士在工作领域、实践广度和深度上都存在差异。

1. 初级专科护士（SN） SN通常是指具有某一专科领域工作经历，在该领域经过一定时间的理论和实践培训，并经考核合格获得专科资格证书的注册护士。与一般的注册护士相比，SN最突出的特点是具备某一领域的专业技能和专长能力，经过规范的资质认证，在国外也称为认证专科护士（certified specialty nurse）。根据专科领域的不同，SN划分为不同的类型。

（1）根据服务人群的不同，有新生儿专科护士、产科专科护士、儿科专科护士、老年专科护士等。

（2）根据工作场所，有ICU专科护士、手术室专科护士、急诊急救专科护士、传染科专科护士、精神科专科护士、眼科专科护士、神经外科专科护士、神经内科专科护士、口腔专科护士等。

（3）根据疾病类型，有肿瘤专科护士、心血管疾病专科护士、糖尿病专科护士、器官移植专科护士等。

（4）根据实践技能，有伤口造口专科护士、疼痛专科护士、静脉治疗专科护士、康复专科护士、血液净化专科护士、营养支持专科护士、安宁疗护专科护士等。

2. 高级实践护士（APN） 国际护士会对APN的定义：拥有深厚的知识、复杂问题的决策能力及扩展临床实践能力的注册护士。与SN相比，APN的显著特征在于护理实践的广度（强调业务的拓展）和深度（强调业务的精专）。在不同的国家，APN角色的称谓不同，包括临床护理专家（clinical nurse specialist，CNS）、高级实践护士（advanced nurse practitioner，ANP）、开业护士（nurse practitioner，NP）、高水平执业者（higher level practitioner）、护士顾问（nurse consultant，NC）、专科执业护士（specialist practitioner）、护士治疗师（nurse therapist）、医生助理（physician's assistant）等。目前最广泛适用的是美国APN的类型划分，共分为临床护理专家（CNS）、开业护士（NP）、注册麻醉护士（certified registered nurse anesthetist，CRNA）、注册助产士（certified nurse midwife，CNM）四种类型。高级个案管理护士（nurse case manager，NCM）是否属于APN尚存在争议。在美国4种典型的APN角色中，最早出现的是CRNA，其次是CNM，但以CNS和NP最具代表性，CRNA和CNM在一定程度上可以被认为是特殊类型的NP。

（1）注册麻醉护士（CRNA）：在美国，麻醉护理是最早出现的专科护理领域。1861年，国际上就有了麻醉护士的雏形。麻醉护士的出现源于外科医生发现护士专心于对患者的护理，而住院医生却只专注于手术，对麻醉工作没有兴趣，因此，护士被挑选出来接受训练,参与手术全程,执行麻醉及麻醉护理工作并发展成为 CRNA。1909 年,波兰率先开展 CRNA 教育,美国于 1931 年正式成立第一个麻醉护士协会(American Association of Nurse Anesthetists,AANA),并正式开办 CRNA 的证书课程班,为 CRNA 的发展奠定了基础。目前,CRNA 是指经麻醉护理专业教育(通常是研究生及以上学历),具有麻醉护理的相关临床实践经验,能够独立进行麻醉护理工作的注册护士。CRNA 的工作范围很广,从传统手术室内麻醉管理拓展到特殊临床麻醉、急慢性疼痛诊疗门诊、ICU、心肺脑复苏、癌痛治疗等领域,且具有很强的临床自主性,工作场所从医院扩展到流动外科诊所和社区。调查数据显示,美国 65% 的患者由 CRNA 提供麻醉服务,在基层医院的比例高达 75%～100%。我国近年来逐渐重视麻醉护理工作,除工作在麻醉科的临床护士外,还形成麻醉专科护士、麻醉专培护士、麻醉监测护士等不同类型,极大地推动了麻醉专科护理工作的发展。

(2)注册助产士(CNM):早期的助产士必须在医生指导下工作,但 CNM 不是一般意义上的助产士,而是指在护理领域和助产领域均接受过教育,并通过认证考试的高级助产士。1925 年,曼哈顿助产学校开展了第一个培训 CNM 的项目。1955 年,哥伦比亚护士学校开展第一个由大学主办的 CNM 教育项目。1971 年,CNM 通过美国妇产科医师学会的官方认证,美国助产士学会建立了国家资格认证考试。2002 年,《产科医师和注册助产士实践范围的联合声明》的颁布意味着医师和 CNM 平等地位的确立。目前,在英国、新西兰和澳大利亚等国家,助产士以本科学历为起点,美国则以研究生教育为起点,且继续教育体系独立于普通护理教育体系之外。随着 CNM 教育培训的不断发展,CNM 的实践范围也不断扩展,目前 CNM 的工作领域覆盖新生儿照护、怀孕诊断、怀孕期间照护、分娩期间护理等多个方面,90% 的 CNM 可提供产前护理和家庭计划服务,85% 参与分娩并且提供产后体格检查;工作场所包括家庭、医疗性或非医疗性的生育中心、医院等。CNM 可以在美国全境范围内执业并享有处方权。

(3)开业护士(nurse practitioner,NP):早期的 NP 主要工作在医院以外的诊所,以家庭为中心,健康促进为主导,为服务对象提供初级医疗保健服务,包括常见病多发病的基本健康服务和健康指导。随着人们健康服务需求的增加,NP 的工作场所逐渐扩大,从家庭发展至城镇、社区,并向医院渗透,专业领域不断延伸,广泛涵盖家庭护理、成人护理、儿童护理、老年人护理、妇女健康、学校卫生、职业保健、精神卫生、健康评估、健康教育和咨询、急症护理、外伤诊断和管理、慢性病管理等领域。截至 2005 年,美国所有 NP 均能够治疗和诊断疾病,其中 21 个州允许其独立执业,有一定的处方权利;10 个州有独立处方权。截至 2009 年,美国 NP 数量已超过 13 万,是 APN 团队中人数最多的角色。随着 NP 的执业范围不断拓展,其对教育培训要求也在不断提高。目前美国开业护士学会(American Academy of Nurse Practitioner,AANP)对 NP 的最新定义:经过专门的研究生教育和临床能力训练,能够为初级医疗保健系统以及急、慢性疾病患者提供医疗保健服务的注册护士。近年来,美国已将 NP 的教育定位在临床型护理博士(Doctor of Nursing Practice,DNP)。

(4)临床护理专家(clinical nurse specialist,CNS):早期 CNS 的雏形可追溯至 1943 年,当时被称为护士专家(nurse clinician),是指具有精湛临床能力并有研究生学历的护士。1980 年,美国护士协会对 CNS 的定义:在护理专业的某一特殊领域,通过学习和实践达到硕士或博士水平,具有较高水平的、专门的护理知识和技能以及丰富临床经验的专家型注册护士,并确定了 CNS 必须符合的两个标准:第一,获得硕士或者博士学位,具有某一特殊领域的护理相关知识和临床实践经验；第二，符合专业组织认证的资格要求并完成认证过程。这一定义也为大多数发展 CNS 角色的国家所借鉴。精神病专科护理是 CNS 最早工作的专科领域；此后，CNS 被拓展到各临床专业，包括肿瘤专科护理与癌痛控制专科护理、腹膜透析专科护理、艾滋病专科护理、糖尿病专科护理、造口专科护理(包括造口、伤口及失禁护理)、感染控制、心脏康复、临终关怀等，旨在为服务对象提供临床专科化护理服务，并承担教育和研究等工作。目前，美国 CNS 工作场所涵盖了医院、诊所、家庭、工厂以及学校等，工作场所逐渐由传统的医院向家庭、社区扩展，是 APN 中发展最快、最具有代表性的类型。

CNS 因提供规范化、高质量的护理服务在国内外得到广泛认可，但在功能与角色定位、知识体系等方面与 NP 存在一定区别，详见表 4-2。

表 4-2　CNS 和 NP 比较

	CNS	NP
角色/功能	针对特定人群提供护理服务	初级卫生保健，以健康促进为中心
	在研究项目中担任团队成员和评估者	以患者为中心
	个案管理	诊断、开具处方
	培训护士，促进其专业成长	个案管理
	应用系统方法解决问题	教育者
	角色的灵活性	在护理实践中具有自主性
知识体系	具有一定深度的、特定人群的护理专业知识和技能	整体观(疾病预防和全面健康)
		疾病诊断
	系统的专业技能	成本效益

二、专科护士的角色、功能及能力要求

与普通的注册护士相比，专科护士无论是工作范畴以及角色称谓都是新建立的，是在原有的临床护理工作上进行延伸及深化。在不同的工作范围内，专科护士担当着不同的角色，具备不同的能力要求。

(一)专科护士的角色和功能

1. SN 的角色和功能　1986 年，美国护士协会提出 SN 的角色功能主要包括：①临床专家角色。SN 能够参与患者的直接护理，特别是一些病情较为复杂的患者，利用 SN 在某一领域的知识、专长和技术为患者提供相应的健康指导、健康咨询，促进其康复并提高其自我生活照顾、健康管理等能力。②教育者角色。设计教育课程，讲授专业知识、护理操作等内容，对同专业的护士提供专科领域的信息和建议。③顾问角色。当临床护士遇到复杂问题时，可以邀请 SN 参与会诊，共同协商解决临床中遇到的难题。④研究者角色。SN 不但要提出护理质量的改进策略，还对护理实践中的未知问题进行研究探讨，并提出切实可行的解决办法。

我国专科护士的发展起步较晚，目前的角色功能更接近 SN。近年来，有学者对我国 SN 的角色功能进行归纳总结，主要包括：①全程护理管理者。强调在有限的时间内有效运用资源，提高护理质量，降低护理成本，节约护理资源。②护理协调者。协调并促进高质量、低成本的护理结果。③护理改革者。针对医院科室未来的发展提出切实可行的改革建

议;对现行的改革方案进行评价,确保临床护理实践活动的有效开展;引进、发展和应用创新的护理方法,改革护理工作。④临床护理服务提供者。从病房走向门诊、家庭、社区,在多个专业领域为服务对象提供护理服务,满足不同服务对象的护理服务需求。

2. APN 的角色和功能 在美国,APN 通常定位于急、慢性疾病的护理及促进健康的临床决策,同时将教育、科研、管理、领导、咨询与临床功能相结合,与护理同行、医生和其他专业人员形成团队合作,从而发挥角色功能。不同的 APN 类型其角色和服务内容略有所不同。在四种主要角色中,CRNA 和 CNM 的角色功能比较明确,NP 和 CNS 的角色功能常常相互交叉。

(1)CNS 的角色和功能:不同的学者对 CNS 的角色和功能提出不同的观点和归类方法。最经典的是美国学者 J. F. Miller 在 1995 年提出的 CNS 角色划分,包括临床专家、研究者、咨询者、教育者和改革者/领导者等五类角色(表 4-3)。由于各国高级护理实践发展水平不一致,CNS 的角色功能各有侧重,有的侧重于教育者,有的侧重于领导者或者其他角色。一项调查显示,美国 CNS 工作时间的 29%~91% 用于承担临床专家角色,24%~89% 承担教育者的角色,18%~96% 承担咨询者角色,15%~93% 承担研究者角色。

表 4-3 Miller 的 CNS 角色一览表

角色名称	角色描述
临床专家	以某一专科护理领域为中心,为服务对象提供高质量的直接护理,包括评估服务对象的健康状况,进行转诊决策,对药物治疗的变更提出建议,调整药物剂量甚至开具处方,必要时进行随访等。虽然 CNS 身兼多种角色,但为服务对象提供直接护理是其首要任务
研究者	发现和确定需要研究的临床问题,评估护理措施的有效性,预测护理实践的发展变化,思考未来的研究方向,发展新技术,并将研究结果运用于临床实践,提高临床护理水平和护理质量
咨询者	为患者提供治疗和健康自我管理的建议,向同行提供咨询服务,为同行解答专业问题,指导其进行专科理论和技能的学习
教育者	CNS 的教育对象包括患者及其家属、护士和其他医疗团队成员。通常针对比较复杂的护理问题,设计教育内容、选择教学策略,传递专业知识和改善护理质量的最新信息,并评估教育效果。CNS 执行的教育具有专科性、策略性和效益性
改革者/领导者	CNS 通过高级护理实践,直接或间接影响护理同行和多学科医护团队成员,包括协助医生对患者进行整体管理,在医院、患者及家属之间进行协调,转诊患者,与其他专业人员进行交流,管理自身专业领域的工作和相关事务

(2)NP 的角色和功能:NP 的角色职能范围与 CNS 相似,主要是从事高级临床护理实践,担任研究者、咨询者、管理者、教育者以及临床专家等角色,在相关法律界定的范围内具有诊断、处方、转诊建议等权限。NP 在发展初期,其主要的职能是为患者提供直接的初级保健工作,护理服务项目包括咨询和健康教育、营养指导、运动处方、生长发育、制订戒烟/减肥/家庭保健计划等。现在的 NP 已发展成为初级保健和急性医疗照护的提供者,评估和管理医疗和护理方面的健康问题,并进一步分化出社区 NP、延续护理 NP、精神心理卫生

NP、儿童急症护理 NP、成人护理 NP、特殊领域急症护理 NP、老年护理 NP 等角色。儿童急症护理 NP 主要工作在医院的新生儿重症监护室；成人护理 NP 工作在急诊室、ICU、内科和外科病房等；特殊领域急症护理 NP 以肿瘤专科护理领域为代表，工作在肿瘤内科/外科病房和 ICU 等，为服务对象提供化疗、放疗、肿瘤围术期护理、肿瘤危险因素咨询等服务。

（3）CNM 的角色和功能：CNM 的角色非常明确，主要是为女性提供整个生命周期的初级卫生保健服务。CNM 被认为是可信赖的护理专家，在妇女怀孕、分娩以及产后，CNM 依靠自身知识技能为产妇、新生儿提供健康指导和管理，同时也为各年龄阶段的女性提供健康咨询和健康指导。CNM 在家庭、社区、医院、诊所、健康中心等场所工作，担任指导者、咨询者、管理者、教育者等角色。

（4）CRNA 的角色和功能：主要是提供手术前的麻醉评估与准备；完成麻醉的实施与维持，麻醉后的复苏管理；处理麻醉意外及其他临床支持等围手术期麻醉护理服务。同时，CRNA 还承担管理者、教育者、科研者的角色。

（二）专科护士的核心能力

国际护士会（International Council of Nurse，ICN）提出，专科护士的能力是指专科护士对提供安全及合乎伦理准则的护理服务所要求的特别知识、技巧、判断力和个人特质。随着专科护士培养数量、培养质量、培养需求的增加，建立健全专科护士核心能力框架，有利于界定专科护士与一般护士相区别的知识、技能、态度和行为范畴与标准，为专科护士培养课程和体系设置提供依据，为评价专科护士专业实务提供指引。

美国学者 Ann B. Hamric 是最早正式提出专科护士核心能力架构的，他在 1996 年出版的《高级实践护理》一书中指出，专科护士应满足基本标准，即具备研究生教育经历、获得某专科领域的资格认证、从事以患者和家庭为中心的护理实践活动，并应同时具备 7 个方面的能力，包括直接提供临床护理能力、领导与管理能力、伦理决策能力、专家指导能力、临床科研能力、提供咨询能力、与他人合作能力。其中，直接提供临床护理能力是 7 项能力的核心，是其他能力的基础，具体包括应用整体护理的能力、与患者建立良好合作关系的能力、专家水平的临床思维能力、高技术含量的操作能力、应用研究证据来指导临床实践的能力、采用灵活的方法进行健康和疾病管理的能力等。Hamric 强调，不直接从事临床实践的其他护理人员，如护理管理或护理教育专家不能称为专科护士。

澳大利亚是仅次于美国、加拿大之后 APN 发展最快的国家之一。澳大利亚护理/助产士协会（Australian Nursing and Midwifery Council，ANMC）于 1997 年提出了适用于该国及新西兰的专科护士能力架构：①提供延伸于不稳定、不可预测及复杂情境中的先进知识和技能的动态实践能力；②通过自主性和问责制提高专业绩效能力；③促进临床护理发展，影响政策制定及改善与他人合作的能力。与其他能力框架相比，ANMC 突出专科护士是在不确定、复杂的情境中，依照专业判断和自主性向服务对象提供高质量的护理服务，强调更高层面的能力影响，比如影响护理服务相关政策的制定与改革等。2001 年，美国护士协会在 APN 发展章程中正式提出 APN 核心能力框架，包括七个方面的核心能力：①健康问题管理能力；②建立及维护护-患关系的能力；③教育-指导能力；④护理质量监测与保障能力；⑤领导与磋商能力；⑥泛文化适应与提供泛文化护理的能力；⑦个人专业发展的能力。这 7 个方面的能力同样强调了专科护士为服务对象提供胜任于临床护理工作的各方面能力，特别提出泛文化护理能力，以应对基于人类社会日益全球化背景的需求。

除了对 APN 提出普适性的核心能力框架,对专科领域的 APN 也提出了进一步的胜任力标准,如美国重症护理协会于 2012 年制定了《急危重症开业护士执业范围和标准》,并在 2017 年进行了更新,提出其胜任力标准包括专业实践能力、质量改进能力、教育能力、沟通能力、伦理决策能力、协作能力、循证与科研能力、资源获取与利用能力、领导力和创造与维护健康环境的能力 10 个维度。

国内专科护士核心能力或胜任力评价体系构建开始和发展于研究者们个人探索。有学者构建了肿瘤专科护士的核心能力评价体系,包括临床实践能力、管理能力、评判性思维能力、沟通协调能力、专业发展能力 5 个维度,14 个二级指标和 56 个三级指标。另有学者对血液净化专科护士核心能力进行研究,总结出临床实践能力、临床思维判断能力、专业发展能力、临床科研能力、教学能力、管理能力共计 6 个一级指标、25 个二级指标、107 个三级指标。系列的研究为我国专科护士核心能力研究提供了参考依据。

综上,对比国内外专科护士核心能力可见,与临床实践相关的能力均是专科护士培养中最重要、最关键的核心能力,反映了专科护士的本质角色内涵,即应用丰富的专业知识与技能为具有复杂健康照护需求的人群提供帮助,以维护患者的最佳健康状态。

三、专科护士的培养、认证与管理

专科护士培养的根本目的在于提高护理专业的专科临床护理质量。正如有"为"才能"有位",有"位"才能"有为"。只有高质量培养、科学的认证与合理的使用相辅相成,为专科护士提供适宜其发挥才能的岗位,激发其工作活力,才能真正发挥专科护士的作用与价值。

(一)专科护士的培养

1. 国外的专科护士培养 在美国,SN 的培训主要以继续教育的形式存在,而 APN 的培养则为院校研究生教育为主,成为 APN 的最低标准是研究生学历。通常是在硕士学位教育过程中,将学生按不同方向进行培养,包括 APN 方向、感染控制方向、护理管理方向、公共卫生方向等。APN 方向培养直接服务于患者的高级护理人才,课程体系围绕未来职业需求,旨在通过规范化的硕士或博士的学位教育,使护理学位教育与专科护士职业资格相衔接,直接实现 APN 的培养目标。表 4-4 列举了美国研究生教育阶段疼痛 APN 的培训课程。

表 4-4 美国疼痛 APN 的培训课程

课程类型	课程分类	课程名称
理论	基础课程	护理理论、护理研究、病理生理学、药理学及高级健康评估学
	专业课程	1. 疼痛学基础:疼痛管理哲学、疼痛管理概念、疼痛管理伦理学、安乐死、疼痛病理生理学
		2. 疼痛管理相关理论:疼痛支持性护理理论、疼痛管理模式
		3. 疼痛管理临床应用:疼痛药理学、急慢性疼痛、癌性疼痛、儿科疼痛、临终患者疼痛、疼痛管理评价
实践	实践课程	在医院和社区完成不同模式下疼痛患者的管理

2. 国内的专科护士培养 国内专科护士培养形式以在职继续教育的形式为主,采取理论授课与临床实践相结合的模式,不同领域专科护士的培养时间不等,时间一般为 2~4 个

月。培训内容大多由卫生行政部门制定统一的培训大纲和培训标准,由护理学会负责实施专科护士的具体培训、考核和认证工作。通过该模式培养出来的专科护士大多只能称之为 SN。近年来我国护理硕士学位教育分化为科学学位和专业学位,专业学位的硕士教育学制为 2~3 年,培养方案为临床实践为主,临床实践时间一般为 12~18 个月。部分院校尝试把临床实践作为专科护士与专业学位硕士衔接的切入点,将护理专业学位研究生定位于专科型护理人才,如要求护理硕士毕业前取得国际伤口造口治疗师的资质,但培养方案、培养模式、培养目标等仍处于探索阶段。

(二)专科护士的认证

1. 国外的专科护士认证　国外对专科护士的认证有完整、规范的程序,其资格认证有全国标准。目前,美国护士认证中心(American Nurses Credentialing Center, ANCC)是美国为医疗机构和护士提供的官方认证的最大、最权威的机构,隶属于美国护士协会,负责专科护士的培训、考核、证书颁发和再认证。在美国,专科护士在符合基本条件(即具备硕士及以上学历,曾接受某一专科护理领域的专门课程训练,且具备一定年限的专科临床护理实践经验)后,即可申请 APN 认证考试,合格者获得证书并进行注册。APN 的资格证书并不是一劳永逸的,而是有一定的有效期,需要再认证,通常在证书有效期满 1 年内提出再认证申请,条件包括继续教育学分、专科实践时长、质量改进项目、发表论文、带教时长等情况。再认证的周期在各国不等,美国 APN 再认证间隔通常为 5 年,日本再认证的时间为 4 年。

2. 国内专科护士的认证　国内对专科护士尚没有专门的认证程序,主要是以中华护理学会、各省护理学会组织的专科护士培训项目的形式开展,专科护士在经过认证的专科护士培训基地完成 2~4 个月的培训课程和专科临床实践,通过结业考核合格,即可获得专科护士培训合格证。对专科护士合格证的再审核,仅有个别省市提及,如山东省对专科护士证的复审时间为 4 年,浙江省规定对专科护士进行不定期检查,连续 3 次未达标者,取消资格。

(三)专科护士的管理

1. 国外专科护士的管理　在国外,专科护士有特定的角色功能,在使用方面也有明确的工作范围。专科护士大多有专门的岗位,其执业范围和标准主要是提供以患者为中心的医疗护理服务,包括疾病筛查、评估、诊断、目标制订、护理计划、实施、个案管理、健康促进和健康教育、症状管理、转诊、效果评价,其工作场所涵盖医疗机构、社区保健、家庭护理、护理院等。在美国、英国、澳大利亚的部分地区,APN 有独立的处方权。为保证 APN 有足够的护理能力为服务对象提供高质量的服务,2002 年,ICN 提出 APN 需在教育准备、实践能力和监管机制方面具备相应特征(表 4-5)。

表 4-5　ICN 提出的 APN 基本特征

教育准备	实践能力	监管机制
高水平的学历要求	具备整合科研、教育和临床管理的能力	诊断权
正式认可的教育项目	高度的实践自主性	处方及处置权
通过权威机构的执照考试、	个案管理	转诊权
注册、认证和资格审查	高级评估和决策技能	入院权
	公认的高级临床能力	所有权保护
	为其他卫生从业人员提供咨询服务的能力	高级护理实践相关立法

2. 国内专科护士的管理　在国内，专科护士的职责定位为临床护理、护理教学、护理研究、健康教育、护理会诊、护理管理改革与实践等多种角色，通过担任护理门诊专家，参与疑难病例会诊、专科护理会诊、专家义诊，组织护理和教学查房，承担护理组长、护理专业组长岗位等，从而发挥专科护士作用。总体来看，由于护理人力资源不足，专科护士的岗位设置和角色职责不明确，大多数医院专科护士在提供专科护理的同时承担大量普通护士的职责，部分专科护士还兼职护理管理岗位，其工作范围也大多局限于医院，未向社区或基层展开，导致专科护士的临床专科实践时间往往不足，阻碍了专科护士的发展。

四、专科护理的挑战及发展趋势

专科护理发展实践受不同国家和地区护理教育水平和社会经济背景的影响，开展的时间和发展的速度不尽相同，但在发展过程中，发展目标是一致的，所面临的机遇和挑战是相通的，借鉴发达国家和地区的先进经验，促进我国高级专科护理实践的发展与国际接轨是未来发展趋势。

（一）专科护理对护理学科的影响

1. 丰富学科内涵，促进专业发展　护理工作具有明显的技术性和服务性特点，但技术性是基础和主线，只有依托高水平、高质量的护理技术的服务才是临床需要的。随着医学专业的快速发展，医学分科的日益细化，新技术、新业务的开展及高精尖设备使用的日益广泛，各临床专科知识和技术更为复杂，经过系统培养的专科护士集扎实的理论基础、丰富的临床经验、高超的专科技术、综合的教育研究与改革能力于一身，能很好地适应这种要求，在提升专科护理服务水平中发挥了重要作用。专科护士通过活跃在各个专科领域，不断反思现存护理实践，刻苦钻研，改革创新，改进护理技术，提升服务品质，成为推动护理专业发展的主流群体。在护理专科化发展的推动下，学科边界不断拓展，护理技术不断创新，理论体系不断成熟，实践领域不断细化，护理职能更加独立，引领护理专业发展的高级护士群体不断发展壮大。其结果必将极大丰富和完善护理学科知识体系，推动护理学科的快速发展。

2. 提高护理质量，保证患者安全　国内外大量研究表明，专科护士，特别是高级专科护士能显著改善患者临床结局、减少疾病的并发症和复发率、提高患者满意度、缩短住院时间、减少住院费用、提升患者对疾病认知，有效地改善了护理质量和患者结局。有研究显示，全膝关节置换术患者有 CNS 参与组，平均住院时间为 5 天，并发症的发生率为 9%；对照组为 6.72 天，并发症的发生率为 21%。另有一项针对早产儿的护理研究发现，有 CNS 护理的早产儿组较对照组平均提前 11 天出院，人均节约费用 818.56 元。在美国，一个合格的 ICU 要求 ICU 专科护士的资格认证比例达到 75%。

3. 拓展护士执业空间，丰富护士职业生涯　在专科护士出现以前，护士的职业生涯只能向管理者和教育者发展，但因岗位数量限制，护士能够提升的空间严重受限，高水平的临床护士难以体现自身价值，高学历的护士不愿进入临床一线工作，严重阻碍了临床护理的纵深发展。专科护理的发展将临床护理从医院，拓展至社区及家庭，并产生了一系列专科护士角色，形成从普通护士到专科护士再到临床护理专家的临床护理职业成长阶梯，较好地区分了具备不同能力的临床护士，让护士有更多专业成长的机会和空间。专科护理对提高护士工作积极性、避免护理人才流失、促进专科护理的发展起到了积极的推动作用。

4. 促进医疗服务体系发展，助力卫生体制改革　专科护士是整个医疗团队中的重要成员,除为服务对象提供临床护理服务外,还承担着多重角色,如研究者、教育者、管理者、协调者、咨询者等。从医学团队的角度来看,CNS所承担的角色不仅能减少医生的工作量、提高服务效率,同时也能加强学科团队之间的交流、提高护士的工作满意度和职业成就感。而以NP为主的APN也成为多个国家和地区初级卫生保健工作的主力军,有效解决了初级卫生保健人力不足的问题。近年来,新兴的延续护理、出院计划、个案管理、全程管理、专病护理等工作,大多均以APN为主导,在缩短平均住院日、提高床位周转率、降低患者反复入院率等方面取得实效,极大地促进了医疗服务体系的发展,促进了护理服务业整体向好发展。

(二)专科护理发展中存在的问题

1. 专科护士的培养与认证 规范的培训体系对促进专科护士的可持续发展起到重要作用。国外专科护士培养目标明确、内涵丰富、角色多元化,以研究生教育为基础,已形成较为完善的培养体系,直接实现培养APN的目标,且有明确的认证和再认证机制。而在国内,有以下比较突出的问题:

(1)专科护士的学历起点不高:在临床实践中,年资高、学历低,学历高、年资低现状普遍突出,在专科护士申请上,大部分基地对学员的报名学历要求仅为大专及以上学历即可,与欧美等发达国家以硕士及以上的学历教育要求仍有差距。

(2)专科护士的培训质量不高:国内专科护士培养属于继续教育范畴,由于各机构培养方案不同,专科护士的准入标准、培训模式、考核机制大有不同,对再认证也多无明确要求。虽然护理专业学位硕士的培养方案以临床实践为主,但仍存在专业学位培养科学化、专业方向细化不明确等问题,造成专业学位教育与专科护士培养间尚未建立有效衔接。

2. 专科护士的使用与管理 国外的专科护理广泛涉及各个领域,不仅包括临床专科,也包括非临床医学专科(如公共卫生、信息学、管理学、家庭照护等),专科领域进一步细化。如美国肿瘤专科护士分为3个层级,一是基础肿瘤专科护士,包括肿瘤护士、儿科肿瘤护士、儿科血液学肿瘤护士;二是特殊肿瘤专科护士,包括血液和骨髓移植护士、乳腺肿瘤护士;三是高级肿瘤专科护士,包括高级肿瘤开业护士、高级肿瘤临床护理专家、高级肿瘤护士;每个层级的肿瘤专科护士承担工作也不一样。我国除传统的专科护理领域,如重症、急诊急救、伤口造口、糖尿病、静脉治疗等外,近年来发展了骨科、传染病、眼科、呼吸科、神经外科、心血管专科、营养支持、安宁疗护等专科护士,但尚有较多护理专科领域未涉及,专科领域也有待进一步细化。此外,美国对专科护士的使用和管理较为规范,特别是APN,大多是专职从事专科护理实践工作,有相应的工作模式和薪酬体系。在国内,受护理教育水平和临床护理人力资源的限制,专科护士存在培养和使用脱节的现象,大多并未设立专门的专科护士岗位,或者设定了岗位,但存在岗位职责不明确,没有明确的分工,岗位职责混淆甚至身兼多职,过多地陷于管理事务或教学工作等问题,缺乏相应的绩效考核标准等,影响了高级护理实践的进一步发展。

3. 专科护士的立法与保障机制 美国通过立法来保障专科护理的发展,从法律上允许APN从事相应范围的高级护理实践活动。但即使在APN发展程度较高的美国,APN被认可的程度以及APN诊断、治疗的权利也有待进一步明确并通过立法来保障。美国各州自行制定法律来确定APN的实践范围。目前,只有12个州的法律允许APN独立执业,其他州的法律则要求有医生不同程度的参与。对APN的处方权各州立法也不一致,绝大多数州只允许APN拥有有限的处方权,限制了处方药的种类和范围。在国内,除护理门诊专家外,工作在病房的专科护士的服务时间、人力、信息以及管理成本尚未无效的支付方式,对出院患者的健康指导、上门访视、家庭照顾、转介转诊、随访等也缺乏与之相关的保障机制、监督机制。总之,立法的不健全以及对 APN 护理实践范围的限制,一定程度上阻碍了专科护理的进一步发展。

4. 专科护士的卫生经济学评价 效果评价作为护理质量管理中的重要组成部分已成为共识。随着专科护理的发展,护理管理者也越来越多地关注高级护理实践质量评价。通过效果评价,可以判断专科护理干预的有效性,确认有效的护理实践方式以及亟待改善的方面。效果评价涉及两个方面,一是选择敏感的指标,二是选择简便易行可操作的评价方法。早期的评价集中在患者结局方面,包括疾病相关的各种指标、患者满意度等,并比较专科护士、住院医师、医生、医生助手等不同人员提供的健康照护质量的不同。后续研究逐渐将护士满意度、平均住院日、健康服务的可及性、卫生经济学等指标纳入。总体来看,不同的评价方式有不同的侧重点,目前国内外尚缺乏统一的标准,高级护理实践评价指标、评价工具及评价方法的确立仍是亟待解决的问题。

(三)专科护理的发展趋势

1. 不断提高专科护士的教育水平

(1)护理本科生专业化培养:我国的护理本科教育一直以培养通科护理人才为主,但随着医学科学技术的飞速发展和临床医学专业内部的日趋精细化分工,护理学科的科学技术含量越来越高,临床护理工作也日益向专科化方向发展。一般通科毕业的护士将不足以应对新发展的护理专科服务。目前美、英等国在学生进入大学时就开始将护理专业学生根据不同的专业进行分类,如急诊、危重患者、康复、社区护理等,各专科护理协会对高等护理院校专业课程的设置在教育部门自身评估的基础上进行认证,为专科护理人才的培养奠定了基础。我国也有一些高等院校借鉴国外模式,对在校学生进行通科护理教育的基础上,实行护理本科生专业化培养,在入校或高年级时根据学生意愿及个人特质进行某一专科的强化培养。目前开设的专业化方向以麻醉护理、口腔护理和社区护理为主,其他专科涉及较少,有待进一步发展。

(2)护理研究生专科化培养:APN 的高学历化是一个国际趋势。目前国际上普遍将 APN 的培养定位于硕士研究生及以上水平,并认为只有接受了正规、系统化的硕士教育,护士才能具备较强的批判性思维及科研能力。高学历也是提升 APN 公众可信度的重要因素,有利于高级专科护理实践被医学界和公众接受。从发展趋势来看,APN 教育水平也逐渐被定位在博士水平。在我国,2010 年国务院学位委员会批准设置了护理硕士专业学位,并批准了28 所招生院校,旨在培养高层次、应用型和专科型的护理专门人才,目前,具有一定专科工作经历的在职研究生和博士生培养规模日益扩大,为高层次 APN 人才培养提供有效路径。未来,护理研究生培养向多样化、专科化发展转变,完善多领域专业硕士学位,推进护理专业硕士教育与高级实践护士培养衔接,满足学历教育与职业发展双重需求,成为必然发展趋势。

2. 建立和完善专科护士的岗位管理制度 在美国,APN 的实践范围、标准、能力要求、职责由护理专业学术团体和委员会进行描述说明并提出指南。各州再根据指南内容制定相关法律法规,包括诊断权、处方权和薪酬制度等,将 APN 纳入统一管理。而 APN 实际从事的角色和岗位职责由各用人机构和单位根据相关法律法规和指南具体进行规定,一般通过签署雇佣合同的形式进一步明确和限制 APN 的职责、权利、义务和角色。较为完善的岗位管理制度促进了美国 APN 的快速发展。加强 APN 岗位管理,是发挥 APN 作用的重要保障和前提。因此,进一步完善护士层级体系,设置专科护士岗位,将层级与岗位、薪酬、晋升等结合,实现能级对应,充分发挥专科护士的作用和职能,形成从初级专科护士到中级专科护士,再到高级实践专科护士的能级进升,促进护理专业发展,是我国现阶段专科护理建设的发展方向和重要内容。此外,随着护士多点执业的开放,如何重新定位国内专科护士的实践范畴,提高专科护士从业的独立性,探讨在一定范围内赋予专科护士处方权,也是未来专科护理发展思考的方向。

3. 建立全国性的专科护理相关法律法规　欧美国家的经验表明,健全的法律和规章制度,以及来自护理专业团体协会或政府部门的支持,是护理专科化快速发展的重要保障。美国经过几十年的发展,各州已形成 APN 培养、认证、注册、延续注册、处方权、执业范围等相关的法律法规,不过各州差异较大。2008 年,美国正式提出 LACE(licensure, accreditation, certification, education)模式,对 APN 的注册、认证、评审和教育等进行统一规定,并于 2015 年在全国范围内统一执行,以确保 APN 有完善的教育、专科实践的权利并给予法律保障。2010 年,美国医学研究所(Institute of Medicine, IOM)在有关专科护理的报告中强调,各州应取消对执业范围和处方权的限制,APN 应在其受教育和培训的全部范围内执业并拥有相应的处方权。随着专科护理实践的范围、空间、人群越来越大,高级专科护士的影响力和作用力越来越突显,建立全国性的专科护理相关法律法规,试点放开 APN 的执业范围和处方权,为延续护理、居家访视、在线门诊、出院转诊等服务提供法律和制度保障,是未来发展趋势。

4. 高级实践护士的价值与质量评价　自弗洛伦斯·南丁格尔开创护理专业以来,质量就是护理管理的重要核心内容。Hamric 提出用 Donabedian's 质量模型对 APN 质量进行评价,包括结构质量、过程质量和结果质量三个部分。①结构质量:包括高级实践护士(教育水平、实践经验、薪酬水平、角色期望)、组织机构和实践特征(群体资源、组织结构、团队成员关系)和服务的可及性(转诊机制、合作和地理位置)等;②过程质量:主要关注高级实践护士护理干预的质量以及与服务对象的互动关系,如高级实践护士对健康问题的诊断和管理、干预能力,为服务对象提供教育、咨询的能力,护理技术水平(如差错发生率等);③结果质量:包括病死率、发病率、患者知识、患者满意度、资源利用、健康状态等。随着社会的发展,医疗卫生有限资源与无限需求的突出矛盾使得医疗护理质量成为整个社会关注的重点,健康服务的可及性和成本效益成为质量管理的重要组成部分。近年来,美国学者提出 APN 的价值与质量应该包括微观和宏观两个层面。在微观层面,APN 质量应该从患者、健康服务提供者和机构三个方面进行评价,如临床护理质量、服务对象对护理服务的满意度、服务对象的生命质量等;宏观层面包括护理服务对服务人群和整个社会的影响以及成本效益等。总体上看,对 APN 质量的评价已不局限在护理专业内部和个体层面,从结构质量、过程质量和结果质量三个部分,个人、群体、系统和社会等微观和宏观层面来综合评价是未来的发展趋势。

综上所述,卫生人力资源的短缺、医疗支出的剧增、对初级卫生保健的关注与重视、住院患者治疗复杂性的日益增加、临床护士专业成长阶梯的需要等,都给专科护理的发展带来了前所未有的机遇与挑战,发展专科护理已成为国际护理界的共识。我国护理事业也正向护理专业化、护理人才专科化迈进。借鉴先进国外经验,结合我国实际发展情况,建立、发展和完善我国专科护士培养、使用和管理制度是解决护理人才短缺、不断提升护理质量和促进护理专业发展的重要方略。

（蒋　艳）

第四节 循证护理实践

护理实践中的任何专业决策都应基于科学证据,而不能简单地凭经验,这是护理学科专业化的重要特征。循证护理实践已成为全球护理的共识。护理学科在我国处于迅速发展中,循证护理成为我国护理学科关注的重点,对提高护理实践的科学性和专业化水平起到重要作用。本节主要介绍循证护理的起源、特征、核心内容以及发展趋势。

一、循证护理的起源、基本要素和意义

(一)循证护理的起源

 知识链接4-3

临床问题

气管切开术后护理质量的好坏,直接影响重症监护患者的预后以及病程的长短。气管切开术后的护理中吸痰、气道湿化、气道感染控制,以及堵管排除是护理的重点。目前在气管切开术后的护理方面有很多国内、外文献,有些推荐的是教科书、临床护理常规中规定的传统做法,有的是最新研究文献的创新。那么,该领域有哪些来自科学研究的证据? 如何检索该领域的最新、最佳证据? 是不是来自教科书、期刊中研究论文的结论就是金标准? 如何汇总和分析该领域繁多的研究证据? 找到最新、最佳证据后如何开展循证实践?

循证实践已成为当今国内外护理学科发展的关注热点。20世纪90年代起,循证医学(evidence-based medicine,EBM)对护理学科的发展带来了深远的影响。1995年英国York大学护理学院成立了全球第一个"循证护理中心",积极参与国际Cochrane协作网的工作,承担伤口管理组的系统评价,同年正式提出循证护理(evidence-based nursing,EBN)的概念。1998年York大学与McMaster大学共同创办了杂志 *Evidence-Based Nursing*,刊载护理领域的系统评价、证据总结、循证实践论文,聘请一些专科领域的临床专家将护理相关领域最新临床研究文章整理成详尽的摘要,并附加评论,在选用文章前都按文献评价的工具严格评价论文质量。目前 *Evidence-Based Nursing* 已被 MEDLINE、EMBASE 和 CINAHL 收录。

 知识链接4-4

"Cochrane 协作网"的背景资料

Archie Cochrane 是英国临床流行病学家,是循证医学的创始人,他在1972年出版了《医疗保健的疗效和效益问题》,首次提出"循证实践"的概念。1992年,英国成立循证医学中心,就以 Cochrane 命名。现在,全球最大的循证医学机构就是"Cochrane 协作网"。

1996 年总部设在澳大利亚阿德莱德大学（The University of Adelaide）的 Joanna Briggs 循证卫生保健中心（Joanna Briggs Institute，JBI）成立，该中心以护理为起点，以"全球健康"为宗旨，推动循证卫生保健在护理、公共卫生、精神卫生、助产、康复、老年照护等领域的发展，先后在澳大利亚、英国、加拿大、美国、中国、西班牙、新西兰、南非、泰国、新加坡、巴西、比利时等国家设立了 51 家分中心，建立了全球 JBI 循证卫生保健全球协作网 ——JBC（Joanna Briggs Collaboration）。该机构聚焦循证卫生保健模式和方法，开展健康照护领域的证据整合、传播和转化。2008 年起 JBI 与 Cochrane 协作网合作，负责 Cochrane 协作网第 17 专业组 —— 护理组（Cochrane Nursing Care Field，CNCF）的工作。2013 年与 OVID 合作，建立了 OVID-JBI 数据库，包括系统评价、证据总结、推荐实践、最佳实践信息册等证据资源，在循证护理的理论和模式研究上提出了"JBI 循证卫生保健模式"，极大地推动了循证护理在全球的发展。

2004 年，《世界循证护理瞭望》（*Worldviews on Evidence-Based Nursing*）创刊。该刊源于 1994 年的 *Journal of Knowledge Synthesis for Nursing*，由美国 Honor Society of Nursing Sigma Theta Tau International 主办，收录系统评价、证据临床应用、循证实践、证据总结等循证领域的文章。2019 年以 2.500 的影响因子在 102 本 JCR 收录的护理类期刊中名列第五，从一个侧面显示了全球护理领域对循证实践的极大关注。

（二）循证护理的定义、核心要素和证据的基本特征

1. 循证护理的定义及核心要素 循证护理（evidence-based nursing，EBN）可定义为护理人员在计划其护理活动过程中，审慎地、明确地、明智地（conscientious，explicit，judicious）将科研结论与其临床经验以及患者愿望相结合，获取证据，作为临床护理决策的依据的过程。循证护理构建在护理人员的临床实践基础上，它强调以临床实践中特定的、具体化的问题为出发点，将来自科学研究的结论与其临床知识和经验、患者需求进行审慎地、明确地、明智地结合，促进直接经验和间接经验在实践中的综合应用，并通过实施过程，激发团队精神和协作气氛，改革工作程序和方法，提高照护水平和患者满意度。循证护理是引导科学、有效地开展临床护理决策的理念和方法，循证护理的核心要素：①最新最佳证据（the best available external evidence）；②护理人员的专业判断（clinical expertise）；③患者的需求和意愿（patient preferences）；④应用证据的场景（context）。

2. 证据的基本特征

（1）证据的等级性：循证护理实践与循证医学一样，强调证据的等级性。加拿大 McMaster 大学的 Brian Haynes 教授 2007 年在 *Evidence-Based Nursing* 中提出证据的 5S 金字塔模式，强调证据的有力程度从高到低依次为决策支持系统、临床实践指南、证据概要、系统评价、原始研究，而对原始研究所提供的证据；证据强度的高低依据其设计的严谨性分别为随机对照研究、类实验性研究、观察性研究、描述性研究和质性研究、专业共识、案例报告、专家意见，该模式为国内外循证卫生保健领域广泛接受。

2004 年 WHO 的国际 GRADE 工作组推出了证据的 GRADE 系统（Grades of Recommendations Assessment，Development and Evaluation，GRADE），进一步开发了证据的质量分级和推荐强度系统（表 4-6，表 4-7，表 4-8），具体内容参考 Cochrane 协作网站。

GRADE 系统代表了当前对研究证据进行分类分级的国际最高水平，包括 WHO 和 Cochrane 协作网在内的 58 个国际组织、协会已采纳 GRADE 系统。该系统明确定义了证据质量和推荐强度，证据质量指在多大程度上能够确信疗效评估的正确性，推荐强度指在多大程度上能够确信遵守推荐意见利大于弊。另外，该系统突破了过去主要从研究设计角度考虑证据质量的局限性，综合考虑研究设计、研究质量、研究结果的一致性、证据的直接性，以及发表偏倚。对不同级别证据的升级与降级有明确、综合的标准，并明确承认患者价值观和意愿的作用。就推荐意见的强弱，分别从临床医生、患者、政策制定者角度做了明确实用的诠释，而不是硬性与证据质量分级一一对应。影响推荐强度的因素包括证据的质量、结果的利弊关系、患者及医务人员的价值观和意愿，以及成本及资源应用情况，具体实例见表 4-9。该系统适用于制作系统评价、临床实践指南以及卫生技术评估。

表 4-6　GRADE 证据质量分级系统

推荐强度	具体描述	研究类型举例
高	非常确信真实的效应值接近效应估计值	-RCT - 质量升高二级的观察性研究
中	对效应估计值有中等程度的信心：真实值有可能接近估计值，但仍存在两者大不相同的可能性	- 质量降低一级的 RCT - 质量升高一级的观察性研究
低	对效应估计值的确信程度有限：真实值可能与估计值不相同	- 质量降低二级的 RCT - 观察性研究
较低	对效应估计值几乎没有信心：真实值很可能与估计值大不相同	- 质量降低三级的 RCT - 质量降低一级的观察性研究 - 系列病例观察 - 个案报道

表 4-7　GRADE 推荐强度

推荐强度		具体描述
强推荐	支持使用某干预	评价者确信干预措施利大于弊
弱推荐	支持使用某干预	利弊不确定或无论质量高低的证据均显示利弊
弱推荐	反对使用某干预	相当
强推荐	反对使用某干预	评价者确信干预措施弊大于利

表 4-8　影响 GRADE 质量降级或升级的因素

降级 / 升级因素	表示方法
可能降低证据质量的因素	
1. 研究设计上的局限性（偏倚风险）	
- 严重	减 1 分
- 极其严重	减 2 分
2. 研究结果的不一致性（研究间的异质性问题）	
- 严重	减 1 分
- 极其严重	减 2 分

续表

降级 / 升级因素	表示方法
3. 不能确定是否为直接证据（PICO 之间的直接关系）	
- 部分	减 1 分
- 大部分	减 2 分
4. 精确度不够或可信区间较宽（95% 可信区间和样本量）	
- 严重	减 1 分
- 极其严重	减 2 分
5. 存在发表偏倚	
- 可能	减 1 分
- 很可能	减 2 分

可能增加证据质量等级的因素

1. 效应量	
- 大：2 个或 2 个以上研究的证据一致显示 $RR > 2$ 或 $RR < 0.5$，且几乎无混杂因素	加 1 分
- 很大：直接证据显示 $RR > 5$ 或 $RR < 0.2$，且不影响其真实性	加 2 分
2. 可能的混杂因素会降低所展示的效应	加 1 分
3. 剂量 - 效应关系：药物 / 干预措施的剂量及效应大小有明显关联	加 1 分

注：加 1 分即为升一级，减 1 分即为降一级。

表 4-9　影响推荐强度的因素

因素	强推荐的实例	弱推荐的实例
证据质量	例 1：许多高质量随机试验证明吸入类固醇药物治疗哮喘的疗效确切（强推荐） 例 2：许多高质量的 RCT 证据静脉留置针可在出现临床指征时拔管，而不是 72～96 小时拔管（强推荐）	例 1：个别研究验证了胸膜剥脱术在气胸治疗中的实用性（弱推荐） 例 2：少量研究验证了在有创性检查中采用音乐疗法对减少患者对镇静剂需要量的效果（弱推荐）
利弊关系	例 1：阿司匹林用于降低心肌梗死病死率，且毒性低、使用方便、成本低（强推荐） 例 2：当临床专业人员通过评估认为患者病情恶化时，应对所有成年患者及家属告知预立医疗照护计划（强推荐）	例 1：华法林治疗心房纤颤低危患者同时轻度降低脑卒中概率，但增加出血风险，带来巨大不便（弱推荐） 例 2：医院应尽量少采用约束（包括物理约束和化学约束）的措施预防老年患者跌倒，但可能因此增加医护人员工作量（弱推荐）
患者的价值观和意愿	例 1：淋巴瘤年轻患者更重视化疗延寿的作用而非其毒副作用（强推荐） 例 2：对重症监护室意识模糊患者实施约束应考虑患者和家属的意愿（强推荐）	例 1：淋巴瘤老年患者可能更重视化疗的毒副作用而非其延寿作用（弱推荐） 例 2：对重症监护室意识模糊患者实施约束可防止发生意外拔管（弱推荐）

因素	强推荐的实例	弱推荐的实例
资源利用情况及成本	例1：预防短暂缺血性脑卒中患者脑卒中复发，阿司匹林成本低（强推荐）	例1：预防短暂缺血性脑卒中患者脑卒中复发，氯吡格雷或双嘧达莫联合阿司匹林成本高（弱推荐）
	例2：髋关节置换术患者术后穿戴分级弹力袜预防深静脉血栓，成本低（强推荐）	例2：髋关节置换术患者出院后采用压力泵理疗法预防深静脉血栓，成本较穿戴分级弹力袜高，且方便程度和可及性不佳（弱推荐）

（2）证据来源的多元性：护理学科的科学性和人文性决定了护理研究既重视随机对照试验等量性研究资料的价值，又注重质性资料和叙述性研究的意义。由于护理学科的人文性特征，质性研究成为方法论的热点，质性研究虽然是情景关联性研究，但该类研究结果所特有的引发共鸣的特点，使之尽管证据等级不高，但常具有较高的关注度，应用 GRADE 系统提出推荐意见时，常纳入推荐范畴。

循证护理强调证据来源的多元性，20 世纪 90 年代初刚刚提出循证医学时，强调随机对照试验（RCT）是唯一可信的证据来源，但随着对医学复杂性、人文性特征的认知不断深入，对证据的多元性也成为了共识，即虽然 RCT 结果的可参考性最强，但类实验性研究、队列设计和病例对照设计这类观察性研究、描述性研究、质性研究的结果经过质量评鉴（critical appraisal）后也具有重要的价值，可以成为证据。另外，专业共识和专家意见经过评鉴后，也是证据的来源。

（3）证据应用时的情景相关性：循证实践强调证据应用时需结合患者的需求和偏好、临床医护人员的专业判断。尤其在我国，大部分证据资源来源于西方，因此开展循证护理实践，必须评估证据的情景相关性，即证据应用是否在客观条件和成本上具有可行性、是否体现公平性、医务人员和患者的接受度如何，一味套用国外的证据，势必使循证护理实践失去发展的土壤。

（4）证据的动态性：卫生保健的发展日新月异，证据不是一成不变的，指南、流程等均应每 5 年定期更新一次。开展循证实践不能将证据固化，更不能认为证据是不能推翻的，如 2010 年美国心脏协会的心肺复苏指南更新了心肺复苏的流程，强调了针对心源性意外的抢救要遵循"胸外心脏按压 - 开放气道 - 人工呼吸的流程（C-A-B）"，更改了 2005 年指南中 A-B-C 的流程。美国静脉输液协会 2011 年的指南中强调静脉留置针的保留时间一般为 72～96 小时，但 2013 年 Cochrane 的一篇基于 7 项随机对照试验的系统评价更新了该证据，指出 72～96 小时更换与出现临床指征时更换，无论是连续输液或间断输液，在导管相关性血流感染和静脉炎的发生率方面均无统计学差异，因此，建议医院改变政策，建立对静脉穿刺部位每日评估的原则，并根据评估结果判断是否具备了更换留置针的临床指征，而有针对性地进行更换留置针。

（三）国外循证护理实践的发展及对护理专业的影响

循证护理在全球的发展近几年令人瞩目，如 Joanna Briggs Institute（JBI）循证卫生保健中心以护理为核心，在全球各个分中心开展护理及相关领域的循证实践，构建了大量的证据资源，并在 OVID 上建立了 OVID-JBI 数据库，包括证据总结、推荐实践、系统评价、最佳实践信息册等证据资源，并通过证据应用项目促进证据的转化和临床实施；加拿大安大略护理学会（Registered Nurses' Association of Ontario, RNAO）推出了近 50 份护理领域的临床实践指南,美国 Johns Hopkins 大学护理学院汇总了近百份护理领域的系统评价,构建了证据资源。这些均极大推动了循证护理实践在全球的发展。

美国医学会 2010 年发布的"未来的护理:领导变革,提升健康(the future of nursing:leading change, advancing health)"报告,强调在护理领域开展循证实践是未来护理的核心内容,并建议护理专业的课程设置应该将循证护理纳入其中,从教育上提高护士的循证实践意识和方法。这些均说明全球护理都将循证实践作为专业发展的必然途径。

2012 年,国际护士会(International Council of Nursing, ICN)发布了题为"循证护理实践 —— 缩短证据与实践之间的差距(closing the gap:from evidence to action)"的 2012 ICN 白皮书。这一主题发布后,不但在全球护理领域引发了循证护理实践的热潮,也引起医学领域的积极关注。著名的医学期刊《柳叶刀》在 2012 年第五期针对 ICN 的白皮书发表了一篇题为"护理实践的科学性(science for action-based nursing)"的编者按,对 ICN 的 2012 年白皮书倡导循证护理实践表示支持,鼓励全球的护理人员应"迈出大胆的步伐拥抱证据,通过研究缩小知识与实践之间的差距,并让全球的护士真正置身于全球循证实践的核心"。《柳叶刀》还特别针对中国的情况指出"对转型中的国家例如中国,针对医护比例不合理的现况,更需要通过循证实践,才能在数量和质量上提升护理服务"。

(四)我国循证护理实践的发展及对护理专业的影响

四川大学华西医院于 1999 年正式成立中国 Cochrane 中心后,对护理人员也进行循证实践的相关培训,并将循证实践的方法应用于临床护理实践,进行了"压力性损伤的预防和控制的循证实践""我国护理领域随机对照试验现状分析"等项目,是我国大陆地区最早将循证实践引入护理学科的机构。

从 1997 年起,JBI 循证护理全球协作网(JBC)在中国地区设立了 6 个分中心:1997 年在香港中文大学护理学院设立"香港 JBI 循证护理分中心",2004 年在上海复旦大学护理学院设立"复旦大学 JBI 循证护理分中心",2005 年在台湾阳明大学护理学院设立了"台湾阳明大学 JBI 循证护理分中心",2012 年在北京大学护理学院设立"北京大学医学部 JBI 循证护理分中心",2015 年在北京中医药大学护理学院成立"北京中医药大学 JBI 循证护理分中心",2017 年在南方医科大学护理学院成立"南方医科大学 JBI 循证护理分中心"。北京中医药大学护理学院也与加拿大安大略护理学会(Registered Nurses' Association of Ontario, RNAO)合作成立"北京中医药大学 RNAO 最佳实践指南研究中心"。这些循证护理研究机构运用循证医学的理念和方法开展临床护理、护理研究和护理教育,促进研究成果在护理实践中的运用,提高护理服务质量。其中,2011 年,复旦大学循证护理中心创建"复旦大学循证护理中心网站",成为我国第一家循证护理相关资源网站,发布循证护理相关证据、指南,并刊载循证实践方法学信息;并于 2014 年 12 月推出"复旦大学循证护理中心"微信公众号,应用新媒体积极推送循证护理相关证据、资讯,推广循证护理相关知识。

近 10 年来,循证护理已成为我国护理领域关注的热点。在中国知网数据库检索以"循证"和"护理"为标题的论文数量,已从 2005 年的 379 篇升至 2020 年的 16 061 篇,主要集中在:①应用循证护理方法开展临床专科护理实践。②护理领域的系统评价、临床实践指南构建和应用、临床实践指南解读类。③对临床护士进行循证护理培训和能力提升类论文。

(五)循证护理实践对护理学科发展的意义

1. 循证护理可帮助护理人员更新专业观,改进工作方法,促进学科发展　循证护理首先是一种观念和理念。循证护理可改变护理人员以往按照习惯或凭借经验从事护理实践活动的方式,强调在做出临床判断时,遵循来自研究结论、有效和科学的证据,但也不生硬接受来自科研文章的结论,而是要严格评价文献,慎重、准确和明智地将科研证据与护理人员的临床专业经验及患者需求和愿望相结合,做出最后的临床判断。

2. 循证护理顺应了医疗卫生领域有效利用卫生资源的趋势　循证护理是提高护理质量,为患者提供科学、经济、有效护理服务的途径。其可充分利用现有的研究资源,避免重复研究,同时减少实践中的变异性带来不必要的资源浪费,节约卫生资源,并加速新知识和新技术的应用,以满足人群的卫生保健需求。

3. 循证护理可促进科学、有效的护理实践活动　患者安全管理、院内感染控制、以人为本的照护、安宁疗护等专业护理活动均应基于科学证据,循证实践系统综合全球某一特定干预方法的研究结果,剔除尚无明确证据证明有效的方法,将基于同类研究的系统评价结果制作成证据总结(evidence summary,ES)或临床实践指南(clinical practice guidelines,CPGs),有利于临床护理人员迅速获取最佳、最新的科学证据,可帮助护理人员建立严谨、科学、实事求是的专业态度和工作方法,促进科学的护理实践活动。

4. 开展循证实践是将我国护理人员推向国际化平台的契机　通过在全球护理信息平台上检索、评估、引入、利用护理证据资源,并与全球护理专业人员进行证据传播和应用的协作性、实施性研究,均可切实开阔我国护理人员的专业视野,并通过证据应用,将知识转化为实践,促进科学的护理决策、有效的护理干预、专业化的护理氛围。

二、循证护理实践的相关模式

循证护理实践是一项系统、复杂的过程,牵涉面广,因此需要理论模式的指导。下面介绍四项在护理领域普遍应用的循证实践模式:

(一)JBI循证卫生保健模式

2005年澳大利亚JBI循证卫生保健中心主任Alan Pearson教授等提出了"JBI循证卫生保健模式"(the JBI model of evidence-based health care),阐述了循证卫生保健的过程及相关概念间的逻辑关系,为研究者和实践者开展循证实践提供了清晰的概念框架和方法学指导,在循证实践领域被广泛应用,并于2016年进一步更新,见图4-1。

该模式认为循证卫生保健是临床决策的过程,其宗旨是通过循证实践,促进全球健康(global health)。循证卫生保健的核心要素包括:证据、临床情景、专业判断、患者的需求和价值观。推动循证实践的过程中要全面、系统地评估、分析和判断证据的可行性(feasibility)、适宜性(appropriateness)、临床意义(meaningfulness)及有效性(effectiveness)。

该模式图的中圈和外圈阐述了循证卫生保健的步骤,中圈是循证卫生保健的4个环节,包括:证据生成、证据综合、证据传播、证据应用。循证卫生保健是一个从证据生成、证据综合、证据传播、证据应用到促进全球健康的主动、积极、动态、双向的循环过程。外圈是循证卫生保健的具体步骤,该模式认为:①循证卫生保健应由全球健康驱动,在评估实践需求的基础上,秉持多元主义的哲学观,获取包括研究、专家经验、专业共识等在内的知识;②以系统评价、证据总结及临床实践指南等形式评价、汇总某一特定主题相关的证据;③借助教育培训、系统整合等方式推动证据在临床中的积极传播;④在情境分析的基础上促进证据向实践转化的积极变革;⑤通过过程及结果评价推动证据持续应用,维持变革的影响及促进利益关联者的密切合作,以达到促进全球健康这一目标;⑥其间未满足的需求和新出现的问题成为下一轮循证实践的驱动力。

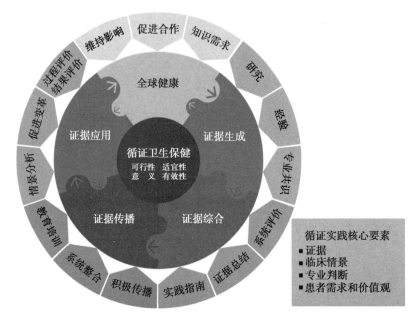

图 4-1　JBI 循证卫生保健模式图

(二)渥太华知识转化模式

2004 年,Logan 和 Graham 提出渥太华知识转化模式(the Ottawa model of knowledge translation,OMKT),包含六个关键因素:①以证据为基础的变革(evidence-based innovation);②潜在采纳者(potential adopters);③实践环境(practice environment);④实施干预措施(implementation of interventions);⑤采纳变革(adoption of the innovation);⑥结果评价(evaluation of the outcomes)。

该模式认为:在变革实践的前、中、后各阶段,需对每个环节进行评估(assessment)、监控(monitoring)和评价(evaluating)。首先评估实践环境、潜在采纳者和以证据为基础的变革这三个要素中的阻碍(barriers)或支持(supports)因素,即哪些因素会阻碍或促进变革在实践中的应用。再制定合适的策略和实施计划克服这些障碍,或强化积极的促进因素,根据具体情况制定变革实施策略。监控实践过程,以确保潜在采纳者对变革的认识符合其期望值,并通过持续监控决定现行措施是否需要修改或增加新的措施。最后评价结果,包括针对患者、实践者和整个系统的评价,见图 4-2。

(三)知识 - 行动框架

知识 - 行动框架(knowledge-to-action framework,KTA)于 2006 年由加拿大渥太华健康研究所(Ottawa Health Research Institute)的 Ian D. Graham 博士等提出,主要用于促进研究结果的应用。KTA 模式由知识产生和行动 2 个环节组成,见图 4-3。图中的漏斗象征着知识产生,这里的知识可以是基于研究的实证知识,也可以是经验知识等其他形式的知识;循环代表着知识转化的相关步骤和过程。知识 - 行动框架所呈现的知识转化是一个循环、动态的复杂过程,两个部分及其中各个元素之间互动相通、相互影响,既可以依次进行,也可同时开展。此外,若将知识 - 行动框架作为一个整体看待时,知识产生者(研究者)和知识转化者(使用者)在这个过程中协同工作;当然不同的利益相关者在不同时期也可以独立开展知识 - 行动框架的某个部分,如研究者可以仅仅聚焦于知识产生,而将知识转化留给使用者去完成。

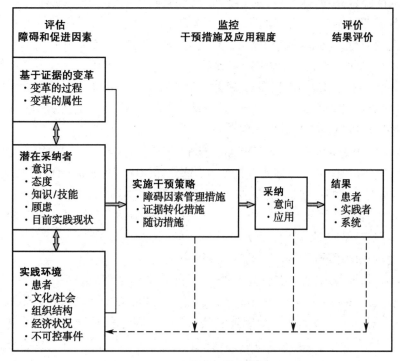

图 4-2 渥太华知识转化模式图

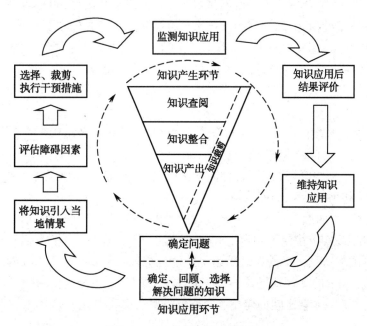

图 4-3 KTA 知识 - 行动框架图

1. 知识产生环节（knowledge creation） 包括知识查找（knowledge inquiry）、知识整合（knowledge synthesis）和知识产出/工具（knowledge tools/products）3个阶段。知识查找步骤是大量无序的原始研究或信息，质量参差不齐，且可能不易直接使用。知识整合步骤是针对某个特定问题，基于规范的、透明的、可重复的方法检索、评价和整合后的二次研究，如系统评价、Meta整合。知识产出代表三次研究，包括临床实践指南、决策支持系统、临床路径等知识工具或产品。旨在以清晰、简明、易读的形式呈现知识，并提供明确的推荐意见以影响利益相关者的行为、满足其知识需求，以更好地促进知识转化。

在知识产生的每个步骤，知识生产者都可对知识进行适当裁剪以满足潜在使用者的需求，即知识裁剪。可以调整研究问题以解决使用者所识别的问题。也可以为不同预期的用户裁剪或定制信息（如为特定用户重新包装产品：公众、专业人员、决策者）。还可以裁剪或定制知识传播方法以更好地覆盖目标用户。

2. 行动环节（the action cycle） 包括：①确定问题，明确知识与实践的差距，检索、评价、选择知识；②将知识引入当地实践情境；③评估知识应用的障碍因素和促进因素；④选择、裁剪和实施解决策略；⑤监测知识应用过程；⑥评价结局；⑦维持知识应用。

KTA过程框架包含了知识产生和应用的过程，强调根据情景调整知识及根据预期变化维持和调整知识应用的需要，体现了从知识产生到应用的完整循环。

（四）研究成果应用的行动促进的PARIHS框架

1998年，伦敦皇家护理学院研究所的Kitson等提出了"研究结果应用的行动促进框架"（promoting action on research implementation in health service framework, PARIHS），并在2008年进一步修订，该框架认为循证实践行动的成功与否取决于证据水平及性质、证据应用的组织环境和证据转化为实践的保障促进措施三大元素，即SI=f(E, C, F)，SI（successful implementation）即为研究结果的成功应用；E（evidence）指证据，强调临床决策应依据科研证据，并结合专业人员的实践经验、患者需求和偏好，同时考量当地的医疗和文化背景、相关的数据和信息资料；C（context）指证据实施时的组织环境，并将其分为多项亚元素，包括组织文化、领导力、机构评估和审查机制等善于接受变革的环境等亚元素；F（facilitation）指促进因素，包括促进者的自身特点、角色定位、促进方式等；f（function）指证据、环境以及促进因素三者之间关系的功能状态。该模式强调三者均处于同等重要的地位。

证据（E）、组织环境（C）、促进因素（F）三大核心要素构成PARIHS的三维立体框架（矩阵），其中E、C、F分别为矩阵的长、宽、高，以中心点分割而成的八个象域分别代表三元素从高级到低级的不同组合，适用于各种循证实践的情境，便于临床医务人员在应用过程中比照并做出决策和预测结果。见图4-4。

PARIHS框架为明确推动证据应用过程中的关键变量提供了三维立体框架，该框架既清晰描述了影响证据应用的三大核心元素，又阐述了三大元素之间相互依存关系，为不同证据水平、不同组织环境、不同促进因素下推动证据转化提供了思路和框架。但该框架对各核心元素及亚元素的评价缺乏具体、详细的方法学研究，影响了该框架在实践中的可操作性；并且，三个核心元素之间如何相互影响也需要在实践中进一步检验。

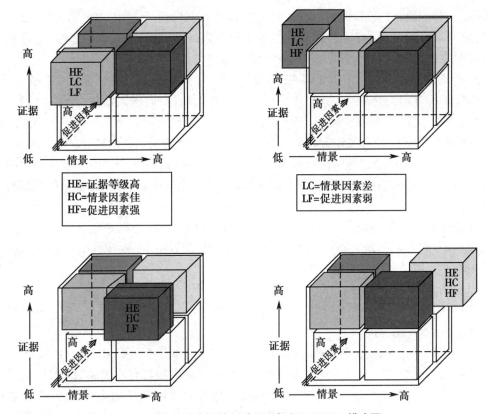

HE=证据等级高
HC=情景因素佳
HF=促进因素强

LC=情景因素差
LF=促进因素弱

图 4-4　研究结果应用的行动促进框架 PARIHS 模式图

三、护理领域的证据综合和传播

(一)证据综合

证据综合(evidence synthesis)指在系统的文献检索、评价、筛选和综合的方法学指导下,构建系统评价(systematic review)、证据总结(evidence summary)和实践指南(clinical guideline)等资源。系统评价(systematic review),又称系统综述,是针对某一具体的临床问题系统、全面地收集全世界已发表或未发表的临床研究文献;依据科学的评价原则,筛选出符合质量要求的文章;对具有同质性的多项研究采用统计方法进行综合(例如 Meta 分析),得到定量的结果,得出可靠的结论的过程。系统评价可为做出疾病诊治、护理、康复决策提供科学的依据。由于研究设计的不同,系统评价近年来不但包括量性和质性研究的系统评价,还涵盖了经济学研究、预后研究、诊断性研究等系统评价,以及范畴综述、系统评价再评价等,成为证据综合的重要形式。但由于系统评价仅局限于特定问题,因此,针对某一具体临床问题的证据总结,以及针对某一专科领域问题的临床实践指南,也成为证据综合的重要形式。

根据 Cochrane 的标准进行系统评价包括以下七个基本步骤:

1. 提出问题并制订系统评价方案　提出循证问题时应注意问题的结构,问题中应包括 4 个要素,即 PICO。P:研究对象的类型(population);I:研究的干预措施(intervention);C:进行对照或比较的措施(control);O:主要的研究结局(outcome)。明确循证问题后,应根据

Cochrane 的标准制订系统评价计划书,计划书包括以下内容:①系统评价的题目;②背景和意义;③系统评价的目的;④检索文献的方法和策略;⑤筛选合格文献的标准;⑥评价文献质量的方法;⑦提取和分析数据的方法;⑧相关参考文献。

2. 检索并选择研究　围绕要解决的问题,按计划书中制订的策略,采用多种渠道系统、全面地收集所有相关的文献。这里可应用的工具包括期刊、电子光盘数据库、在线数据库、学术论文等。文献收集必须全面,不能遗漏对结果有重要影响的文章。可以上网应用电子数据库或用电子邮件与有关作者联系,得到发表和未发表有关研究的资料。

3. 对纳入的研究质量进行评价　对纳入的研究质量进行严格评价是循证实践的关键环节,也是进行评价的核心环节。研究的质量高,即发生偏倚的风险低,证据的内部真实度就越高。

4. 提取资料　对每篇进入分析的文章主要内容进行描述,包括一般资料(包括题目、作者、文献编号和来源)、研究特征(干预方法的可比性、患者特点、疾病程度、研究地点、设计方案和质量)、结局变量的测量结果等。

5. 分析资料并形成结果

(1)描述性分析:采用描述的方法,将研究的特征按对象、措施、结果、质量和设计方法等进行总结并列表说明。

(2)定量分析:Meta 分析(Meta-analysis)又称作荟萃分析,由 Glass 于 1976 年首次命名。Meta 分析是大多数系统评价的最后一个步骤,即对多项具有同质性的量性研究的结果进行统计学的综合。Meta 分析是将多个具有同质性的量性研究合并起来,计算其总体效应,因此,Meta 分析通过综合多个目的相同的研究结果,提供量化的结果来回答根据临床情况提出的研究问题,是目前进行系统评价的一种研究手段和方法。例如,对改进床垫预防压力性损伤的多项研究进行 Meta 分析,可以用两组研究对象压力性损伤发生率的率差或相对危险度表示。Meta 分析最大的优点就是增大样本量来增加结论的把握度,解决研究结果的不一致性。Cochrane 的 Revman 软件、JBI 的 SUMARI 软件,或者 Stata、SAS 统计软件均可进行 Meta 分析。

Meta 分析是系统评价的重要部分,但不是所有的系统评价都必须进行 Meta 分析。Meta 分析的适用条件包括以下三点:①有多篇研究均评价同一干预效果。②这些研究具有同质性,即都采用了共同的研究对象和干预方法及结局指标,且应用相同的或类似的方法测量结局指标。③可以检索到这些研究的原文,且所需要的原始数据报道全面。

6. 解释系统评价的结果(讨论和结论)　包括系统评价的论证强度,如对纳入文章的方法学质量及不足之处进行讨论,对未被纳入评价的证据进行讨论,如经济学影响等;推广应用性;对干预措施的利弊和费用进行卫生经济分析;对医疗、护理研究的意义分析。

7. 对系统评价的改进和更新　系统评价形成后,一般 3~5 年应更新一次,补充新的文献,修正过时的内容。

(二)证据传播

在证据传播(evidence transfer)阶段,应将证据通过期刊、电子媒介等信息平台,以及教育培训等方式传递到卫生保健机构及人员中,才能促进证据应用。同时,证据传播应该是一个主动而非被动的过程,强调研究者和实践者的互动及参与。证据的传播不仅仅是简单的证据和信息发布,而是通过周密的规划,因此,证据传播应该包括积极传播(active dissemination）、教育培训（education programs）及系统整合（system integration）三部分，强调通过周密的计划，针对特定的目标人群及情景，将证据组织成简洁易读且可操作性强的形式，以最经济的方式，通过多种途径将证据传播到卫生保健人员及机构中，使证据成为决策支持系统、政策制定及操作规范的依据。

证据传播主要由以下 4 个步骤组成：

1. 标注证据的等级或推荐意见　证据具有等级性（hierarchical），这是循证实践的基本特征。根据目前国际循证实践领域普遍应用的证据等级系统包括 WHO 的 GRADE 系统、英国牛津大学循证医学中心证据分级系统，以及 JBI 循证卫生保健中心的证据预分级系统。

2. 将证据资源组织成相应易于传播并利于临床专业人员理解、应用的形式　由于临床人员大多没有时间仔细阅读包含大量研究方法描述的、完整的系统评价报告，往往需要将系统评价的结果等证据资源总结为简洁易读的形式，但要标注证据的来源和证据的等级，以帮助应用时取舍。例如，JBI 循证卫生保健中心收集并选择历年来全球各地的循证实践中心形成的护理及相关领域的系统评价，经过质量评价后，将各专题的内容进行总结和提炼，突出结论性证据，并清晰标注证据的来源和证据的等级，形成简洁明了的最佳实践信息（best practice information sheet，BPIS）70 余篇、证据总结（evidence-summary）1 400 余篇、循证推荐实践（evidence-based recommended practice）600 余篇，每一个专题内容只有 2~3 页，增加其可读性，并提高了证据传播的速度和效率。

目前对临床实践决策最具有影响力且最适合于临床专业人员借鉴的证据资源是临床实践指南（clinical practice guidelines，CPG）或集束化照护方案（care bundles）、证据总结（evidence summary）。临床实践指南是针对特定临床情景，由多学科合作的相关专家系统制定的、基于系统评价的证据并平衡不同干预措施利弊的推荐意见，CPG 可帮助医务人员和患者做出恰当的处理，为患者提供最佳医疗保健服务。集束化照护措施是解决特定情境下各种临床问题的一系列相互关联的证据汇集（例如预防呼吸机相关性肺炎的集束化照护措施），比临床实践指南更具有针对性、涉及的范围窄，更直接、更具操作性。

以临床专业人员可接受的恰当的方式组织证据，无论是系统性较强的临床实践指南，还是针对性较强的集束化照护措施汇总，或是简约化的最佳实践信息册、证据总结，都是直接面向研究结果的使用者——临床专业人员的资源，这些循证资源省略了复杂的研究过程描述和统计阐述，以可追溯、透明、公开的形式直接列出具有临床意义的结论、证据，有利于临床专业人员有效利用这些研究结果。

3. 详细了解目标人群对证据的需求　不同的目标人群对证据的需求不同，故应进行详细评估和分析，再有目的地组织信息。例如，医院临床一线护理人员需要的是针对性强、可信度高、简洁易读的循证结论，如证据总结、集束化照护措施、最佳实践信息册；卫生机构政策制定者和医院护理管理人员需要的是系列化的、与临床护理质量关系密切的、结构清晰、来源明确、可信度高的循证结论汇集，如临床实践指南；而学校的教师和研究人员则需要特定专题在循证过程中涉及的所有方法、资料和信息所有细节，以及该专题循证后形成的结论性证据，如系统评价报告、研究论文原文。

4. 以最经济的方式传递证据和信息　证据或知识传播的形式主要有 3 种：教育和培训、通过传播媒体信息传递、通过组织和团队系统传播证据。在这一过程中需要应用网络和信息技术、打印文本、会议、讲座、培训项目等方式。

在循证实践中,护理部门可组织系列活动让一线护理人员了解最新科研证据,包括:①组织定期的"期刊阅读会(Journal Club)",营造应用研究结果的氛围,鼓励阅读和分享,让护士主动对所在领域的最新研究论文进行讨论、评价;②制订循证的实践规范,要求临床决策、解决临床护理问题时询问是否依据了设计严谨的研究的结果;③创造机会让护士参与到临床研究中,尤其参与构建研究问题、审视研究计划可行性、招募研究对象、收集研究资料、促进研究对象依从性等环节,可让护士从中了解最新研究证据;④形成专业规范,要求护士在向患者进行健康指导时以研究结果为依据,开展基于循证的健康教育活动。

四、护理领域的证据临床转化

在循证医学的推动下,"知识转化"成为当今卫生保健领域的热点。为弥合科学证据与临床实践之间的差距,世界卫生组织于 2005 年在全球倡导应用循证医学的理念和方法加速知识的有效转化,WHO 将"知识转化(knowledge translation,KT)"界定为"利益相关者(stakeholders)对知识的整合、交换和应用,以加速全球或区域性变革,加强卫生保健系统,促进人群健康"。在如何推动"知识转化"上,实施科学提供了方法学框架。实施科学(implementation science,IS)应用临床流行病学和循证医学、社会科学、卫生经济学、社会政策学、政策分析学的方法,解决干预方案实施中的问题,探索如何将基于证据的干预在卫生保健真实情景中进行落实和应用,以弥合理论与行动、证据与实践之间的差距。在实施性科学指导下,证据的转化采用"实施性研究"加以实现。实施性研究(implementation research)是探索如何在日常实践中促进系统采纳研究结果与其他基于证据的实践的方法的科学过程,该过程以提高卫生保健服务质量和有效性为目的,通过构建、评价解决实践中常见的关键问题的可操作性方案,以促进这些方案的实施。

为促进证据转化和临床实施的可持续发展,2016 年以促进全球健康照护领域循证实践发展为宗旨的 MAGIC 国际组织(Making GRADE the Irresistible Choice,MAGIC)提出"构建数据化的、可信的证据生态系统(digital and trustworthy evidence ecosystem)"强调最佳证据应在开展原始研究及证据综合的研究者、推动证据传播、应用和效果评价的专业实践者之间实现证据的有效传递,以促进证据的可持续循环。证据生态系统的可持续循环基于的5 大核心要素,包括:①电子化、结构化的数据;②可信的证据;③共识的方法;④分享的文化和氛围;⑤工具和平台。这 5 大要素促进证据从原创性研究向临床实践不断流动,以推动持续质量改进和科学决策。

复旦大学循证护理中心提出了"证据临床转化模式(evidence implementation model)"及方法学框架,该模式以"基于证据,团队协作,项目管理,持续改进"为核心概念,突出证据转化的起点是科学证据,强调证据临床转化的关键是建立多学科协作的团队,提出实现证据临床转化的方式是开展项目管理,注重证据临床转化的渠道是开展持续质量改进。该模式的步骤包括准备、实施、评价和维持 4 个阶段,具体分为 14 个步骤,见图 4-5。准备阶段包括理论准备、构建 PIPOST、检索证据、评价证据质量、形成证据总结;实施阶段包括构建评价指标、障碍分析、构建变革策略、通过领导力激励、建立促进因素;评价阶段包括设计实施性研究、测量结局指标;维持阶段包括可持续性分析以及构建更新计划。

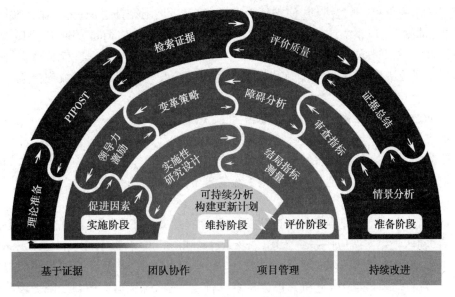

图 4-5　证据临床转化模式图

由此可见,证据临床转化突出强调证据的整合、传播、研究者与实践者的密切互动,以及知识被符合伦理规范地应用。循证决策的逻辑起点是决策依据来源于真实、可信、有效、可推广的证据。但高质量的证据并不等于可转化的证据,因此经过评估有效的证据在转化时,需要突破在观念、资源、协作方式等方面的障碍,该模式强调实现证据临床转化的关键是建立多学科协作的团队,通过团队开展证据解读和情景分析,构建证据转化的实施方案。同时,该模式提出推动证据临床转化的策略是开展项目管理,通过目标明确、时间范畴可控的项目管理方式,运用专门的知识、技能、工具和方法,使证据转化能够在有限资源、限定时间范畴内,提高决策效率,实现项目目标。另外,该模式突出证据临床转化与临床质量管理这一活动的密切关联性,强调将证据转化融入持续质量改进的进程中,以实现证据转化落实临床实践。

五、循证护理实践对专业发展的影响

(一)通过开展循证护理教育培训,提升护理人员的循证意识

只有通过系统的循证实践专业教育和培训,才能强化护理人员的循证实践意识,规范循证实践方法,使临床一线的护理人员能够主动、积极、充分地应用循证证据资源,并将其付诸临床实践过程。美国医学会 2010 年在"未来的护理:领导变革,提升健康"报告,强调要在本科、硕士、博士的护理课程设置中加强循证实践能力的训练,将循证护理设置为必修课。2011 年我国教育部"医学专业学位研究生教育指导委员会"颁布的"护理硕士专业学位研究生教育指导性培养方案"中,建议"循证护理学"课程是护理学硕士专业学位研究生的必修课。目前我国已编著了《循证护理学》教材,且绝大多数学校的护理研究生教育已经包括了 36～54 学时的"循证护理"必修课的学习和循证护理能力的训练。另外,大部分高等院校护理专业在护理学本科生中通过《护理研究》必修课或《循证护理》选修课,开展了针对护理本科生的循证护理思想和方法的介绍。

对临床一线的护理管理者、护理骨干、专科护士均应开展循证护理实践的培训,这类培

训以证据应用为重点,通过培训,使护理管理者、决策者增强循证意识,熟悉临床实践指南、最佳实践、证据总结、系统评价等证据资源,通过期刊阅读会(Journal Club)定期了解证据,并理解循证实践以证据、临床情景、患者需求、专业判断为核心的本质,能够依据证据开展持续护理质量改进项目,并将循证实践的结局落在系统改变(政策制定、流程再造)、患者结局改变、护士行为改变上。

(二)通过证据的临床应用,促进持续护理质量改进

证据应用到临床实践实质上就是临床护理质量持续改进的过程,其中主要的障碍因素包括:①需要应用的研究本身的因素,如证据的特征和证据的质量;②护士因素,如护士的循证意识;③组织因素,如是否获得机构上级管理者和领导者的支持,并为证据应用创造氛围和环境条件。

循证实践对促进护理质量持续改进具有重要的意义。澳大利亚JBI循证卫生保健中心开发的"临床证据实践应用系统"(JBI practical application of clinical evidence system, JBI PACES),在多个国家的医院护理系统广泛应用,有效促进了"基于证据的持续护理质量管理"。该平台将"最佳实践信息册""证据总结""推荐实践"等证据资源与医院护理质量管理系统链接,构建了护理质量管理和决策平台。该在线系统保证了随着JBI数据库中证据的定期更新(每2~3年更新一次),医院护理质量管理和决策的标准可依据证据进行调整和修订。

通过PACES在线平台开展"基于证据的持续护理质量管理"主要包括以下步骤:①登录PACES系统,选择质量管理的项目名称,该系统中包括了400余项护理质量管理项目,如住院老年患者跌倒预防、机械通气患者的眼睛护理、中心静脉留置导管的护理等常见的护理质量审查项目;②组建质量审查团队,该团队应包括项目组长、项目成员,并在PACES系统上注册;③在证据资源库中根据项目主题选择合适的质量审查标准,并标注证据来源和证据的推荐级别;④开展基线质量状况的资料收集,可通过在线方式确定质量审查的对象和样本量,并收集基线资料,绘制达标率直条图;⑤将证据引入实践。结合情景,对达标率现况进行分析,分析障碍因素和促进措施,引入研究证据,制订质量改进方案,并实施该方案;⑥第二次质量审查,通过质量改进,再次测量质量标准的达标率,绘制达标率直条图,并与基线达标率进行比较;⑦进入第二轮质量改进循环,实现持续护理质量改进的良性循环。

六、循证护理实践中存在的问题和发展前景展望

(一)循证护理实践中存在的问题

近10年来,我国护理学科发展迅速,高等护理教育快速发展,护理人员的学历层次有了较大的提高,为实施循证护理打下了基础,护理研究论文数量上增长很快。但国内的循证护理资源还很不足,对我国大量的护理研究原始论文尚未建立规范的筛选、评估、汇总。证据的临床转化和应用仍然不够。因此,循证护理实践在我国还处于发展中,存在的主要问题包括以下内容:

1. 尽管国外护理及健康相关领域的证据资源很丰富,但因语言障碍、检索条件限制等,对一些成熟证据的解读、分析和转化不够。

2. 我国本土化的临床实践指南、系统评价报告等汇总型证据资源近5年在数量和质量上均有长足进步,但远远无法满足临床决策对科学证据的需求。结构化、数据化、可分享的护理领域证据资源平台尚未形成。

3. 目前我国绝大多数的循证实践仍以原始研究结果作为证据引入实践中,对文献尚缺乏广泛而深入的检索,对原始研究设计和质量的规范评价不足,对同类文献的整合尚不够。应用存在严重设计缺陷的原始研究结果会误导临床实践。只有遵循规范的循证实践方法,才能启动真正意义上的循证护理实践。

（二）循证护理实践发展前景展望

展望我国循证护理实践的发展前景,以下5方面将成为发展重点:

1. 推动循证护理研究平台的建设 开展循证护理实践理论模式研究和方法学研究,组织循证护理实践领域的课题申报,推动循证护理实践的内涵建设和队伍建设。

2. 构建我国本土化的循证护理证据资源 推动方法学严谨的系统评价,按照国际规范构建循证护理实践指南,适时引入国外的循证护理资源并进行本土化,建立循证护理资源数据库。

3. 开展多层次多形式循证护理培训 针对护理人员普及循证护理理念和方法;针对护理研究者开展系统评价方法学培训;针对一线护理管理者、专科护士开展证据应用和知识转化培训,线上线下结合,培养一批具有循证护理能力的临床护理人才。

4. 在专科护理实践中融入循证护理的理念和方法 组织推动证据转化和临床应用项目,开展基于证据的持续护理质量改进,推动我国高级护理实践的发展和专科护理水平的提升。

5. 加强多学科合作和国际交流,促进循证护理在方法学和实践应用上的发展 在方法学上应加入到临床流行病学、循证医学的大平台中,并与循证护理的国际发展趋势保持同步。

总之,通过护理领域的决策者、管理者、临床实践者、研究者和教育者的共同努力,通过与国内外多学科循证实践机构的密切合作,循证护理可在我国得以进一步发展。

（胡 雁）

第五节 延续护理

随着老龄化社会进程的加速,慢性病发病率快速攀升,出院患者对后续护理服务提出迫切需求。延续护理是国际上近年来快速发展的护理模式。该模式将住院护理服务延续至家庭和社区,充分体现出院护理对居家康复和生存质量的高度关注。多项研究证实,延续护理在降低再入院率和卫生服务成本,提高患者护理满意度、出院治疗依从性和生存质量方面收到较好的效果,具有良好的社会效益及经济效益。《全国护理事业发展规划（2016—2020年）》提出:要大力拓展护理服务领域,积极延伸护理服务至社区、家庭,尤其是对老年病、慢性病、康复期患者提供延续护理服务,让患者在出院后继续得到心理、生理、社会方面的支持。2021年国务院办公厅《关于推动公立医院高质量发展的意见》中提出,要强化患者需求导向,推进医疗服务模式创新,开展延续护理服务。

一、延续护理的起源与背景

20世纪80年代,美国老年患者及慢性病患者不断增多,随着医疗保险制度的改革,疾病诊断分类标准组（diagnosis-related groups, DRGs）实施后,患者的住院时间受到限制,越来越多的患者在疾病尚未完全痊愈时提前出院,出院后又常因患者自我护理不当或家属照护不正确而造成患者病情恶化、压力性损伤、再入院率高等不良后果,导致相应医疗负担和医疗费用呈现不成比例的高速增长,政府决策者及其他利益相关机构开始致力于协调健康服务的改革。1989 年,美国宾夕法尼亚大学率先开展一项为提早出院的老年患者提供延续护理干预的试验研究,取得了减少患者再次返院和降低医疗花费的显著效果。

"延续护理"(transitional care)的核心是由高级实践护士(advanced practice nurse,APN)执行一系列护理活动,包括综合性的出院护理计划、疾病康复过程中的护理随访,通过提高患者及其照顾者的自我护理能力,最终达到降低卫生服务利用(包括降低短期内再次返院及频繁访问急诊)、改善患者健康和提高患者满意度的目的。

2002 年,香港理工大学黄金月教授将 APN 主导的"老年患者延续护理干预模式"引入香港,主要采取出院前健康教育和出院后护理随访的干预方案,对糖尿病、晚期肾病、慢性阻塞性肺病、冠心病、老年慢性病患者展开了一系列的研究,并在此基础上发展了"4C"的延续护理模型,即全面性(comprehensiveness)、连续性(continuity)、协调性(coordination)、合作性(collaboration),取得较好效果。

随着国内医疗改革的深化和患者对延续护理服务需求的增加,延续护理开展的必要性越来越突出。目前,国内各大医院对延续护理的研究和实践明显增多,且主要是以慢性疾病为主,涉及脑卒中、糖尿病、高血压、肿瘤、慢性阻塞性肺疾病、心血管疾病等多种疾病,延续护理干预涵盖出院前干预和出院后干预,延续护理方式包括建立健康档案、发放健康手册、开设护理门诊、进行电话随访、建立医护患微信群、开发微信公众号、进行家庭访视、成立延续护理中心、建立患者俱乐部、开展"互联网+"护理等工作内容。不过,总体来看,延续护理在国内的发展仍处于起步探索阶段,延续护理的时机、对象、内容、方式、效果等内容有待进一步研究和实践。

二、延续护理的概念和特征

(一)延续护理的概念

目前,国内外学者在延续护理的概念上尚未达成统一。国外常用的概念有 continuity of care 和 transitional care,中文翻译则有延续护理、延续性护理、延伸护理、连续护理、过渡期护理,其中,"延续护理"最为常见。延续护理与连续护理、协作护理、长期护理、全程管理等概念在内涵上有重叠之处,但关注重点略有不同(表 4-10)。

表 4-10　延续护理与其他常见护理概念的比较

名称	关注角度	关注重点
连续护理	患者感受	关注患者对护理过程协作性和顺畅性的体验
协作护理	服务机构	关注不同护理服务提供者之间的沟通与协作
全程管理	服务阶段	关注对患者疾病和康复整个阶段的全面管理
延伸护理	服务主体	关注医院护士在患者出院后继续提供护理服务
长期护理	服务时间	关注为失能患者提供持续、不间断的健康照护
延续护理	患者需求	关注患者出院后的持续、协调的健康照护

关于延续护理的概念,目前比较公认的是美国老年护理协会(American Geriatric Society,AGS)的定义:延续护理是通过一系列行动设计,以确保患者在不同的健康照护场所(如从医院

到家庭）和同一健康照护场所（如医院的不同科室）受到不同水平的、协作性与连续性的照护，通常是指从医院到家庭（或社区）的延续，包括经由医院制订出院计划、转诊、患者回归家庭或社区后的持续性随访和指导。2012 年，黄金月教授提出延续护理的中文概念：延续护理是指患者从急性期过渡到亚急性期或由医院转移到家庭的过程中，以提高患者这一过渡期的安全性和确保患者获得及时的照顾为目的的一种护理照顾和服务，其本质是改进住院及出院护理服务并将其衔接。国内有学者认为延续护理是指从医院到家庭的延续，包括由医院制订出院计划、转诊、患者回归家庭或社区后的持续随访与指导，通过电话、信函、邮件、家庭访视等方式，在护士和患者乃至家庭成员之间建立有目的的互动，是一种医院走向社会的延伸访视形式。

延续护理的概念是一个逐步完善的过程，早期是为了帮助出院时仍有部分健康问题未解决或需要继续康复的患者，使护理服务从医院延续到家庭 / 社区，促进患者康复，减少相关并发症的发生，降低再入院风险。目前，延续护理作为住院护理的延伸，是整体护理的一部分，旨在使出院的患者仍能得到持续的卫生保健服务。不管延续护理的概念如何变化，在理念上，延续护理都强调卫生服务的"整体性、一致性和最优化"，在实践上，强调不同服务提供者和不同卫生服务机构之间的协调合作，以实现服务的整合和延续。总体来看，延续护理强调闭环管理，旨在为患者和家属提供跨越多个照护地点（医院 - 社区 - 家庭）的协调性、针对性、连续性和及时性的健康服务（图 4-6）。

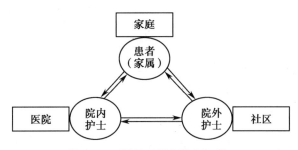

图 4-6　延续护理服务的闭环管理

（二）延续护理的特征

延续护理的核心是"以患者为中心"提供的连续、顺畅、协调的护理服务，不仅纵向增加护理服务时间，而且横向拓展健康照护层次，以满足患者自医院回归社区和家庭后的健康需求。关于延续护理的特征，Freeman 等最早构建了延续护理概念模型，提出延续护理是通过信息的延续、机构的延续、团队的延续、灵活性延续、纵向延续、关系的延续。Haggerty 等通过对不同领域延续护理的综述，总结了延续护理的 3 个核心要素，即信息的延续、关系的延续和管理的延续。在本书中，我们将延续护理的特征总结为以下 5 个方面的内容：

1. 时间的延续　延续护理强调持续性、过渡性，但大多仍然包括"时限性"的特点。Naylor 等和 Melissa 等均提出延续护理是一系列有时限的服务，通常是在患者出院前后的一段时间内开展，根据患者健康服务需求有各自不同的时间跨度，从出院前跨越到出院后 3 个月、6 个月、1 年，甚至更长的时间不等。

2. 地域的延续　延续护理是为患者从一个健康系统转移至另一个健康系统所提供的服务，患者可能涉及医院 - 社区 - 家庭之间的转移，也可能涉及不同医疗机构之间的转移，其最终目的是促进患者在不同健康照护区域间的有机联系，保证住院期间、出院后不因地域的差异,导致护理指导连贯性和协调性中断。

3. 信息的延续 在患者转移时,患者的关键信息(包括过去发生事件和个人情况)被及时转移,并得到充分利用,是有效开展延续护理的前提。信息的延续不只是患者转介过程中的病情交接,而是强调患者在不同机构间信息的共享性、可及性,通过促进患者关键信息在不同机构和个人之间的准确传递和合理利用,形成医疗资源的良性共享,减少患者由低质量信息传递导致的不良结局。共享患者电子档案是未来慢性病患者信息延续发展的重要方向。

4. 管理的延续 延续护理涉及不同医疗机构和医务人员间的相互协作,科学的管理、责任的延续才能有效推进服务的开展,避免半途而废或是流于形式。在现行实践中,国外延续护理服务提供者往往是 APN,国内大多是高年资护士或专科护士。不管服务主体是谁,患者在不同机构间转移时,管理主体的责任由之转移,从而对患者不断变化的需求做出及时性、针对性反应,针对患者的健康状况实施连续、一致的管理是延续护理的必然要求。

5. 关系的延续 目前我国的延续护理,多是由医院护士直接为出院后患者提供卫生保健服务,如电话随访、在线咨询等工作内容,而少有不同医疗机构(医院、下级医院和社区)之间的信息交流和密切协作,这样的护理可称为延伸护理,不能称之为延续护理。延续护理的核心之一即是通过协调不同医疗机构间的资源,使患者与一个或者多个卫生服务提供者或机构之间保持持续的照护和反馈关系,只有关系延续了,服务才能切实地开展。

三、延续护理实践模式

延续护理实践的本质是以患者为中心进行的持续性、连贯性的护理。探讨延续护理模式,设计合理的延续护理方案,才能充分发挥延续护理的整体效应和协同作用。实施本土化延续护理模式,探索个性化的干预方案也是目前我国推进延续护理服务亟待解决的问题。此处介绍以下几种常见的延续护理实践模式:

(一)延续护理模式

延续护理模式(transitional care model,TCM)是 20 世纪 90 年代,由美国宾夕法尼亚大学 Naylor 教授及其团队发展建立的、以 APN 为主导的延续护理模式。该模式认为,因各种内、外科疾病住院的患者,特别是患有慢性疾病的老年人,在出院时仍有未被满足的护理需求,则需要综合全面的延续护理,旨在为患者进行完善的出院前评估、制订出院计划和对患者及其家属的规律随访,促使其及时出院,必要时邀请社区护士进行院内访视并参与患者的病情讨论,保证患者出院后回到家庭或社区能够获得适当的护理,降低再入院率。TCM 模式的基本架构见图4-7。

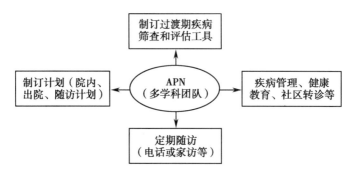

图4-7 TCM模式的运行架构

TCM 模式的护理时段通常为患者入院的 24 小时持续到出院后 4～8 周,有时持续至出院后 2～3 个月,根据患者健康状况和需求可以延长。模式的运行有 9 个核心要素:①根据标准筛选出预后差的高风险人群作为重点服务人群。②评估患者的身心状况和高风险因素,根据评估的内容,与家属、照护者和多学科团队的其他成员共同商量制订个性化健康目标、护理计划和出院计划。③ APN 为主导对患者进行管理,APN 主动对患者进行不同频次的家庭访视和电话随访,患者和家属可随时通过电话与 APN 联系。④强调团队合作,通常由家庭医生、护士、药剂师、心理咨询师、社会工作人员等多学科组建起来的延续护理团队合作展开工作,有明确的角色与分工。⑤临床医生积极参与,促进护理延续性。⑥患者和照护者主动参与疾病管理。⑦推行疾病自我管理,提高患者和家属的自护能力。⑧护理团队与患者和家属保持信任的关系。⑨加强与社区基层的合作。

（二）延续护理干预模式

延续护理干预模式(the care transitions intervention,CTI),又称转换护理模式,是 20 世纪 90 年代由美国科罗拉多大学医学中心延续性护理项目发展而来的。该模式认为患者及其家属在不同医疗卫生服务机构之间转移时常常面临诸多问题,而通过一系列的安排,向患者和家属提供自我照护的技能和工具,使他们做好自我护理的准备,能够更积极地发挥主观能动性和自我效能,从而有效地应对出院,减少出院后并发症。CTI 模式是由延续性护理教练(coach),可以是护士、社会工作者或社区工作者主导,提供知识、信息和所需的工具和技能学习,着重指导、帮助和提高患者 4 个方面的能力(图 4-8)。持续时间为 4 周,通过出院前访视患者、出院后 24～72 小时家庭访视和随后的 3 次电话随访开展工作。

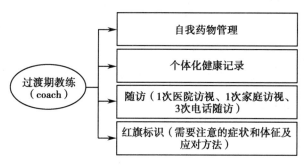

图 4-8　CTI 模式的运行架构

CTI 和 TCM 模式都是由护士为主导,有较多相似之处,但 TCM 模式较 CTI 模式更加注重多学科协作,它们主要的区别在于:

1. 服务提供者不同　TCM 以专职 APN 作为延续护理团队的组织者和主要执行者,形成一个包括医生、药剂师、营养师、康复师等的多学科延续护理团队,由这个多学科团队共同实施延续护理干预。而在 CTI 中,延续护理提供者由注册护士主导,成立延续护理训练小组,并接受非医务工作者加入。

2. 护理重点不同　TCM 模式的护理重点在于从患者入院开始,APN 及延续护理团队就对患者进行连续评估,制订综合性、个性化的护理计划和出院计划,开展定期随访工作。而 CTI 模式则主要围绕增强患者和家属自我照护能力展开,通过药物自我管理、个体化健康记录、合理安排和完成随访及病情自我监测来提高患者自护能力。

(三)"4C"延续护理模式

20 世纪 70 年代,美国社区护理及家访护理任务增多,美国奥马哈家访护士协会(Visiting Nurse Association of Omaha)研发制定奥马哈系统(Omaha system),为社区护士和其他医务工作者全面评估患者和及时发现护理问题提供指引。随着研究不断深入,奥马哈系统被广泛应用于护理研究、临床护理等多个领域。4C 延续护理模式就是源于奥马哈系统,4C 特征是该模式的基本概念框架,包括全面性(comprehensiveness)、连续性(continuity)、协调性(coordination)、合作性(collaboration),干预涉及个人(以服务对象为中心)、机构(多专业团队的合作或支持)和系统(针对系统现存问题,以研究证据影响决策者)层面。

1. 全面性 是指系统的需求评估,即通过奥马哈系统综合评估患者的健康问题,对患者的生理、心理、健康行为和社会环境 4 个维度进行全面、综合评估(表 4-11),建立患者健康档案,预见患者的健康需求,根据评估结果,由多学科团队制订延续照护计划,促进过渡到家庭。

表 4-11 奥马哈系统护理问题分类

领域	描述	护理诊断(问题)分类
生理	维持生命的功能和过程	听觉、视觉、说话与语言、口腔卫生、认知、疼痛、意识、皮肤、神经-肌肉-骨骼功能、呼吸、循环、消化-水合、排便、生殖、泌尿、产前产后、传染/感染
心理社会	行为、情感、沟通、关系和发展的模式	联系社区资源、社交、角色改变、人际关系、精神压力、哀伤、精神健康、性、照顾/育儿、疏忽、虐待、生长与发育
健康行为	为保持或促进健康、康复的活动模式	营养、睡眠与休息、身体活动、个人照顾、物质滥用、家庭计划、健康指导、药物治疗方案
社会环境	社区的内外部物质资源和物理环境	收入、卫生、住宅、邻里/工作场所安全

2. 合作性 既指多学科领域的配合,根据患者需求引入医生、呼吸治疗师、营养师、药剂师、康复师、作业治疗师、心理咨询师等领域专家,又包括医护人员、患者或其家属之间的互动协作,同时充分调动患者周边的医疗资源,与社区、家庭签约医生积极展开合作关系,移交患者档案并详细说明情况,提高对患者康复阶段的关注度。

3. 协调性 是指多专业、不同层次照护人员和内容的协调与对接。及时掌握患者情况,医院可通过制订医院-社区的联络表、转介记录单等与社区沟通、协调,提高患者的自我管理能力及社会功能。医院可为社区医院提供技术指导与支持,而社区医院也可及时、有效地实施医院给予的护理措施,并反馈计划执行情况,必要时共同协商调整。

4. 延续性 是指患者出院后提供规律、主动、持续性的护理跟踪,包括电话随访、家庭访视、门诊随访等,提高患者自理能力、社会角色。随着互联网的普及,各类社交平台等媒介正逐渐成为随访工作的新手段。国外的 Twitter、Facebook 和国内的微信、QQ 等社交软件已成为延续护理服务开展的重要媒介。

(四)出院计划模式

1. 出院计划的内涵 出院计划(discharge planning)又称出院准备服务、出院准备计划。早期的出院计划多为社会工作者主导,由社会工作人员提供服务,内容侧重于社区资源的利用、社会经济支持、家庭心理支持等方面。随着时代的变迁和社会的发展,出院计划模式已经逐渐发展成为护理人员主导的"延续护理服务模式"和医疗专业照顾团队主导的"医疗整合团队服务模式"。目前,出院计划是指在患者入院时根据一定的标准和条件对患者的预后、经济情况、家庭照顾等进行综合评估,对筛选出的高危患者制订其所需的照护计划并实施干预。其核心是以患者为中心,以患者需求为导向,通过多学科合作、多机构(综合医院、专科医院、社区卫生服务中心、家庭及养老机构等)协调,最终使患者顺利、安心出院,并提供后续的照护支持。由于护理人员与患者接触频繁且最了解患者及家属需求,目前在各国,出院计划的重心逐渐转移至护理人员身上,所以,从广义的角度,出院计划也可以当作延续护理的一种实施形式,成为近年来患者延续护理的一种新型照护模式。

出院计划并不意味着限制患者住院时间或强迫出院,而是有计划、有准备地帮助患者出院。患者不是被动接受出院计划服务,而是积极参与出院计划的制订与实施。在美国、英国、澳大利亚、加拿大等国家,出院计划已成为医疗服务中必不可少的重要环节。近年来,国内对出院计划的制订与实施也越来越重视。相关研究证实,出院准备度较高的患者,出院后应对能力和自我照护能力相对较高,较好的出院计划可以帮助患者降低过早出院的风险,避免不必要的住院治疗,促进出院后的更快康复,降低再入院的可能,缩减患者医疗费用。

2. 出院计划的适用人群　目前出院计划的实施方式有非制度化和制度化两种,两者主要的区别在于是否有完善的出院计划程序,是否有格式化的医院-社区转介系统,是否有详细的出院计划书写记录,是否对出院计划人员的角色、功能有所定义等。本书介绍的主要为制度化的出院计划。哪些患者需要进行出院计划管理呢?部分专业人员认为应对所有患者实施出院计划,也有人认为对功能障碍明显的康复患者才有必要进行出院计划管理。Blaylock 等在 1992 年编制危险个案筛选量表(Blaylock risk assessment screen scale, BRASS),量表包括年龄、日常生活形态/社会支持、身体功能、认知能力、行为形态、活动力、感觉异常、曾经住院或急诊次数、现存疾病数目、目前使用的药物种类共 10 项内容,总分 0~40 分;≤ 10 分者为低危险人群,不需要实施出院准备计划;> 10 分者为高危险人群,需要实施出院准备计划。

3. 出院计划的内容与流程　美国医院协会相关指南列出,出院计划包括:及早确定需要出院后继续接受护理的患者及其家人,开展相关健康评估和咨询,制订出院计划,进行相关部门和人员的协调;实施有关计划并进行出院后的随访。King 提出,有效的出院计划应包括 4 个阶段,即整体评估、制订计划、计划实施、效果评价(图 4-9)。

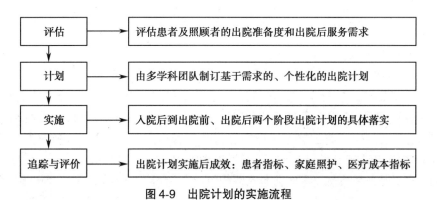

图 4-9　出院计划的实施流程

（1）评估：评估是出院计划最关键的部分。整体评估的内容通常包括患者的身体功能状态、心理状况、生活自理能力及生理、心理、社会需求，社会及经济支持情况，以及患者居住环境与社区资源情况等。这些基本信息可通过查阅患者病历、与患者交谈、与患者家属交谈，与患者主管医生、责任护士、治疗师、营养师等讨论获得。

（2）计划：总的来说，患者出院后存在两大选择，一是转入下一级医疗机构、康复或护理机构继续治疗与护理，二是直接回归社区和家庭。计划阶段的主要目的是根据整体评估结果，由护士、医生、治疗师、营养师等组成的出院计划团队与患者及主要照护者共同制订适合的出院准备计划，确定患者出院后的归属及下一步康复护理计划。有效的出院计划包含有效的沟通、服务的协调和紧密的协作，出院计划的制订一定要患者、家属和医护人员共同参与决策，才能保证计划被认可和有效执行。

（3）实施：既包括患者出院前阶段，由出院计划服务团队通过发放健康手册、培训示范、移动医疗等形式进行团体及个性化的健康教育及照护技巧培训，协助患者规划出院后的生活，又包括患者出院后的延续护理阶段，根据患者情况进行电话随访或家庭访视，提供后续的照护支持。持续时间根据患者的具体需求而定，一般持续至患者出院后3~12个月。

（4）评价：评估内容包括对出院计划的结构、过程和效果的评价。①结构的评价包括出院计划小组团队的组成和合作、医院与社区的连接；②过程的评价是对出院计划整个实施过程的评价，包括计划的执行情况，团队在实施出院计划过程中知识、技能的提升等；③结果的评价是指追踪患者或照顾者的结局，通过有关评价指标，评价出院计划的实施效果，及时调整出院计划的执行策略。由于疾病的种类不同、患者的个体差异及主要照护者的参与程度不同等因素的影响，出院计划的结果评价指标也不尽同，通常可分为患者结局指标、家庭照护相关指标、医疗成本指标3大类（表4-12）。其中，患者出院准备度（readiness for hospital discharge）由Fenwick在1979年提出，是指在患者出院时，医务人员通过综合评估患者健康状况，评估患者离开医院、回归社会、进一步康复的信心及能力有多大。对患者出院准备度进行评估，可避免患者提早出院，降低其出院后并发症的发生及再入院率。

表4-12　患者出院计划实施效果评价指标

指标种类	具体指标
患者结局指标	出院准备度、自我效能、日常活动能力、生活质量
家庭照护相关指标	照顾者准备度、照顾者需求满足程度、照顾者负担
医疗卫生服务利用指标	住院日数、住院费用、再入院率及医院床位周转率

（五）个案管理模式

1. 个案管理的内涵　个案管理（case management）的概念最早于20世纪70年代被提出，主要出现在医疗保健、社会工作等领域。1983年美国政府为遏制医疗费用的急剧上涨，推出单病种管理方式，为满足患者个体化健康需求，减少服务分割及重复，改善临床成本效益，个案管理应运而生。美国护士认证中心将个案管理定义拓展为"积极地参与到患者对医疗服务的选择和确定中，提供和协调满足患者需求的全面医疗服务；通过缩减不必要的或重复的服务，促进高质量、具有成本效益的结局"。台湾学者虞美秀教授认为，个案管理是一种以患者为中心，包括多学科参与的照护方法，对特定个体，特别是高花费及高变异的患者提供持续性、整体性、协调性、灵活性的照护,避免片段式的医疗护理,满足患者全面的健康需求。个案管理的核心是协助患者在日益专业化、分散化的医疗体系中把握方向,做出决策,并对患者出院后,仍持续追踪,与患者保持长期的合作关系,因此,个案管理也可看作是延续护理的一种特殊形式。

个案管理旨在为患者提供低成本、高效益的服务,更好地改善医疗结局。意大利一项关于个案管理的研究显示,接受个案管理的试验组和未接受个案管理的对照组相比,住院率下降18%,医疗费用减少27%,大约每例患者每年能节约1 200美元。目前个案管理模式已涉及多个领域,特别是在慢性病和肿瘤领域最受关注、应用最广。国外医疗机构大多已建立丰富、多样的个案管理模式,包括家庭保健、康复护理、慢病长期护理等。

2. 个案管理的主体　个案管理依托个案管理师(case manager),并联结多学科团队协调运作,包括专科医生、检验医师、专科护士、营养师、心理护士、康复治疗师、社区护士、社会工作人员及其他医疗成员;其中,个案管理师是个案管理实施中的核心。个案管理师可以由医生、护士或其他医疗人员担任,但就临床知识和相关经验而言,护士仍然是最重要和最有效的个案管理者。美国护士协会建议,个案管理师应至少拥有注册护士专业证书,以拥有硕士学位或先进临床管理技能的人员最佳。国内外,个案管理多由经过培训的专科护士或APN承担,称为个案管理师或专病护理师,不仅拥有扎实的护理专业知识,而且具备卫生经济学、管理学、社会学等社会学科的相关知识。

3. 个案管理的实施　与出院计划类似,个案管理工作程序按照评估、计划、实施、评价和反馈5个动态过程、不断重复、不断完善的步骤进行。

(1)评估:常规并非所有患者都需要个案管理,个案管理主要是针对一些慢性病患者、病重患者,或是其他一些疗程长、治疗费用高的患者,收集和综合分析患者所有的临床信息以及其他方面的重要信息,如生理状况、心理状况、认知和身体功能的情况、社会支持、生活方式、经济来源和健康保险资源等,确认患者的现实需求和现有资源,为下一步计划做准备。

(2)计划:个案管理者将评估过程中所获得的信息进行整合,并结合患者的实际和预期的目标,与患者、患者家属以及其他个案管理团队成员进行沟通,共同制订一套切实可行的、个体化的综合性计划,并共同设定预期完成时间及质量标准。

(3)实施:是对上一步共同制订的计划的具体操作内容,在具体实施阶段,个案管理者随时、及时地将患者病程的进展情况进行记录,根据具体情况,与团队成员沟通并及时做出计划调整,保证计划的有效性和可行性,同时运用沟通、激励等技巧,促进个案管理小组成员间合作良好。

(4)评价:个案管理的成效评价可分为三个层面。一是结构层面,包括工作职责、工作记录等;二是过程层面,包括整个实施过程有经验、收获和不足等;三是结果层面,既包括患者结局指标,如住院时间、住院费用、生存质量,又包括患者及家属对个案管理工作的满意度。

(5)反馈:及时反馈患者的现况,与患者家属、医疗团队、社区、医疗保险机构等进行协作,以适应临床需要。

(六)"互联网+"护理模式

1. "互联网+"护理的发展　当前,"互联网+"在全球快速发展,与医疗领域融合加速。"互联网+医疗"是以互联网为载体,以信息技术为手段(包括移动通信、云计算、物联网、大数据等)形成的一种新型医疗健康服务业态的总称,在此背景下,"互联网+"护理应运而生。

传统延续护理模式以电话随访、家庭访视为主,存在形式单一、信息量小、人力物力资源消耗大、时效性差等缺陷,"互联网 +"延续护理模式,则能够打破传统延续护理服务在时间、空间、人力、物力上的限制,扩大服务供给,提高服务效率,满足患者多样化、多层次的健康需求。我国对"互联网 +"技术应用于护理领域的高度重视。2018 年 6 月,国家卫生健康委员会在《关于促进护理服务业改革与发展的指导意见》中明确指出,大力推进护理信息化建设,逐步推进延续护理服务。2019 年 1 月《关于开展"互联网 + 护理服务"试点工作的通知》中,就"互联网 + 护理服务"的提供主体、服务对象、服务项目、管理制度等方面做出详细规定,指出要创新护理服务模式,探索培育护理服务新型业态。

2. "互联网 +"护理的服务形式 "互联网 +"护理的服务内容多样,主要包括线上健康教育、在线咨询、远程监护、网络社会支持、"互联网 +"上门护理服务。总结起来,其应用形式主要有以下 3 种:

(1)基于常规通信软件的延续护理:是目前最常见的"互联网 +"延续护理应用形式,如通过 QQ、微信,护理人员在群中推送相关知识,解答患者问题,提供饮食、运动、康复等方面的指导信息。有研究者针对腰椎间盘突出症(lumbar disc herniation, LDH)开展基于微信的中医延续护理,具体做法是组织延续护理小组(骨科主治医生、骨科专科护士、康复医师各 1 名),与患者组建"LDH 中医延续护理微信群",建立"LDH 中医延续护理"公众微信号,通过微信群接受患者咨询、解答患者问题,通过公众号每周推送 2 次不同内容的主题,涵盖生活起居、饮食指导、情志调理、用药护理四个方面,推送内容于 1 个月内完成,循环 3 个月,对改善患者疼痛焦虑症状、提高服药依从性、减轻焦虑症状、提高治疗效果起到十分重要的意义。

(2)基于移动健康应用程序(APP):根据实际需要进行模块设计,满足患者更多个体化需求,包含预检分诊、在线咨询、论坛交流、健康资讯等栏目,为患者提供来自医院、家庭、社区多方面、多维度的延续护理服务。比如,有韩国学者开发一款名为"Life Manager"的APP 对胃肠癌术后患者进行支持干预,通过"任务清单""健康教育""应用内聊天"3 个功能模块,为患者提供生活质量、营养和康复信息和指导。另有国内学者针对慢性阻塞性肺疾病(COPD)患者开发延续护理移动医疗 APP 平台;APP 患者端包括专家库、我的消息、数据上传、最新资讯、电子病历 5 大模块,医护端包括待办事项及我的患者两大模块;通过在患者出院前 3 天教会患者使用所有 APP 功能,出院后每周以文字、图片、视频形式推送涉及COPD 的知识及技能,每 2 周通过 APP 联系了解延续护理计划执行情况;结果发现,出院后3 个月患者生活质量明显提高,患者对 APP 资讯内容的实用性、护理指导的针对性及医护人员服务态度是最满意的。

(3)基于远程监控系统及网络平台的延续护理:比如将可穿戴手表同智能手机应用程序连接,利用计算机深度学习技术,自动识别、计算输入的数据,监测患者的生命体征及运动状况,通过通信软件实现医护人员同患者的互动交流;也可将虚拟现实技术(virtual reality,VR)与互动式康复游戏平台结合,通过虚拟现实技术帮助出院后居家患者实施康复训练,实现康复训练远程监测,提高了患者康复训练的主动性。国外有学者针对肠造口术后患者设计了一款由专业造口治疗师团队主导的远程监控系统,每次监测结果会自动上传数据库,如若结果异常,将会联系患者与全科医生一起制订进一步管理计划;研究表明,该远程监控系统节约了常规诊所随访费用的 63%,并减少了 75% 的诊所预约时间。

四、延续护理实践对护理专业的影响

(一)满足患者对延续性照护服务的需求

延续护理服务需求的增长是发展延续护理的根本动力。传统观念认为,对患者的护理局限于住院患者,出院后护理服务就终止了。但实际上,虽然患者的大部分健康问题在住院期间已经解决,但是很多患者回家后仍然面临很多健康问题,有学者称之为"出院后综合症",包括睡眠、营养、身体状况和认知功能等诸多问题,因此出院后的患者仍然有很高的健康照顾需求。一项对食管癌患者加速康复模式下出院时的心理体验的质性研究表明,食管癌患者对"加速康复"存在正性与负性情绪并存的复杂心理感受,正性体验包括住院时间短超过预期、痛感较轻;负性体验包括担心复发、担心未完全康复、病耻感、担心照顾者人力不足,食管癌患者对出院后医疗护理服务需求较大,集中在专业健康指导、可及的技术支持、同质化的医疗资源三个方面。延续护理作为住院护理的延伸,使出院患者能在恢复期得到持续的卫生保健服务的覆盖与支持,满足患者及家属相关需求,是推行"以患者为中心"服务理念的重要方式。多样化、信息化、可及性的延续护理方式是未来发展方向。

(二)转变临床护理模式,延伸护理专业社会责任

传统的护理模式为住院期间的整体护理,护理工作的本质内容是遵医嘱为患者提供各项治疗和护理服务。随着护理人员专业化和专科化水平的提高和患者对延续护理需求的增加,护士有责任,也有能力为患者提供整合性、协调性的专业照护。延续护理并不强调为患者直接提供长期的护理,而是与下一级医疗机构、社区和家庭照顾者协调合作,持续提供并指导患者及家属所有相关照护的知识、技能和社会资源,覆盖饮食指导、用药指导、症状管理与识别、康复器具的使用与康复训练、社区资源的利用等诸多方面内容。通过有目的互动,促进患者参与医疗决策,帮助其提高自我护理能力,促进康复,提高生活质量,是一种低成本、高效益、持续获益的健康护理方式。

知识链接4-5

慢性病患者的自我管理

自我管理(self-management)是患者在应对慢性疾病过程中发展起来的一种管理症状、治疗、生理和心理变化以及做出生活方式改变的能力。慢性病自我管理需要完成三个方面的任务:一是疾病的治疗管理,包括服药、饮食、自我监测(血糖、血压等);二是建立和保持在工作、家庭和社交中的新角色;三是处理和应对疾病带来的各种情绪,如焦虑、沮丧、恐惧、愤怒等。尽管自我管理由患者完成,但医疗保健系统有责任为患者提供自我管理支持(self-management support),即通过提供教育和支持增加患者处理健康问题的技巧和信心。

(三)提高医疗卫生资源的利用,增强护理专业价值

随着我国医疗卫生体制改革的深化,缩短平均住院日、提高患者周转率、降低住院费用成为大型综合医院现代管理的重要目标。对患者而言,延续护理使出院的患者仍能得到持续的卫生保健,提高了自我管理能力,促进了早日康复和家庭回归,减少了再住院率和反复

入院率,使更多的患者有机会享受到优质的医疗资源,提高医疗卫生资源利用效率,保障了医疗卫生服务的均等性;对医院而言,延续护理架起了医院和患者持续对话和沟通的桥梁,是和谐医患关系的重要支撑,是一种让患者、医院和政府三赢的模式。

(四)拓展护理执业范围和空间

在健康中国的大背景下,护理工作逐步向全生命周期、全过程、全方位的护理服务模式转变,护理工作范围从院内逐步延伸至院外。由延续护理衍生的"互联网 +"护理、医院 - 社区 - 家庭一体化护理、家庭访视、护理门诊、出院计划等,既保留了专科护理工作的主要特点,突出了护理工作的专业价值,又丰富了护理在非医院环境中的相关知识及应用,使更多的护士有机会走向居家服务、护理门诊等,纵向增加了护理服务项目,提升护理服务的综合水平,横向拓展了护理服务空间,为护理人员职业发展提供了更多的机遇,是未来护理职业生涯发展的重要方向。

知识链接 4-6

护士从事互联网居家护理服务的工作体验

1. 动机　工作能力被承认;自我价值得到体现;薪酬满意。
2. 对未知环境的担忧　担忧自身安全;担忧护理质量。
3. 工作适应　角色适应良好;工作量增加;具备相应的护理能力。
4. 感恩　护患关系和谐;获得家庭和团队支持。
5. 对管理者的期望　加强组织支持;增加培训教育。

五、延续护理实践中存在的问题和发展趋势

延续护理是护理业落实《"健康中国 2030"规划纲要》的有效措施,是构建老年和慢性病健康服务体系的重要支撑。目前,国外延续护理已经从模型的理论框架到量表的细化都做了较全面的研究;在国内,由于我国医疗现状、医疗资源配置的复杂性、出院患者服务需求的多元性,使得延续护理的实施工作难度不断增加,尚存在一些问题,需要进一步研究深化和实践。

(一)延续护理实践存在的问题

1. 延续护理人员的数量和质量有待提高　在国外,延续护理有多种开展方式,一种是由 APN 承担,他们具备硕士及以上水平学位,接受过专科教育和培训,具备专科临床工作经验,延续护理服务意识和水平较强,且医生的参与度较高;而在国内,延续护理多为普通的注册护士,未经过专门的延续护理培训,对延续护理的方法、形式理解不一,执行的质量效益比不高,加之医生的参与度不高,对于延续护理过程中患者遇到的问题不能完全解决,延续护理效果打了折扣。同时,为了应对人力不足的情况,在国外,部分时候,延续护理也可由经过培训的注册护士甚至是社会工作者承担,这就给不同需求的延续护理的实施提供了人员和专业保障。而在国内,在社区联动不足的情况下,延续护理一般由病房的护理人员兼职实施或利用休息时间实施,无充足的时间及精力对出院后患者实施完善的延续性护理。

2. 延续护理服务的内容和形式有待规范　延续护理在国内虽有所开展，但形式多样，随机性较大，缺乏一整套标准、规范的延续护理方案，延续护理的内容及操作流程无相关指导，实施方案缺乏循证依据，干预方式、实施时间缺乏统一性及规范性，延续护理工作流于形式，较难深入及有效地开展下去，患者对延续护理的积极性和满意度也不高。此外，患者出院后存在较多的心理问题，现有的延续护理更多关注患者饮食、用药指导，对心理和精神问题关注不够，对心理康复、康复训练等缺乏规范的指导。目前以医院为主导开展的延续护理居多，且以电话随访的形式应用最为广泛，患者接受服务的形式仍较单一，服务体系尚未健全，服务标准需要规范。

3. 医院 - 社区联动开展延续护理的力度有待加强　目前国外已逐步形成"医院 - 社区 - 家庭"一体化护理，建立了日间医院（day hospital）、家庭医院（hospital at home）等，构建了"疾病护理 - 预防保健 - 生活照顾"一体化服务。我国虽然也大力提倡开展社区护理、家庭护理，并探索构建了"医院 - 社区 - 家庭"三位一体的延续护理服务体系，但该模式尚未成熟，仍存在诸多问题：①依托医院的模式受人力和时间限制，多以集体义诊和讲座为主，没有针对性，难以满足个体化需求。②运作模式主要以"医院 - 家庭"联动为主，忽视了社区卫生服务机构的中介力量，导致社区资源的浪费，增加了医院的诊疗和照护压力。③三级医院与社区之间缺乏统一的标准和信息共享平台，缺乏双向转诊的标准与程序等问题，双向转诊往往成为社区转向医院的单向转诊。④社区人员配备和医疗设备不能满足延续护理需求，患者对社区服务的信任度需要提升。

4. 延续护理实践的相关法律法规和保障制度有待提高　虽然我国已颁布一些政策法规鼓励延续护理的开展，但无论是专业学术组织还是行政主管部门对医院开展延续护理都没有明确的要求，患者的隐私和信息安全缺乏法律法规保障，医务人员对出院患者的上门访视、在线咨询等也缺乏与之相关的保障、监督机制，很多问题处于模糊地带。此外，服务延续到家，报销却在出院时截止。目前在延续护理实施过程中，除慢病管理包、在线门诊等收取少量费用外，其他较多的服务还处于无偿阶段，从发展来看，无偿服务的延续护理必会制约其发展。

5. 延续护理实践的评价制度有待优化　延续护理场所主要是在社区和患者家中，如何保证延续护理的质量，构建相关的质量评价体系至关重要。目前，美国等发达国家已经形成较为成熟的延续护理服务质量体系，包括居家护理评估工具（resident assessment instrument for home care, RAI-HC）、效果评估工具（outcome assessment and information set, OASIS）、基于最小数据集居家护理质量指标（minimum data sat-home care, MDS-HC）等。而在国内，关于延续护理服务质量的评估研究较少，主要聚焦于对患者结局的评价，对延续护理的过程指标关注不足，内容并不全面，尚未形成统一、规范的质量评价体系，不利于监督机制的建立与完善。

（二）延续护理实践的发展趋势

1. 优化延续护理人员结构，提升延续护理水平　一方面，建立医院与社区合作的方式，利用医疗机构的专业性，对社区护理人员进行专业培训，缓解院内医疗护理的压力，为延续护理提供充足人力资源。另一方面，在政策层面给予引导和适当激励机制，明确成员分工和职责，定期收集和反馈患者康复信息，建立团队工作信心。同时，借助护理专科化和专业化，与专业硕士学位教育相结合，培养具有较高学历背景、较强实践能力的APN。

2. 规范延续护理服务内容,拓展延续护理服务形式　进一步拓展延续护理的内容和形式,突出延续护理工作的投入产出比,扩大延续护理的参与面,特别是增加社区在延续护理中的主观能动性,实现与医疗机构合理分工。更重要的是,在循证的基础上,结合各个学科的专业特点,根据患者实际需要和病情特点,建立完善的延续护理操作流程,在实施前有具体全面的方案,实施中有完整的记录,实施后有客观的评价指标,以保证延续护理服务达到预期的效果。

3. 强化医院 - 社区联动模式,充分发挥"互联网 +"护理作用　完善"医院 - 社区 - 家庭"三位一体延续性护理服务规范体系,综合医院在医疗资源上的优势和社区卫生机构在地理位置上的便捷性,实现医院和社区的分工合作,建立有效的协作机制,提高整个卫生体系的延续护理服务能力,实现机构为指导、社区为辅助、社会相联动的边际效应。随着互联网和信息化的发展,借助新的互联网载体,完善"互联网 +"延续护理服务,建立一个统一技术标准的服务接口,让更多的健康服务供应体共同参与其中,提高延续护理服务的广度和便捷度,增加延续护理的覆盖率也是未来的重要发展趋势。

4. 完善相关法规制度,确立财政支持机制　政府加快出台相应法律法规的进程,制定延续护理的标准流程、评价指标、护理目标,将延续护理费用纳入医保范围,合理、合规收取费用,激励更多的医务人员参加延续护理,有效促进延续护理服务的发展,为延续护理发展提供法律、制度和经济保障。同时,医疗机构也在开展延续护理服务时,考虑患者的可接受范围以及社区延续护理服务的时间、人力、信息以及管理成本,探索有效的支付方式。

5. 优化延续护理质量评价体系,促进服务持续提升　完成评价维度,建立结构 - 过程 - 结局三维评价指标体系,丰富指标类型,可形成包括客观指标(包括临床指标,如血压、活动耐量;生化指标,如血糖)、主观指标(如生活质量、自我效能),以及医疗服务使用指标(如再入院率、急诊次数)等在内的指标体系,增加过程指标(包括延续护理计划的执行情况、团队协作情况等)。当然,重要的是建立统一的信息系统,实现信息数据共享,为提高指标的可操作性提供保障。

(蒋　艳)

 本章小结

護理实践的场所和范畴随着社会和医学科学的发展而延伸,受到历史、文化、经济,以及专业角色、功能、性质等诸多因素的影响;同时也与护理专业的发展紧密相关。在不同国家和历史时期,护理实践的范畴各不相同,护士的角色和功能也在不断地发展和延伸。由于卫生人力资源的短缺、医疗支出的剧增、对初级卫生保健的关注与重视、住院患者治疗复杂性的日益增加、临床护士专业成长阶梯的需要等,这为专科护理的发展带来了前所未有的机遇与挑战,发展专科护理已成为国际护理界的共识。此外循证护理也借此契机发展起来。循证护理强调从临床问题出发,因此,它的广泛开展将最终带来护理服务质量的提高,改变护理工作者单凭经验工作的现状。循证护理成为提高护理学科的科学性和有效性的途径。作为国际上近年来快速发展的护理模式,延续性护理将住院护理服务延续至家庭和社区,体现了护理对居家康复和生存质量的高度关注。

思考题

1. 请结合"健康中国 2030"战略、我国的基本国情以及护理专业发展的现况,谈一谈如何更好地界定我国护理工作场所和范畴的定义和内涵,以及未来的发展方向。

2. 请结合自身的实践经历和专业体会谈一谈护士在不同工作角色中的功能和职责,以及未来的发展方向。

3. 你是如何理解循证护理的概念和核心要素的?

4. 请结合具体实例说明循证护理对推动我国护理学科进步和护理实践发展的意义。

第五章

护理管理的发展

第一节　护理模式和护理管理的发展

一、护理模式类别及演变

(一)模式

模式(pattern)是指用来说明事物结构的主观理性形式,是把解决某一类问题的方法进行总结归纳,上升到理论高度,形成的固定形式。每个模式都描述了在环境中不断出现的问题,以及解决方案的核心,并可以无数次地使用那些已有的解决方案。模式是一种参照性指导方略。在一个成熟模式的指导下,有助于高效完成工作任务,有助于按照既定思路快速做出一个优良的工作方案、得到解决问题的最佳办法,达到事半功倍的效果。模式强调的是形式上的规律,而非实质上的规律,是一种认识论意义上的确定思维方式。在工作实践中,人们从不断重复出现的事件中发现和总结出规律,形成解决问题的经验并得到升华,只要是不断重复出现的事物,就可能存在某种模式。模式代表着事物之间的规律关系,可以是图像、图案、数字,也可以是抽象的关系、思维方式等。

护理模式是人们对人、健康、疾病、环境、护理教育、护理科研、临床护理,疾病的预防、护理及康复等护理问题的思维方式和处理方法。它受经济、政治、社会文化等影响,是一定历史时期护理实践的客观反映。护理学科建立以来,在不同时期涌现出多种护理模式。护理作为医学科学领域中重要的学科,其发展变化离不开医学科学的发展。医学模式的转变影响着与之相关的护理实践工作模式和发展方向,现代医学发展到"生物 - 心理 - 社会"医学模式,拓展了护理服务内涵、范围,推动了"以患者为中心"乃至"以人的健康为中心"的现代护理模式的建立和发展。

护理模式是历史的产物,随着时代的变迁,护理模式不断地根据政治、经济、社会以及管理思想等方面的改变发生相应的变革,并在不同的文化中有着不同的表现形式。在护理发展的进程中,先后形成了个案护理、功能制护理、小组护理、整体护理、责任制护理、责任制整体护理等模式,在不同时期的临床中得到运用。这些模式的特点是逐渐突破了以疾病为中心的护理,转向以人、环境、健康和护理为基本概念,以人为中心的护理。

(二)护理模式类别及演变

1. 个案护理(case management nursing)　个案护理也称为"特别护理"或者"专人护理",

是指一个患者所需的全部护理工作由一位护士完成。这是最早的护理模式。早在 20 世纪 20 年代就已实行，服务的场所既可以在患者家中也可以在医院。20 世纪 30 年代的美国，受经济萧条的影响，私人护理需求锐减，护士又回到医院提供护理服务。目前这种护理模式主要适用于病情严重复杂、病情变化快、护理服务需求高、需要监护和照顾的患者，如重症监护病房、器官移植、大手术、危重抢救患者，以及特殊需要的特护人群等。

2. 功能制护理（functional nursing） 早在 17 世纪，随着自然科学的不断发展，医学科学逐步摆脱了宗教和神学的影响。在解释健康与疾病关系上，人们认为疾病是由于细菌或外伤等袭击人体后所致的损害和功能异常，一切医疗行为都着眼于疾病，形成了"以疾病为中心"的医学指导思想，这一思想也成为指导和支配护理实践的基本理论。第二次世界大战期间，美国本土护士严重短缺，为了满足患者对护理的需求，受工业化大生产流水作业管理思想的启发，功能制护理模式被引入护理领域。

功能制护理是一种传统的、机械式的、以工作性质分工的护理模式，其组织管理特点是以单纯执行医嘱和完成护理任务为目标。不同护士有单一的工作分工方法，如"治疗护士""办公室护士或主班护士""巡回护士""给药护士"及"小组护士"等，是将整个护理工作的内容归纳为处理医嘱、打针发药、巡回观察、重症监护等若干功能模块，是一种分段式的流水作业工作方法，但也是较快完成任务的一种有效方法。这种护理方式，护士分工明确，技术相对熟练，便于组织管理，也非常节省时间和人力，但护士工作机械，对患者的病情、疗效、心理状态缺乏系统的了解，患者只能接受由不同护理人员完成的片段护理，不能满足服务对象的整体需求。

3. 小组护理（team nursing） 第二次世界大战后，科学技术迅猛发展使护理工作更加复杂。20 世纪 50 年代，在西方，护理模式由功能制护理发展衍生出小组护理。这种护理方式的特点是由一组护士为一组患者提供护理。每组护士包括注册护士、助理护士和护理员等，设置一名护理小组长，在护理小组长制订护理计划的基础上，护理小组向患者提供较高质量的护理。小组护理模式的兴起是建立在对心理护理重要性认识的基础上，通过对相对固定的一组患者进行护理，有助于责任到人，固定患者与护士的关系，患者和护士之间能够更好地交流。小组护理工作是在护理小组长的领导下开展，由小组全体成员参与，拟订护理计划，提供护理服务，进行护理效果评价。这种护理方式的特点是小组成员同心协力，有较好的工作气氛；护理工作有计划、有步骤地进行，有条理性。但此种方式也存在不足，由于每个护理人员没有确定的护理对象，没有对患者的护理计划负完全责任，会影响护理人员的责任心和协调性；小组护理工作质量也会受到护理小组长的能力、水平和经验的影响。例如，当制订的护理计划缺乏完整性时，会造成护理工作的不协调和护理内容重复；也可能因对患者护理过程的不连续以及护理人员交接班过程脱节，而影响护理质量。

4. 责任制护理（primary nursing） 20 世纪 50 年代，由美国莉迪亚·霍尔（Lydia Hall）首先提出，20 世纪 50 年代后期起在美国明尼苏达大学医学院付诸实践，20 世纪 50～70 年代美国医疗界在实践中不断修正、补充和完善。20 世纪 70 年代，在美国条件较好的医院广泛实行，并且推广到欧洲。自 1955 年美国莉迪亚·霍尔（Lydia Hall）提出护理程序的概念之后，"护理程序"作为责任制护理的核心，在护理工作中发挥了良好的功效。1980 年，美国波士顿大学护理系李式鸾教授来我国高等护理进修班讲学，将"护理程序"和"责任制护理"工作模式传入我国。1985 年，美国纽约大学护理博士黄周微应联合国邀请来北京、上海举办的现代心理护理讲习班讲学,对责任制护理做了进一步的介绍。此后我国护理界对责任制护理进行了广泛的学习和宣传,并在全国各级医院推广。所谓责任制护理就是从患者入院到出院均由 1 名护士给予连续性护理,原则上实行 8 小时在班、24 小时负责制,因而能够向患者提供整体、连续、协调、个性化的护理。责任护士的具体职责是接待新患者,负责入院介绍,通过交谈、体格检查、资料整理,找出患者存在或潜在的护理问题,制订护理计划,完成所负责患者的各项护理工作;帮助患者了解自己的疾病,宣教健康知识,促进患者康复,指导患者发挥主观能动性战胜疾病;全面了解所负责患者的病情变化、治疗方案等;患者出院时,向患者及其家属进行出院指导。责任护士对患者 24 小时负责,责任护士上班 8 小时以外的时间,由其他护士来完成以保持护理工作的连续性。

责任制护理在发达国家因为要求全部为注册护士,人力成本较高,目前采用这种护理模式受到限制。我国自 2010 年左右广泛开展优质护理服务以来,倡导在整体护理思想指导下,为患者提供包干责任制护理,通过设立责任护士,实施护士分层使用,不同层级护士分管不同病情患者,每名责任护士平均负责患者不超过 8 名,对所负责的患者提供个体化及专业化服务,包括基础护理、病情观察、用药、治疗、专科护理、健康教育、康复指导等,为患者提供高质量的优质护理服务。

南丁格尔《护理札记》中指出,一个患者被四个粗心的人照顾时容易发生被疏忽事件的概率比一个人照顾十个患者还要大,或者说是比四个人照顾四十个患者出差错的可能性要大,因为在第一种情况下,往往不知道究竟是谁负责。责任制护理从以疾病为中心的护理转向了以患者为中心的护理,使护士增强了责任感,把患者作为“我的患者”;患者增加了安全感,有问题找“我的护士”来解决,护患关系更加密切。

5. 整体护理(holistic nursing)　整体思想在我国中医学的大量著作中早有记载。如中医学认为,健康是个体阴阳协调、五行运转顺畅的结果,将健康和环境因素密切联系。护理学奠基人南丁格尔十分重视对患者的整体护理,她认为护士不仅应重视患者的疾病护理,而且应注意饮食、病房环境对患者恢复健康的影响。护理程序的应用和责任制护理的实施标志着护理实践中护理人员已具备初步的整体护理思想。整体护理是一种护理行为的指导思想或称为护理理念,是一种以服务对象的开放性整体为问题的思考框架,强调以人为中心,护理就是要解决人的整体健康问题,整体护理的目标是根据人的生理、心理、社会、文化、精神等多方面的需要,提供适合个人的最佳护理。系统化整体护理的概念是 1994 年由美国弗吉尼亚州乔治梅森大学的护理专家袁剑云博士引入我国,是以系统论作为理论基础。护理是由一些相互关联和相互作用的部分组成的系统整体,护理业务和护理管理的各个环节、护理程序各个步骤及护理人员的沟通网络达到协调一致、环环相扣的完整统一。系统化整体护理是以现代护理观为指导,以护理程序为核心,将护理临床业务和护理管理的各个环节系统化的工作模式。它要求护士对分管的患者从基础护理、疾病护理到心理护理全面负责,并做好患者全面的健康教育和指导;并将护理程序贯穿于护理业务和护理管理的各个环节中,达到以人为中心的护理,以解决患者的问题为目的。整体护理的实施能充分发挥各层级护理人员的作用,建立新型的护患关系,提高护理质量。

实施系统化整体护理需要护理团队有共同的专业价值观和专业信念,以护理程序为核心,包括评估、诊断、计划、实施和评价 5 个步骤。护理程序是一种系统性解决健康问题的科学方法,是科学的系统论在护理领域的具体体现。除了执行医嘱外,护士的责任是要从整体的层面解决患者的健康问题。从实施整体护理的病房而言,需要制订以整体护理为目的的各级护理人员岗位职责,对患者实行分组管理,对护士分层级使用,运用护理程序,选择并实施基于循证的最佳护理实践措施,解决临床护理问题保证护理服务水平和护理质量不断提高。作为系统化整体护理的基础,护理程序成为一种以患者为中心,有计划、系统、科学地实施护理的程序,并且是综合的、动态的、具有决策性和反馈功能的过程。系统化整体护理还要求护理人员将健康教育贯穿于护理操作的全过程,了解患者,正确地评估患者,给予照顾,取得患者的信任,建立良好的护患关系。护士从被动执行医嘱逐步过渡到围绕人的健康实施预防保健上来。同时规范护理表格,便于评价护理效果,建立标准护理计划、患者宣教计划、护士职责及评价、人员组织结构、护理表格书写记录等,以确保整体护理服务的水平全面提高。

二、护理模式的发展趋势

1978 年 WHO 指出,护士作为护理的专业工作者,唯一的任务就是帮助患者恢复健康,帮助健康人群促进健康。在现代医学模式的深刻影响下,护理实践的进展更加迅速和成熟,在过去的传统做法和今天的新思想、新理念的融合下,在现代护理新理论、新技术的促进下,护理工作已不仅仅是被动地执行医嘱,而是成为一门具有科学性、技术性和服务性的专业,并不断致力于促进和提升全民健康。

(一)树立以现代护理观为指导的理念及思想

随着现代护理学的发展和社会的不断进步,人们对医疗护理服务的需求不断提高,护理工作的范围与内涵不断拓宽。现代护理学的发展历经了以疾病为中心、以患者为中心和以人的健康为中心三个阶段,对护理学的定义组成框架一般包括人、健康、环境和护理四个方面,并根据不同时代护理的服务目标、服务对象、场所和内容的变化而演变。例如,人是生理、心理、社会、精神、文化的统一整体,护士职责和角色已不再仅仅是"医生的助手",而具有照顾者、决策者、管理者、协调者、沟通者、促进康复者、教师和研究者等专业护士的多种角色。

1948 年 WHO 赋予健康的定义:健康不但是没有疾病和身体缺陷,还要有完整的生理、心理状态和良好的社会适应能力。1961 年哈尔伯特·邓恩(Halbert Dunn)提出最佳健康模式,认为健康是一种没有病的相对稳定状态。在这种状态下,人和环境协调一致,表现出相对的恒定现象。最佳健康模式更多强调促进健康和预防疾病的保健活动,护士帮助服务对象进行着眼于发挥机体最大功能和发展潜能的活动。1997 年美国医学家 Engel 提出新医学模式,即生物 - 心理 - 社会医学模式,在现代医学和护理观的理念和思想指导下,要求护理模式发生相应的转变,以适应其发展的需要。现代护理的框架由人、健康、环境和护理四个基本概念组成。服务对象是包括生物、心理和社会等各方面功能整体的人,疾病和健康受生物、心理和社会等多种因素影响;现代医学模式要求护理人员除了掌握护理操作技能外,还要掌握患者的心理状态、情绪反应、性格特征以及社会背景在护理中的影响,因此护理过程更加注重整体化、连续性和个性化,由责任护士对患者提供连续性、个性化的整体护理;加强与患者的交流,使患者参与护理过程,共同解决护理问题。护理工作更加要求护士有较高的业务水平和病房管理能力,才能使护理质量达到最佳水平,患者获得优质、满意的最佳护理。无论以什么样的模式提供护理,护理模式如何变化,都应遵循现代护理观的理念和指导思想。

（二）护理模式的变革是护理发展的不竭动力

护理学科建立以来,护理模式都是基于一定的思想认识、文化背景、社会条件所形成,对不同时期的护理工作起到不同的推动和促进作用。20世纪50年代以前,美国、日本等发达国家实行的是功能制护理;日本的护理模式在第二次世界大战后变化很大,有功能制护理、小组制护理、责任制护理、分组责任制护理等。20世纪70年代后期、80年代初期,随着医学模式的转变,美国、日本等护理界提出以患者健康为中心的护理工作模式,美国实行的是责任制整体护理,日本实行的是小组制整体护理。20世纪90年代中后期,我国在特定的时代和文化氛围中产生系统化整体护理。进入21世纪,我国根据形势和任务开展优质护理服务工程,将护理模式转变为责任制整体护理。

责任制整体护理是一种以患者为中心的整体化工作模式。护士为患者营造安全、舒适、温馨的治疗性环境,对视听环境、嗅觉环境、就医场所等物理环境,以及人文社会等软环境进行改进,提高患者就医体验和心理认同。通过不断优化护理工作流程和护理技术服务能力,提高护理工作效率和患者满意度。开展规范化患者健康教育是实施责任制整体护理的重要组成部分,制订规范化的健康教育程序、手册、图谱、处方,并建立相应的质量控制标准及实施评价标准。不断探索多元的延续护理服务的可行路径,为有需求的出院患者提供医疗护理康复促进和健康指导等服务。责任制整体护理改变了传统观念、工作方式和方法,做到了分工明确、责任到人;责任护士工作职责更加明确,增强了责任心、进取心,促进了护士核心能力的提升,利于其自身工作价值的体现。近几年国内责任制整体护理模式逐渐推进,获得良好社会效益,促进了护士的专业认同,护理专业的发展和趋势变化带来了前所未有的光明前景。

护理模式是历史的产物,要根据政治、经济、社会以及管理思想等的变化发生相应的变革。每种护理模式都有其自身特点,并在临床实践中不断补充和完善,在不同的国家、地区和医院,要根据工作环境、条件等因素,选择适合的护理工作模式。只有变革才会发展,护理模式的变革是护理发展的不竭动力。

（三）发展一体化延续性护理服务模式

从"整体"观点出发,帮助服务对象成为身心健康的人是护理工作的根本目的。这种护理思想的确立,使护理范畴从单纯的疾病护理发展到对人身心健康的整体护理,使护理重点从临床封闭式扩展为面向社会的开放式,从而建立现代整体护理模式。随着人类生活条件的改善,社会经济、政治、环境的变革,国内外的临床护理实践都在通过不断融入新的服务内容,深化服务内涵,实现以患者安全、患者满意为目标的整体护理。

探索一体化的延续护理服务模式,使服务范围从医院扩大到社区、家庭,服务内容拓展到"人的整体健康",更好地发挥护理独立功能,逐步形成医院-社区-家庭一体化的整体护理服务模式。国内外大量实践与研究表明,开展延续性护理服务对于提高患者生存质量、降低再住院率具有重要价值。而延续性护理服务要符合国家、地方、医院及专科的特点,通过确定服务流程、服务内容、服务对象及服务要求等,为患者提供个体化的康复护理计划及健康促进教育方案,通过建立社区患者随访档案,开展电话、远程网络咨询服务,建立家庭随访上门服务,开设护理门诊,与医生及医院的互动接转诊等方式,使医院-社区-家庭在医疗护理支撑系统上做到无缝衔接,使患者在社区及家庭能够得到及时、有效的医疗护理支持和帮助,提高自我护理的能力和自我管理意识,使患者得到更加便捷、有效、安全、优质的护理,也为促进护士专业成长和发展建立了光明的前景。适应社会发展和需求的新型护理服务模式与管理模式正在逐步形成。

三、护理管理的形成及发展

护理管理是将管理的科学理论和方法在护理管理实践中进行运用,以提高护理质量和工作效率的活动过程。护理管理是为了提高人民的健康水平,系统地利用护士的潜在能力与有关人员、设备、环境与社会的活动过程。

(一)国外护理管理的形成与发展

公元前,人类就有了早期的医学和护理活动。希波克拉底提出护理、观察、报告都要以患者为中心的观点,强调对患者的观察,重视患者生活条件和环境的重要性。中世纪的欧洲,医院条件很差,既缺乏具有专业知识的护士,又缺乏足够的护理设备,更谈不上护理管理制度。文艺复兴时期,由于缺乏护理教育,与医学的迅猛发展相比,护理水平仍然停留在中世纪。19世纪中叶,弗洛伦斯·南丁格尔(Florence Nightingale)首创了科学的护理专业,被誉为近代护理的创始人。她强调病房必须保持空气新鲜,条件舒适,环境清洁等,创立了护理行政制度,注重护士技术操作训练等。在科学管理下,1854—1856年克里米亚战争期间,南丁格尔努力改善医院生活环境、饮食和供水条件,对伤病员进行伤口护理、物品消毒,使伤病员的死亡率从50%降到2.2%。她撰写了题为"影响英军健康、效率和医院管理的问题摘要"的战地报告以及《医院札记》和《护理札记》,指出了生物性、社会性和精神因素对身体的影响等。南丁格尔的护理观点被总结为"环境理论",是现代护理理论的基础。1860年,南丁格尔在伦敦圣多马医院开办了世界上第一所正规的护理学院,开创了护理工作实践和管理模式新纪元。第二次世界大战后,随着先进的管理思想和管理方法的渗透,护理管理日益得到重视。20世纪以后,随着医学和管理学的不断进步,护理管理得到完善。1946年,美国波士顿大学护理系开设了护理管理学课程,其成果和影响使许多国家医学院或护理学院相继开设了护理管理学课程。20世纪70年代后,随着现代科技逐渐向护理领域的渗透,护理工作的电子化、自动化及信息化程度不断提高,对护理管理工作也提出了前所未有的要求,护理管理者不仅仅要具备经验和专业知识,还需要有一定的管理思路、管理知识和管理能力,如欧美的一些国家对护理管理者的要求包括具有工商管理、经济学及财务预算等方面的知识。护理管理体系进一步完善,先进的理论、理念和方法不断运用到护理管理实践中,使医院护理管理逐渐走上标准化、系统化、现代化、精细化的科学管理的发展轨道。

(二)国内护理管理的形成与发展

在中国古代及近代医药护理中,一直保持医、药、护不分的状况,中医不但看病,还给患者煎药、送药、喂药,形成三分治、七分养的中医治疗护理形式。中医护理虽然没有成为一门独立的学科,但却形成独特的原则和技术在民间应用。19世纪中下叶,护理工作随着西方医学进入中国,1884年美籍约翰逊女士在福州开办了第一所护校。医院护理管理首见于外国教会在中国开设的教会医院。早期的护理管理从制度建设开始,使护理工作有章可循。20世纪20~30年代,随着医院发展和护理教育的兴起,一些医院形成了"护理主任—护士长—护士"的管理模式,成立了护理部,护理部设有护理主任、护理秘书及助理员,对护士长在业务上进行指导,对全院护理人员的使用、晋升和管理没有决定权,护士长受科主任及护理主任的双重领导。

　　中华人民共和国成立后,随着护理组织的健全,逐渐形成了比较全面、系统的管理制度。明确护理人员职责,建立护理工作的三级护理制度、三查七对制度、查房制度、换药制度、服药制度、消毒制度、病房管理制度、医疗护理文书制度等,这些管理制度成为护理管理的重要依据,检查和督导规章制度的落实成为护理管理者的重要工作职责。20世纪60年代形成医疗护理技术操作常规及医院护理技术管理规范,使制度管理与技术管理得到有机结合。20世纪70年代末,护理管理组织体系不断完善,在卫生部的领导下,各医院相继恢复了护理部,根据床位数量,形成了护理部主任—科护士长—护士长三级管理和总护士长—护士长两级管理的医院护理管理体系。20世纪80年代卫生部明确规定护理部的职权范围是负责全院护理工作,承担全院护理人员的培训、调配、考核、奖惩、晋升、管理经费使用等职权,护理部成为独立的组织系统和医院的职能部门。同时高等护理教育恢复,并开设了护理管理学课程。护理管理人员开始学习和运用科学的管理思想、理论和方法,同时逐渐建立了比较完善的护理质量管理标准体系,科学规范化管理逐渐取代了经验式管理。随着改革开放的进程,新的护理理念和管理思想的涌入,从20世纪80年代的责任制护理、90年代的整体护理到近年开展的责任制整体护理,建立适合我国国情的临床护理工作模式和护理管理模式成为护理改革的焦点和热点。目前在责任制整体护理工作模式下开展的"岗位管理",都是适应我国不同时期国情的护理管理模式。20世纪90年代国家出台了《中华人民共和国护士管理办法》,使护理管理纳入法治化的渠道。随着护理学与护理管理学的融会贯通,大量的护理管理研究成果推动了护理管理的发展。随着科学信息化的进程,护理管理信息系统得到推广,包括临床护理工作系统、护理不良事件上报系统、护理质量控制评价系统、护理人力排班系统、自动化办公系统、护理人员继续教育管理系统、护理科研管理系统、移动无线信息采集等广泛应用。护理管理迈向更加科学化、制度化、法治化及现代化的方向。

知识链接 5-1

建立护理岗位管理制度

　　国家卫生健康委办公厅在《关于进一步加强医疗机构护理工作的通知》(国卫办医发〔2020〕11号)中指出,医疗机构要逐步建立护理岗位管理制度,按照"因需设岗、以岗择人、按岗聘用、科学管理"的原则,实施护理岗位管理,实现护士从身份管理转变为岗位管理。要结合本单位实际科学设置护理岗位,实施基于护理岗位的护士人力配置、培训、考核等。凡不具备护理工作特点和任务、不含护理职责的岗位,如党政工团、财务、医保、后勤等部门的工作岗位均不属于护理岗位。

四、护理管理的热点问题

(一)建立与护理模式相适应的护理管理模式

　　在转变护理模式和思想观念的基础上,护理管理模式也应发生相应的改变,传统的护理管理模式与新护理思想的要求不相适应,就会限制护理职能的发挥和服务功能的拓展,不断完善的护理管理模式是实现以患者为中心的护理服务的有力保障。以国内护理管理工作为例,2010年初,卫生部在江苏南京召开全国护理工作会议,做出了在全国卫生系统开展"优质护理服务示范工程活动"的部署,这是深化医药卫生体制改革的重要举措,同时也推动我国护理工作迈上了新的台阶。本着"改模式、重临床、建机制"的主导原则,优质护理服务将"以患者为中心"的护理理念和人文关怀融入对患者的护理服务中,实施责任制整体护理模式,强调护士切实全面履行职责,细化和强化基础护理、心理护理、健康教育、专科护理等多项工作,为患者提供全程、全面、安全、专业、人性化的护理服务。

在此基础上,进行护理管理模式的变革,实施以全方位适应临床护理工作模式的岗位管理。护理人力资源是保障护理工作质量的基本条件,是物质资源不可替代的、具有创造力的资源,只有合理进行护理人力资源开发和管理,才能更好地促进护理工作模式的实施和发展。通过对护理岗位进行分析和岗位设置,明确护理人员的从业资格、职责、工作范围及标准等;对护士进行合理人力配备,护士分层级管理及晋级,实行分层培训,实施相应的绩效考核,优劳优酬。调整、补充和分层级使用护士,发挥不同层级护士能力和优势;建立动态人力资源调配机制,实行弹性排班、兼职护士岗等方式挖掘人力潜力。根据患者的护理需求采取多种工作方式,保证护理及时到位。加强护理员队伍建设,协助护士工作;建立完善的支持系统,为护理人员创造良好的工作环境,使护理人员围着患者转,后勤部门围着临床转,保证护理服务范围的拓展和护理工作的主动性、独立性。注重整体护理质量管理内涵建设,健全完善规章制度,运用管理工具及方法达到护理质量持续改进,注重落实监督和检查,加强控制和评价,在护理质量控制体系内容、形式、方法和标准上适应新模式的要求。利用现代信息化科技手段,开发护理管理办公自动化系统,实现护理文件书写、护理工作环节及护理管理信息化、网络化,把时间真正还给护士,护士真正还给患者,形成对患者的全程性、计划性、全面性的护理。这种岗位管理的新型模式打破了护士职称、学历、年资以及编制性质等问题,建立了以护士能力水平为核心,使合适的人在合适的岗位上工作,满足不同岗位对不同能力人员的需求。本着因事设岗、能级对应、保障患者利益、合理结构、优化组合、动态发展的原则,充分发挥护士的专业水平,保证护理质量。

随着护理模式的调整和改变,护理管理模式应不断适应和改进,不断提高其科学性、标准化管理水平;护理管理不仅要独立、全面地负责护理工作,还应加入到医院管理及社会健康体系管理中,充分发挥护理在医疗卫生事业中不可或缺的地位和作用。

(二)建设护理管理数字化信息网络平台

进入21世纪,信息技术成为现代科学技术的主导。随着医学卫生信息化建设的推进,护理信息化已经成为促进或制约护理工作进步的关键点,是医院护理管理工作实现科学管理和可持续发展的重要基础。将现代化的护理信息化手段全面应用于临床护理及护理管理工作中,能够优化护士的工作流程,保证护理安全,提高工作效率;把计算机技术与科学化管理有机地结合起来,把综合开发利用信息资源与全面实现人财物信息的数字化管理相结合,对提高护理科学化水平和加快护理学科发展具有重要的意义,也为护理管理者带来新的挑战。

护理信息化的应用不仅提升了护理工作的标准化及效率,减少了人为因素引发的质量变异及人力资源的浪费,还为护理管理者提供科学数据,为护理管理者建立以信息系统为导向的高效决策程序,将临床各种资源有效整合,创造新的效益。护理管理者应在科学管理的思想指导下,设计护理信息体系,建立以护理管理为核心的数字化信息网络平台。在护理管理方面,建立护理管理信息系统,包括护理质量管理、护理人力资源管理、护理研究管理、教学管理、绩效考核评价等。在临床工作中,建立包括护理电子病历管理、医嘱管理系统、病房信息系统、药品管理、危机预警、费用管理、健康宣教系统等功能的临床护理信息系统。在物资管理上,发展快捷、高效的后勤保障系统,实现网上供应管理,并做到配送、陪检到位、检查结果网上传递等,杜绝或减少护士外出病房的非护理时间。在患者安全管理上,运用信息化手段,从身份识别、用药安全、供应室无菌物品信息全流程追踪管理系统、自动包药机等多方面保证患者的安全。护理信息系统为护理人员提供标准的护理规范与质量评价指标、准确有效的信息反馈,减少护理不良事件的发生,提高护理质量。在经济管理上,应用网络技术实现医疗护理成本核算工作,提高医院卫生资源的有效利用。

信息化技术为实现护理现代化提供了有效的途径。信息化系统的优势在于可以实现数据管理的多元化及自动化,建立全面护理管理的信息库,对护理管理敏感指标进行监控及分析,为管理者提供决策依据。护理管理者要充分思考如何结合国情、院情、护理信息化管理要求和功能,形成有效可行的护理数字化信息平台,在岗位管理、护理质量管理、护理教育和科研等方面运用信息化技术,用数据说话,逐步实现护理管理由粗放型向精细化的转变,提高护理管理的精准性及精细化,成为科学化管理的有力支撑和保障。

(三)提倡人性化的护理管理方法

随着护理管理理论、研究以及实践的深入,越来越多的护理管理者认识到人性化管理在护理管理中的重要作用。在制度管理的基础上,如何改变管理理念和管理方法,运用人本思想、人文理论,构建多元、和谐、人性的护理组织文化,创造良好的工作环境和氛围,形成积极向上的团队合作意识,真正发挥组织的力量,最大程度发挥管理的效能。在护理管理过程中,关心护理人员心理健康、思想成长和职业发展需求,帮助她们设定专业发展方向,引导每一个护士的成长,建立良好的发展机制和平台,提高护理专业的核心竞争力。建立公平公正公开的竞聘竞争环境,实行民主管理、参与管理的机制。用关心人、爱护人、尊重人、接纳人的管理方法凝聚护理团队。合理配置护理人力资源,建立基于护理人员能力发展的绩效考核制度,体现护理人员的劳动价值和专业价值,提高护理人员职业满意度,激发护士的工作热情和潜能,促进护理专业发展和提升护理服务品质。

(四)注重社会变革下护理管理方式方法的创新与探索

随着社会的进步,生活水平的提高,健康观念的改变,高科技发展,医疗保险制度改革等等,社会大环境及变革使护理内涵、护理对象、护理任务、护理方式、护理场所等都有所改变,面对多方面和多角度的挑战和冲击,适应形势发展,创新和摸索护理管理的方法和有效运用是护理管理者应该思考的。比如,针对信息化护理形式方面,"互联网+"护理模式下的不同形式的运用以及采取不同护理管理方式的应对;针对拓展医疗机构联合资源运用方面,三级医院和二级医院等实行的医联体构建模式下的护理管理促进方式;针对医院经济运营方面,关注护理经济学,有效利用和配置护理资源,护理成本核算,护理价值评价,以科学数据为基础的量化管理;针对可能发生的各类危机危难方面,提高突发公共卫生事件、自然灾害及各类危机事件的护理管理快速反应和应对能力;针对意识形态管理方面,加强护理团队思想管理、舆情管理、教育管理等方面的深入和落实;等等。面对新形势、新阶段、新理念,护理管理者不能因循守旧,应用动态的管理思路,对不断涌现出来的新事物、新做法、新问题,加强护理管理的方式方法的创新探索和尝试,并不断改进。

(张晓静　吴欣娟)

第二节　护理人力资源管理

护理人力资源是能够满足社会护理需求,推动护理专业发展,具有智力劳动和体力劳动的护理人员总和。护理质量和安全运动加剧了医疗机构对护理人力资源重要性的认识。护理人力资源管理重在创立并维护医院内部环境,运用护理人员才能,通过分工与授权,奖罚与激动,发挥团体合作功能,使成员在工作中不断成长与发展。岗位管理是实现护理资源管理的关键,通过工作分析,并以此为依据进行护理人员配置,实施绩效评价。

一、护理人力资源供需平衡现状和发展对策

(一)卫生人力资源基本特点

1. 人力资源定义和特点　人力资源是指能够推动国民经济和社会发展、具有智力劳动和体力劳动能力的人们总和,它包括数量和质量两个方面。人力资源数量又分为绝对数量和相对数量。人力资源绝对数量宏观上指一个国家或地区具有劳动能力、从事社会劳动的人口总数。人力资源相对数量即人力资源率,它是指人力资源绝对量占总人口的比例,是反映经济实力的重要指标。人力资源质量是指人力资源所具有的体质、智力、知识和技能水平以及劳动态度。

人力资源有以下主要特征:

(1)能动性:这是人力资源与其他资源最根本区别。人力资源具有思想、情感和思维,能够有目的、有意识地主动利用其他资源推动社会和经济发展,并发挥创造性思维潜能,担负起应变、进取、创新发展的任务。

(2)两重性:人力资源既是投资的结果,同时又能创造财富,或者说既是生产者,又是消费者。人力资本投资主要由个人和社会双方,对人力资源用于教育、卫生健康和迁移的投资,人力资本投资程度决定了人力资源质量。人力资本投资是一种消费行为,但是,如果没有先前的投资就没有后期的收益,而且,这种收益远远大于对其他资源投资所产生的收益。

(3)时效性:人力资源是具有生命的资源,它的形成、开发和利用都受到时间限制。这种时限性体现在不同生长发育期、不同培养期和不同使用期所表现的不同体能、知识和技能。

(4)再生性:人力资源在使用中有一个可持续开发、丰富再生的独特过程,使用过程也是开发过程。人可以不断学习,更新知识,提高技能,积累经验,并实现自我补偿、持续开发。

(5)社会性:每一个民族或团体的文化特征是团体的共同价值取向,以人为载体表现。由于每个人价值观的不同导致工作和社会活动中,其行为可能与民族或团体文化所倡导的行为准则发生矛盾,因此,人力资源管理尤其应该注重团队建设,倡导团队精神和民族精神。

2. 卫生人力资源的特点　世界卫生组织在 2000 年《世界健康报告》中对卫生人力资源(human resources for health)的定义:所有致力于促进、保护或改善人类健康的群体。卫生人力资源分布在公立和私立医疗机构以及不同种类的卫生系统,如个体治疗照顾、公共健康干预、疾病预防、健康促进服务、研究、管理以及相关支持服务等。一般根据从业人员接受的主要专业教育和培训进行分类。卫生人力资源具有人力资源共性,但又有其自身特点,主要表现在:

(1)难以短时期大规模增加数量:卫生人力资源是健康服务和管理的核心,健康服务既

是劳动密集型又是以个体化为本。为满足健康需求,医疗机构急剧扩张,各国政府对公共突发事件给予重大基金支持,但是卫生人力资源却无法短时期充实。世界各国在重大灾害事件中组织的应急医疗队伍也仅限于短期和小范围。

（2）卫生组织绩效依赖于可及、具备专业技术经验、努力为之奉献的人力资源:卫生人力资源是卫生政策的核心,只有卫生人力资源才能诊断健康问题,进行健康干预,明确干预时间、地点、方式和人群。所有健康干预都是以专业知识为基础,而卫生服务者正是专业知识的驾驭者。如果国家缺乏足够卫生技术服务资源,国民健康促进和维护就会受到影响。

（3）人力资源成本占卫生财政预算支出大部分比例:据统计,世界各国卫生花费占GPT比例逐年快速增长,其中人力成本约占65%,主要用于服务对象对健康服务需求以及医疗专业发展需要。这些人力成本支出与是否有效配置和使用有直接关系。当前卫生人力资源面临紧缺问题,应该重视增加卫生系统成本投入。

（4）人力资源管理不当可造成经济和人力高成本:医疗服务质量、效益和效率、可及性和可行性主要依赖医疗服务者绩效。医疗服务绩效取决于在合适地方、恰当时间、足够成本提供数量、素质和积极性均有保证的人力资源。这就要求管理者在决策中充分考量组织架构设计、人力配置和管理、团队稳定性、人员培训、综合技术实力和社会文化层面服务质量等。任何一方面决策和管理失误都会导致卫生服务系统低效能,从而难以实现卫生保健系统总目标。

健康人力资源是卫生系统的命脉,显著地影响着人口健康状况,不同于其他资源能够随着预算减少而轻易缩减。

（二）护理人力资源短缺问题

1. 护理人力资源定义　护理人力资源是指能够满足社会护理需求,推动护理专业发展,具有智力劳动和体力劳动的护理人员总和。它主要包括护理人员数量、质量、学历层次、职称层次和健康状况等几个方面。

2. 国外护理人力资源短缺现状　第二次世界大战之后,医疗卫生系统历经50年护士短缺的反复循环。20世纪90年代,随着欧美许多国家政府和私人保险补偿下降和护理管理成本增加,许多医疗机构尤其是医院通过削减注册护士岗位或者使用没有执照的助理护士控制成本,即便是收支平衡的医院也不愿意招募有经验的注册护士。90年代末期开始,许多医疗机构护士急性短缺。21世纪初,研究表明护理人力配置和患者护理结果有关,人们开始认识到护理人力资源对患者安全的重要性,护理质量和安全运动更加剧了医疗机构对护士的需求。不同于早期护士短缺,护理人力资源"慢性短缺"问题至今不能缓解,历时很久而且比以往更加严重,已成为全球性问题。护理人力资源短缺现状呈现以下几个特点:

（1）数量短缺:各国护理人力资源短缺的突出表现就是数量绝对不足。例如,美国绝大多数州报告护士短缺问题,美国劳工统计局预计,到2029年,每年将有175 900个注册护士职位空缺。根据《美国注册护士劳动力报告》,预计注册护士短缺将在2016年至2030年间遍及全国。英国公立医疗系统遍及全国80%以上医院,截至2018年年底,英国国民保健服务体系(National Health Service, NHS)共有32 000多个护士空缺,平均护士空缺率为24.5%。年轻人较少选择护士职业,注册护士人数虽然较前有所上升,但不够补充退休、在职护士求学和转岗导致的流失。

（2）专业技术结构不平衡:为降低人力成本,美国、加拿大、澳大利亚以及欧洲一些国家,尽量减少雇佣高级护理人员,使用非护理专业人员代替部分护士职位,影响了护理质量。而另一方面,鼓励高级专科护士代替医生部分职能,"住院护士""开业护士"制度的实施降低了雇佣医生成本。还有部分医院对护士实行简单"平台式"管理,护士不论学历、职称、职务承担着相同的义务和责任,未能实现护理人力资源的科学管理。

（3）地区分布不平衡:欧美等发达国家每年要从发展中国家招聘大量护理人员,加剧了边远和落后地区以及发展中国家护士短缺问题,有些国家和地区甚至大部分使用非注册护士从事护理工作。护士劳务输出虽然给这些国家和地区带来了经济利益,但削弱了本国人口健康保健能力。

（4）护士短缺问题存在于所有机构:从急症病医院转移到长期照顾护理机构,如养老院等。各国政府积极引导患者就医,以减少住院患者数量,缩短平均住院日,增强门诊就医系统功能,如提供日间手术、康复和化疗,以及全科医生诊室、门诊护理中心等。

护士短缺造成的直接后果是护理质量下降。患者护理结局和护理干预密切相关,而护理干预是人员配置(包括总护理时数和人力资源结构)的结果。Unruh 归纳了 65 项研究证实护理人力配置和患者结果的相关性。例如,Blegen 等 2011 年研究揭示更高的人力配置降低死亡率、不良事件发生率、院内感染率,缩短平均住院日。

3. 我国护理人力资源短缺状况　中华人民共和国成立后,全国护士数量只有 6 万人。改革开放以来,随着公共卫生体系不断健全,护理教育事业逐步恢复,1983 年护士人数增长到 63.7 万人。2005 年国家卫生和计划生育委员会开展医院质量督导和医院评价工作,对二级以上公立医院护理人员数量提出了基本要求。近些年,虽然护士队伍在落实优质护理、执行医嘱、健康教育等方面发挥了医疗卫生改革先锋作用,但也承担了更多护理工作负荷。相对于我国庞大的人口总数,护士队伍始终处于极其短缺状态。与国外相比较,我国护理人力资源短缺主要表现在以下五个方面:

（1）护理人力资源数量短缺:截至 2021 年末,全国注册护士总数达到 501.8 万。每千人口注册护士数从 2015 年的 2.37 增加到 3.56,全国医护比由 2015 年的 1:1.07 提高到 1:1.17。虽然目前是历史上护士数量增长最快的时期,但是护理人力资源短缺仍是我国卫生健康事业面临的重大难题。近些年,医疗机构床位数也在逐步增长,相比 2005 年床位数 299.0 万,2021 年达到 957 万张。不仅如此,一些医院实际开放床位数远大于核定床位数。仍有相当多的医院,护理人员在编不在岗的现象严重。

（2）护士队伍不稳定:国家护理质量数据平台显示 2019 年三级综合医院护士离职率中位数为 1.58%,二级综合医院为 2.06%。2019 年公立综合医院护士离职率中位数为 1.66%,民营综合医院为 2.75%。由于医疗卫生系统编制管理没有随着医疗事业发展而推进,国内许多医院聘用编制外护士,为了减低成本,编制外护士在待遇上不能做到同工同酬。临床护理人员处于超负荷运转状态,影响了工作积极性和队伍稳定性。

（3）医护比例不足:国家卫生健康委员会规定医院医护比需达到 1:2,但据 2020 年我国卫生健康事业发展统计公报,每千人口执业(助理)医师 2.90 人,每千人口注册护士 3.34 人,医护比例未能达到 2。世界卫生组织发布的《2020 年世界护理状况报告》显示,2018 年全球每千人口拥有护士数量为 3.69 人。其中,美洲区域数量最多,达 8.34 人,其次是欧洲区域的 7.93 人,中国所在的西太平洋区则为 3.6 人。与欧美发达国家比,我国医护比例仍存在不合理的情况,护理人力资源配置严重不足。

（4）护士队伍年轻化趋势：相比欧美发达国家护士数量变迁趋势，近些年我国护士队伍剧增呈现年轻化趋势。这一方面为护理队伍增添了活力，但另一方面由于岗位培训不足以及护理临床经验累积不够，增加了不良事件风险。很多医院年轻护士属于编制外人员，对职业的选择相对于老护士更加随意，这也是护士辞职率增高的原因之一。

（5）高学历人才不足：国际上发达国家注册护士一般高中毕业后接受护理专业教育。例如，美国、英国、日本等国家注册护士学历均为大专及以上。我国护理人员原来的主体为中专层次，随着高等护理教育发展和成人护理教育途径开拓，专科及以上学历护理人员呈上升趋势，目前具有大专以上学历护士占总数的 70%，护士队伍从以中专为主体转向中专、大专、本科多层次教育方向发展。但是相比较发达国家，高学历层次人才相对不足。

（6）基层护理人才短缺：截至 2020 年年底，我国在农村卫生室从事护理工作的注册护士人数为 18.5 万人，仅占总注册护士人数的 3.93%，由此可见，基层护理人才配备严重不足。2018 年 9 月，国家卫生健康委员会发布《国家卫生健康委员会、国家中医药局关于开展"优质服务基层行"活动的通知》，明确指出要重点发展基层医疗，提升乡镇卫生院及社区卫生服务中心的医疗服务水平。随着基层卫生服务体系的建立健全，基层卫生护理服务工作将承担更多初级卫生保健、流行病学调研、传染病监控、卫生宣教等工作，成为公共卫生体系的重要组成部分，而护理人才不足已经成为影响基层医疗卫生机构健康发展的首要因素。

4. 护理人力资源需求分析和护士短缺的主要原因　卫生经济学对健康服务业劳动力市场分析提供了有价值的方法，其包括两个基本要素：健康服务需求和人力资源供给。政治、经济、社会、地区、技术发展等因素影响卫生人力资源需求。从供给而言，健康服务劳动力市场受到薪酬、非收入因素、工作满意度等因素影响。此外，专业化角色、医院和捐资机构运营方式、新手培训时间等都增加了卫生人力资源市场供需复杂性。

需求（demand）是指商品或服务以特定价格和时间需要的总量。护理需求是指在一定价格条件下，护理需求者愿意并能够支付的护理需要。短缺是指在当前市场价格下雇佣者需要数量高于可获得数量。因此，需求产生于人口的健康状况和健康服务利用。对专业护士的需求无论是短期还是长远来说都是持续增长。事实上，尽管其他产业仍然有着严重失业率，但是将来对于注册护士的需求增长速度远远大于其他职业。美国劳动统计局 2020 年统计数据表明，美国各个医疗机构月增护士岗位超过其他行业，已成为各行业计划增长之首。多方面需求因素导致目前护士短缺，包括人口增长，对健康保健和疾病预防的重视，住院患者病情严重性，人口老龄化加剧，慢性患者护理服务需求增加，医疗护理技术发展等，都需要接受专业培训教育的护士。但是，未来几十年，护士增长速度将远远落后于剧增的护理需求。

护理可持续发展以护理需求为基础，因而护理需求成为研究重点。随着卫生服务产业化，护理需求研究在内容和层次上出现了多元化——不仅重视医院内护理需求，也非常重视医院外护理需求。Bond 提出 21 世纪护理面临新的机遇和挑战是尽快适应护理需求变化，开发长期护理需求是关键。Vickeer 更加重视患者的特殊护理需求。Humphrey 则提出要加强家庭护理管理中新的护理需求研究。Cahill 还分析了住院患者与社区家庭护理需求的变化趋势，认为社区和家庭护理需求大大增加，提出护理服务要增加对老年人的帮助，提供健康教育，达到减少疾病、增进健康的目的。近年来，国内对护理需求的关注也越来越多,多项研究针对社区慢性病患、不同疾病、心理指导等方面的护理需求进行了调查和分析,护理需求研究方法以现场问卷调查为主,有一定局限性,缺乏深层次系统研究。

护理服务供给是医疗卫生保健服务供给中不可缺少的部分,同样要求我们按居民的健康需求和市场规律提供符合要求的护理服务。WHO建议护理人员数量标准为每千人口中应有2名护士。截至2020年,我国每千人口护士是3.34,已达到相应标准。从护理服务供给效用来看,随着人们生活水平的提高,护理服务供给更趋向于从医院到社区,从生理服务扩大到心理服务,从院内服务扩大到家庭,趋向于提供更加全面、高质的多层次的护理服务。目前护理需求和护理供给的研究是一个薄弱环节。

供给(supply)是指可供使用或购买的产品或服务总量。护理供给量分析应该包括目前受聘护理人员和没有工作但是适于工作的护理人员,以及目前和潜在的护理学生库。20世纪90年代,经济萧条导致欧美很多国家护士岗位缩减。美国劳动统计局2011年统计,目前美国医院雇佣大约60%护理人力资源,8%在私人诊所,5%在家庭护理中心,5%在护理院,3%在雇佣服务机构,其他的在政府机构、社会救援机构和教育机构等。美国虽然有300万的护士填补260万的护理岗位,但是由于老人院等机构缺乏护理人员,所以总的来说,仍然有8%的岗位空缺。21世纪初,卫生经济鼓励护士由全职转为兼职护士或辞职。到2018年,美国护士岗位需求还增加了22%。那些追求高品质管理的"磁性医院"只聘用本科学历护士,导致低学历护士难以找到工作。另外,医院从经济利益考虑,缩减财政预算,增加工作负荷而不是增加人员,延迟退休年龄,减少新增雇佣岗位。就护理学生的补充而言,护理教育者也开始呈现人员老化趋势,未来教育者人数不能满足护理教育需求。目前尚缺乏进行护理需求与供给的全方位研究。

(1)国外尤其是发达国家护士短缺的原因

1)注册护士年龄老化:战争导致的"婴儿潮"使近些年来欧美国家护士年龄普遍老化,护士老龄化问题甚至比数量短缺更加严重。美国注册护士退休速度高于人力补充速度。2019年资料显示,美国注册护士平均年龄48~50岁。调查表明,高年资护理人员工作满意度高,流失率低,富有工作经验和奉献精神,是宝贵的人力资源。虽然一些国家开始延迟护理退休年龄,但是,未来十几年势必导致总体护理专业知识和技能水平的下降。这种老龄化情况也同样存在于护理教育机构。

2)工作满意度下降:护士工作满意度下降导致护士离职率增高。长期夜班,缺乏专业自主性,被迫加班和周末节假日值班,低学历和低水平护士的低薪酬等促使很多护士重新寻找工作。Aiken研究表明,三分之一或更多医院护士不满意他们的工作,感到"心理耗竭"。护士工作不满意程度高,与患者满意度低相关,同时增加了患者安全风险。所以护理管理者应更加关注护理工作分工,建立良好医护关系,对临床护理护士提供更多管理支持。

3)护理自由职业者增加:现代社会给予妇女更多职业选择机会,为了能够自由选择工作时间和工作条件,护士作为自由契约者和医疗机构签约。他们每小时薪酬高于全职护士,但是没有其他福利。自由职业者导致急症医院全职护士短缺。医疗机构希望雇佣全职护士,有利于人力资源控制,自由职业者的出现更使他们认识到补充有经验的护士到全职护士库的重要性,而且比完全雇佣自由职业护士更节约成本。研究表明,自由职业者对服务对象的护理质量可持续性有负面影响,同时,对自由职业护士护理能力评价也很困难。护理自由职业者对于护士人力资源短缺的影响有待于进一步研究。

（2）我国护士短缺的原因

1）医院退出机制和职业发展渠道不完善：科学人才退出机制才能提高人力资源利用率，但目前医院退出机制和护士执业发展渠道尚不完善。

2）护理人力资源利用率低：部分医院各科室人员配备没有根据科室实际护理工作量安排，人员配备比例基本一致，造成护理人力资源利用率低。有些护理人员由病区护理岗位分流到后勤、行政、医技等非护理专业岗位，导致护理人员医院内流失，加重护理人员短缺。

3）护理人员薪酬较低：护理人员普遍认为薪酬难以体现自己价值，不能体现出劳动价值，同时也得不到一定促进和激励作用，影响护士工作积极性。

4）护理工作不被社会重视与尊重：一方面医院片面追求经济效益，忽视护士在医疗工作中的作用，忽视护理岗位人员配置；另一方面，愿意从事护理工作的人很少，护理人员后备不足。

（三）应对护理人力资源短缺的策略

一些机构组织对离职率视为常态，甚至于希望借此注入新鲜血液，避免僵化的集体思维，但是过度和非必要的离职却影响组织目标的达成。所以，当人力短缺影响了卫生保健系统最终目标，想办法留住人才是高绩效组织的首要战略。很多高素质护理人才因为对工作和环境不满意而离职，尤其是养老护理机构。美国养老机构每年离职率高达55%~75%，急症医院为15%。高离职率影响了医疗机构运营和护理质量。Bae 等研究表明，低离职率团队会有更好的团队学习合作氛围及更高的工作满意度，从而提高患者满意度、降低不良事件发生率。高离职率还会造成人力成本的增加，如招募和培训新手成本，更高激励成本，空缺岗位造成工作收益减少等。国外医院推出了一系列留住护理人才、应对短缺问题的有效措施。

1. 提高人性化护理管理水平　并非所有医院都呈现高离职率，如一些磁性医院，通过创造良好工作环境而具备挑选和留住高素质人才竞争力。Kirsching 等研究表明，人性化排班可以影响护士留职或离职意愿，护理管理者应积极与护士沟通，尽可能使排班符合护士个人意愿。护理管理者与其排除外界对护理人力资源的影响，不如努力创建一个良好的工作氛围，留住高素质护理人力资源。

2. 设计适于老护士的工作场所　国外护理队伍老化问题是护士短缺的重要因素。专家建议医疗机构应该留住老护士，返聘退休护士，因为老护士经验丰富、可信赖、工作更富有成效。国外很多医院为老护士创造适宜工作环境，如更适合的轮班和工作任务分担、更短的工作时间，为儿科和老年患者配备护理助手，改进护理设施避免身体损伤，提高福利待遇，老护士担当护理督导和临床带教等。此外，加强医护沟通，让老护士感受到更多专业自主性，参与患者护理相关护理决策制订等。2014年英国负责医疗行业招募部门发起呼吁，鼓励已离开护士岗位10年或20年老员工重新上岗，不仅可以填补目前缺口，还能帮助年轻护士丰富从业经验，同时，也能培养护士行业荣誉感，避免更多年轻护士离职。英国公立医疗系统还为这些老护士专门开出了更高、更具诱惑力的薪资待遇，以及弹性工作时间表。

3. 推行自我护理模式　针对护理短缺问题，除了在数量上增加人力资源之外，许多国家尝试各种可行策略，其中自我护理模式广受欢迎。自我护理模式是指家庭成员可以作为照顾者在患者紧急需要时和康复期帮助注册护士提供床边护理。作为一种非正式护理模式缓解护士短缺问题，家属在患者床边时间更多，承担了一些原来护士的职责。反对者认为，住院患者病情很重,护理需求很复杂,而护理是专业技术,对患者的照顾应该遵从技术规范,远远不是外行人能够承担的。让家属或自聘护理员为患者提供护理令人担忧,相反,医院应该采取措施减少家属护理负担。然而,Bern-Klug 等在质性研究中发现,家属在患者床边监管护理,代表患者意愿,保持家庭联系,这些角色期望对家属很重要。但是护士应该尽可能让家属参与更有益,如果家属不能达到预期责任,应该减少家属压力。

美国 Honor Society of Nursing 提出以下 10 条应对护理人力资源短缺的策略:

(1)向卫生系统领导者阐述护理人力资源的稀缺性和重要性。

(2)重新定位护理专业形象。护理是综合学科,年轻人可以在护理实践中学到科学技术、顾客服务、评判性思维以及临床决策技能。

(3)创新护理模式,鼓励专科护士发挥自主性和临床决策能力。

(4)进一步建立评估体系,探讨及时的护理干预和患者结果之间的关系。

(5)进一步研究建立专业环境标准和机制。

(6)加强对护士职业生涯激励,鼓励护士追求自身专业发展。

(7)评估当前护理短缺问题对下一代护理教育者、管理者、研究者和政策制定者的影响。

(8)不断努力改变护理形象,吸引高素质学生选择护理专业。

(9)鼓励不同层次护士提高护理教育水平。

(10)推进实施护理人力资源保留策略。

近些年,我国有诸多护理人力资源短缺相关论文发表,研究者提出了建议与应对策略,如建立健全法治制度,合理设置护理人员编制;建立健全激励机制,提高护士工作效率;加强在职护士继续教育及学校教育,提高护士整体素质等。

多种因素导致了 21 世纪专业护理人才短缺问题,卫生系统从业人员、社会和立法者都应该认识到问题和后果的严重性。不仅医务人员需要采取措施缓解目前的短期问题,政府也应该制定未来几十年的长远规划,审慎思考重组护理的人力资源的核心框架,满足社会对护理的需求。

二、护理人员配置现状和趋势

护理人员配置(nursing staffing)是指确保适当数量和技术结构的卫生技术人员满足患者需求,提供安全高质量的患者护理的管理行为。护理人力资源配置应该建立在人力需求预测调查基础上。调查内容一般包括护理组织结构设置、职位设置及其必要性,现有护理人员工作量负荷情况,未来医院发展和护理工作中可变动情况等。在调查基础上应用主观判断法和定量分析法来预测需要的护理人力。主观判断法是由有经验的专家或管理人员进行直觉判断预测,常用于短期预测问题;定量分析法是利用数学和统计方法进行工作量测量并分析预测人员数量。

(一)护理工作量测量的历史及发展

自 19 世纪 60 年代对护理工作量方法的研究开始增多。

1. 原型分类测量法　按患者对护理需求将患者分为三类:完全照顾(total care)、部分照顾(partial care)、自我照顾(self-care)。测量每类患者所需的平均护理时数,了解每类患者数量,预测所需护理时数。原型分类测量法简单、客观、可信度高,但是只测量了为患者提供服务的直接护理工时,没有包括为直接护理做准备的间接护理工时,如交接班、药品准备等,也没有反映出各班次所需护理工时的区别。

2. **因素型分类测量法** 确定做得多或花费时间长的护理项目,测出每一护理项目所需平均时间,得出每一项目点数,每一点代表一定时间。根据每一患者所需护理项目计算出此患者本班次或当天所需护理点数,将每个患者所需护理点数相加即可得到全病房所需护理总时数。

3. **直接护理项目分类** 1978 年,美国学者提出 GRASP(Grace-Reynolds Application and Study of PETO)分类系统,将直接护理项目分为 12 类,即饮食、排泄、生命体征、辅助呼吸、吸引、清洁、翻身、协助活动、诊疗、给药、输液、收集样本等。所需护理总时数 = 直接护理时间 + 间接护理时间 + 宣教时间 + 疲劳和延迟时间。这种分类更加明确了护理任务,结合患者需要并包括了心理社会护理方面内容。缺点是测量费时,难以避免人为因素。

4. **原型与因素型结合测量法** 此法使用原型分类,但每一类患者是按计算机因素评价方法划分,含有 37 个因素。责任护士根据患者对护理需求选择适当因素,计算机根据患者具体情况对每一因素进行加权处理后决定此患者属于哪一类。公式中包括不同患者所需直接护理、间接护理、非直接用于护理时间、患者特点和工作量因素。优点是各医院、病房可根据自己工作特点决定工作量因素,计算机可将工作量因素转换成工作时数,提供了人员排班模式。缺点是缺乏灵活性,因为模式中的护理人员结构是固定的。20 世纪 80 年代以来,由于美国医院联合评估委员会要求护理人员配置必须基于一种对患者需求系统评估方法,患者分类方法、护理工作测量方法越来越多。

5. **患者分类系统** 患者分类是指在特定一段时间内,将患者所需要护理进行分类,其主要功能:预测评价患者护理需要,建立护理等级标准;计算护理工作时数,从而了解实际护理工作量与所需护理人员。

国内外主要有以下两种患者分类系统:

(1)标准分类形式:根据疾病严重度、恢复程度及所需护理程度主观分类,如目前我国普遍采用的一、二、三级护理分类。

(2)因素分类形式:将患者活动分成几大范围,每个范围列出具体项目,并将每一护理活动时间加以量化,根据患者实际所需护理时间来划分护理等级。1968 年美国芝加哥罗斯长老会医学中心设计了罗斯麦迪可斯量表(rush medicus tool-patient classification system,RMT-PCS),目前成为世界多家医院患者分类系统的参考。RMT-PCS 将护理活动分为患者情况、基本护理及治疗需求三大范围。患者情况包括入院、出院、特护、年龄、意识不清、大小便失禁或盗汗、精神错乱、失明、保护隔离、活动受限、监测呼吸机、伤口及皮肤护理、气管切开等;基本护理包括卧床休息、协助沐浴、协助进食等;治疗需求包括记录 24 小时出入量、观察生命体征、静脉注射部位护理、健康教育、准备检查与医疗等。每一项护理活动都有相应的定义指标,并且每一护理活动都做了工时测定,经量化后将患者分为以下四大类:

Ⅰ类:患者在 24 小时内平均所需护理时数 0～2 小时。

Ⅱ类:患者在 24 小时内平均所需护理时数 2～4 小时。

Ⅲ类:患者在 24 小时内平均所需护理时数 4～10 小时。

Ⅳ类:患者在 24 小时内平均所需护理 10 小时以上。

通过 RMT-PCS 可了解患者种类及护理工作量,预测每班需分配的工作人力及总护理人力,合理排班,合理收费。

6. 治疗干预评分系统（TISS）　该系统是通过评估危重症患者的疾病严重程度以及治疗干预措施来计算护士的工作量。1974 年由美国马萨诸塞州综合医院的 Cullen 等制订，共包含 57 个条目，后经 Keene 等进一步更新和增加到 76 项。但临床评估较为费时，推广应用受到限制。1996 年荷兰学者 Miranda 等在此基础上提出了 TISS-28。TISS-28 共包括了基础治疗、呼吸支持、肾脏支持、心血管支持、神经系统支持、代谢支持和特殊干预 7 项评估内容，每个条目被赋予 1～8 分。将每个患者所需护理项目分数相加，即得到该患者的 TISS-28 总分。TISS-28 评分与直接护理时间成正相关，评分越高，患者所接受的护理干预措施越多，从而所需护理时间越长。它不但反映了患者病情严重程度，也反映了临床治疗与监测种类和数量。

7. 护理活动评分系统（NAS）　NAS 是 2003 年由 Miranda 等提出，在 TISS-28 基础上增加了 5 个评估类别，分别是监护与输液、患者活动与体位、预防交叉感染、对患者及家属支持以及行政和业务管理。Miranda 等在研究中指出 NAS 是基于护理活动的真实时间评估，许多护理活动并不是严格地与患者疾病严重程度有相关性。研究中还将护理活动分为 4 种：第 1 种是对患者的照护层面，包括监护和执行护理措施、活动与体位、卫生保健、对患者及家属的支持以及行政及管理工作，占总护理活动时间的 81%；第 2 种是与医疗和护理无直接相关护理活动，占总护理活动时间的 6%；第 3 种是护士自身活动，占总护理活动时间的 11%；第 4 种是无法归于以上 3 种活动的护理活动，占总护理活动时间的 2%。目前，NAS 已经被应用到各国家和地区的 ICU。

有些人认为护理工作是专业人员的思考和决策过程，不仅仅是体力劳动，因而护理工作是不可测的。护理工作量测量存在以下局限性：①对患者所患疾病及病情轻重考虑得少；②大多方法只是测量了护士在做什么而不是患者需要什么；③目前还没有一个受到广泛认可和使用的测量方法；④现存测量工具信度和效度不够高；⑤缺乏与护理费用相联系。

（二）护理人员配置的主要影响因素

很多研究证实了合理护士配置对保障患者安全、提高护理质量的作用。Blegen 等 2011 年研究表明，护士对促进患者转归，减少并发症和住院天数，预防早产儿死亡有重要贡献。美国护士协会认为，人力配置系统应该以满足患者不断改变的需求为前提，必须要保证患者需求与护理人员能力相匹配，护士要有时间进行专业判断，人力配置应该反映护士对组织的重要价值。目前，影响护理人员配置的主要因素归纳如下：

1. 人员配置和患者需求　美国护士协会 2005 年提出，对专科护理单元进行人力配置时，一方面应该考虑患者的数量、患者严重度、护理单元建筑布局、地理环境、可提供护理技术等；另一方面还要了解护理人员工作准备程度和经验、护理工作有效期限等。仅仅知道患者数量进行人力配置是无效的。

2. 患者分类系统　根据特定标准和护理需求将患者分类，量化护理等级。患者病情越重，护理需求越多。病情复杂性和差异性在不同患者人群和医疗机构有所不同。美国护士协会提出了一系列影响护理工作强度的患者生理和精神因素：年龄和生理功能、沟通能力、文化和语言差异性、入院时的危急情况、临床护理程序、护理依从性，以及患者或护士提出的特殊需求等。

3. 护理人员的准备和经验　护理人员应具备满足患者需求的教育准备、技能和经验。管理者进行人员配置前应该了解护理人员教育背景、技能、临床能力、经验和所接受的培训。理想情况应该是有经验的护士在工作中随时给没有经验的护士提供支持和帮助，但是在护士短缺时往往很难做到。

4. 人力配置和员工满意度　如果护士对工作感到满意则会提供更高质量和更有效的护理。排班是管理者人员配置的重要责任之一。尤其是全天 24 小时、全年 365 天都需要排班的医疗机构。近些年,护理管理者不断尝试提供创新排班方式,满足不同人员需要。例如,10 小时 /d,每周工作 4 天;12 小时 /d,每周工作 3 天;8 小时 /d 和 12 小时 /d 混合;给予加班补贴或安排兼职周末班;以及工作共同分担,弹性排班或自我排班。Barker 研究表明,长时间轮班制容易导致护理差错。国外一些医院推行自我排班模式深受欢迎。管理者预先制订排班原则和指引,将排班授权给护理人员,使员工对工作安排有更多自主性。无论哪一种排班都有各自优缺点,能够提高工作产出、增强人员自主性排班方式,这是提高工作满意度的关键环节。

5. 人员配置和组织的需要　影响医疗机构运行的三个指标与护士人力配置相关:经济成本、医疗机构配置基本标准、患者满意度。人力资源薪酬占医疗卫生机构成本支出的主要部分。生产力和员工有效利用率是组织运营底线。Anderson 等研究再次证明护士人力对患者转归和医院效益的积极作用,但是有限的财政支出要求护理管理者不得不在以下两方面权衡护士的人员配置和成本效益的关系:护理人员数量所对应的患者数量;护理人员的技术结构组成。一些国家的医疗机构准入审核部门规定了最低人员配置标准,因此,护理人员配置应该达到这个最低标准。患者满意度是医院赢得竞争力最重要的指标。在有限的财政预算下配置训练有素、有能力、专业的人员致力于提供安全的、高质量的护理是管理者面临的首要挑战。

(三)制定最低人力配置标准的必要性和可行性

经济是改变护理人力技术结构比例的主要驱动力。近 10 来年,注册护士人数比例呈下降趋势,取而代之的是低成本非专业人员。许多研究证实注册护士的比例直接和护理质量、患者结果有关。因此,立法者、医务人员、社会公众要求在急症病医院配置足够比例的注册护士。在护理组织推动下美国加利福尼亚州首先开始实施最低护理人员配置标准(mandatory minimum staffing ratio)。

1. 人力配置比例和患者结果的相关研究　近 10 年来,许多研究揭示了护理人员配置结构和患者结果的关系。McKeown 在 2009 年统计了 1998 年至 2008 年 500 多项关于护士人员配置的研究,主要着眼于低配置对于患者和护士的影响。其中 2002 年发表的两项研究对推动安全配置标准最具代表意义。Needleman 等在美国 12 个州 799 家医院调查发现当护士工作负荷增强时,院内感染如肺炎和尿路感染、复苏失败、休克、心搏骤停的发生率增加。Aiken 等调查了 168 家医院 10 000 名护士和 230 000 患者,在护患比例低的医院,外科患者30 天住院死亡率、死于并发症的患者增加,护士巡视时间与患者的结局有关,早期发现、及时干预,尤其是对有风险的易感人群更有意义。然而,Kane 等对近 100 项研究分析发现,虽然护士配置水平、患者死亡率、患者结果之间有相关性,但是缺乏因果证据。自从加利福尼亚州实施最低配置标准后,2009 年 Burnes 的研究并没有发现患者跌倒率和院内压力性损伤发生率显著下降。但 2021 年《柳叶刀》(The Lancet)发表的一项来自澳大利亚的研究表明,落实医院白班的最低护患比 1:4 的卫生政策不仅可以增加医院护士数量以确保最起码的安全标准,还可以减少患者再入院率、缩短住院时长,而由此节省的成本是雇用更多护士所需成本的 2 倍多,可以带来显著的投资回报。

2. 关于建立最低配置比例标准可行性的争议　支持者认为，最低配置标准对于确保足够的护理人员配置、促进患者安全、获得满意的护理结果绝对是很有必要。他们认为使用标准配置比例提供了一个更为可持续人力配置方法，而不应该随意进行应急人力配置。而McHugh 等的研究为制定最低人力配置标准的必要性提供了重要参考，有力说明了如何才能确保患者安全，在制定相关政策时也应考虑这些研究结论。建立一支强大的护理队伍与患者结局密不可分，应该成为卫生服务规划的核心。

反对者认为，在护理质量和患者结局并没有明确保证的前提下，至少有些研究结果还不明确甚至是矛盾的，实施最低配置标准将会成倍增加护理人力成本。标准配置容易忽视护士个人教育、经验和技能。此外，有的医院可能把最低配置标准当成配置的上限，或者没有根据患者危重程度和护士技术水平进行动态调整，反而造成实际人力配置比例下降。反对者还担心最低比例配置也会导致医院服务减少，急症留观人数增加，病房床位削减，加班费和临时兼职护士费用增加。

实施最低比例配置后，美国大多数医院雇佣了高于最低配置标准数量的护士，护士们觉得护理工作负荷减轻，护理质量也得到保证。研究表明，注册护士配置比例的提高至少改善了一些患者结果。目前还没有相关研究明确各类患者最佳护士配置比例。此外，对最低比例配置的不同理解也影响其可行性，如是否 24 小时全天每班实施最低比例配置对护理人员数量需求有很大不同。

3. 不同国家护理人力配置标准　世界各国护理人力配置方法主要有两种：根据实际护理工作量和工作时间来配置护理人员的方法；根据床位数量和相对的护理工作量配置护理人力的方法。

（1）美国：由各州健康服务局和护理协会共同合作，制定本州护理人力配置最低标准。标准设定的依据是住院患者总护理时间，对该护理时间的测算需要同时考虑护士经验、技术，患者疾病种类和目前健康状态评分，以及所在医院和病房特性等因素。医院根据患者实际需要，弹性配置人力。

（2）英国：更加注重国民对医疗满意程度，2003 年英国皇家护理协会提出了《急性期护理人员配置指南》，该指南要求护理管理者根据患者自理程度分级和护士专业技术能力来确定护理人力配置比例。

（3）日本：根据床位数决定护理人力配置，还明确规定了夜班护士配置的最低比例。医疗机构根据不同配置水平收取住院基本费用。作为法定标准，评价指标明确，可操作性强，执行效果最好。但是由于每日入院患者数动态变化，及时和准确地配备护理人力比较困难。

（4）中国：1978 年卫生部制定床位与护理人员配置编制护士比为 1∶0.4。"十三五"护理事业发展规划中指出，2020 年三级综合医院、部分三级专科医院（肿瘤、儿童、妇产、心血管病专科医院）实际开放床位与全院病区护士比应达到 1∶0.5。然而，由于我国地区发展不平衡，医院规模扩张随意性大，再加上缺乏医疗行政管理部门统一的监督管理，因此各家医院在具体执行中差异较大。因此，有必要借鉴日本和欧美一些国家的人力配置方法，兼顾成本效益和管理者的可操作性，尽快完善和建立我国护理人力配置的具体细则，完善有效的监督管理机制。同时，各级医院还要结合实际，配备与医院功能和任务相一致的紧急状态下护理人力资源调配，确保有效应对突发事件或特殊情况下临床护理的紧急需要，并依据岗位职责、工作量和专业技术要求等实施弹性的护士人力资源调配。

三、护理岗位管理的发展

（一）岗位管理相关基本概念和发展过程

1. 岗位管理和工作分析　人力资源管理的基本功能包括：①获取，即规划与招聘；②整合，取得群体认同的过程；③奖酬，以绩效考评为依据的激励过程；④调控，合理公平的动态管理；⑤开发，员工素质与技能的培养与提高。护理人力资源管理旨在创立并维护医院内部环境，运用护理人员才能，通过分工与授权，奖罚与激动，发挥团体合作功能，使成员在工作中不断成长与发展，最终圆满完成护理目标。实现以上 5 个功能的核心是岗位管理，通过护理工作分析，进行护理岗位设置和描述，以此为依据进行护理人员配置，实施绩效评价。

护理岗位是指护士在医院的运行服务过程中，承担着护理相关工作和任务，并具有相应权力和责任的工作职位。岗位管理是对岗位进行管理的行为和过程，是管理主体对岗位的五大要素（工作、岗位人员、职责与职权、环境、激励与约束机制）进行整合与运作的过程。工作分析是岗位管理的基础。

工作分析（job analysis）是对组织中某个特定工作职务的目的、任务或职责、权利、隶属关系、工作条件、任职资格等相关信息进行收集与分析，以便对该职务的工作做出明确规定，并确定完成该工作所需的行为、条件、人员的过程。工作分析的结果是形成岗位管理纲领性文件——岗位说明书。

工作分析的内容一般包括两方面的内容：①工作描述，确定工作具体特征，即规定了对事的要求，如任务、职责等；②任职说明，规定了对人的要求，如知识、技术、能力、职业素质等。工作分析是对工作全面评价的过程，可分为四个阶段：准备阶段、调查阶段、分析阶段、完成阶段。护理工作分析常见的主要有观察法、问卷调查法、访谈法等。

工作分析是人力资源管理的基本工具，主要应用在以下几方面：①有助于选拔和任用合格人员，为应聘者提供可靠、真实、客观的工作需求内容、人员资格要求，提高了选择的信度和效度。②为绩效评估提供标准和依据，使护理人员明确医院对其工作的要求目标，落实岗位职责，有助于绩效考评的公正性。③有助于实现公平报酬，工作分析明确了工作价值，为薪酬制订提供参考标准，保证了分配的公平性。④有助于人力资源开发与管理，护理人员明确工作发展和晋升培训的方向，使员工的个人价值和目标与组织目标具体联系起来，便于制订自身的专业发展计划。⑤工作分析也是护理人力资源管理的基础。美国 Kensus 大学教授 Sullivan E. J. 认为，护理管理者通过监督协商、面谈、问卷等方式进行工作分析，这如同拍摄下来的工作照片，护理管理者可以利用这些信息选择护士、形成考核指标和开展培训项目。由工作分析确定的岗位说明书可成为企业法定的条文。

2. 护理岗位管理的发展过程　1853 年南丁格尔于英国成立第一家护理医院，在机构管理上已充分考虑了如何改善护理工作环境与设施，提高护理工作效率，节约护理人力，发挥人员职责。第二次世界大战以后，医院的最大变化莫过于对人力资源管理的重视。护理管理者纷纷研究各种人力资源管理理论，以保障医疗安全，改进护理质量为目标，建立科学合理的护理人员预测方法，按照护理流程进行工作分析，加大在职人员培训力度。卫生人力资源短缺问题，促使管理者从更加广阔和深入的视角探索人力资源管理的最优化策略。20 世纪 70～80 年代，岗位工作分析与评价盛行于欧美国家的医疗机构。直到今天，全球约有

60% 以上医院仍在运用岗位评价开展相关工作。*Health Services Management*，*Personnel*，*Nursing Times* 等杂志刊载了关于护理岗位描述与岗位评价的研究，形成的文献为国外许多医院人力资源管理提供有益参考。

国外学者在进行岗位管理研究过程中形成了许多岗位评价模型，如海氏岗位评价模型、国际岗位评价模型（IPE）和英国国家卫生保健系统（NHS）岗位评价模型等。这些评价模型各有特点，如海氏岗位评价模型由要素比较法改进而来，广泛运用于医院岗位管理中，其最大的优点是适用于不同部门中不同岗位之间相对价值的比较和量化，同时，该方法受评价者的主观干扰少，得出的评价分数较为精确和合理；缺点是海氏岗位评价模型的操作过程非常复杂，但对建立我国医院的岗位评价模型仍具有重要借鉴意义。国际岗位评价模型（IPE）是常被国外医院所采用的岗位评价工具，该模型在选择岗位价值因素时，考虑到岗位的投入、过程和产出全过程，由于这种方法操作简单，因此一经推出便受到了欢迎，但其不能全面反映医院岗位特色。英国 NHS 岗位评价模型适用于 NHS 系统中的所有医院，其评价结果可以在不同组织之间加以对比，在解决"同工不同酬"等问题方面取得了较好效果，其缺点是很难比较贴切、相对具体地反映一所医院自身岗位特点，评价比较模糊。近几年来，为了适应组织内外部环境变化，国外学者对于岗位管理技术进行进一步研究，岗位评价从注重工作岗位本身，逐步转移到关注员工表现、贡献和发展。Armstrong 认为在设计岗位评价方案时要加入胜任特征要素来体现员工个人能力以及贡献；Heneman 认为薪酬和职位管理都需要岗位评价的支持，岗位评价可以有效地影响等级结果。

与传统权力型管理相比，现代医院契约型管理在工作内容和角色定位方面发生了很大改变，弱化了上级对具体事务的裁决权利，而是上级与下级积极配合，形成良好责任契约关系，共同开展培养、考核、激励、保留与淘汰等一系列具体工作，确保医院战略目标的实现。岗位是医院的细胞，岗位管理是医院最基础和最核心的管理，通过护理岗位设置、岗位分析和岗位评价等一系列管理过程，可以实现护士承担的岗位工作责任，并根据责任进行护理工作的质量管理和薪酬激励。因此，建立基于岗位的护理管理是实现管理方式从权力型向契约型转变的一个重要切入口，是衡量护理工作成果的重要载体，是激励护理人员工作积极性的平台，是护理职业发展的有效通道。

在我国，护理的效率管理和质量管理均处于技术管理阶段，尚未实现基于岗位的护理人员管理模式，对护理工作岗位分析研究最早开始于 2002 年在全国开展的综合性医院护理工作岗位的系统分析研究，随后也有多位学者进行岗位相关研究。目前国内医疗机构护理岗位管理存在缺乏岗位分析环节和验证环节、岗位价值评价体系不合理、岗位评价模型检验不充分、评价结果应用不深入等问题。尤其是 2010 年以来，国家卫生和计划生育委员会为了深化医疗体制改革而推出"全面、全程、专业"的优质护理服务示范工程活动，对护理服务的内涵有了更深更广的要求，而以往的工作分析成果已不能满足目前护理管理的需求和发展。自 2009 年国务院发布《关于深化医药卫生体制改革的意见》以来，医药卫生体制改革取得明显进展，但是公立医院改革，特别是医院管理改革与创新仍是热点和难点问题。我国传统的医院管理方式是基于上下级之间的经验管理，即权力型管理。这种管理方式存在诸多弊端，如岗位职责和任职条件界定不清晰、缺乏标准化，在岗位分配、绩效考核、工资待遇等方面随意性大，员工的积极性和创造性得不到充分发挥。为了进一步推动护士岗位管理，2012 年卫生部颁布了《关于实施医院护士岗位管理的指导意见》，指出以基于岗位管理和绩效管理作为落实《护士条例》和公立医院改革任务,提高护理科学化管理水平的重要指导性文件。同时,《全国护理事业发展规划(2016—2020年)》进一步指出,"将护士分层管理与护士的薪酬分配、晋升晋级等有机结合,在提高护士薪酬待遇的基础上,建立科学的护士绩效考核和薪酬分配制度,体现多劳多得、优劳优酬",要求逐步实施护理岗位管理,完善并推进医院护理岗位管理制度,激发广大护士活力,各级医院积极探索护理人员绩效管理的模式。

(二)国内外岗位分层管理现状

在工作分析的基础上,医疗机构进行不同程度和不同方式的以工作流程和人员分层为主线的岗位管理模式。其主要意义在于提高短缺的护理人员有效利用率;通过人员结构调整,降低人力成本,提高护理质量;适应新医疗技术的发展和患者需求,体现不同层次护理人员的价值。

1. 国外护理岗位分层设置方式　护理岗位设置受到多方面因素的影响。一方面,病情的紧迫性和复杂性日益增加,先进的医疗技术不断被引进,护理质量和安全持续改进的强大呼声;另一方面,政府财政和保险偿付缩减,护理人力资源的短缺,使得护理管理者在岗位管理过程中不断寻求解决问题和兼顾成本效益最佳策略,许多国家通过设置非护理专业教育背景的助理护士和护理员岗位来降低成本。美国医院几十年前开始实行护士岗位的分层使用。根据所接受教育和工作内容,用不同的工作描述来规范护士工作范畴和准入条件,共分为护理行政管理人员、高级临床护士、注册护士、登记护士和护理助理。英国护士分为从A到H共8个等级,其中A、B级护士未经正规的护理专业培训,经短期院内培训后上岗,主要从事最基础的照顾患者工作。C级以上依次为低年级、高年资的注册护士和护理专家、管理者。新加坡将护士分为注册护士、助理护士和健康助理3个层次。加拿大的护理人员分为非注册护理员、登记护士或助理护士和注册护士3个层次。澳大利亚分为注册护士和录用护士。

综合以上岗位分层方式,除了护理管理人员,国外临床护理人员在层级上基本分成三个层级,即高级专科护士、注册护士以及没有接受正式护理教育、专门从事患者生活护理或病房事务的辅助人员。

2. 我国技术岗位分层管理现状　我国大陆地区自1979年建立了独立的护理技术职务序列,形成了由护士、护师、主管护师、副主任护师和主任护师构成的5级护理人员技术岗位分级模式。岗位分层中全部是注册护士,没有非护理专业的辅助人员。由于受到护理人员数量不足等诸多因素的影响,各医院在具体临床护理工作岗位职责中并未体现不同职称、不同学历等各层级,临床护理人员工作职责、工作分工界限不清。因此《中国护理事业发展规划纲要(2011—2015)》中明确提出要以推进医院实施优质护理服务为抓手,以实行岗位管理为切入点,将不同工作经验、技术水平、学历、专业技术职称的护理人员与相应的岗位任职条件相匹配,实现护士从身份管理向岗位管理的转变。一些医院积极探索并按照科学管理、按需设岗、保障患者安全和临床护理服务质量的原则,根据工作性质、工作任务、责任轻重和技术难度等要素,将医院的护理岗位分为护理管理岗位、临床护理岗位和其他护理岗位三种类别。

目前,我国护理人员岗位管理体系还处于探索阶段,建立全国统一的护理人员岗位管理体系的规范和标准,还需要在实践中进一步研究。

3. 国外岗位分层管理中的工作委派和监督 美国 ANA 和 NCSBN 于 2006 年发布对护理工作工作委派联合声明，指出有必要设置岗位让有能力的、在适当监督下的非注册护士提供其胜任的有品质的护理。为了保证护理质量，多数医院责任护士承担了对非护理专业辅助护理人员的指导和监督工作。其中，工作委派是非常重要的岗位管理环节。

工作委派（delegation）是指向具备能力的工作人员授予权利和责任，完成特定的之前通常不允许执行的护理任务。监督（supervision）是指引导、规范和影响员工执行任务或活动。工作委派属于管理和法规的范畴，包含了评估和计划、沟通、监督指导、评价和反馈过程。美国护士协会规定注册护士有责任对助理护士进行护理任务的工作委派，同时自身对所分管的患者负全责。

合理的工作委派和授权能够确保安全和有效的护理质量。随着非注册护士的增加，注册护士担负了更多的工作委派和监督的责任。因此注册护士要与行政管理者合作，了解工作委派的相关规定，确保助理护士岗位职责的落实。目前一些医院仍然存在护理管理者、注册护士、助理护士等岗位职责重叠混淆的状况。例如，有些医院护理管理者和高级专科护士行使行政管理和解决临床复杂问题的职责，包括复杂的有创穿刺，而有些地区助理护士也可进行静脉注射和导尿。这就要求护理管理者和政策制定者严格制定各级护士的岗位职责权限。作为责任护士的注册护士应该从质量和安全的角度出发，掌握工作委派的方法和相关法律规定，预先提供清晰的工作指南，有效沟通，监督辅助护理过程，并承担患者的最终结果。

（1）责任护士进行工作委派的主要依据

1）国家或地区护理实践规范、患者病情和需求：责任护士应该明确国家和地区护理执业法规、护理专业实践规范，根据患者的病情和需要，充分评估工作量和工作任务的复杂性。美国甚至不同的州有不同的护理实践和工作委派职责的规范。

2）岗位描述和员工胜任能力：各级人员岗位说明书清晰地描述了岗位职责和任务、人员准入条件（如教育背景和技能要求），以及该岗位所需要培训的内容、绩效考核方法、薪酬待遇和机会等。岗位说明书也应该和国家地区的政策、医疗机构的管理规定、护理专业实践标准相符合。责任护士应该了解和评估下级人员的胜任能力，以安全和有效为原则进行专业判断和工作委派。

责任护士应该评估以上两方面的因素，充分考虑工作内容、助理护士能力、任务的复杂性、临床监督的程度、员工的工作量等。某些护理任务可以分配给助理护士，但是责任护士不能将护理的核心程序和需要专业知识技能和判断的护理活动进行工作委派。

（2）安全的工作委派的步骤

1）授权之前充分考虑患者的病情、所需要的护理级别，临床的、生理的、情感和精神的等各个层面的需求。

2）以岗位说明书为依据，评估助理护士完成任务的知识和技能、工作经验和过去的绩效等。

3）责任护士自己应该有能力完成要委派的任务，常规性的任务不需要很多监督和指导，复杂的任务往往是有风险和不可预知结果的，需要责任护士在委派前慎重考虑。

4）责任护士应该向辅助人员清晰说明任务和预期目标，必要时提供书面材料，以免造成失误和患者的损伤。

5）员工有责任努力完成委派的工作。除非出现异常，责任护士不能干预他们完成工作；否则就会削弱完成工作的责任和义务感。

6）评估绩效。监督是质量控制和反馈的必要环节。通过日常的观察和交流，以积极的和有建设性的方式在出现问题时及时给予帮助。

7）评价和跟踪。完成任务后评价员工表现和患者的预期结果，继续跟踪护理干预的效果和患者的结果。

（三）护理岗位绩效评价

广义的绩效包括组织绩效和个人绩效。绩效实际上反映的是员工在一定时间内以某种方式实现某种结果的过程。在绩效管理中，绩效必须是经过评价的工作行为、方式及其结果。绩效是行为，但并非所有的行为都是绩效，只有有助于组织目标实现的行为才能称为绩效。

1. 护理成本核算方法的发展　由于资源稀缺性的存在，决策者常常受到资源配置的限制，难于以最有效的成本干预健康项目。而成本效果分析法正是以社会的分析观点来测算与评价项目的健康结果及耗用的资源，而不管谁获得健康结果以及谁承担了这些成本。护理经济效益是护理服务过程中劳动成果与劳动消耗的比较，即投入与产出的比较。有效益才能有生存、有发展，护理经济效益研究的主要内容是成本效益分析。国外注重合理化的护理效益分析。英国注意分析了护理人员培训的成本效益，Trott 重点研究了如何量化护理管理经济效益。还有学者研究了护理人力资源配置的成本效益，并通过改变护理人员的构成，实现效益目标。20 世纪 60～70 年代，随着管理科学的出现，卫生服务领域的成本测算与分析方法逐步发展起来。护理成本是指护理服务过程中物化劳动和活劳动的消耗。国外护理成本核算系统化体现在建立了专门的机构，配备了专职人员，确定了护理成本核算的 6 大类、433 项内容，实现了计算机管理护理成本。护理成本核算机构对帮助护理经理评估成本，做出预算，进行决策，减少护理管理中危机的发生起到了关键作用。Easterood 更重视疾病护理成本分析，如脑卒中、创伤性脑损伤等。Ablaza 对创伤护理成本及儿童家庭健康护理成本进行了评估测量。

我国从 20 世纪 80 年代中期开始应用卫生服务成本测算方法。1985 年 7 月，卫生部、财政部、国家物价局联合发印《关于进行医疗成本调查的通知》，成立联合调查组，调查了吉林、山东、甘肃三省的医疗成本与收费。复旦大学公共卫生学院 1990 年对全国 10 个城市 25 所医院进行了成本测算方法、成本标准化管理及病种成本研究。1996 年卫生部卫生经济研究所在山东成立了成本测算中心，并对 11 省（市）33 所医院医疗服务成本进行测算和分析，对成本测算方法进行了很好的探索。护理服务成本测算研究也日益受到关注，张玲娟等采用类成本比值法对等级护理实际成本进行核算与分析，为等级护理合理定价提供了科学依据。刘则杨等测算了农村基本护理服务项目人力成本，提出了护理服务补偿的基本建议。国内目前对护理服务的成本效益分析均为个人观点或综述性文献，未见进行科学系统的成本效益经济学分析与评价。如何在临床路径下，有效利用护理人力资源，降低护理服务成本，对医院管理者而言是一大考验。未来护理成本核算模式的建立将在理论和实践上填补现行医疗会计制度的空白。

2. 关于医疗护理产出的研究　医院护理管理者缺乏对护理岗位产出的相关研究。究其原因，一是对目前粗放的量化方法缺乏信心，二是苦于找不到精细化管理工具，文献涉及基于护理岗位产出的绩效评价研究尚处于空白。因此,需寻求基于标准化质量的护理产出工具,用以科学评价护理活动的投入与产出,合理使用卫生资源,提高护理服务能力。对护理产出的定义和测量一直被认为是一个重要而困难的问题。其重要性表现在护理管理者需要根据护理产出进行准确人、财、物等卫生资源的规划和预算,从而对护理质量进行有效的控制和监督。护理产出的定量也是进行各种研究和比较的基础,只有在统一的护理产出前提下,才能对护理活动进行科学的分析与评价。我国护理卫生经济学研究起步较晚,护理活动投入产出管理从理论到实践都缺乏科学、合理的模式,呈现为粗放型管理方式。同时,由于医院护理活动的复杂性和多维性,使护理产出不像物质产品产出那样集中表现为产量和产值的统一性和一元化,而是分别显示出从医疗护理服务的数量和质量,从医疗护理的经济效益到社会效益的多方面产出,具有多元化的特点。现有评价护理产出的指标,如特级护理、一级护理、二级护理、三级护理患者数,在解决这一问题时面临评价指标由于受疾病构成影响而缺乏可比性,也不能在不同医院间进行比较等诸多困难。

在医疗领域中出现了以国际疾病分类为基础的疾病诊断相关分组(diagnosis related group system, DRGs)。DRGs 是根据国际疾病分类(ICD),将诊断为同一类疾病、要采取类似治疗的疾病分在一组,再按患者的年龄、性别、有无合并症或并发症、出院状况等再细分组,并根据过去医院提供服务的数据为基础,计算医疗保险应支付医院的费用。DRGs 的原理是使非常复杂和随机的医疗过程标准化,医院通过加强临床路径等管理机制,将医疗照护的流程标准化,让患者住院后依照临床路径的建议治疗患者,直到患者出院,都能够维持一定的医疗水平。这项改革 1983 年在美国正式实施后,减缓了医疗费用的增长速度,此后被许多国家引进,并结合本国国情成功实施,对世界范围的医疗费用控制产生了深远的影响。以德国为例,政府首先建立医院赔付系统研究中心,由中心负责确定一套诊断相关分组的规则及相关编码的规则,然后建立统一的疾病分类和费用数据库,同时测算 DRGs 的付费标准。从 1976 年推出了第一代 DRGs 至今,DRGs 在美国已历经六代发展演变,且已成为医院内外质量管理的工具。国内 DRGs 的相关研究日益受到重视,但目前的研究工作多限于介绍国外经验或进行基本的理论探讨,与医疗产出评价紧密结合的实质性工作尚未大量开展。

在欧美发达国家,运用病例组合指数(case mix index, CMI)对医疗产出评价中涉及疾病严重程度的指标进行调整也是通常做法。基于 DRGs 的病例组合(case mix)被广泛地认为是一种直接、合理、有效的医疗产出测量单位。它通过按病种和病情确定医疗费用标准,建立标准化和定量化的医疗产出模型,为客观评价医疗的产出提供科学依据。病例组合作为医疗产出的测量单位,是医疗卫生管理的一项研究基础,在发达国家已有一系列模型提出并应用于医疗的费用补偿、医院的质量监测、投入产出的定量经济模型研究。目前,护理领域缺乏对护理产出价值量的研究,无法实现个体差异化病种评价标准的同一性和护理效能的科学评价。因此,医疗投入产出的计量经济模型对护理服务能力产出的评价研究具有基石意义。

目前,我国对护理产出的评价源于医生医嘱,针对将近 12 万种疾病只是简单地定义为特级、一级、二级、三级护理,在护理服务能力的体现上只以 400 种财务收费为数据支持,难以科学、准确地评价护理核心技术能力和护理效能。为此,亟须建立基于护理岗位的护理服务能力科学评价体系,实现稀缺护理人力资源的合理配置与使用。

3. 绩效评价指标的发展和建立 美国心理学会在开发和使用绩效考评工具的统一指南中明确规定：绩效考评工具应依据工作分析的结果。国外绩效评价主要根据岗位说明书的职责内容进行考核。近年来，在企业和医疗系统广泛应用的方法是平衡计分卡（balanced score card）。这是源自哈佛大学教授 Robert Kaplan 与诺朗顿研究院（Nolan Norton Institute）的执行长 David Norton 于 1992 年在《哈佛商业评论》（*Harvard Business Review*）提出以财务、顾客、内部运营、学习与成长四个构面组成的一种绩效评价体系。平衡计分卡方法被提出之后，其对企业全方位的考核及关注企业长远发展的观念受到学术界与企业界的充分重视，许多企业尝试引入平衡计分卡作为企业管理的工具。平衡计分卡是一个系统性的战略管理体系，是根据系统理论建立起来的管理系统。平衡计分卡是一种先进的绩效衡量的工具。平衡计分卡将战略分成四个不同角度的运作目标，并依此四个角度分别设计适量的绩效衡量指标。有量化的指标才是可以考核的，必须将要考核的指标进行量化；组织愿景的达成要考核多方面的指标，不仅是财务要素，还应包括客户、业务流程、学习与成长。Hong 等采用平衡计分卡设计了 29 个条目的护士绩效评估体系，通过对临床 259 名护士的调查，证明该评估体系具有较高的信度和效度。Lee 等将领导者的风格、效能、团队的工作氛围以及集体的工作效能等护理组织特征作为影响护理绩效的重要因素。Dubois 等通过系统回顾提出一个包括 14 个维度护理绩效框架，为整体护理系统及其子系统的全面、多角度的绩效评估定了护士绩效考核的量化指标，包括自身素质、优质护理服务、职业操守、业务素质、劳动素质、带教能力、科研等，并赋以相应的分值。

我国关于护理绩效的研究和探索主要包括团队绩效考核指标和个人绩效考核指标两个方面。护理团队绩效考核主要是病区层面的考核，目前在国内医院中已经广泛开展，主要指标包括护理质量、工作效率、成本效益、患者满意度、护理水平、科研能力、纪律性指标和工作量。叶文琴等在护理质量、工作效率、成本效益的基础上，提出了 19 项二级指标，如基础护理和单病种护理质量指标，出入院、手术、分级护理指标以及护理相关成本指标。国内还有一些医院借助计算机管理系统，选择护理时数作为权衡工作量的依据。在设计指标体系时还应考虑各个单元的护理风险、成本效益等因素。绩效考核体系大多在实践经验的基础上产生，尚缺乏科学、系统的研究，有较强的主观性，容易忽略一些重要的评价指标，无法保证评价的全面性和有效性。另外，不同等级医院的人员配置、服务范围和护理水平存在差异，因此应根据医院护理服务特点制订相应的护理团队考核指标体系。

护理人员的绩效考核是考查护士在护理活动中所做出的成绩和贡献。目前广泛使用的有专业能力、工作质量、教学和科研能力、专业素养等。对护理管理者的绩效评价主要是管理能力、管理效果和业水平等方面。目前我国系统的护理岗位分析研究较少，大多数医院还未建立完善的作为护士工作依据和职责划分的岗位说明书，导致绩效考核标准的制订缺乏依据；考核指标的确立多以经验为主，涵盖重点考核指标的全面性和针对性有待验证。

4. 护理绩效软件的设计与应用 信息化是实现绩效管理的基石。可以说，护理绩效管理的充分落实，在一定程度上要依赖信息化建设。为提高护理绩效管理的效率，依托医院信息化平台开发护理绩效软件系统，可以对护理单元的护理服务产出、护理质量等绩效考核内容进行数据化管理。据此，护理绩效管理系统可以做到实时监控，动态管理，绩效考核的结果可以准确反映护理单元的发展水平，对护理人员起到正向引导作用，并为护理管理者管理提供决策依据，使护理管理效率得到充分发挥。

四、护理人员在职培训规范化和专业化进程

(一)护理人员在职培训现状

护理学是实践性、探索性、学术性很强的科学技术,护理人员的成长和其他医学人才的成长相同,都具有实践性、晚熟性和群体性的特点。医院是护理人员接受教育和训练的重要场所,实践是护理人才成长的重要途径。在职教育是一类向已完成学校内教育并正在从事实际工作的护理人员提供的,以学习新知识、新理论、新技术和新方法为目标的,持续终身的教育。由于医学科学的迅速发展,专业分科越来越细,专科护理技能要求越来越高,以及卫生服务需求的改变,护理人员的在职教育不仅着重在新知识、新技术的学习,而且着重于学习本专业相关的理论和技术。护理在职教育是保持护士个人工作能力,促进个人成长和业务水平提高的基本途径,它具有教育连续性、全员性和终身性的特点,接受在职护理教育既是护士的一种权利也是一种义务。

成人学习理论中的工作场所学习理论认为,个体在工作场所的学习主要是非正式学习;学习在工作场所中是一件持续进行并不可避免的过程,新员工在工作场所的学习影响着他们的组织社会化适应速度。因此,我们对新护士岗位培训侧重于将工作与学习联系在一起,寓工作于学习,寓学习于工作,包括岗前培训和岗位规范化培训。2016年,国家卫生和计划生育委员会办公厅关于印发《新入职护士培训大纲(试行)》的通知,对新入职护士培训工作制定了明确的培训内容和要求。

(二)不同国家在职教育的状况

1. 国外护士规范化培训　1970年美国护理学会内正式建立了继续教育委员会,颁布了一系列有关护理继续教育的规章制度和认可标准。要求护士必须定期参加继续教育,并以此作为重新注册的依据;对于完成继续教育的标准,各州不尽相同,从每2年5学分到30学分不等。参加继续护理教育以业余为主,并由个人支付费用。继续护理教育的形成灵活多样,目前已确立的护理继续教育大致上有以下四种类型:①通过系统讲授,学习本专业内最新理论知识;②通过临床实践学习专门护理技术;③提供自导学习的机会,提高社交和领导技术;④对脱离护士岗位一段时间后重新就业的护士进行再教育。该标准由护士局统一制定。各医院再根据具体情况制订护士培训计划。日本护士的继续教育可分为在职继续教育和毕业后继续升学(学位)教育2种。在职教育中又分为院内和院外教育。院内教育与我国国内教育情景大致相同,院外教育由日本护理协会、省护理协会、地方自治体、民间等组织活动。院内教育由各医院根据自身医院的水平制订基准,组织计划性较强;护理学会的教育活动本着自愿参加的原则,时间和经费均为自理。澳大利亚新毕业护生培训有统一的标准和规范,分短期集中培训和1年的规范化轮转。

2. 国外专科护士培训　国际上普遍认可美国护理学会(ANA)对CNS的定义:CNS是具有硕士或博士学位的注册护士,有丰富的临床实践经验,且精通某临床专科特殊领域的知识和技能并有较高护理水平者。美国专科护士始于20世纪30~40年代,部分医院通过对护士进行短期培训,使之成为某一领域的专家。美国、英国及加拿大等国家认为专科护士(specialty nurse,SN)是指具备一定条件的护士在某一特定领域进行为期数月的培训,具备相应专科护理能力并经考核合格获得专科资格证书的注册护士。加拿大、英国等国家在20世纪60年代也开始实施专科护士培养制度,兼有专科证书课程和研究生学位课程2种形式。

3. 国内在职培训状况　20 世纪 80 年代中后期,我国护理管理者开始积极探索适合我国国情的护士终身教育模式。1996 年,国家卫生和计划生育委员会继续医学教育委员会开始讨论护理学继续教育的有关规定;限定继续护理学教育对象是"毕业后通过规范或非规范专业培训,具有护师以上专业技术职务的,正在从事护理专业技术工作的护理技术人员"。1997 年 10 月,全国正式成立继续护理学科组;各医院护理部积极创造条件,为护士提供各种继续教育的机会。护理管理者在北京、天津、吉林等地做了护理人员继续教育状况调查,论述了继续教育教学方法的选择;建立了继续教育相关组织体系;探讨了学分管理办法;尝试结合美国护理继续教育模式加强在职护士业务培训等。根据我国国家卫生和计划生育委员会和人事部于 2000 年 12 月 28 日联合下发的《继续医学教育规定(试行)》,国家卫生和计划生育委员会继续医学教育委员会颁发了《继续护理学教育试行办法》,明确了继续护理学教育是继毕业后规范化专业培训之后,以学习新理论、新知识、新技术、新方法为主的一种终身性护理学教育;目的是使护理技术人员在整个专业生涯中保持高尚的医德医风,不断提高专业工作能力和业务水平,提高服务质量,以适应医学科学技术和卫生事业的发展。2011 年国家卫生和计划生育委员会在推进《优质护理服务实施方案》中,根据护士的不同岗位和层级,结合岗位管理,提出分层培训的要求。近年来,一些医院积极探索分层培训的方法。例如,N0 护士培训的重点内容是基础理论及基本技能强化训练,需要经过培训和临床轮转后独立从事护理工作;N1~N2 护士培训的重点内容是专业能力的提升,增加专科理论和专科技能项目,注重临床经验的积累,在医院急症、重症监护等科室进行轮训;N3~N4 护士培训的重点内容是专科理论与专科技能的提升,进行专科护士项目的培训,参与新技术、新业务和教学及科研工作,提高解决专科护理问题和疑难问题的能力。《全国护理事业发展规划(2016—2020 年)》中提出要积极建立院校教育、毕业后教育和继续教育相互衔接的护理人才培养体系,促进人才培养与职业需求相结合,以提高业务水平应对新技术新挑战。

4. 国内专科护士培训情况　我国内地专科护士培养尚处于起步阶段,2002 年中华护理学会和香港危重病护士协会成功合办首届"危重症护理学文凭课程班",这是国内首次高水平、规范化、标准化的专业培训,为 ICU 专科护士培训奠定了基础。2003 年北京、江苏率先举办 ICU 和糖尿病专科护士培训,并成立专科护士培训基地。2005 年,随着《中国护理事业发展规划纲要(2005—2010 年)》的出台,各地医院和学术组织相继开展重症监护、急诊急救、器官移植、手术室护理、肿瘤患者护理等领域的专科护士培训,至 2009 年底专科护士培养已扩大到伤口及造口、血液净化、医院感染控制、静脉输液安全、老年护理、中医护理等十几个领域。为加强医院临床专业化护理骨干的培养,国家卫生和计划生育委员会组织中华护理学会及有关专家,研究制定了《专科护理领域护士培训大纲》,并于 2007 年 5 月下发。该大纲共分为 5 个部分,分别对当时临床护理技术性较强的 5 个专科护理领域做了规定,包括:重症监护(ICU)护士、手术室护士、急诊护士、器官移植专业护士、肿瘤专业护士。每一部分都按照培训对象、培训目标、时间安排、培训内容及考核要点进行规范,对各地规范开展专科护理领域的培训工作起到了指导作用。以该大纲为指导,各省、自治区、直辖市等都相继出台了专科护士培养相关规范。《中国护理事业发展规划纲要(2011—2015 年)》中也对到 2015 年在重症监护、急诊急救、血液净化、肿瘤、手术室、精神六大专科领域的发展做了规划。《全国护理事业发展规划(2016—2020 年)》中指出选择部分临床急需、相对成熟的专科护理领域,逐步发展专科护士队伍。建立专科护士管理制度,明确专科护士准入条件、培训要求、工作职责及服务范畴等。加大专科护士培训力度,不断提高专科护理水平。目前我国不同的省市根据地区医疗护理发展情况开展了不同专科领域的专科护士培训,证书的类别涵盖了国际认证、外国国家认证、香港医院管理局认证、中华护理学会颁发及省级学会颁发、地区、医院、学院学校、网校、公司等多种。大多数地方的证书名称是培训合格证书,而非专科护士资格证书。由于目前我国专科护士岗位的设置还不完善,因此还没有专科护士的执业资格制度。我国专科护士的培养方式包括以医院为基础的专科护士培养模式、以学校为基础的培养模式、医院和学校联合培养模式和医院之间联合培养模式。专科护士培训的基本内容都包括专业必修课程、核心课程和专科课程。其中,必修课程是指不分所修专科或岗位都应具备的基础知识;核心课程内容是针对专科护士最基本的核心能力 —— 高级临床护理所需要的知识;专科课程是该专科所必读的所属专科理论知识及专科临床实习。以上三个是最基本框架,基本内容缺一不可、相互补充。其他方面的课程,可以根据其不同的环境、学生特征、独特的任务而进行补充。目前国内临床专科护士制度的推行尚处于初级阶段,由于我国医护人员结构比例不同,护士的教育层次不高,由专科护士代替医生部分岗位职责尚缺乏政府的行政许可,因此专科护士的岗位职责模糊,从而使得专科护士的培训目的、要求、课程设置不统一。

目前,我国继续教育实践逐步迈向规范化。但就护理人员整体在职培训来说,还存在以下不足之处:

(1)一些医院对继续护理学教育的概念认识有偏差,教育目的不明确。

(2)年轻护士规范化培训不规范,表现在脱离护理岗位所要求的应知应会技能。而这部分人员年龄小、接受能力强、可塑性大,正是接受系统培训的好时机。

(3)三级医院的培训阶段划分较为复杂,有的按照学历划分,有的按照技术职称划分。护士分层培训虽然具有一定的针对性,但在培训内容与方法的适应性和匹配性上尚无突破,尚待优化培训内容与方法的对应性和适应性问题使培训目的与预期不完全一致,导致护士分层培训并未达到最佳的培训效果。

(4)总体来说,护士规范化培训内容主要包括职业素质、临床实践能力、理论知识、护理文书等,在职培训内容陈旧,基础医学知识重复过多,人文学科及护理专业发展内容不受重视。

(5)各医院对学分的授予不统一,形式主义偏多,护理人员只追求学分达标,不重视知识的学习。

(6)缺乏对继续教育的效果评价。

(三)护理培训方法的探索

根据美国成人教育家诺尔斯提出的成人学习理论,随着成人的不断成熟,其自我概念从依赖型人格向独立型人格转变;成人在社会生活中的经验为成人学习提供了丰富的经验;成人学习内容与其社会角色相关,学习目的逐渐从工作准备知识向应用知识转变。同样,护士岗位培训具备成人学习的特点,不仅要满足医院岗位的需求,而且要结合护士个体职业生涯学习的需求和特点。

1. 目前医院培训常用方法　目前国内外医院常用的培训方法包括自学、高年护士师徒带教、临床轮转实践、护理业务查房、专题讲座、读书报告会、短期培训班、长期脱产或业余学习班。此外,还有护士参加业余大学培训、自学考试、院外进修参观等。

2. 护理工作仿真模拟培训　护理临床护理技能的培训在教学中占有很大的比例。但学生在临床实践时进行技能练习涉及患者的安全和合作问题,再加上患者的维权和保护隐私意识提高,使得学生临床练习的机会很少。国外研究发现,利用不同形式的护理工作仿真模拟培训,是提高护士沟通能力、观察能力、判断能力、团队协作能力以及降低护理不良事件发生率的有效方法。现代医学模拟教学以高科技为基础模拟临床实际问题,以实践教学、情景教学和个体化教学为特征,以有医疗环境而无医疗风险为突出优点。

3. 护士网络培训　网络培训通过大量图片、视频和音频生动逼真地呈现教学内容,具有丰富的表现力和吸引力,能调动人体多种感官进行学习,既保留了传统教材的理论深度,又拓展了现代护理教育的活动空间,有效避免了护士因工作不能参加培训的实际问题,节约护士现场培训往返路途的时间,最大限度地提高了护士临床思维能力。网络培训考核增加了考试成绩的真实性,提高了培训效率。利用远程网络系统建立三级医院与基层医院的快速渠道,利用三级医院的教学资源对基层医院护士进行临床护理培训,在我国是一种临床护理培训模式的新尝试。但是远程培训主要是以理论培训为主,而且主要是单向沟通,对培训效果有一定影响。国外网络教育发展完善,专业分科细,应当借鉴国外经验进一步完善远程网络教育系统管理,提高网络培训质量。

4. 使用视频进行护士培训　Smith 等通过研究发现,将护士与患者进行动机性访谈的过程录制成视频,反馈给护士进行观看,是提高护士沟通技巧的一个潜在的有效方法。虽然一个单一的视频反馈看起来微不足道,但连续录制视频后反馈改进,能够有效提高护士与患者进行动机性访谈的技巧,改善护士的沟通能力。在一些特定护理技能培训方面使用视频进行护士培训的效果亦不错。

5. 使用移动电话对护士进行培训　Villani 等针对肿瘤科护士职业压力过高的问题,使用移动电话对护士进行自我压力管理能力的培训;培训包括心理需求分析和自我心理干预两部分。心理需求分析是调查护士在工作中的沟通协调能力,面对不良刺激的适应能力及产生生理、心理和行为应激影响。Villani 等制订为期 4 周的干预方案:护士每周 2 次在完成当日工作后安静坐于温馨的环境中,通过智能手机接收观看减轻工作压力视频,得出接受自我压力管理能力培训的护士焦虑水平低。

6. 客观结构化临床考试(objective structural clinical examination, OSCE)　又称多站式考试或考站式考试,是全球医学教育领域近 20 多年来正在兴起的一种新观念,是一种客观的临床能力考试模式。客观结构化临床考试可根据不同的测试对象,在各站点中安排不同的任务,用模拟临床场景的方式来测试学生的临床能力。这种临床能力评估方法集知识、技能和态度并重,目前被医学教育界认为是一种较好的评价学生临床能力的方式。

7. 综合技能训练　李兵等形成了以"临床问题"为线索,以"临床路径"为指导,以"疾病阶段"为背景,以"角色扮演"为形式的综合技能训练方案。吕一婷等为了训练学生的护理技能和临床实践能力,以护理程序为核心,模拟"接诊患者—护理评估—病例分析—提出护理诊断—制订护理措施—实施护理措施—护理评价"的临床护理工作流程,对护理专业学生进行综合护理技能训练。但综合训练法存在训练所需时数较多,对教师要求高,患者的一些阳性体征不容易表现出来,教学评价较困难等问题。

8. 病案教学法　王丽华等在护理技能训练中应用病案教学法,即事先设计典型病案,然后将病案资料发给学生并将其输入高级护理模型的电脑,学生采用分组训练。让学生结合所学医学基础和专业知识,进行分析、判断,分工合作。病案教学法形象逼真,能提高学生的综合分析能力、观察能力、协作能力,提高学生综合护理技能水平及学习的积极性。

9. 元认知训练　在护理专业学生的护理技能岗前培训中加强元认知训练,能培养学生的元认知能力,使其对自己的学习处于一种较为满意的状态,提高其学习护理技术操作的能力。训练内容包括布置预习,完成作业;学生提问,教师示范;角色扮演,动手实践;评价反馈,纠正强化。

10. 以问题为中心的教学法　有研究指出,在护理专业学生临床护理操作培训中应用以问题为基础的教学法(problem-based learning,PBL),将课堂中的理论知识应用到实际操作中,达到学生对操作技能的深层理解和掌握的目的,同时提高了学生的沟通能力、观察判断能力、应变能力及发现解决问题能力。

新形势下的护理专业学生岗前技能培训与传统相比发生了很大的转变,培训目标不再仅仅是熟练掌握各项技能操作和提高学生的动手能力,更重要的是培养学生分析问题、解决问题、交流沟通、合作、自主学习等综合能力,在临床实习中能较快地适应护士角色,满足患者需求。为了实现新目标,培训模式的改革主要体现在以下几点:第一,训练场所与临床更接近,不少培训中心建成了模拟医院;第二,护理对象与真实患者更相似,如标准化患者、高端模拟人在训练中的应用;第三,训练方案的综合化,教学方法的多样化,如 PDCA 管理程序、标准化多站点考核模式、情景模拟、角色扮演、病案教学、PBL 教学法等在岗前培训中的综合应用。显然,以上各种护理技能培训模式培养了学生的综合能力,缩短了教学与临床的差距。但是一些新模式在实施过程中也存在一些问题,如设备条件要求太高、岗前培训时间有限、学生人数多、设备不够用,这是在职培训首先要解决的问题;对教师的要求更高,新的训练模式体现了多个学科的融合,这就特别要求教师做好充分的课前准备;标准化患者质量的好坏直接影响着学生的训练结果等。怎样处理好这些问题,是今后护理技能岗前培训中应解决的问题。杜雪平等通过研究发现,政府对继续教育资金支持不足,主要侧重医疗新技术开发、设备更新及环境改善等,导致对护士继续教育培训投入较少。护理管理者在此条件下培训形式呆板,培训过程中缺乏互动性,使本身就处于被动地位的受教育者的主观能动性进一步被压制。因此要提高护士主动教育的积极性,就要加大培训资金的投入,提高培训质量的同时方能保证培训效果。

(李　红)

第三节　护理质量管理

一、护理质量管理的发展过程

(一)护理质量与护理质量管理

1. 护理质量　质量是产品或服务优劣程度的反映。护理质量是为患者提供护理技术服务和生活服务的效果及满足程度,是患者对护理服务一切合理需要特性的总和。护理质量从广义上讲包含以下四个方面:①护理工作是否使患者达到了接受检查、治疗、手术和康复的最佳状态；②护理诊断是否确切、全面，并动态监护病情变化和心理状态的改变；③能否及时、正确、全面地完成护理程序，并形成完整的护理文件；④护理工作能否在诊断、治疗、手术、生活服务、健康教育、环境管理及卫生管理方面完成协同作用，并发挥协调作用。护理质量综合反映了医院护理技术水平、服务水平和整体管理水平，是医院质量的重要组成部分，是护理管理的核心和关键。2009 年美国医学研究所（Institution of Medicine，IOM）在"患者安全战略"报告中指出，21 世纪医疗护理质量的 6 大目标包括以患者为中心、安全、效果、及时、有效和公平。随着医药卫生体制改革的深化，"优质护理服务示范工程"的全面展开，提高护理服务质量及患者满意度成为护理管理的中心任务，确保患者得到优质、安全、满意的护理服务至关重要。

2. 护理质量管理   护理质量管理是指按照护理质量形成过程和规律，对构成护理质量的各个要素进行计划、组织、协调和控制，以保证护理服务达到规定的标准和满足服务对象需要的活动过程。护理质量是衡量医院服务质量的重要标志之一，直接影响着医院的临床医疗质量、社会形象和经济效益等。护理质量管理的目的是使护理人员的业务行为活动、职业道德规范、护理服务过程等各方面都符合质量的客观要求和合理需求，通过质量控制，使护理工作处于符合质量标准要求的状态，达到最优护理效果。护理质量管理的主要工作任务是通过制定质量标准，建立质量体系，明确质量管理职责，树立质量安全文化和意识，规范各类护理人员专业行为，对护理过程加强控制，建立质量反馈信息系统等，以持续改进护理质量，满足护理服务对象日益增长和不断变化的需求。

（二）质量管理的发展过程

1. 质量管理是组织为使产品或服务满足质量要求，达到顾客满意而开展的策划、组织、实施、控制、检查、审核以及改进等有关活动的总和，其核心是制定、实施和实现质量方针与目标，主要形式是质量策划、质量控制、质量保证和质量改进。质量管理是随着现代工业生产的发展而逐步形成、发展和完善的。

2. 质量管理进展过程按照质量管理所依据的手段、方式及管理范围的不同，先后经历了质量检验（QC）、统计质量控制（SQC）、全面质量管理（TQC）及质量管理国际规范化等阶段。美国于 20 世纪初建立了质量管理，日本在 20 世纪 50 年代逐步引进美国的质量管理思想，并结合自己的国情有所发展。1935 年以前的早期质量管理是在泰勒的科学管理理论指导下形成的质量检验，这种质量控制主要是事后的检验和质量评价，没有过程控制和预防作用。20 世纪 40 年代后期，质量管理开始运用统计学原理，在生产过程中通过抽样检验控制质量，管理重点由事后把关变成了事先预防。

20 世纪 50 年代美国开始实施全面质量管理的方法，给质量管理赋予了新的思想和内涵，被誉为 20 世纪管理科学杰出的成就之一。全面质量管理是指以向用户提供满意的产品和优质的服务为目的，以各个部门和全体人员参与为基础，综合利用先进的科学技术和管理方法，有效控制质量的全过程和影响因素，最经济地保证和提高质量的科学管理方法。全面质量管理的核心在于全面质量、全员参与、全部过程的管理。全面质量管理思想强调质量第一，用户第一，一切以预防为主，一切用数据说话，并运用 PDCA（plan，do，check，action，PDCA）循环螺旋上升的过程持续质量改进。全面质量管理的内涵表现在几个方面：一是管理对象的全面性，患者是外部顾客，工作人员是内部顾客；二是管理范围的全面性，医院除了诊断治疗，还包括关心患者和尊重患者的社会属性；三是关注质量中的成本意识，要保证质量,提高服务效率,降低服务成本;四是重视患者满意度,对患者的切身感受和体验进行评价,成为衡量医疗护理服务质量评价的重要内容;五是提倡无缺陷理念;六是将质量保证和质量控制有机地结合起来;七是质量管理按照计划、实施、检查和处理的PDCA循环进行不断的持续质量改进。质量指标应动态变化并持续提高,形成全员参与的文化,通过教育培训,帮助员工掌握解决问题,参与讨论,统计分析和团队建设等技能,提倡对员工要尊重、引导、激励和授权,而不是监督和控制。通过采用持续、渐进的变革提高和改进质量的过程达到持续质量改进。

20世纪80年代后期,国际标准化组织(International Organization for Standardization, ISO)颁布了ISO9000质量管理和质量保证系列标准,至今已陆续出台和颁布多项系列国际标准。系列标准作为质量管理标准化的一个规范性和依据性文件,是在总结和吸取全面质量管理实践经验及基本内涵的基础上形成的,不仅广泛应用于工业企业,也应用于服务行业。据文献报道,1997年世界上第一个通过ISO9000标准质量认证的医院是以色列Western Galilee医院。按照ISO9000标准来建立和健全质量管理体系,其显著特征是关注服务对象,强调前馈控制,不断持续改进。ISO9000系列标准强调的基本原则包括:建立质量体系;质量管理职责;全过程控制;全员参与;质量体系文件化;质量体系审核、评审及评价;预防为主以及持续质量改进。系列标准与全面质量管理是在不同文化和时代背景下产生的相同管理方法,均强调质量管理中领导的作用和全员参与,实施质量管理应采取有组织、有系统的活动,强调控制,重视评审,注重过程质量改进及服务质量。全面质量管理把建立质量体系作为管理的基本要求,系列标准则把建立质量体系作为达到全面质量管理的方法,强调建立质量体系文件是开展质量管理和质量保证的基础,是质量体系审核和质量认证的重要依据。"写我们所做的,做我们所写的,记录我们所做过的,检查其效果,纠正其不足",成为整个质量体系运行过程的通俗解释。系列标准不是具体的质量标准和管理工具,而是对质量管理进行原则指导,是各国质量管理和质量保证实践经验的科学总结,推行系列标准为促进全面质量管理发展,达到国际质量管理水平起到积极作用。

20世纪90年代,美国为了在全球推广先进的医疗行业质量管理理念,由美国医疗机构评审联合委员会(Joint Commission on Accreditation of Healthcare Organizations, JCAHO)针对美国以外医疗机构进行认证的附属机构JCI(Joint Commission International, JCI)将医院质量评审作为医院质量管理和改进的有效手段。JCI由来自世界各大洲的医疗、护理、行政管理和公共政策等方面的国际专家组成,是世界卫生组织认可的全球评估医院质量的权威机构。JCI标准是将满足服务对象的全方位合理需求作为主要依据,以同质化管理、质量改进为基础,以最大限度地实现"以患者为中心"的医疗服务理念,以患者安全为核心,以数据的真实和可追溯性,协助医院进行科学管理,通过建立相应的政策、制度和流程对医疗服务细节质量进行持续改进,不断提升医院的管理水平。JCI和ISO都属于国际认证标准,ISO标准主要是通过促进流程标准化来维持质量的恒定性;而JCI标准是通过进一步在标准化的流程中,做到全面提升,持续改进质量。JCI标准是目前世界上唯一的在医疗服务领域建立的国际统一标准。两种方式均需要对被认证单位进行定期复查复审,确保质量的稳定性。

(三)护理质量管理的进程

工业化生产过程中形成的质量管理思路和模式对护理质量管理的发展具有积极的影响和指导作用,护理质量管理运作模式不断改进,逐渐形成了质量管理的工作任务、思路和方法。护理质量管理既是医院质量管理的重要组成部分,又自成体系具有相对的独立性。护理质量管理的范围广泛,包括技术质量、服务质量、基础护理质量、心理护理质量、环境质量以及管理质量等,逐渐形成了独立的护理质量管理系统。同时在医院系统中,护理工作与医疗、医技等工作环环相扣,工作程序密切联系,为保证整体工作的质量,又必须重视系统间的、连续的、全过程的质量衔接和管理。护理质量管理的全过程包括建立护理质量管理体系并保证有效运行,明确质量职责;制定护理质量标准,规范护理行为;通过对护理质量各个要素,按照质量标准进行质量控制,以达到满足服务对象需求,质量保证的目的。

随着全面质量管理思想、质量管理国际标准化的进程,临床路径的开展以及护理管理信息化等对护理管理领域全方位渗透,护理质量管理模式进入新的阶段,更加关注对护理质量全过程、全部因素、关键环节质量进行控制,把质量缺陷消灭在萌芽状态。重视患者对护理行为的评价,明确患者对服务和技术满意的标准,换位思考分析患者的需求,将患者的需求转化为质量持续改进的要求。健全质量控制运行机制,加大对护理人员安全意识、质量管理的培训和全员参与护理质量管理的程度,提高自我监督的力度,加强自查自纠,逐级管理和横向管理相结合,过程控制和终末控制相结合,实现全面、全程质量管理。紧密结合国际化质量管理标准和方法,建立监测患者安全系统,加强意外事件报告程序,构建零风险的护理环境,采用客观综合的护理质量管理评价手段,持续改进护理质量。

进入 21 世纪,为保障医疗护理质量符合患者需求,提高患者满意度,国内外医疗行业相继开展了 ISO9000 认证和 JCI 认证。我国护理管理者的质量观念也在不断强化、更新,努力吸收国外先进管理经验,对实施 ISO 系列标准和 JCI 标准进行深入探讨,并在临床运用和实施国际质量规范化管理。近年来,部分医疗护理服务机构正在逐步实行 ISO9000 质量体系和 JCI 评审标准。浙江大学医学院附属邵逸夫医院在国内最先引进 JCI 标准,一部分医院已通过 ISO9000 质量体系认证或 JCI 认证计划。先进的管理思路在护理质量管理中有显著效果,标志着国内医院护理质量管理已进入国际标准化管理阶段。

遵循质量管理的理论,护理质量管理在发展进程中逐渐形成了指导原则。①以患者为中心的原则:患者是医疗护理服务的对象,满足患者的合理需求是护理人员的职责。在工作中,从专业角度、安全角度、尊重人格角度、患者需求角度、流程优化角度等处处为患者着想,为患者提供高效、优质、温馨的护理服务,提高患者满意度。②预防为主的原则:在护理质量管理中,检查预防为主、抓好前馈控制,是预防护理差错事故的重要措施。事后亡羊补牢不能完全杜绝问题的发生,应该建立紧急风险预案、不良事件上报制度,对风险因素进行识别并加以预防。③零缺陷原则:国内医疗卫生领域引入零缺陷管理的时间不长,但它在提高医疗护理质量方面的效能已逐渐显现。零缺陷管理也称无缺点运动,由美国管理思想家菲利普·克劳斯比于 20 世纪 60 年代提出。他对零缺陷的经典解释是"第一次就把事情做对"。零缺陷管理包括四项原则:质量的定义符合要求;质量目标通过预防管理达成;质量的执行标准是零缺陷;质量要以不符合要求所造成的代价来衡量。④质量标准化原则:质量标准是护理质量管理的依据。质量标准化包括护理人员在执业过程中应遵循的一切有章可循的各项标准,包括各种规章制度、护理技术规范、护理工作常规、专科护理常规、各级各类人员的工作职责、护理质量标准及考核评价指标等。有据可依的标准化管理才能做到护理行为规范。⑤以人为本、全员参与的原则:人是护理质量管理中的第一要素,每一个护理人员的工作行为直接影响整体护理质量。护理管理者应调动每个人的积极性、创造性与主观能动性,充分发挥全员在护理质量管理中的作用。在护理质量控制、监督、检查等环节,注意方式方法,避免抵触情绪。引导和培养护理人员提高质量参与意识和发现问题的能力,让每个人把质量安全管理内化为自觉行为。⑥基于事实与数据化的原则:事实和数据是认识和判断事物的重要依据。护理质量管理不能凭感觉、印象或靠经验和想象,质量管理活动中应强调利用数据,借助科学的方法对基于事实的数据进行分析。数据应做到准确、可靠及清晰,根据数据进一步整理、分析和预测,寻找质量问题发生的原因,以进一步改进管理措施。有些不能用定量的数据来表现的,应基于事实做定性描述。做到定量与定性相结合,真实准确地反应护理质量水平。⑦持续改进原则:护理质量持续改进是对现有的质量水平在控制的基础上加以提高,使质量达到一个新的水平。质量改进是质量管理的灵魂。护理人员及护理管理者应提高自身的洞察能力、分析能力和判断能力,及时发现影响质量的因素,不断发现问题、提出问题、解决问题,以达到护理质量持续提升的目的。

二、护理质量管理主要内容的发展

(一)护理质量标准及发展

护理标准化是指通过制定、发布和实施护理实践标准达到统一,获得最佳秩序和效益。护理质量管理首先必须确立护理质量标准,有了标准,管理才有依据,才能协调各项护理工作,用现代科学管理方法,以最佳的技术、最低的成本和时间,提供最优良的护理服务。护理质量标准是依据护理工作内容、特点、流程、管理要求、护理人员及服务对象特点、需求而制定的,护理人员应当遵守的准则、规定、程序和方法。美国《护理实践范围与标准》强调护理专业标准是护理服务的证据。因此建立护理质量标准是质量管理的关键环节,是护理管理的重要依据。护理人员以标准为准绳进行工作导引,护理管理者以标准为依据,是衡量护理工作优劣程度的准则,建立系的、科学的和先进的护理质量标准体系,有利于提高护理质量管理水平。

国外护理质量标准研究均基于一个系统完整的理论框架,使用"结构 - 过程 - 结果"的护理模式为理论基础,建立护理质量评价标准。该模式解释了护理结构和过程对服务对象结果的影响;包括结构标准,指医疗机构中人员、环境等基本结构情况;过程标准,是以护理人员为导向,针对护理过程制定的按照工作或技术的要求与规范执行实际活动的过程;结果标准,是以患者为导向,针对为服务对象提供各种干预后,服务对象呈现的终末反应与结果。20 世纪 80 年代和 90 年代初期,该模式成为各国建立护理质量标准与评价的主要理论基础。20 世纪 90 年代后期,以此模式为支撑,以系统理论、护理程序和马斯洛需要层次论为依据,国外学者将 Evans 和 Stoddard 的健康模式与 Donabedian 的质量模式相结合,形成一个新的概念模式,用于护理质量评价,该模式提出护士、服务对象、环境、健康和疾病、护理结果 5 个重要概念,解释了护士角色要求、服务对象特征和需求、护理和服务对象环境要求、健康教育管理、疾病管理以及最终护理效果。这一模式多用于美国社区和家庭护理质量标准和评价体系的建立。

在我国,护理质量标准及评价是一个渐进发展的过程,近 30 年来发展迅速。我国护理质量标准随着护理学科的发展而不断修订。第一阶段是 20 世纪 80 年代以前制定的医院工作制度、各级人员职责、各类技术操作常规以及诊断、治疗、护理等技术标准。第二阶段是 20 世纪 80～90 年代开展的标准化管理,先后形成《医院标准化管理》《医疗护理技术操作常规》及《医院工作标准和质量管理标准》。1989 年卫生部颁发的《综合医院分级管理标准(试行草案)》,其中的护理标准是全国统一的护理质量标准体系,更是标准化管理法在护理工作中的具体应用。20 世纪 80 年代末,我国借鉴国外医院评审经验,建立了中国医院评审制度。20 世纪 90 年代初期形成的北京地区各级医院的质量标准体系,以及 1990 年中国人民解放军总后勤部卫生部下发的《军队医院护理质量评价指标(试行)》,为国内应用较为成熟的地区(部门)护理质量标准。第三阶段是 20 世纪 90 年代全国范围内开展的医院分级管理和管理评审,卫生部制定了《综合医院分级管理办法》,医院分级管理和评审促进了医院质量标准管理体现建设。1997 年,林菊英先生认为,医院护理质量标准可包括护理技术操作质量标准、护理管理质量标准、护理文件书写质量标准以及临床护理质量标准。第四阶段是 1998 年以来,ISO9000 系列标准进入医疗领域,我国首家获得认证的医院是山东淄博万杰医院,2000 年我国香港那打素医院护理部获得 ISO 质量认证,开创了医院护理质量管理新的里程碑。进入 21 世纪后,为适应形势的发展,卫生部于 2005 年颁布了《医院管理评价指南(试行)》,其中包含了 "护理质量管理与持续改进" 的内容,更多地体现了质量、安全,以及 "以患者为中心" 的理念,对科学、合理地评价现阶段医院的护理质量具有非常重要的意义。北京市卫生局在医院评审工作启动后,委托中华医学会医院管理分会制定了《北京地区医院评审标准》,其中包含了护理质量评价指标及评价方法,该标准对各地区制定质量评价指标起到了重要的指导作用。近年来,国家卫生健康委员会先后颁布了《医院管理评价指南》《医院评审暂行办法》《三级综合医院评审标准(2011 年版)》《三级综合医院评审标准实施细则(2011 年版)》等。《三级综合医院评审标准(2011 年版)》突出的特点是关注了患者的需求以及患者就医的感受,提出以 "质量、安全、服务、管理、绩效" 为重点进行检查和评价,展现了以过程质量指标和结果质量指标相结合的管理模式。2013 年国家卫生和计划生育委员会出台《护理分级》与《静脉治疗护理技术操作规范》,成为护理行业标准的新起点,也成为护理标准化促进和发展的动力。近年来,国家卫生健康委员会对 2011 年版评审标准进行修订发布了《三级综合医院评审标准(2020 年版)》,其中护理专业医疗质量控制指标(2020 年版)有 12 项,包括床护比、护患比、每住院患者 24 小时平均护理时数、不同级护士配置占比、护士离职率、住院患者身体约束率、住院患者跌倒发生率、住院患者 2 期及以上院内压力性损伤发生率、置管患者非计划拔管率、导管相关感染发生率、呼吸机相关性肺炎(VAP)发生率、护理级别占比。

护理质量标准依据使用范围可分为护理业务质量标准和护理管理质量标准。根据管理过程结构分为要素质量标准、过程质量标准和终末质量标准。根据医疗机构不同层级建立的标准分为国际国家级、部委级、省市级及医疗机构内部标准等。正式颁布的国家标准,法律法规、条例、规范与标准,医院内部制订的各种制度,技术操作常规等均属于广义标准。医院内部护理质量评价常用考核标准包括护理技术操作质量标准(基础护理技术标准和专科护理技术标准),护理文件书写质量标准,临床护理质量标准(危重患者护理质量考核标准、基础护理质量标准、急救物品质量标准、毒麻药管理质量标准、消毒隔离质量标准等);护理管理质量标准(各级管理人员工作质量标准、安全管理质量标准、核心制度管理质量标准、病室管理质量标准、各部门管理质量标准等)。医院外部质量评价标准,包括 ISO9000 质量认证,JCI 医院评审标准,《医院管理评价指南》《三级综合医院评审标准实施细则》,WHO、国家卫生健康委员会与中国医院协会发布的《患者安全目标》等。

美国医疗机构评审联合委员会(JCAHO)指出,护理质量评价指标是对护理质量的数量化测定,是评价临床护理质量及护理活动的工具,指标应具备易测性、数据可及性、有效性、特异性、客观性和灵敏性等几大特征。另外由于目前我国不同地区、不同等级的医疗机构所用的标准及评价指标差异大。制定护理质量标准基本原则应包括:①符合各级各类法律法规制要求,结合最先进的科学理念和国内外循证护理管理标准,根据现有护理人员、技术设备、资源条件,制定护理质量标准和具体指标。②在制定护理质量标准时要落实在最大限度满足患者合理需求的最终目标上。③保持质量标准的严肃性和相对稳定性。制定各项护理质量标准要采用科学的依据,同时也要进行民主管理,相关成员参与制定。形成规范化标准后,要严格执行。④具体化、数据化、可衡量性的原则。在制定护理质量标准时应用具体可衡量的数据化测量手段,定量及定性指标相结合,对一些定性的标准也尽量转化为计量的指标。

(二)护理质量控制及发展

控制是为了确保组织的目标以及为目标而设定的计划能够实现,各级管理者根据事先确定的标准或因发展需要而重新拟定的标准,对下级的工作进行衡量、测量和评价,并在出现偏差时进行纠正,以防止偏差继续发展或再度发生。质量控制是为了达到所规定的质量要求所采取的技术和活动,其目的在于通过一系列作业技术和活动对全过程影响质量的人、机、料、法、环(man, machine, material, method, environment)诸因素实施有效控制。护理质量控制是一种有目的的管理行为,贯穿于护理质量管理的全过程全方位,使各项护理工作达到质量规定标准,最大限度地满足服务对象的需求。控制是质量计划实施的保障,当发现原目标和标准不能实现时,管理者可采取措施以便纠正偏差,找出改进措施,以完成工作任务。近年来,我国国家级护理质控中心以及各省级护理质控中心的成立和完善,将带动我国护理质量管理迈入全新的阶段。

护理质量控制工作的过程包括三个基本程序:确立工作标准、根据标准衡量成效、纠正计划执行过程中偏离了标准的误差,即通过衡量标准的执行程度,揭示标准执行中的偏差以及采取管理行为,指明纠正措施的过程。在三个环节中,第一要理解标准,即护理质量标准、规范、预案、流程等必须通过学习、培训、指导等形式使得全院护士知晓、理解,这是护理行为符合标准的首要步骤,是预控阶段。第二是执行标准,可分为3个水平:①有没有标准;②有标准,有没有执行;③有标准,有执行,执行得好不好。第三是实施多种形式的监控,目的在于识别质量问题。

护理质量控制应基于国际化的质量管理思想,要建立有效的护理质量体系。质量体系是指为保证产品、过程或服务质量满足规定的要求,由组织机构、职责、程序、活动、能力和资源等构成的有机整体。护理质量体系包括管理者职责、护理人力与物质资源、质量体系结构、患者沟通四个方面。应制定护理质量方针,明确质量目标,明确岗位职责;保证人力合理配备,做好培训教育和潜力开发;保证提供改善护理服务条件和环境的物质资源;关注从患者入院开始到最终满足患者需要的服务结果,建立全过程的质量信息反馈系统;建立护理质量手册、护理质量计划、护理质量程序、护理质量记录等质量活动记录文件。建立良好协作的护患关系,获取患者对护理服务的感受,以促进质量改进。

为保证护理质量体系的有效实施,做好护理质量控制,首先要健全质控组织,把相应的工作职责和权限分解到各级机构和人员,保证信息畅通,有效落实质量控制活动和措施,及时纠正偏差,完成质量目标,保证护理质量体系有效运行。在此基础上对全体护理人员进行质量教育,提高对建立和实施质量体系的认识,提升质量意识以及对质量体系技术方法和管理手段的适应。质量体系在运行中要建立信息反馈制度,对于质量信息要分层次进行收集、整理、存储和分析,确保信息准确及时,为管理者正确决策提供有力的依据,保证护理质量处于稳定的良好状态。针对护理质量体系的实施,定期组织有关人员进行评审和审核,使质量体系运行更加完善和科学,持续质量改进。

护理质量控制必须建立科学的质量监控机制。国外一些医院设有专门的质量评价组织,如护理质量保证委员会。该委员会由护理行政管理人员、专职护理监督指导者、护士长、护理教育人员、普通护士代表等组成,下设办公室和工作人员,长年定期对护理服务质量进行评审。在国内也有医院借鉴国外的质量管理模式与经验,建立了护理质量改进委员会,设立质量改进小组。通过落实各部门的质量改进和患者安全计划,完善质量保证程序,为临床护士提供一个积极参与护理质量管理的平台,在实际工作中取得了较好的管理成效。在我国三级医院护理质量管理中,多数医院护理质量控制主要通过建立护理部—总护士长—护士长三级质量管理体系进行,成立护理部质量管理委员会或质量控制组,每月或每季度定期进行质量督察、考核评价;护理质量控制由总护士长领导,组员由总护士长和其所辖区域的护士长组成,负责每周或每月定期对分管科室护理质量进行考评和质量保证;护士长层面的质控组对于护士长所管辖区域进行质量管理,每日或每周进行质量考评。通过自查、抽查、普查,形成了严密的"自我控制""同级控制""逐级控制"质量控制网络,实施前馈质量控制、环节交叉控制、终末全面控制,取得了较好的控制效果。

在护理质量控制中,要遵循与计划一致的原则;要形成目标管理,做好质量管理计划。质量控制过程是监测活动的计划和运行是否一致,并进行纠偏以保证顺利完成目标的过程。护理质量控制要坚持控制关键问题的原则,有效的控制应是对影响计划实施和目标实现的问题进行重点控制,对于影响护理质量的关键环节,比如患者安全管理、核心制度的落实、疑难危重症患者护理技术、高危患者的安全控制、应急及突发事件处理、院感控制、聚焦重点科室、重点环节,对频发事件分类提出控制策略、建立护理不良事件报告系统,设立护理安全质控员,实时采集患者安全因素,构建患者安全管理屏障等,起到抓住关键,控制全局的作用。护理质量控制要针对现状所预示的趋势和发生的变化,在面对突发事件和客观环境发生改变时,将质控计划做相应的调整,及时发现需要控制的点、要素和环节,并加以必要控制。要灵活机动,不要被动、僵化和机械地进行护理质量控制,对所依据的标准、衡量工作的方法等能够随着情况的变化而调整。同时加强患者服务质量控制,根据患者需求及护理工作专业的要求,制定护理服务流程和护理服务评价标准,掌握患者对护理服务的评价结果,研究护理服务失效补救系统,为患者提供优质护理服务。

护理质量控制的基本方法应按照控制信息的性质划分的前馈控制、同期控制(现场控制)和反馈控制的三级结构实施。在护理质量控制过程中,三者要紧密有机结合。前馈控制也是预先控制,是在活动之前对结果进行认真分析、研究、预测,采取必要的措施,使可能出现的偏差在事前进行控制并防患于未然的办法。前馈控制是控制产生偏差的原因,主要是对人力、物力、财力及资源的控制,如护理人力配备到位、护理基础设施完善、护理制度健全,对各层级护理人员有效的业务培训,进行职业道德教育、安全教育,制订护理差错防范措施等,都是预防性质量控制手段。护理质量的控制应加强前馈控制的行为,克服反馈控制中因时间差而给患者带来不必要的护理缺陷,使控制变得积极而有效。同期控制也称环节控制或过程控制,是对具体工作执行过程中的环节质量进行指导、监督和控制,通过现场控制提高管理效能,及时解决工作偏差的有效方法。管理者可以在发生重大损失之前及时纠正问题,是一种主要为基层管理者所采用的控制方法,一般都在现场进行,做到偏差即时发现、即时了解、即时解决。现场控制的关键是做到控制的及时性,如护士长每日查房,总护士长病房巡视进行工作检查;质控人员深入病房督查等,都可以及时掌握真实可靠的情况,起到协调、指导和促进的作用。反馈控制又称后馈控制或结果质量控制,提供了计划执行的效果的真实信息,通过分析工作的执行结果,并与相关标准进行比较,判断其是否产生了可能的偏差,并分析原因持续改进,如差错原因分析、护理不良事件分析、出院患者满意度分析等。反馈控制是工作系统进行循环控制的联络点,其目的是避免已经发生的不良结果继续发展或防止其再度发生。反馈控制是一种回顾性质量控制,是管理控制工作的主要方式,是最常用的控制类型。有效的控制要在有限的时间内完成才能起到作用,反馈控制要抓住三个要素,一是结果要准,二是信息要灵,三是反馈要及时。

(三)护理质量评价及发展

评价一般指衡量标准或目标是否实现或实现的程度,是对一项工作成效大小、工作好坏、进展快慢、对策正确与否等方面做出判断的过程。护理质量评价是通过评价过程判断医院护理质量水平及状况,评价服务效果。护理质量评价是护理质量管理的核心内容,也是护理质量持续改进的关键,为管理者改进和提高护理质量提供参考。美国《护士职业道德准则》和《护理实践范围与标准》指出,护理人员有义务测量、评价和改进护理实践,保证患者健康、安全和权益。护理质量评价与管理实践起源于南丁格尔时代。近代美国学者多那比第安(Avedis Donabedian)于1968年提出质量评价的基本理论模型的三个层次是结构质量、过程质量及结果质量。它对目前世界各国的护理质量标准与评价影响较大,其产生和发展为护理质量管理提供了科学工具。国外护理质量评价指标主要集中在护理结构、护理过程和护理结果质量指标。护理结构质量指标包括护理组织构架的完整性、制度保障程度、护理服务利用率(护士与患者的比例,单元直接护理总时数,每人每天直接护理时数等)、护理文件完善程度;护理过程质量指标包括疾病症状严重程度、治疗依赖程度、护理安全度、风险降低率、皮肤完整性、医院感染程度;护理结果质量指标主要包括护士和患者满意度,其中患者满意度在质量评价中占有决定性地位。

作为美国医院质量管理的指标体系,国际医疗质量体系(international quality indicator project,IQIP)起始于1985年,由美国马里兰医院协会提出,用于衡量医院内部临床服务质量,进行医院评级定位,是目前最大的国际质量指标数据集。许多国家和/或地区参与IQIP,国际成员国有英国、比利时、荷兰、奥地利、葡萄牙、德国、新加坡等。其中英国质量指标体系(UK quality indicator project,UKQIP)是国际医疗质量体系(international quality indicator project,IQIP)最大的组成部分。2002年英国政府建立国家照护标准委员会(National Care Standard Commission,NCSC),参考IQIP制定国家最低监测指标,包括院内死亡、非计划性再入院、非计划性再手术、术后深静脉血栓发生率与术后院内感染发生率等。

1994年美国护士协会(ANA)通过系列研究,提炼出10个护理敏感指标以评价患者护理质量,并发布了实施细则与指南。1998年ANA建立了国家护理质量指标数据库(national database of nursing quality indicators,NDNQI),通过网络平台收集数据,提供以病房为基本单位的敏感质量指标的同类型医疗机构的横向比较。NDNQI 是美国唯一的国家级护理数据库,为医院管理者和护理人员提供监督其服务质量和效果的平台。NDNQI 中包含多项护理质量敏感指标,包括护理质量管理中结构、过程和结果质量三维的管理内涵。结构质量包括患者日均护理时数、注册护士(RN)教育/认证、全责护理时数、志愿护士流动、职位空缺率等五项结构性指标。过程质量包含儿科疼痛评估-干预-再评估循环等。结果质量包括儿科外周静脉外渗发生率、精神科肢体/性侵犯发生率、约束使用率、院内感染率等四项结果性指标。另外还有患者跌倒、患者跌倒致损伤、压力性损伤发生率、RN 满意度调查等四项过程与结果指标。NDNQI 中的评价指标、相关研究持续增加并更新。2014 年新增的临床评价指标包括门诊跌倒、电子病历中压力性损伤发生率、急诊和围手术期病房及围产期病房的护理时数、再次住院率、急诊和围手术期病房及围产期病房技能组合。NDNQI 根据医疗机构规模、病房类型、患者重症程度等进行数据统计分析后,每季度公布医疗机构质量评价报告。通过报告可以获得多方面的信息,包括:①护理质量的现状,通过数据分布与趋势分析结果,自身前后对照后质量纵向变化趋势的比较;②根据质量排序位点,可以与国家、地区或标杆质量水平进行横向比较;③探讨和评价某项护理措施与患者结局的优劣程度及因果关系;④制订护理质量持续改进目标和方案。目前超过 2 000 家的美国医院和 98% 的磁性认证医院加入,我国浙江大学医学院附属邵逸夫医院是其中一员。

我国按照管理流程分为要素质量(结构质量)评价、环节质量(过程质量)评价和终末质量(结果质量)评价。要素质量评价主要是以构成护理服务要素质量基本条件的各个方面为评价指标,包括护理活动相关的组织结构、护理人力资质及配备符合标准;护理设施、设备、空间、环境合格程度,护理仪器设备的工作状态正常;病室环境结构布局合理性、安全性;药品、物品管理符合规范等;护理人员素质及业务技能水平合乎要求;管理者的组织协调及管理制度的完善等。胜任的人员,必要的设施,对人员和设备的良好组织、使用和管理的规章制度,是护理服务质量最基本的保证。环节质量评价注重在护理工作的过程中实施控制,关注是否按照技术管理要求,如护理常规、护理操作规程、工作流程、工作制度等的实施情况,目的是将偏差控制在萌芽中,置于前馈控制。我国医院环节质量评价常用的患者护理质量指标是特级、一级护理合格率,基础护理合格率、病区管理合格率、消毒隔离合格率、急救物品准备合格率、陪护率、护理技术操作合格率、护理表格书写合格率等。环节质量的高低直接影响终末质量的结果。终末质量评价是对患者所得到的护理效果的综合反映,也是最终和最可靠的对护理效果的评价依据,通常对已完成的护理活动效果进行回顾性检查,属于事后评价或后馈控制。终末质量评价指标主要是从患者的角度出发。常用指标有出院患者满意度、患者投诉数、护理纠纷发生数、差错发生率、压力性损伤发生率、健康教育效果等。通过终末质量指标,从中发现问题,对今后工作可以改进或补救。三种评价过程应结合起来综合反映护理服务质量要求和水平,要素质量是基础,具体抓环节质量的有效落实,以终末质量进行反馈控制。

国内护理质量评价内容因质量标准的不同有所差异,护理质量评价内容也在不断修订和完善。护理质量评价主要包括护理组织管理评价、整体护理效果评价、护理病历质量评价等。涉及制度安全、操作安全和药物安全等方面的护理安全管理、护理质量缺陷管理、健康教育管理、医院感染管理及患者权益的维护等。我国的护理质量评价内容大部分只是具体的护理指标,局限于对临床护理技术项目和流程的评估,评价目标主要看各类指标能否达标。目前国内护理质量评价指标一般护理质量指标包括患者(服务对象)满意度,基础护理合格率,特级、一级护理合格率,护理技术操作合格率,急救物品完好率,消毒及无菌物品合格率,护理表格书写合格率(文件),年压力性损伤发生率,患者意外发生率(坠床、自杀等),年差错、事故发生率等。值得关注和重视的是,为提高临床工作质量,护理服务流程的建立和不断优化再造成为护理质量管理的一部分。针对护理流程为导向的评价至关重要。护理流程是针对护理工作流程的设计、实施、改进、发展、完善的过程,实现为患者提供最优化的护理服务。护理流程优化内容涉及管理优化、服务优化、成本优化、技术优化、质量优化、效率优化等优化指标,如出入院流程、接诊流程、急救流程、操作流程、药品配置流程、设施设备使用流程、各种应急预案流程等。

随着国内护理科学化管理,国内护理质量评价不断发展。2016 年,国家卫生和计划生育委员会医院管理研究所护理中心出版了《护理敏感质量指标实用手册(2016 版)》,以结构 - 过程 - 结果为构架制定了 13 项护理敏感质量指标,并对指标定义、计算方法、数据来源和采集方式、意义等做出了说明,统一标准供全国使用。2018 年出版的《护理敏感质量指标监测基本数据集实施指南(2018 版)》以及《护理质量过程管控工具包(2018 版)》又做了进一步指导。国家卫生健康委员会护理中心参照美国国家护理质量数据库经验,自主设计构建了我国护理质量数据平台,进行国内医院护理质量数据收集;首次尝试按照统一的指标定义和统计口径采集护理质量相关数据,测算质量指标,分析质量问题。2016 年起,每年发布年度《国家护理质量报告》,对比分析不同省、市、地区结构、过程、结果指标的差异,为卫生行政部门、医院、护理行业质量改进提供依据,实现了科学化、数据化评价管理。

护理质量评价内容应体现"以患者为中心"的思想,建立以患者满意为导向的新型护理质量评价与管理模式。患者满意度评价作为一种重要的、常见的护理质量评价指标,越来越受到重视。以患者满意度评价护理质量是客观直接的,是最大限度地实现以满足患者需求为目的的服务目标的体现。建立在患者对服务过程主观感受基础上的满意度测评可以评估护理服务的效果,达到护理质量持续改进的目的。患者满意度包括住院满意度、出院满意度测评,通过与患者直接沟通、患者座谈、热线电话、设立意见箱及意见簿、出院随访等方式收集,也可以使用问卷调查,通过住院、出院患者现场发放调查表,或者使用调查表对出院患者进行信函邮寄、电子邮件、电话咨询、网上调查等多种方式获取结果。第三方患者满意度调查能够规避可能对评价结果造成影响的因素,力求做到客观、真实和公正。体现"以患者为中心"达到患者满意的护理效果才是护理质量评价的归宿。探索能准确反映患者满意程度的评价标准和方法是护理管理者要进一步解决的重要课题。

在护理质量常用的评价形式上,国外护理质量评价形式大体包括主观评价和客观评价。主观评价以自评为主,管理者评价和同事评价为辅等;客观评价主要借助计算机信息系统对数据进行统计分析,使评价者能够动态观察质量效果,采取相应管理。国内护理质量评价方式可采用自评、他评和独立于护理队伍和医院的第三方进行评价,有助于评价结果的客观和可靠,包括医院外部评价、院内评价;上下级评价、同级间评价、自我评价、患者评价以及同行评议等。多采用定期评价和不定期评价的评价方式。定期评价是按照日、周、月、季度、年度进行综合性的、全面的定期检查评价。不定期评价是随机进行。评价过程按照收集资料 - 资料与标准对比 - 做出判断的系统过程。目前国内外护理质量评价方法大致分为三种:定量评价、定性评价、定性与定量相结合评价。国内量性评价主要表现为量表评分法。具体方式可采取现场检查、考核、问卷调查、查阅资料等。

三、护理质量管理方法及工具的发展

护理管理问题的解决需要运用科学有效的护理管理方法和工具,这是提高护理管理效率的良好途径,即应用科学的质控管理工具,集中有限的人力和物力解决真正影响护理质量的关键问题。护理管理者应不断借鉴和应用现代企业质量管理的方法和工具改进和取代传统的经验性管理,使护理质量管理从方法学上更加科学化、规范化和精细化。在质量管理实践中,选择和使用科学、适用的管理方法与工具,往往使护理质量管理收到事半功倍的效果。近年来随着护理管理思想和管理方法的渗透,多种质量管理方法和工具在护理质量管理中得到充分运用,如 PDCA 循环、品质管理圈活动、失效模式与效应分析、根本原因分析等。

(一)PDCA 循环

PDCA 循环又叫质量环,是管理学中的一个通用模型,最早由沃特·阿曼德·休哈特(Walter A. Shewhtar)于 1930 年构想,后来被美国质量管理专家爱德华·戴明(Edwards Deming)博士在 20 世纪 50 年代再度挖掘,并加以广泛宣传和运用于持续改善产品质量的过程中。它是全面质量管理所应遵循的科学程序。全面质量管理活动的全部过程,就是质量计划的制订和组织实现的过程,这个过程是按照 PDCA 循环,是发现问题、解决问题的过程,不断循环,当原有质量问题解决了,又会出现新的问题,经过 PDCA 循环的不停运转,推动质量前进的过程。PDCA 循环包括计划(plan,P)、实施(do,D)、检查(check,C)和处理(action,A)4 个步骤,以及现状分析、查找原因、找出影响质量的主要原因、制订措施、实施行动计划与措施、检查效果、纳入标准及遗留问题的处理等八个循环。通过四个阶段大环套小环,小环保大环,推动大循环的过程,促进螺旋式上升,不断前进、不断提高。PDCA 每循环一次,品质水平和治理水平就进一步。

PDCA 循环是有效进行任何一项工作的合乎逻辑的工作程序。PDCA 包括四个阶段、八个步骤。在运行过程中充分体现全面、全员、全程的质量管理思想。PDCA 是解决复杂和多方面临床护理质量问题的一种系统的、逻辑的和准确的管理方法。这种方法可以使管理者的思想方法和工作步骤更加条理化、系统化、图像化和科学化。20 世纪 90 年代中期,PDCA 管理循环首次引入护理领域,在不同的护理管理层得到应用。作为护理质量管理的最基本方法之一,被广泛、深入地应用到医疗护理管理的持续改进中。近年来医院评审评价工作中不断加强 PDCA 思想的渗透及临床应用,促进了医疗护理质量的提升,并取得了很好的效果。在众多的质量管理方法中,PDCA 循环是全面质量管理必须遵循的科学程序,适用于一切循序渐进的管理工作,被称为质量管理的基本方法。

(二)品质管理圈

1962 年日本品管大师石川馨博士在日本科学技术联盟发行《现场与 QC》杂志创刊词中,提倡以现场领班为中心,组成一个圈,共同学习品管手法,使现场工作成为品质管制的核心。品质管理圈(quality control circle,QCC),简称品管圈,指同一工作场所,工作性质相近或相关的基层人员所组成工作小组,在自我和相互启发下,以自动自发的精神,运用质量管理方法和理念,结合团队力量,全员参与,针对所选定的部门内部的问题,进行持续质量改进,提高工作质量和管理效率。品管圈一般由辅导员、圈长、圈员组成;确定圈名、圈徽、定期召开全员会议等。品质管理圈一般按照程序化的步骤进行,包括组圈、选定主题、制订

活动计划书、现况分析、目标设定、解析、对策设定、对策实施与检讨、效果确认、标准化、总结与改进等环节。品管圈的目标是保障安全、提高质量、改善服务、提高效率、降低成本。品管圈的实施过程体现自发、自动、互助的团队精神，使成员感受到参与感、满足感、成就感。品管圈在企业中通过活动，集思广益，按照一定程序，活用 7 个品管手法，解决工作现场、管理、文化等问题，从而提高管理质量，增加经济效益。

品管圈是对 PDCA 循环的重要延续和补充，弥补了 PDCA 循环中创造性内容的缺失，是应用 PDCA 循环的另一种质量改进模式。通过建立品管圈，旨在科学、有效地解决质量问题，全面提升医疗护理质量，提升患者满意度，提高管理人员的管理能力和领导力；品管圈活动能发挥护士的潜能，发掘人才，提高护士自觉改善护理质量并培养"问题意识"，培养具有独立改善工作问题的能力，发现问题、解决问题的能力以及团队执行力；营造全员参与的团队学习成长环境，促进改善工作环境及工作方法，改善人际关系，提高工作士气，提升护理人员满意度；共同促进质量持续改进，使患者享受更高质量的医疗服务、更安全的就医环境、更便捷的就医流程以及更顺畅的医疗护理活动。

卫生部医管司 2011 年在上海召开了品管圈在我国医疗质量持续改进中的应用研究结题会，会议就项目研究成果《中国医院品管圈操作手册》进行了充分的研讨和完善。同时提出进一步将品管圈在全国医院中进行推广，紧密配合公立医院改革和优质护理创建工作，推动我国医院安全和质量可持续改进工作。根据医院发展目标，以品管圈为管理工具，质量管理小组为单位，实现全员参与，发掘员工创造力，查找和持续改进工作中存在的问题，为患者提供全程、全面的优质医疗护理服务。近年来，全国各地护理同仁运用品管圈进行临床改进，全国多次举办护理品管圈大赛、品管圈成果展示、培训交流，起到学习和促进作用。同时在护理质量评价中，学习和运用统计学及管理学中的质量分析方法，得出更加可靠的结果以确定更加可行的决策，如寻找质量原因使用因果图法及排列图法，控制质量过程使用控制图法，针对质量问题提出改进措施使用对策表法等。品管圈广泛应用于病房管理、专科护理、健康教育等护理质量管理的各层各面，实现了护理质量管理以物为中心的传统管理模式向以人为中心的现代管理模式的转化，综合提高护理管理手段和水平，使应用管理工具推进医院管理创新的思路和做法在临床得到充分发挥。

(三)失效模式与效应分析

失效模式与效应分析(failure mode and effect analysis，FMEA)于 1960 年首次应用于美国航空工业中的阿波罗任务(Apollo)，并于 20 世纪 80 年代被美国军方确认为军方规范(MIL-STD-1629A)，是一种系统化之工程设计辅助工具，主要是利用表格方式协助工程师进行工程分析。其目的在于改善产品和制造的可靠性，指出在设计阶段就可提升设计的可靠性，从而提升产品质量，降低成本损失。

FMEA 实施步骤包括以下几个方面：①选定主题，一般选择高危关键流程(如导致损伤、反复发生的不良事件压力性损伤、医院感染等)；选择子流程可节约时间。组织团队一般包括 5～6 人，参与全过程。画出流程。②进行危险分析，这是最关键的步骤，测出危险系数，可预防失效。采取行动与测量结果。③进行危险分析的步骤，识别每一步骤的失效模式，确定每一失效模式的潜在影响。按照失效模式的严重度排序，按失效模式发生的可能性和可侦测度排序。识别最需关注领域(关键失效模式)。计算每一个失效模式的严重度(severity，S)、发生可能性或称频度(occurrence，O)、侦测可能性或称探测度(detection，D)，每个维度评分取值在 1~10。1 表示失效 "不大可能引起任何伤害" "发生可能性非常低" "非常可能被侦测到";10 表示 "死亡" "非常可能发生" "非常可能不被侦测到"。计算危机值（risk priority number, RPN），RPN=S×O×D，最低分 1 分（1×1×1），最高分 1 000 分（10×10×10），将各失效模式 RPN 相加，即为整个过程的 RPN。找出 RPN 中前 10 名的失效模式，为优先考虑改善的失效模式，应用 RPN 来计划改善行动以降低失效模式所产生的伤害。应用 FMEN 来评估改善可能产生的影响、检测和追踪改善。

在护理控制管理中，FMEA 被作为系统方法，使用制式表格及问题解决方法以确认潜在失效模式及其效应，评估其严重度、发生度、可侦测度及目前管制方法，从而计算风险优先指数（RPN），最后采取进一步改善措施。其目的是预防失效的发生，是前瞻性、可靠性高的安全质量管理方法。2003 年起，美国医疗组织评审委员会把失效模式与效应分析列为医院改善风险流程的评鉴标准。在护理质量管理中，通过护理风险构成因素分析，计数预见风险系数，提出控制方案，达到护理风险的预控。目前较多地用于减少用药差错、降低医院感染和预防跌倒损伤等项目研究。

失效模式与效果分析与根本原因分析都是非统计性方法，目的是减少患者伤害。根本原因分析是事后反应型的，主要管理焦点放在发生的事件上。容易产生事后分析的偏差。当发生问题后，护士会产生害怕和排斥的心理反应。而失效模式与效果分析是一种前瞻型的管理方法，把管理焦点放在整个流程，分析比较没有偏差，同时也是开放性的，可以减少护士压力，当发生问题时护士可以考虑 "如果这样，会怎样?"，以杜绝可能发生的后果。

（四）根本原因分析

根本原因分析（root cause analysis, RCA）起源于美国海军核部门。1979 年三里岛核反应堆溶化及随之而来的国家实验室对核反应堆操作研究的审查，促使 RCA 在核工业及政府核武器研究领域得到广泛传播。经过 30 多年的发展，RCA 已广泛应用于各个行业，被证明是非常实用有效的事故分析方法。分析者着眼于整个系统及过程面，而非个人执行上的咎责。RCA 的目标是找出问题、原因、措施;对系统运行过程中差错或事件发生的背景、人员、地点、时间等进行系统的、详细的分析和归纳，以找出直接原因，发掘到底发生了什么问题，为什么会发生这样的事件，事情为什么会发展到如此地步等，逐一反复地对每个答案问一个为什么，能够把问题逐渐引向深入，直到发现根本原因。随后应采取改进和预防的措施预防再次发生类似事件。通过认真评估改变根本原因的最佳方法，从而从根本上解决问题。根据查找出来的根本原因，必须要对每一个已经找出的原因进行评估，给出改正的办法，有助于整体改善和提高。

RCA 是回顾性的失误分析方法，美国 JCAHO 于 1997 年引入医院用于调查不良事件。需进行 RCA 分析的事件包括:①警讯事件（sentinel event），即非预期的死亡或非自然病程中永久性功能丧失。②医院发生和上报的护理不良事件（medical adverse event），包括医疗处置而非原有疾病造成的伤害。③接近失误事件（near miss），即因及时的介入而使伤害未真正发生的事件。④未酿成伤害之事件（no harm event），即错误已发生于患者身上，但未造成伤害，而医院部门认为与流程、制度相关者需要进行全面调查时。⑤每月个人相同意外事件发生达 2 次以上者，患者发生意外事件严重度达 2 次以上者等。进行 RCA 分析可通过几个阶段，第一阶段明确个案发生过程及要解决的问题的资料收集;第二阶段是何为近端原因，要寻找所有和事件可能的原因，时间及流程确认，操作人为设计等因子分析;第三阶段是针对根本原因的确认,即与近端原因相关的系统或流程原因等如何引起;第四阶段是发展改善行动,针对发生的问题找出改善措施并加以实施。

(五)追踪法

追踪法是企业中常用的管理办法之一,是一种过程管理的方法学,又称为检查证据法。管理者根据检查与某些业务有关的做法和文件,沿着这些凭证和文件上所留下的业务处理的踪迹进行追踪,从而判断业务过程是否按内部控制的要求进行。近年借鉴到医院评价工作中,剖析医院内安全风险及服务流程内质量隐患。评价者依据"以患者为中心"的理念,用患者视角了解医院的服务品质,追踪医院患者的治疗、护理、服务经历,或者考察医院的治疗、护理、服务系统,评估医疗机构对患者安全和质量操作标准的遵从性。

追踪法始于 2004 年,美国医疗机构评审委员会(JCOHO)首次将追踪方法学作为全新的现场调查方法引入到医疗系统,并分为个案追踪和系统追踪两大类。个案追踪是跟踪单个患者的就医经历,对患者从就诊到出院期间得到的照护、治疗和服务过程进行连续追踪,特别关注那些独立但相关过程的整合与协调,识别相关流程的潜在问题。主要采取逆向追踪(查看记录 - 谁记录的 - 询问依据什么标准这样做 - 查看规范制度是否要求这样做),以及依据患者接受照护服务的路径追踪。个案追踪的任何环节出现问题,转入系统追踪,进一步查找问题的原因,是个人的问题还是系统和组织的问题。系统追踪就是在个案追踪的基础上,关注整个医疗机构的高风险流程和项目,围绕一个共同目标,重点考查各部门之间的协调工作情况,侧重评价医院组织系统功能的实现及其实现程度。2006 年作为 JCOHO 针对美国以外国家的医疗机构进行认证的附属机构 JCI,开始将追踪管理法运用到 JCI 的评审系统。2009 年我国在三级甲等医院评审中追踪方法学应用于海南,自此以后,全国多家医院尝试用追踪方法学进行医院评审。2010 年卫生部医管司启动追踪方法学课题组进行专项理论研究与试点评估。2011 年生效的 JCI 第四版标准中,要求将追踪方法学的运用从 30% 提高到 70%。近年在国内的医院评审工作中,也大量借鉴追踪法并在医疗系统引起关注及高度重视。

追踪方法学是一种过程管理的新方法,比如在追踪中,由于住院患者中医疗服务是横跨多科或者多个单元的,选择一位患者,通过病历,形成一个路线图,访谈实际提供服务的人员或提供此类服务的人员,对照实际标准规范,如遵从度存在问题,会扩大追查,以确定是个案问题还是组织系统问题,在追踪过程中,会随时要求查看相关制度、程序或文件,同时要求提供该服务人员的证件资料,以审核其能力及资格。追踪方法学对医院的评价过程是以患者为核心主体的科学评价方法,取代了医院管理者和评价者的中心位置,使医疗质量和医疗水平评价更客观、公正及真实;与传统方法不同的是,评审专家以患者和评审员的双重视角,检查医疗过程中的安全、质量和服务的工作。追踪法可以把评审的触角深入到医院的各个层面、具体的系统和领域;对患者就医过程的各个环节进行追踪检查,观察医院人员在各个环节的工作质量,及时发现各系统和流程中的疏失及风险,改变了传统的以终末质量为主的检查方法,包含了对医院各个流程的审查,发现各个组织系统内的潜在漏洞。传统医院评审主要以看文件、听汇报为主的方式,无法判断资料的真实性或有效性及实际工作流程,由于追踪法检查形式多样灵活,采用资料查阅、现场访谈、实地访视、案例追踪和抽查考核等方式,还避免了弄虚作假的现象。

追踪法的核心思想和操作方法要建立在一定的专业基础上,在尝试和倡导使用追踪方法学的同时,要经过系统、规范、有效的培训。目前仅限于各大医院的工作评审评价,领悟追踪方法学在医院自身护理质量管理中的应用还有一定难度,要避免对此方法产生的误解和误用。

四、护理质量管理的热点问题

(一)加强以患者安全为核心的护理质量内涵建设

护理现代化水平的高低,其内涵综合体现在护理质量、安全和服务中。保障患者安全是医疗护理质量管理的核心,是医院管理永恒的主题。重视患者护理质量和安全,促进健康和减轻痛苦是护士的责任。护理管理者要识别包括人员因素、管理因素、技术因素、患者因素、设备物资因素及环境因素等诸方面的影响护理安全的因素,尤其是对重点岗位及科室进行人力、环境、条件和形势的分析并提出预防性的决策。在护理服务过程中,避免因护理失误或过失造成患者的机体组织、生理功能、心理健康受到损害,甚至发生残疾或死亡。

近年来,为了促进患者安全得到切实的改进,每年 WHO 及我国常颁布十大患者安全目标。患者安全目标(patient safety goals, PSG)是针对医疗机构为患者提供的医疗服务普遍存在的安全隐患及问题所提出的必须达到的成果。安全目标会有调整,多年来发布的安全目标主要包括:正确识别患者身份;加强医务人员之间有效沟通;严格执行手术安全核查;严格执行手卫生规范;减少医院相关感染;提高用药安全;落实临床"危急值"管理报告制度;防范与减少患者跌倒事件发生;防范与减少患者压力性损伤发生;防范和减少意外伤害;主动报告医疗安全(不良)事件;鼓励患者参与医疗安全;加强医学装备和信息系统安全管理等。

做好护理不良事件的上报、分析、处理是发现问题,预防风险和维护患者安全的重要举措。护理不良事件是指由于医疗护理行为造成患者伤害、住院时间延长或离院时仍带有某种失能,分为可预防性不良事件和不可预防性不良事件;一般指患者在住院期间发生的跌倒坠床、用药错误、烫伤、压力性损伤等。管理中要提高护理人员对不良事件上报的认识,建立完善的报告流程和制度,形成非惩罚性的报告系统。针对不良事件进行根源分析,是由多学科的专业人员,针对不良事件进行详尽的回溯性调查的一种分析技术,以揭示事件的深层原因,并提出改进和防范的措施。这种方法超越事件的当事人,能够在事件发生的环境中识别事件发生的状况,发现隐匿于组织系统过程中可能造成患者各种损失或伤害的根本原因。也就是发现系统和流程内安全与质量问题的原因(真因),通过不良事件自愿、及时报告,完善缺陷及错误的上报分析及改进系统,才能发现隐患,评估其改善执行情形及持续性。及时检讨工作流程与制度有效性。同时促使他人从别人的错误中学习,避免犯同样的错误,分享信息,有针对性地对工作过程和工作系统进行改进,汲取经验教训,防患于未然。

在护理安全管理中,要认识到没有安全就没有质量,要加强患者安全文化、非惩罚性的安全文化、系统安全文化及制度建设。应加强护理安全教育,牢固树立"安全第一"的思想观念。全员培训提升护士专业素质和职业素养。履行岗位职责,重点落实交接班制度、查对制度、患者抢救制度、患者身份识别制度、不良事件上报及管理制度、分级护理制度、给药制度等护理核心制度。强化自我管理,依法严格执行各项规章制度、操作规程。在护理工作中,要正确认识患者参与护理安全的重要性和必要性,加强与患者的交流沟通、安全教育及健康指导,鼓励患者参与和了解护理过程,共同预防安全隐患。建立护理安全紧急风险预案和风险预警机制,针对患者发生猝死、误吸、过敏性休克、自杀、失窃、遭遇暴徒、输液反应、输血反应、躁动、精神症状、跌倒、坠床、外出不归、烫伤、管路滑脱、压力性损伤、空气栓塞、创伤性休克、惊厥、患者突发病情变化、危急值报告等情况,以及在医疗护理环境中发生停水、停电、泛水、地震、火灾、紧急疏散、投诉及纠纷、群死群伤集中救治等突发事件,建立应急预案及流程,定期演练及培训,起到教育和警示以及熟练应对的作用。完善质量控制体系及监测网络,加强结构质量、过程质量及终末质量全程监控。加强各类仪器、设施设备的标准化管理及预防性维护。为预防人为因素的安全问题,提倡应用各种现代化安全技术手段及设施,如完善信息化医生工作站及护士站,建立患者识别系统的 PDA 移动工作站,采用全自动口服摆药机、自动血标本管理系统、智能药品柜、患者监护系统、电子信息警示等。

(二)提升质量标准化的护理质量管理水平

标准是对重复性事物和概念所做的统一规定,标准化是对重复性事物和概念通过制定、发布和实施标准达到统一,以获得最佳秩序和社会效益。标准化过程是指从制定标准,贯彻执行标准至修订标准的整个过程,是以制定和贯彻标准为工作内容,进行计划、组织和控制的管理过程。标准化也就是标准化管理,通过管理在标准上实现统一。标准化的意义和作用在于建立现代医疗护理最佳秩序,是实行科学管理的基础,也是质量管理的核心,能够促进医院业务能力水平的提升,是达到人、财、物最佳利用的重要手段。护理质量标准化管理使护理质量体系更加趋于完善,通过国际化标准认证过程,拓展护理管理者的创新意识,促进落实以患者为中心的整体护理,提高护理服务质量。护理质量管理强调同质化。同质化包括标准的同质化、过程的同质化和判断结果的同质化。评审代表了质量的标准和要求,基于我国等级医院评审标准、ISO 评价体系、JCI 评价标准和国家卫生健康委员会优质护理服务评价细则等标准,实施以围绕护理质量为核心的临床护理质量评价标准,不断与国际化标准接轨,为护士提供指导、指引、培训,在落实标准中促使护士形成规范的工作行为,提高服务的同质性和有效性。通过科学先进的护理质量管理体系运作和审核来检测护理行为的合法性、规范性,能准确而连续地控制医疗、护理、服务和管理的各个环节,使之成为有效保障护理安全、促进护理服务质量改进、提高医院的社会效益和经济效益的重要手段。这种与国际化接轨的管理理念通过尝试和应用充分证明,护理质量管理有条件、有能力、有基础来实现规范化、科学化、现代化和国际化。

现代护理管理观的纵深发展以及服务对象需求的变化,要求建立统一的护理质量标准和评价体系。统一的护理质量标准和评价体系是保证全面质量控制的有利方法。通过贯彻统一的质量标准和评价体系,便于制定统一的评审考核制度以及相应的认证制度,便于国内外医院间的交流、合作及护理科学研究,增强评审的客观性和公正性。

目前我国统一且权威的护理标准较少,我国不同地区、不同等级的医疗机构所用的评价标准和指标差异大,这成为制约我国护理实践发展的一大瓶颈。面对和解决的护理质量评价指标上存在的问题,需要不同层面的管理机构采取不同措施。对于卫生行政管理部门,首先要实现全国统一性护理评价指标。2013 年《护理分级》与《静脉治疗护理技术操作规范》行业标准的发布,是我国护理专业标准发展的第一步。加强标准专业性和权威性,建立完善的护理专业标准体系,加强护理专业标准的逐步制定、宣传与推广,是未来我国护理工作的重要内容。

随着护理工作内外环境的变化,护理质量标准和评价体系应建立在科学的方法学基础上,同时兼顾全国整体护理水平,考虑不同医院,不同专科的发展,在临床中对护理标准体系进行不断修订和逐步完善。另外,护理质量标准、评价与管理应与国家卫生护理工作方针政策相结合,比如护理评价应与岗位管理为基础,进行考量。2012年卫生部印发《关于实施医院护士岗位管理的指导意见》,提出"科学设置护理岗位,合理配置护士数量,完善绩效考核制度"的工作任务。我国护理质量管理发展进程中,可尝试以护理岗位管理为切入点,建立岗位人员准入、考核标准,通过科学的岗位设置,实现人员动态管理,优化护理流程,最终提高护理质量,提高患者满意度和安全感。

(三)运用科学先进的管理思想和方法

随着护理质量管理不断向科学化、信息化及数字化发展,为促进护理学科的发展及质量品质的改进,新时期护理管理者应不断借鉴和应用现代质量管理的方法与工具来改进与替代传统的经验管理,护理质量管理应体现现代质量管理思想,应用现代管理理论实行护理质量科学管理,用现代管理理论指导实际工作,努力探索将现代管理理论融入我国传统的经验管理中,运用科学的方法可以提高分析问题和解决问题的能力,充分发挥科技力量和优势在护理质量管理中的促进作用,摆脱经验管理模式,使护理质量管理规范化、科学化、精细化,真正走向现代化管理之路。先进的管理思想和方法的运用,对于患者来说,可以提升患者安全,改善就医流程,提高患者医疗护理质量。对于医疗机构来说,能够降低医疗风险,持续提升医疗质量、患者满意度以及有效保持高标准的服务及管理状态。对于医务人员来说,起到改善团队沟通及运作模式和促进团队达成共识、合作更加顺畅的作用。对于医院护理管理者进行培训至关重要,才能使各种管理方法学在护理管理中得到实际的运用并取得良好的效果。

在护理质量管理中采用PDCA循环、品质管理圈活动等方法,使护理安全管理工作落到实处,持续改进。采取国际化的标准ISO认证,通过认证过程,形成"写所做、做所写、记所做、查所记、改所错"的管理思路。采取JCI的认证过程,促进管理理念和管理方法的改变。在护理质量检查中,采用追踪方法学(trace methodology,TM)等更加客观、全面反映护理质量安全状况的获取一手资料的方法,以捕捉存在的可能影响质量的问题。能够更快地找到医院质量问题和安全隐患的追踪法,有一定科学性和创新性,成为改进医疗护理质量的管理方法,在医院评审过程中应用在护理管理中,使护理管理者积累了理论知识和实操经验,并逐渐运用到工作中。护理管理者应逐步将管理理论运用于护理质量管理中,增强管理者的综合管理水平。改变对质量控制以经验管理为主的局面,使护理质量管理提高到一个新的水平。

护理质量管理不仅要不断接受和学习新的管理思想,也要进行管理创新和改进。护理管理创新不仅体现在设备的更新上,更体现在工作流程和观念的变化上。比如根据业务流程再造(business reengineering,BPR)的管理思想是如何针对护理服务过程为达成满足患者需要的目标,对护理服务流程进行再造,提升护理质量。业务流程再造的管理思想是美国学者迈克尔·哈默(Michael Hammer)于20世纪90年代提出的,是指从根本上反思业务流程,对之进行彻底的重新设计,以便在成本、质量、服务和速度等当代至关重要的绩效标准上取得戏剧性的改善。首先要找到并选择需要再造的流程,应选择功能障碍及问题最多的,对患者服务影响最大的，并且又适宜于再造的流程。其次组织上下要对业务流程再造有共识，关键是领导者要认识其重要性，并建立共同明确的目标。再次是建立流程再造组织结构及再造委员会，具体分析现有的程序，进行诊断，提出再造的方案并实施。最后运用信息技术对再造流程进行设计。比如为了促进实现高效、便捷、优质的医疗护理服务环境的建立，通过信息化手段建立与移动互联网为终端为载体的手机应用软件，用手机完成患者病历查询、教育信息发送、诊疗预约服务、随访咨询等功能，护士通过手机，可以给任何一个自己负责的患者提供在线咨询、发送个体化的健康教育信息，促进护患沟通和有效提供延伸护理服务的手段和效果。

在护理质量管理中，要改变传统的管理思路，实现护理质量管理的改变。通过从文化、制度、思维、操作层面建立和创造条件和环境，使管理者终末式的监控行为转变成为一线护士提供指导、指引、培训等服务行为。改变质量理念，要改变护理质量不是只靠检查和督促出来的，而是实实在在做出来的，而且是临床一线护士做出来的。改变质控人员观念，在建立护理质量三级质控网络基础上，要认识到，护士是质量管理的主体，发挥临床一线护士的"自控"及"主控"，管理者履行监督者角色的同时，对护理人员的培训变为教育（从告诉护理人员怎样干，改变为使护理人员知道为什么那样干），通过教育帮助其成长。质量管理要贴近临床一线，注重调查研究，关心工作的实际运行，客观准确收集数据，帮助护理人员发现问题和解决工作中和系统中的难题。改变质控手段，变事后发现为事前干预，即质控前移。形成护理质量管理自下而上的格局和意识。重要的是，要坚持持续质量改进的理念，不断追求卓越，建立勇于反思和缺陷分享的质量管理文化。建立一个学习型的组织是至关重要的，将护理团队打造成一支学习型的学习型组织，要融合五项修炼，包括自我超越、改善心智模式、建立共同愿景、团队学习和系统思考。学习型组织（learning organization）有利于提高了解环境变化和适应环境变化的能力，科学正确地认识客观事物，有利于寻求解决问题的办法。一个学习型团队的建设能够有效提升护理质量管理能力和水平。

构建和运用信息化大数据平台是推进护理质量管理科学化的必然之路。脱离信息化就脱离了希望，比如美国护理质量指标国家数据库作为全国性护理质量数据库，不仅提供了通用的质量评价指标，并且生成评价报告，为医疗机构提供质量信息和持续质量改进依据和指导。扎实的实践基础、科学的管理方法和大数据平台等共同构成美国护理质量评价与管理体系。我国的护理质量管理同样需要依托信息化，以信息化降低管理成本、提高数据收集及时性与准确性，将评价指标纳入信息化平台，建立以数据为基础的质量反馈模式，实现横向渗透管理，优化护理质量管理流程，建立健全护理质量监督、检查、追踪、持续改进机制。在临床应建立护士工作站平台系统、电子病历管理系统、静脉药物配置中心、护理后勤支持系统等信息化手段，在过程质量监控中发挥重要作用。护理程序的信息化建设有助于实践整体护理理念，使护士根据患者情况准确分析护理问题，遵照护理程序提供连续完整的优质护理服务。此外，在信息技术的使用方面，应完备通过充分整合搜索引擎技术、数据库技术、分布存储技术等，在医院、省市、国家等不同层面研制开发和设计护理质量信息化管理系统，形成护理质量管理资源共享模块，可实现全院、全市乃至全国的护理质量评价数据实时监测、动态评价、专家反馈以及护理质量改进的科学决策，建立可操作的、安全的大数据护理质量管理共享平台，从而真正实现科学化护理质量管理的模式。

（张晓静　吴欣娟）

第四节 护理领导力

护理领导力对提供最佳的卫生保健服务起到了至关重要的作用,已成为国内外护理同仁关注的焦点和热点。高质量的护理领导力是国际磁性医院评审标准中位列第一的特征。护理界一直大力呼吁要将护理领导力应用于促进护理实践、护理研究、护理教育、护理管理以及护理政策制定等方面,进而使患者、家庭、社区乃至全人类受益。

一、护理领导力内涵的变迁

(一)领导和领导力的概念

领导是一种无所不在的行为,望文生义,"领"是"带领","导"是"引导",《中国企业管理百科全书》中将领导定义为"率领和引导任何组织在一定条件下实现一定目标的行为过程。"

领导力的广泛研究始于20世纪60年代,国内外许多研究者对领导力的概念进行了界定,但目前尚缺乏关于领导力的准确的、广泛认可的定义。根据研究的目的和环境存在的差异,领导力常常被定义为一种过程、能力和影响力。

1. 将领导力定义为一个过程　领导力是个人以自身的领导力知识和技能来影响组织中的其他人,以达到组织目标的过程。

2. 将领导力定义为一种能力　领导力是领导者在特定的情境中吸引和影响追随者与利益相关者,并持续实现群体或组织目标的能力。

3. 将领导力定义为一种影响力　领导力是影响他人的艺术或者过程,目的是使他人愿意并乐于去实现组织目标。

总体而言,领导力被认为是最重要的组织资源和核心竞争力之一,其在很大程度上决定着组织目标能否实现以及组织目标实现的程度。

(二)护理领导力的内涵

领导力的研究在护理领域已经得到了广泛应用。国外学者提出,护理领导力是护理人员的个人特质(性格特征、自我认知、职业目标)与所创造的工作环境(目标促进、信任、沟通参与)之间相互影响的一种辩证关系。护理领导力可以分为护理管理者领导力和护理人员领导力。其中,护理管理者的领导力是指"发展组织成员的能力",即护理管理者应该将患者的护理服务和护理人员的教育培训放在第一位;普通护理人员的领导力主要是指"促进专业发展和自主执行工作程序的能力",即注重常规护理工作中的自主领导行为。

在国内,有学者将护理领导力定义为护理人员(包括护生、护士及护理管理者)运用自身的领导力知识、技能和态度来影响组织中其他人(服务对象、同事或下属)的态度、情感、信仰等,促使其采取一定的措施和行为,以实现组织共同目标的能力。换言之,护理领导力并不是护理管理者或领导者独有的,也是普通护理人员被要求具备的能力之一,护理领导力应该体现在普通护理人员的常规护理活动中,但是由于工作任务的侧重点不同,护理领导力的应用范围会有所差异。

(三)护理领导力内涵的发展

20世纪末到21世纪初是护理领导力广泛发展的时期,领导风格理论在传统理论基础上，形成了多元化的现代领导理论，并迅速渗透到了护理领域。护理领导力的发展进一步推动了护理领导力科学研究向多元化和科学性前进。该时期的研究开始关注患者安全以及影响护理质量或患者安全的护理领导力因素，在此基础上探讨了临床护理领导力的内涵与要素，展开了领导风格与患者结局的相关性研究。Verschueren 等人研究了不同领导风格和行为类别对患者结局的影响，结果发现护士长和下属的良好信任关系对患者的结局起到积极作用。一些研究将护理领导力与临床路径、循证护理等结合起来使得研究结论更为科学和可靠。在众多新型领导理论中，针对变革型领导理论的研究受到广泛和深入的关注，并为护士领导力的培养提供了指导框架。随着对领导理论研究的深入，后期研究与临床实践紧密地结合起来，不仅在专科护理层面探索护理领导力的作用及其影响因素，同时也将领导理论框架应用于各专科的流程管理与控制，为专科护理发展提供了思路。

经过几十年的发展，国外护理领导力的理论已趋向成熟，对象也由护理管理者过渡为临床护士，研究呈现综合化、全面化的发展趋势。在我国，随着医疗卫生体制改革的不断深入，护理工作在组织、运行和管理模式上发生了转变，亟需护理管理者具有变革的能力以及高效的领导力。护理领导力水平逐渐受到国内护理同仁的重视。2013 年，国际护士会启动新一轮的全球护理领导力培训，以帮助发达国家和发展中国家具有较高行政职务的护士和助产士提高领导知识和技能。同年国家卫生和计划生育委员会医院管理研究所护理中心专门以领导力为主题举办了专题交流会议。2015 年北京召开了高级护理管理者领导力课程，旨在提高中国护理管理人员的领导能力。2020 年在地方高水平大学建设"健康中国视角下循证护理创新研究院"项目支持下，上海市举办了以"变革型领导力促进知识转化：挑战与机遇"为主题的在线国际论坛，着眼于知识转化模式与变革型领导理论对卫生保健政策和实践的影响，展示护理领导力与证据临床转化的前沿成果。未来护理领导力的研究和实践可加强领导理论在临床护理领域中的调适与改进，开发具有专科特色的领导力模型及培训体系，为护理领导力培养和实践提供更直接、有效的参考及指导。

二、护理领导力的理论和模型

护理领导力的理论研究始终处于不断的发展过程中，主要经历的阶段包括领导特质理论、领导行为理论和领导权变 / 情境理论，它们分别从不同的侧面阐述了有效领导者所应具备的特质和领导力。同时，随着理论研究的不断深入，一些新的领导理论，如魅力型领导理论、交易型领导理论、变革型领导理论、适应性领导理论等也被相继提出。

（一）领导特质理论

领导特质理论也被称为素质理论、性格理论，出现于 20 世纪 30 年代，该理论着重研究领导者的品质和特性，它认为有效的领导者都具备内在的人格特质，试图区分领导者和一般人的不同特点，并以此来解释他们成为领导者的原因。心理学家斯托格迪尔（R. M. Stogdill）于 1974 年在《领导手册》中进行的关键性研究中归纳出领导力包括的 10 项特质：才智、强烈的责任心和完成任务的内驱力、坚持追求目标的性格、大胆主动的独创精神、自信心、合作性、乐于承担决策和行动的后果、能忍受挫折、社交能力和影响别人行为的能力、处理事务的能力。有效的领导的确需要一定的特质，但是领导的特质理论也有其局限性。具备有些特质确实能提高领导者成功的可能性。有一些特质（如智慧、自信、精力充沛、富有专业知识等)是与成功的领导者正相关的,但没有一种特质是成功的保证,领导的成败除了受特质因素影响外,还有其他的影响因素。

(二)领导行为理论

领导行为的研究出现于 20 世纪 40 年代末期,研究领导者在领导过程中所采取的领导行为及不同领导行为对员工、工作效率的影响,以期寻找最佳的领导行为模式。领导行为理论是由爱荷华大学的勒温(Kurt Lewin)、利比特(Ronald Lippitt)和怀特(Ralph White)于1939 年提出,其他具有代表性的领导行为理论还有美国管理学家布莱克(Robert·Blake)和莫顿(Jane Mouton)提出的管理方格理论,美国管理学家坦南鲍姆(Tannenbaum)和沃伦·施密特(Warren Schmidt)的领导连续统一体理论等。领导行为理论家相信教育和人生阅历可以影响领导行为的发展,使有效领导者养成某种学习行为模式,这些模式可归类为四种不同风格,即独裁或专制式领导、民主集中式领导、自由放纵式领导、官僚式领导,但是领导行为理论缺乏对影响成功与失败的情境因素的考虑,这也是其局限性所在。

(三)领导权变 / 情境理论

领导权变 / 情境理论是由菲德勒(Fiedler)在 1967 年提出,是在经验主义学派基础上进一步发展起来的管理理论。它认为,每个组织的内在要素和外在条件都不相同,在管理活动中不存在适用于任何情景的原则和方法。领导权变 / 情境理论后来演变成为强调情境的理论,它除了关注领导者的行为外,更发展为着重追随者对领导行为的影响,包括指挥型、教练型、参与型、授权型四种视乎追随者的情况而因时制宜的领导风格。领导权变 / 情境理论相对于领导特质理论和领导行为理论又取得了一定的进步,它认为领导的有效性依赖于情境变量。但是,领导权变 / 情境理论也有其局限性,它研究的是静态水平下的情境变量,忽视了情境变量的动态性,如我们可以通过改变员工的态度和提升员工的技能水平来提升业绩。此外,领导权变 / 情境理论对情境因素的研究没有从整体上进行把握,在不同情境下的适用性也有待研究。

(四)当代领导理论

当代领导理论是从特质、行为及情境理论等理论演变出来的,最主要的理论是魅力型领导理论、交易型领导理论和变革型领导理论。

1. 魅力型领导理论 美国豪斯(Robert House)于 1977 年提出了魅力型领导理论(charismatic leadership theory),并指出魅力型领导的三种个人特征,即高度自信、支配他人的倾向和对自己的信念坚定不移。该理论认为魅力型领导具有非凡的魅力,能够对下属产生深远的情感影响,使得下属表现出对领导的追随,以及对组织更高的满意度和工作绩效。尽管如此,魅力型领导理论并不认为具有领袖魅力的领导者是天生的,个体经过后天很好的培养和提升领导技能,也可以成为一名魅力型领导者。因此,相对于领导特质理论,魅力型领导理论更加主张领导者的后天可塑性。

2. 交易型领导理论 交易型领导理论最早是由美国柏恩斯(James MacGregor Burns)提出,该理论是以有条件的酬赏作为前提,领导者按行为来检测员工的绩效,包括一连串根据工作绩效和报偿的交换行为,旨在根据政策工作以保持平衡,并最大限度增加个人利益和报偿。随着新技术的发展和适应知识型工作的特征,要求员工发挥潜能,进行更多创造性的工作,交易型领导逐渐向变革型领导转变。

3. 变革型领导理论 变革型领导超越了传统领导者的角色,强调精神的感召力和对下属情感与价值观的影响作用,变革型领导者常常通过个人魅力或智力激发等影响下属,提升下属的内在需求,改变他们的工作态度,激励他们不断超越自我,为实现共同的组织目标而努力。Bass等人最初将变革型领导划分为3个关键性因素,Avolio在Bass等人研究的基础上将变革型领导的行为方式概括为4个方面:理想化影响力、鼓舞性激励、智力激发和个性化关怀。变革型领导理论具有很大的包容性,它对领导力的作用过程进行了广泛的描述,包含了领导过程中多层次多角度已有广泛基础的观点,是具有理论和实践意义的领导学理论。

4. 适应性领导理论 适应性领导理论最早是由美国罗纳德·海菲兹(Ronald Heifetz)提出,认为医护人员应促进、支持患者及其家属做出态度和行为的改变,共同合作以维持患者的最佳状态。适应性领导理论是建立在复杂性科学基础上的一种组织管理原则,认为个人和组织都是复杂的适应系统,通过改变自己的行为,在不断变化的内部和外部环境中寻求最佳的适应状态。国外研究将该理论用于护理实践及管理中,证明其可以改善患者结局,促进医患沟通,改善护理质量等。

目前,国内外已提出了大量的领导理论或模型,但因为护理工作的特殊性,各种领导理论在指导护理团队领导者的领导方式或领导行为时,都需要进行适当修订。

三、护理领导力在护理中的应用

(一)护理领导力对患者结局的影响

1. 护理领导力在降低患者病死率中的作用 研究显示,护理领导力在降低患者病死率,促进患者安全、舒适度,预防并发症等方面被广泛应用。Wong等指出,有充分证据表明积极的领导力行为与提高患者满意度及降低护理不良事件发生率有关。同样有研究发现,护士的领导力,即沟通和整合能力,在延续护理中对于患者的自我管理有重要意义,护士在预防和管理心血管疾病方面也担任着重要领导角色。

2. 护理领导力在患者安全中的作用 许多学者对护理领导力在患者安全中的应用效果进行了研究。Spence等采用工作环境量表、Maslach倦怠量表和不良事件上报率对加拿大的8 597名护理人员进行调查,结果发现护理领导力在护理工作中能发挥参与决策、配备人员、支持护理模式以及维护医护关系的作用,能为护理人员创造良好的工作环境,降低患者不良事件的发生率。

3. 护理领导力在促进患者舒适度中的作用 护理领导力能够改变患者对疼痛的心理认知,改变生活习惯,提高舒适度。Farber调查发现,严格的护理领导力可以促使护理人员减少信息延迟,及时应对患者需求,增加患者舒适度。此外,Wong等的研究表明,最能提升患者舒适度的护理领导力类型是变革型领导力和关系型领导力。变革型领导力能够激发或扩展工作人员的高层次需要,关系型领导力能为护理人员提供心理支持,促使护理人员把提高患者舒适度作为护理工作的价值体现。

4. 护理领导力在预防患者并发症中的作用 护理领导力在预防患者并发症中的应用主要为感染控制。McCreery认为,组织内部是否重视感染控制的方法(比如洗手、无菌技术等),取决于组织领导者对待感染控制的观念;此外,护理领导力不只存在于行政职位或者管理职位,而是展现在常规护理活动中,如果护理人员意识不到自己的领导角色,控制感染的积极性会降低。Agnew等在研究中进一步解释,护理领导者的支持行为和创新变革行为是降低患者感染率的主要领导行为。总结以上研究经验，发挥护理人员的领导能力可以有效控制患者感染的发生率。

5. 护理领导力在促进护患沟通中的作用　护理领导力可以促进护患沟通，改善护理质量，改变患者结局。Stevenson 等将护理领导力的研究应用于男性不育症患者，结果提示护士的领导力能够使她们更加敏锐地观察到男性不育症患者的心理状态，这常常能够使护士与患者家庭建立信任关系并给予患者充足的疾病信息、心理支持，改变患者的不良认知。此外，Carthron 等对 6 例患有糖尿病同时承担隔代抚养任务的老年女性进行了纵向质性访谈。发现明确患者问题后，医护人员通过制订更经济的用药方案、转介社会工作机构、加强医疗服务系统合作等方法给予患者支持。护理领导力也可以促进医护人员理解、识别患者存在的问题并明确患者的任务，进而制订适当的领导策略。

6. 护理领导力在提升患者生活质量中的作用　护理领导力能够促进、支持患者及其家属做出态度和行为的改变，护士与家属共同合作以维持患者的最佳状态，提高其生活质量。Adams 等研究表明，护士帮助家属接受患者濒死的事实能够协助患者及家属做出从积极治疗到姑息治疗的决策，对生命即将结束的患者提供一系列的生理和心理上的帮助，能够提升患者的生存质量，让患者更好地与世界告别。护理领导者可向患者及家属提供疾病信息和决策支持，帮助家属正视患者问题，以改善患者的健康结局，提升其生活质量。另外，家属为临终患者的主要社会支持来源以及照护者，其心理状态对患者情绪以及生活质量可产生直接影响。因此，在对患者进行心理疏导的同时，做好对家属的心理疏导，可使患者家属认可护理工作，给予患者更多的支持及鼓励，减轻患者的心理负担，从而提高其生活质量。

知识链接 5-2

美国磁性医院中的护理领导力

高质量的护理领导力是磁性医院的重要特征之一，影响护理人员工作投入的程度，能激励护理人员自愿地在组织中做出卓越贡献，体现了护理作为一个专业的自主性和价值。

磁性医院的概念始于 20 世纪 80 年代美国的一项护理研究，该研究旨在探索在护士极度短缺的情况下，某些医院为何仍能保持较低的离职率并对护士有磁铁一样的吸引力，为患者提供高质量的护理服务。这些医院文化强调一个积极、合作的工作环境和团队精神，为实现患者的良好预后而共同努力。在磁性医院的 14 个特征中，护理领导力质量（quality of nursing leadership）是其中位列第一的特征。

（二）护理领导力对护理队伍建设的影响

1. 提升领导力，可激发组织成员的创新与创造能力　领导人若具备领导特质就会拥有明确的发展方向，凝聚与整合力量，使团队在艰苦与复杂的环境中，积极配合组织政策，推动多元策略，最后赢得胜利。目前，在"跨地域治理""跨专业整合"的理念下，护理领导者极易被延揽至政府管理阶层，经由跨地域或跨专业合作，共同研发创新的服务模式与方法，拓展专业资源。

2. 提升领导力可凝聚团队力量,创造变革与历史　护理领导者若能洞悉全球化趋势并且提升领导力,将有助于凝聚团体的智慧、资源与力量,在危机意识下激发潜能。目前我国亟须培养语言能力与文学素养佳、专业竞争力强的护理领导者,以强化护理软实力并与国际接轨。

3. 提升护理领导力能促进制度的完善,提升管理效率　护理领导者若拥有前瞻性思维与洞察力,将能更快更好地完善人力资源的培训、绩效考核制度,让员工在完善的组织架构中提升,进行有效的绩效奖励、人才培养、跨专业培训、工作岗位分析,使人尽其才,促进人力资源的合理使用。

4. 提升护理领导力,可指导护理循证实践,促进证据临床转化　护理领导者若拥有组织变革的能力,当制度化的程序日益成为组织发展的障碍时,就能敏锐地识别这种障碍和其带来的变革需求。对旧制度和规范带来的弊端日渐凸显时,就会促使领导者和群体成员组织获得新知识和技能的动机,这是领导者把握变革时机、开展循证实践、促进证据转化的重要机会,期间领导者发挥激励、引导、策划、协调的领导力作用至关重要。在循证实践上,领导力的发展有利于创造护理循证成果转化和运用的积极环境,更好地发挥不同层级的领导者在发展、促进和维持循证实践中承担的角色。

5. 提升护理领导力,可推动护理专业化发展　护理领导者若具备足够的专业素质就能在护理学科专业化发展、专科教育及实践中起到重要作用。专科护理人才培养和专科护理建设是一项艰巨而持久的工作,如果说社区护理、老年护理、临终关怀等护理服务是护理工作在预防疾病、保护生命、减轻痛苦和促进健康等专业范围的拓展,那么不断提高护理的专业化程度即发展专科护理则是护理学在专业深度意义上的发展。

四、护理领导力的培养与建设

世界卫生组织在《2020 年世界护理状况:投资发展教育、就业和领导力》报告中着重强调了全球所有国家都需要加强护理领导力的培养,使护士成为当前和未来的领导。护理领导力对提供最佳的卫生保健服务至关重要,其培养与建设问题已成为国内外关注的热点。护理领导力的培养与建设是一项长期性、持续性、系统性的工作,是基于护理人员各个阶段的核心胜任力而设立,贯穿于护理职业生涯的始终,培养护理人员实现组织共同目标的能力。护理领导力的培养与建设主要涵盖个人能力和组织支持两个层面。

(一)个人能力层面

1. 领导感召力　领导特质理论认为领导者都具备内在的人格特质,个人特质会直接或间接作用于个人领导能力。其中,感召力是特质理论研究的核心主题,主要体现在以下四个方面:

(1)具有坚定的信念和崇高的理想:护理领导者要始终把共同的目标、共同的事业放在第一位,激发护士的积极性、主动性和能动性,用坚定的信念和不懈的努力,不断破解护理工作遇到的各种难题,大力推动护理事业创新发展。

(2)具有高度的自信心:护理领导者要在充分了解自身角色定位与职能的基础上,积极参与变革工作,累积成功经验,产生巨大的学科自信与专业自信,并将其作为促进护理事业持续发展的动力源泉。

(3)具有管理智慧和丰富阅历:护理领导者需拥有自省力、创新力、领悟力、分析力、自制力与判断力,在面对科室财务紧张、人力资源不足、人际关系冲突等问题时,能够维持稳定心态,调动过往经验与管理智慧进行决策,寻求最佳解决途径。

(4)具有坚韧不拔的意志与迎难而上的勇气:护理领导者要不满足于现状,乐于挑战,对所从事的护理事业充满激情与斗志。

2. 领导前瞻力　前瞻力从本质而言是一种着眼未来、预测未来和把握未来的能力。护理领导者应积极培养自身的领导前瞻力,主要体现在以下三个方面:

(1)具有与时俱进的革新精神:护理领导者需要敏锐地觉察到医疗改革和护理学科发展的方向,准确把握机遇结合社会发展趋势,及时确定组织与个人的发展方向,为组织与个人指明前进方向,以适应形势发展需要。

(2)提高组织成员对外在环境的感知力以建立共识:护理领导者通过为护士举办前瞻性相关的主题研讨会,提供外出培训学习机会,鼓励参加相关工作坊等方式,协助护士加深对外在环境变迁的了解,以达到建立共识,与组织并肩拓宽视野与格局的目的。

(3)树立全局观与联系观,避免片面性:护理领导者要善于看到事物的本质和整体,尤其是随着医疗体制改革的深入和现代化建设的不断发展,新问题、新情况、新矛盾的出现,更需要看清全局的发展趋势,把握事物的内外部联系,以制订长期的发展规划。

3. 领导影响力　影响力是领导者积极主动地影响被领导者的能力,主要体现在以下三个方面:

(1)洞察与把握护士的需求和动机:护理领导者要保持敏锐的洞察力和深刻的剖析力,觉察分析护士真正的需求和内在的动机,加强护理团队的建设,共享共同的愿景和发展规划。

(2)对护士的尊重和人文关怀:护理领导者要做到平易近人,充分尊重护士意愿与人格,用信任与人文关怀营造和谐的工作环境。同时,充分认识到护士的价值所在,给予其理解、尊重和鼓励,使所有人朝着共同的目标而奋斗,建立一个高效的护理团队。

(3)建立和谐的人际关系:各项护理工作的顺利开展,需要各部门人员的紧密配合。因此,护理领导者需要通过良好的沟通技巧,建立并维系和谐的人际关系,方能保证护理管理工作的顺畅和高效。

4. 领导决断力　决断力是针对战略实施中的各种问题和突发事件而进行快速和有效决策的能力。没有决策,就没有领导。提升领导决断力主要体现在以下三个方面:

(1)具备科学决策的意识:护理领导者要加强决策理论、方法及工具的学习,在实际工作中做出相关决策时需要运用科学的理论,采用科学的决策方法和先进的决策手段。

(2)具备决策的思维:决策力要求护理领导者具有全局思维与战略思维。决策是一个系统工程,要求全面考虑决策执行所处的环境和条件,而且随着健康照护环境的复杂化,护理服务领域的日益增加,护理领导者决策面临的新情况新问题层出不穷,这就要求领导者做到全局之谋、万世之谋。

(3)具备预见、评估、防范和化解风险的意识与能力:护理领导者在应对突发情况过程中,需要预先感知护理危机的存在,周密计划应急预案,提高风险管理能力。同时,把握和利用最佳决策及其实施时机,在一定的条件下寻求最佳行动方案。

5. 领导控制力　控制力是领导者有效控制组织的发展方向、战略实施过程和成效的能力,主要体现在以下三个方面:

（1）价值观控制：护理领导者需要塑造组织共享的价值观，促使组织成员严格按照价值观标准行动，同时通过线上媒体结合线下活动等方式宣传价值观。筛选组织成员的关键在于从源头解决价值观控制问题，吸引和选聘认同组织价值观的人到本组织工作。

（2）规范控制：规范本身是一种外在要求，经过内化后，便成为组织成员的行为准则，组织成员会自觉接受和遵守组织规范。规范内化过程需要护理领导者富有耐心、讲求方法、以身作则、经常性地沟通和教育，促使组织成员转变思想认识，从内心真正接受和维护规范。

（3）干部控制：护理领导者需深刻认识到选人、育人、用人的重要性。领导者要注重德才兼备、忠于职守的选人用人观，坚持正确的用人导向，敢于用比自己强的人才；对事业心责任感强、业务精干的人才加强培养，积极推荐，努力做到唯才是举，知人善任，使各类护理人才各得其所，各施所长。

（二）组织支持层面

护理领导力的培养在组织支持层面主要体现在院校、医院和学术团体 3 个主体。院校的课程体系为继续教育打下坚实基础并提供指引，继续教育中发现的新需求与新问题又为院校教育提供创新驱动力。

1. 护理院校教育　院校结合护理领导力培养目标、学生实际需求和学校可利用资源开设科学系统的护理领导力课程，加强学生相关能力的培养。护理教育者需要充分意识到护理领导力的必要性和重要性，积极开展相关科学研究，投身实践探索有效途径，多措并举加强学生领导力的培养。美国护理学院协会（American Association of Colleges of Nursing，AACN）意识到有护士的地方就需要有领导力，积极鼓励开展护士领导力相关的教育，并将领导力列为注册护士专业实践标准的一部分。院校教育主要包括理论和实践两部分，授课内容丰富，形式多样化，注重学生个人领导能力的培养。我国杭州某高校开设了基于护理本科生护理领导力培养为导向的选修课程，研究结果显示该课程在提高学生自身领导力、表达能力及合作能力等方面发挥了重要作用。在借鉴国外领导力相关理论和教育模式的基础上，参考其课程设置、教学目标、教学内容、教学形式、教学评价等，在实践中发展出一套符合我国国情的护理领导力课程体系和教学方法具有积极意义。我国已建立成熟的多层次护理教育体系，但目前国内关于将护理领导力相关教育融入各层次学历教育中的探索与实践较为缺乏。因此，亟需开展与中专、大专、本科、研究生不同层次学生能力相匹配的护理领导力课程，以契合不同层次人才的培养要求。

2. 医院继续教育　医院层面需要重视护理人才队伍的继续教育工作，在临床实践中推动护理领导力的培养；不仅要开展护理管理者的领导力培训，同时还要承担临床护士的领导力培训。培训方法主要包括线上培训和线下培训。线上培训常见形式有视频教学和在线课程等，线下培训常见形式以理论授课、情境模拟、工作坊、团体会议等为主。不同医院护理领导力的培训内容、培训方法和评价方式等方面不尽相同。护理管理者的领导力培养需契合不同层级管理者领导力的实际需求，培训重点在于培养创新和开拓意识、制订愿景和战略规划、激励和培养人才等方面，以体现领导力水平的阶梯性。Sherman 等提出领导力胜任模型，对护理管理者的培训内容包括人力资源管理、人际关系效能、系统性思维、关注患者 - 下属 - 自身、自我超越、护理服务营销等方面。临床护士的领导力培养应将重点放在核心能力提升方面，包括临床专长、有效沟通、合作、协调和人际洞察 5 大关键要素。美国梅奥诊所开展了护理领导力视角项目(NLPP),旨在增强注册护士的领导力及专业性,培训内容涵盖领导力理论知识、核心能力及领导技能实际应用及如何在复杂的环境中应用领导力等方面。因此,护理领导力培训内容应结合护理领导力的基本要素,符合培训目标的概念框架以及实践特点进行制订,在实践中建立并逐步完善与培训内容相适应的护理领导力评价及考核系统。

3. 学术团体继续教育　护理学术团体是组织开展护理领导力继续教育的重要依托,以护理领导力培养为导向,面向各层级护理工作者定期组织短期的、与临床需求紧密结合的继续教育项目,以适应现代医学及护理理论、技术的发展。2016 年,中华护理学会与国际护士会就“全球护理领导力变革”培训项目签署合作备忘录,该项目是由国际护士会组织实施,自 1996 年创立以来一直积极在 70 多个国家和地区推广实施并取得良好成效。目前,该项目已经在中国完成了培训师阶段的培训,来自全国 12 个试点省(市)的 36 名优秀管理者学员被认定为项目的培训师资,成为该项目在国内开展阶段重要的培训师资力量。2021 年,“国际护士会领导力变革”培训开始在我国全面开展,该项目的引进为促进我国培养一批具有国际视野、卓越领导力和管理能力的护理管理领军人才创造了条件。

五、护理领导力研究的发展趋势

护理领导力研究开始较早,多年的积淀与探索使其呈现综合化、全面化的发展趋势。随着人本理念的深化,护理领导已不再是组织结构的附属品,而是一系列独立于组织架构外的产物,研究主题包括勇气、变革、愿景、目标设定、动机鼓舞、赋权、诚信和正直等。积极的价值导向可促使组织认可与组织健康,但在实现领导价值观的同时,面临不同情境中的伦理问题与道德困境,衍生出具有伦理代表性的领导行为,学者也进行了护理伦理领导的探讨,并指出相对于传统领导,伦理领导对组织实现长期目标产生了积极影响。虽然整体领导理论水平卓著,但在面对医疗健康领域的复杂环境时,仍有其局限性,往往难以提供系统有效的指导。因此,未来护理领导力研究不仅需要加强理论在应用方面的调适与改进,同时也需要结合本土领导哲学智慧与实践经验,形成一个更系统的护理领导力框架,为领导力教学、培养和实践提供更直接、有效的参考及指导。

近年来,护理领导力的研究涵盖了多领域、多主题、多方向,不仅丰富了领导力理论及模型,并将领导理论及模型应用于临床护理实践并进行评价,极大地促进了护理领导力的培养与提升。我国学者提出护理学科发展、专科教育及实践需要强大的管理和领导力支持,随之围绕领导力理论、领导力作用、领导力现状、领导力培养与建设进行了相应的研究,并进行了本土化领导力指标体系的构建,但该研究在临床实践及研究方法层面仍有欠缺。在之后的研究中,应该汲取优秀经验,在全球视野下探索本土化领导力的发展方向,增加临床实践应用,关注管理者的领导行为,加强对普通护士临床领导力的重视,进行多区域、多层次的研究,结合系统方法形成完善的概念体系或理论框架。

（李　红）

本章小结

护理模式的变革是护理发展的不竭动力,而护理质量管理是护理管理的核心内容。要做好护理质量管理,不仅要学习护理管理的相关理论,也要遵循护理质量管理原则,学习和应用不同的管理方法及管理工具。在护理管理领域中,护理人力资源是卫生人力资源系统的重要组成元素。护理工作作为医疗卫生工作的重要组成部分,与人民群众的健康利益和生命安全密切相关,在保障患者生命安全、促进康复和减轻痛苦方面担负着重要责任,直接关系到医疗安全和医疗服务质量。随着社会的发展和人类寿命的延长,在科学进步提供更好的医疗技术的同时,护理人力资源的缺乏成为一个全球性的问题。当前,护理领导力对提供最佳的卫生保健服务起到了至关重要的作用,已成为国内外护理同仁关注的焦点和热点。

 思考题

1. 临床中怎样实施责任制整体护理?

2. 如何认识和理解护士岗位管理?

3. 你所工作或实习的医院是否存在护理人力资源缺乏现象,体现在哪些方面?

4. 请你尝试模拟一个护理工作任务,应用一种绩效评价工具做绩效评价方案。

5. 临床护理工作中你是如何保证患者安全的?

6. 针对你在工作中发现的护理质量不佳问题,尝试如何用 PDCA 的方式进行改进?

7. 如何促进护理质量管理水平的提高和发展?

8. 如何促进护理领导力进一步发展?

9. 护理人员应如何提升护理领导力?

10. 新时代背景下,护理人员应如何发挥领导力以提升临床护理质量?

第 六 章

护理研究的发展

护理既是一门科学也是一门艺术,它具有自然科学和社会科学的双重属性。科学是指运用范畴、定理、定律等思维形式反映现实世界各种现象本质的规律的知识体系。护理学作为科学,同样要求从业者要不断开展科学研究活动,这样才能发展、巩固、精练、拓展自身的知识体系。了解护理研究的历史发展脉络,将有助于研究者从中体会护理研究是如何随着社会的发展以及为了满足社会对护理学科的需求而逐渐提升和完善的,同时也对研究者今后开展更高水平的护理研究工作,使研究成果真正转化于护理实践中具有重要的启示作用。

第一节　护理研究范畴和方法的演变

护理研究是经过系统的科学探究,解释护理现象的本质,探索护理活动的规律,产生新的护理思想和护理知识,解决护理实践、护理教育、护理管理中的问题,为护理决策提供可靠的、有价值的证据,以提升护理学科重要性的系统过程。其最终目的是形成、提炼或扩展护理领域的知识,从而提高护理实践的科学性、系统性和有效性。护理研究自南丁格尔时代开始至今,全世界的护理研究者们都在不断探索、不断提升护理研究的质量,在研究范畴和研究方法上都经历了一个循序渐进的过程。

一、护理研究范畴的演变

只要在护理职责范围内的同人的生物属性和社会属性有关的健康问题以及护理专业自身发展有关的问题,都属于护理研究的范畴。护理研究范畴的演变是与护理专业的发展阶段、不同时期的社会状况与卫生体制改革,以及人群的疾病特征相关联的。

(一)国外护理研究范畴的演变

护理研究起源于南丁格尔时期,下面对于国外护理研究范畴的演变将以时间为序,介绍各时期护理研究范畴的变化特点。

1. 护理研究的起源期　19世纪中叶是护理研究的起源时期。第一位从事护理学研究的学者是现代护理学的创始人南丁格尔(1820—1910年)。约在1854年,英、法、俄三国之间爆发克里米亚战争,南丁格尔在军队中服务,她从患者身体舒适和心理安慰等方面着手,改善患者的居住条件,使病房通风、清洁、明亮,并通过对患者加强心理抚慰等做法,使得当时伤病员的死亡率从43%下降到2%。当时南丁格尔主要通过观察和记录所看到的现象,作为改善护理工作的依据,并写出了控制医院内感染的第一篇研究报告,这就是护理学研究的开始。

19 世纪中叶,南丁格尔的理论和实践为护理作为一门正式学科奠定了基础。她提出了护理研究的重点内容,其中促进健康、预防疾病、照顾患者是她理论体系的核心内容,这些核心内容在目前也仍然是护理研究的重点领域。南丁格尔所提出的护理研究的重点内容其实就是护士在工作中面对的各种问题,因此寻找解决办法的过程也是在实施研究的过程。这种思路也影响着后期护理研究的范畴变迁。

2. 20 世纪初至 20 世纪 30 年代　护理研究的发展主要是从 20 世纪初美国护理教育发展、学校内护理教育体制的设立和护理研究生的培养开始的,如 1906 年 Nutting 发表了一份护理教育调查报告。此后相继有许多医学专家和护理学者们开展了护理方面的研究工作,取得了很大成绩。1900—1940 年期间,越来越多的护理人员在大学中接受高等教育,关于护理学生的特点以及学生满意度的研究就相对较多。因此,早期的护理研究大多着重于护理教育方面,侧重如何加强护理教育,早期护理教育的研究工作内容主要是为护理教育改革而收集资料,如 1923 年美国护理学和护理教育一项里程碑的研究,即 Goldmark 报告。这份报告提出了当时护理教育的多种缺陷,以及各种水平的护理学教育所产生的截然不同的结果。这个研究和 20 世纪上半个时期的其他研究都提出建议重组护理教育,并且最重要的是把护理教育挪到大学环境中去。其研究成果促成 1923 年耶鲁大学成立护理系并于 1929 年建立第一个护理硕士培养点,使得美国的护理教育从医院转到大学中进行。1923 年哥伦比亚大学师范学院开始为护士设立授予教育学博士的培养课程。20 世纪 20 年代开始了最早的护理研究课程,鼓励学生对护理的所有方面提出质疑,并在临床护理具体问题上进行试验。在此时期,与护士在医院接受教育的时期相比,由于很多护士转入大学接受教育,因此临床护理人员相对短缺,此时,很多护理研究者开始对护士的相关研究感兴趣,如什么样的人会愿意成为护士、其他社会群体如何看待护士等。

3. 20 世纪 40 年代　此期研究重点仍在护理教育方面,然而研究内容和水平都有了很大发展,研究者结合临床探讨对护理人员合理安排、医院环境的问题、护理功能、护士的角色、在职教育、护患关系等方面的问题。如 1948 年 Brown 发表论文《护理的未来》(*Nursing for the Future*)和《护理专业的发展项目》(*A Program for the Nursing Profession*)等报告。

社会的变革和第二次世界大战影响了护理学的所有方面,包括护理研究。在此期间急需更多的护士,住院人数增多以及军事需要加重了护理人员的短缺状况。在战争期间,护理研究的内容集中在医院环境、护理状况、护理教育和护士短缺等方面。战后,护理学开始重新评估自身现状及发展目标。1948 年,Brown 的报告再次强调了护理教育与护理未来发展方向的不统一性,以及在大学中设立护理专业的必要性,并提出了教授最新的护理临床实践内容。这份报告引发了后期许多对护理角色、需要和资源的研究。

4. 20 世纪 50～60 年代　1950 年后是护理研究的快速发展时期,为当今护理研究水平奠定了基础。如 1952 年美国《护理研究》(*Nursing Research*)杂志创刊,促进了护理科研成果的发表。同时美国的大学护理硕士项目开设了研究方法论的课程,在研究人员的知识结构培养上有了较大的进步。1953 年美国哥伦比亚大学首先开办了"护理教育研究所"。1955 年美国护士协会成立了美国护士基金会(American Nurse's Foundation),基金会接受并颁发护理研究经费,促进了护理研究工作的蓬勃发展。1956 年,美国成立了护理研究委员会来指导美国护士协会的研究。20 世纪 50 年代,护理研究的内容主要是关于护理人员和护校学生的性格特点、护理服务的供应、组织和分布,以及工作满意度等。20 世纪 50 年代后期则更偏重临床护理实践的各专科领域,如社区保健、精神卫生、内外科、儿科、产科和护理实践标准等。如在 1957 年,第一个护理研究系在美国沃尔特里德陆军研究所成立,重点开展临床护理研究。

20 世纪 60 年代,在护理研究仍以护士和护理学生为研究对象的同时,已有先驱者们开始发展护理理论及护理模式,同时呼吁在护理理论基础上发展护理实践,临床护理研究开始占据重要地位。20 世纪 50~60 年代,护理研究热点开始转向以临床实践为中心的研究。自 1960 年开始,全人观念也影响着护理研究的发展和对结果的解释。很多护理人员认为护理研究应该是获得知识直接为临床实践服务;然而,另外的观点认为护理研究应该包括护理教育、护理管理、健康服务、护士角色与特征以及护理临床实践。护理研究应为这些方面服务,所有这些方面的研究都是提高卫生服务系统质量所必需的。研究产生的知识将直接或者间接地影响护理实践。

5. 20 世纪 70 年代　护理程序的应用成为很多研究的热点问题,如探讨评估的方法或者某些干预措施的效果等。在 1973 年,第一届护理诊断大会召开,此后每隔 2~3 年召开一次。当时,很多研究都是关于如何确立一个适合的护理诊断,或者研究相应的诊断流程。与此同时,护理教育研究方面则更多关注教学方法和学生的学习体验。1970 年,美国护理研究和护理教育的全国委员会发表了一篇报告,即 Lysaught 报告。这份报告是在美国护士协会、美国护理联盟和其他私人基金会的支持下进行的,目的是调查护理实践和护理教育状况。结果表明:更多的以临床实践和教育为方向的研究是必不可少的,而且研究的结果必须应用到改进护理教育机构和护理课程中。20 世纪 70 年代,护理硕士和博士水平的教育项目也有了新的增加。这些教育项目不仅支持护士学习科研过程,同时支持进行可以用来提高护理质量的研究。20 世纪 70 年代,以美国的护理研究成果最多,同时出现了更多的护理杂志,如《护理科学进展》(*Advance in Nursing Science*),《西部护理研究杂志》(*Western Journal of Nursing Research*)等。

6. 20 世纪 80 年代　此期护理研究是以临床护理研究为焦点的,大量临床研究论文在护理期刊上发表,但研究结果在临床的应用还不足。与此同时,此阶段高水平的护理教育却进一步增加,尤其是博士教育。例如,在美国,到 1989 年超过 5 000 名护士拿到了护理博士学位。美国政府不仅对大学里的研究的资助和支持增加,同时对临床环境的资助和支持也增多,促进了临床实践和护理教育相关的研究发展。

7. 20 世纪 90 年代　这个时期是护理科学的"成熟期",越来越多的护理研究得到科研经费的资助。如在 1993 年,美国国家护理研究所诞生,该机构帮助护理研究进入了医学领域研究的主流,使护理研究经费的投入大大增加。20 世纪 90 年代,随着医疗体制的改革,关于照护公平性、可获取性,以及护理的成本 - 效益研究也开始出现并逐渐深入,结局研究(outcomes research)开始逐渐得到发展。1989 年美国的健康政策与研究所(Agency for Health Care Policy and Research, AHCPR)的建立则进一步促进了结局研究的开展。同时,护理期刊的数量也在这一阶段有了较大幅度的增长。20 世纪 90 年代后更将循证实践作为护理研究的重点,护理流程的规范化、科学化研究成为重点。

8. 21 世纪　21 世纪护理的目标除了继续发展科学知识使护士能够开展以循证为基

础的护理实践外,还要随着社会科学技术的发展,开展多学科、多中心,以及国际合作研究等。护理研究的方法得到进一步扩展,护理研究者开始使用基础科学的研究方法,如实验室研究去探讨护理领域中的研究问题。2000 年,《护理生物学研究》(*Biological Research for Nursing*)创刊,标志着护理研究方法更加的多样化。护理研究的内容也更加紧密结合所服务人群的需要,更多地体现健康促进和疾病预防的理念。如美国国家护理研究院(National Institution of Nursing Research, NINR)在其网站上明确说明 21 世纪 NINR 的护理研究发展重点围绕四个领域:①症状科学(symptom science);②健康促进(wellness);③慢性病自我管理(self-management of chronic conditions);④临终关怀与安宁疗护(palliative care and end-of-life care)。NINR 也特别强调在四个领域中都要重视研究创新,并培养 21 世纪的护理科学家。总之,进入 21 世纪以来,护理研究更强调循证护理,多学科合作;护理结局研究、成本 - 效益研究、质性研究、混合方法研究,以及与护理相关的实验室基础研究,这些研究的数量都在逐年增加。

(二)我国护理研究范畴的演变

我国由于高等护理教育中断时间较长,研究生教育 1992 年才开始,故护理研究起步较晚,发展较慢,尚属薄弱环节。然而在临床实践过程中,不少护理前辈们通过经验总结,不断探索前进,为我国的护理研究奠定了基础。中华护理学会作为护理科技工作者的学术性群众团体,在推动我国护理研究发展中发挥了重要作用。如中华护理学会(当时称为中华护士会)在 1918 年第四届理事会上,首次举办了护士学术文章交流活动,交流的文章主要有《伦理学是一门重要课程》《如何培养好护士护理患者》等,此后“伦理学”被列入护士学校的必修课程。1922 年,中华护士会加入了国际护士会,为中国护理研究的发展起到了重要的推动作用,更加促进了我国护理研究者与国际护理研究者间的学术交流。1954 年 5 月创刊《护理杂志》,其中所刊出的文章,记载了我国几代护理工作者的研究成果。创刊初期,由于当时我国还处于百废待兴的状况,护理工作者撰写论文的知识和经验还很缺乏,文章内容除学术性的疾病护理与技术操作经验外,也还报道了一些党和国家的方针政策,真实地记载了护士的呼声,验证了护理是一门专业的真理。第 36 届南丁格尔奖章获得者黎秀芳女士在抢救伤员过程中,凭着强烈的革命责任感,开始了彻底改变护理工作流程的思索。她和当时的护理部主任张开秀女士一起,反复探讨,及时总结经验和教训,最终提出了“三级护理”“三查七对”以及“对抄勾对”等一系列护理方法和操作制度,1955 年《护理杂志》第 2 期发表了《三级护理》一文,引起了国内护理界的关注,三级护理等制度很快在全国得到推广。这三项制度的产生进一步体现了护理研究在护理学科发展中的重要意义,这三项制度的推广实现了中国护理事业质的飞跃。

1960 年至 1977 年期间,各种综合因素使得《护理杂志》先后两次被迫停刊,于 1981 年正式更名为《中华护理杂志》,一直沿用至今。复刊后,为适应护理教育、护理管理和临床护理的快速发展,杂志新开设了护理管理、护理教育、讲座、综述、专科护理、国外护理等 20 余个栏目,此时刊出的护理文章涉及面较广,除了继续关注临床护理实践之外,如 80 年代初的断肢再植护理、大面积烧伤护理、心脏瓣膜修补护理,以及其后的多种脏器移植护理,我国特有的中医护理和中西医结合护理等,还重点关注责任制护理的建立、护理制度和质量规范的构建等。1983 年后,护理研究选题范围开始着眼于近来发展较快及以往未加重视的薄弱环节,如精神病护理、老年护理、围生期护理、中医辨证施护等。

20 世纪 90 年代，国内的护理研究重点是探索整体护理观念的内涵和整体护理的实施，护理教育体制改革和课程建设也成为该时期研究的重点。进入 21 世纪初，循证护理实践、专科护理发展、护理人力资源配置等成为了我国护理研究的热点。近年来，随着人口与经济的发展，人民对健康服务的需求日益增高，我国的医疗服务也从以治病为中心向以人民群众的健康为中心进行转变。《健康中国行动（2019—2030 年）》中强调要普及人群的健康知识，提供系统连续的预防、治疗、康复、健康促进一体化等服务的基本行动途径。这也进一步明确了我国护理研究的实施范围和发展方向。王丽敏等分析了 2006—2019 年国家自然科学基金（NSFC）护理领域受资助项目的特点及研究内容，发现 2006—2019 年 NSFC 护理领域受资助项目共计 137 项，研究以老年人、慢性非传染性疾病（癌症、糖尿病、心脑血管疾病、肌肉骨骼疾病等）为主，研究内容主要为健康管理与症状干预，以提高患者疾病应对能力与生活质量。可见，护理研究的范畴进一步得到扩展，体现了护理学以健康为核心，为服务对象提供从出生到临终、贯穿生命全程的学科特点。

目前我国护理研究范畴比较广泛，涉及护理教育、护理实践、护理管理等多方面。我国护理研究者的研究成果也在越来越多的国际研究期刊上发表，与世界护理研究的发展方向相一致。未来，我国护理研究还要加强在护理研究者能力建设、基因治疗对护理的影响、护理经济，以及护理理论发展等领域的探讨。

二、护理研究方法的演变

在国内外护理研究发展的历史长河中，一系列的护理研究方法逐渐被使用。我国在 20 世纪 80～90 年代的护理研究绝大多数还是延续生物医学领域传统的量性研究设计，较为局限。2000 年以后，随着护理教育的发展，与国外护理学术交流的增加，我国目前的护理研究方法也开始出现多元化的趋势，除了传统的量性研究外，开始借鉴了社会科学的研究方法，质性研究、质性量性结合的研究方法开始迅速出现。另外，随着全世界循证医学和循证护理的推广，我国护理研究者也开始使用循证护理的相关研究方法进行护理领域中证据的形成和评价，以及证据转化的实践型研究。护理研究方法的演变具有以下一些特点：

（一）早期护理研究中量性研究方法为主体

早期，经验型的护理研究多用量性研究（quantitative research）的方法。如追溯到护理研究开始之际，即南丁格尔时代。在克里米亚战争中，南丁格尔通过改善患者的居住条件和加强患者的心理支持，将伤病员的死亡率从 43% 下降到 2%。在此期间，她通过仔细观察和认真记录所看到的现象以及对相关的数据进行初步的统计学分析，总结出了改善护理工作的依据，并写出了控制医院内感染的第一篇研究报告。可见，量性研究的方法是最早在护理研究中得到应用的。

20 世纪 80～90 年代，我国的护理研究方法绝大多数还是延续生物医学领域传统的量性研究方法，这一研究方法也一直延续至今，是目前国内护理研究中的常用研究方法。在量性研究设计中，主要包括两种类型的研究设计：一个是实验性研究，一个是非实验性研究；从广义角度而言，类实验性研究可归为实验性研究中。20 世纪 80 年代以来，内地实验性护理研究的发展非常迅速，论文数量快速增长，质量有了长足的进步。李荬和李峥等（2005）曾手工查阅《中华护理杂志》（1981—2003 年）、《实用护理杂志》（1985—2003 年）、《护理学杂志》（2000—2001 年）、《护理研究》（2002—2003 年）四本杂志共 46 卷 509 期，从中检出实验性护理研究论文(包括类实验性护理研究论文)1 263 篇,其中实验性护理研究论文 959 篇(75.93%),类实验性护理研究论文 304 篇(24.07%)。我国实验性护理研究论文的数量从 20 世纪 90 年代开始增长迅速,从 1981—1985 年期间实验性护理研究占论文数量比 1.35% 到 2001—2003 年期间实验性护理研究论文占全部论文数量比的 44.50%。李菀等的调查也发现,护理领域的动物实验研究迈出了可喜的一步,但与医学研究相比,护理研究的动物实验还处于起步阶段;以人作为研究对象 1 125 篇,以实验动物作为研究对象 30 篇(2.38%),既有前期动物实验又有临床试验 13 篇(1.03%)。李菀等对我国实验性护理研究论文的分析结果调整后发现,实验性护理研究论文数量占期刊载文量的比例较低(1990—2003 年平均为 6.55%),提示我国实验性护理研究发展缓慢,可能与我国实验性护理研究起步较晚有关。

非实验性护理研究是指对研究对象不施加任何护理干预和处理的研究方法,常在完全自然状态下进行资料的收集,适用于对所研究的问题了解不多或该研究问题情况较复杂时选用。夏春红等(2010)采用内容分析法,手工检索 1990—2006 年的《中华护理杂志》及《实用护理杂志》(2003 年更名为《中国实用护理杂志》)上 466 期中刊载的 2 547 篇非实验性护理研究论文,进行全文逐篇分析。2 547 篇非实验性护理研究论文共占所分析期刊总载文量的 14.1%。其占期刊总载文量的比例在 1990—1994 年、1995—1999 年、2000—2004 年、2005—2006 年四个阶段的分布分别为:10.5%、13.0%、15.7%、16.9%。研究结果表明,我国非实验性护理研究论文数量呈逐年增加的趋势,非实验性护理研究论文数量占期刊载文量的比例也逐渐增加,说明在经历了一个初步发展的阶段后,我国非实验性护理研究正在稳步、快速地发展。但是,非实验性护理研究论文数量占期刊总载文量的比例仍然较低(平均为 14.1%,2005—2006 年段最高,亦仅为 16.9%),与长期以来人们所持有的我国护理期刊文章以非实验性研究论文为主的想法不相符。

(二)20 世纪 70 年代质性研究方法的引入

质性研究(qualitative research)是一种以建构主义为主要的哲学范式,表述、解释复杂现象并赋予其意义的一种系统的、主观的研究方法。它是一种艺术的、哲学的方法,用来理解人类独特的、变化的、整体的本质。质性研究在社会科学和行为科学中已被普遍运用。在 20 世纪 70 年代,护理界开始对质性研究产生兴趣,将其作为获取护理知识的新方法。质性研究方法在护理领域中的最早应用是 Glaser 和 Strauss 历经 4 年的质性研究,他们使用了扎根理论的方法对医院中临死患者的社会环境进行了研究,并发表了三份研究报告,分别为《知晓死亡》(*Awareness of Dying*)、《死亡之时》(*Time for Dying*)和《状态通道》(*Status Passage*)。两位研究者对濒死患者进行了调查,了解当时的医院环境对于患者的意义。研究结果发现既往医院环境造成了濒死患者所感知到的孤独感和社会隔绝感,这与当时医院照护的理念为对保密死亡相关信息不告知患者有关。Glaser 和 Strauss 的研究结果帮助医院管理者和护理者重新思考什么才是对濒死患者更好的医院环境,使得医院逐渐建立起为濒死患者提供全身心照护的临终关怀病房。

在我国,质性研究最早萌芽于 20 世纪初的社会调查,最初由一批外籍学者和教授发起,主要使用西方的调查方法,用外文撰写报告,并在国外发表。20 世纪 20~30 年代是中国学术界社会调查发展最迅速的时期。20 世纪 50 年代之后,由于种种原因,我国社会科学研究基本处于停滞状态。改革开放以来,我国社会科学研究方法越来越受到重视,组织更加健全,方法也更加规范。特别是20世纪90年代质性研究方法被系统介绍和讨论以来,越来越多的学者和学生开展了质性研究。目前,质性研究方法已经成为高等院校社会科学的必修课程。质性研究方法在护理领域中的应用较晚,2000年后,我国才开始有越来越多的护理研究者使用质性研究的方法进行研究。徐倩等(2014年)从2003年1月至2013年6月,对中国知网、万方数据库、中文科技期刊数据库2003—2013年国内正式发表的护理质性研究文献进行检索,共纳入624篇文献,分布在80多种期刊中。其中学位论文89篇(14.26%),期刊论文533篇(85.74%)。从发表论文的时间看,2003年1篇(0.16%),2004年和2005年各6篇(各占0.96%),2006年24篇(3.85%),2007年20篇(3.21%),2008年52篇(8.33%),2009年、2010年各有83篇(各占13.30%),2011年130篇(20.83%),2012年149篇(23.88%),2013年1月至6月70篇(11.22%)。其中现象学研究法的文献509篇(81.57%),扎根理论24篇(3.85%),行动研究法5篇(0.80%),田野研究法4篇(0.64%),叙事分析法2篇(0.32%),质性和量性相结合80篇(12.82%)。从发表年份看,关于护理质性研究的文献发表呈上升趋势,特别是2008年后上升趋势较快,说明护理质性研究得到越来越多护理同仁的重视,在整体发表数量、发表的期刊数目,以及研究方法的丰富等方面都体现了护理质性研究的进步。

(三)21世纪混合方法研究的出现及快速发展

量性研究和质性研究虽然有各自不同的哲学范式,且100年来量性研究者和质性研究者间的争论也一直在继续,但越来越多的研究者认为,多种方法并用可以帮助研究者从不同的角度看待事物的面貌和性质,从而达到近似地把握事物的全部。对此,人格心理学家Hergenhahn曾做过一个形象的比喻:研究对象就像是漆黑房间里一件不能直接触摸到的物体,研究范式则是从各个角度投向该物体的光束。全部的光束都是有用的,光束越多,照射角度越不同,人们就能获得更多的信息。主张将"质"与"量"的研究方法进行整合的学者认为,方法毕竟是"方法",是为研究服务的,只要有用,任何方法都可以拿来使用,而不应该受到名义上的限制。通过两种方法的结合,可以验证同一现象,这样不同的方法实现优势互补和多元交叉,结果之间可以相互验证与解释;两种方法混合使用时以一种方法的结果为辅,与另一种主要方法的结果相比较,从而寻求详尽解释、改进、澄清;不同的研究方法会产生不同的结果,这些结果之间出现的矛盾往往促使研究问题的重构,促使新理论产生。

Tashakkofi和Creswell将混合方法研究(mix-method research)定义为"调查者在一项单独的研究或调查项目中对量性研究和质性研究的数据进行收集、分析、混合和推断的研究。"联合使用量性研究与质性研究方法,实际上早在20世纪30~40年代就有最初形式的混合方法研究,如Mayo对霍桑效应(Hawthorne effect)的研究以及Warner对美国扬基城(Yankee City)的研究。这些研究除了使用实验方法外,还使用了访谈和观察等方法。

2000年以后是混合方法研究快速发展的时期,2003年著名研究方法专家Tashakkori所著的《社会和行为研究的混合研究法手册》为其在研究方法学上的独立地位做出了历史性的宣告。在该手册中,作者用了七章篇幅专门讨论了混合方法在不同学科中的应用。这些学科包括社会学、教育学、心理学、管理和组织研究、评估研究、健康科学以及护理学。Tashakkori指出使用混合方法研究可解决特殊的研究问题,包括社区和地区规划、教育政策、初级保健研究、健康服务研究以及老年健康研究等。

2004年美国国家研究审议会、美国教育研究协会、美国心理研究协会、国家科学基金会主办以"混合研究方法"为主题的学术探讨会。2005 年在剑桥大学首次举行混合方法研究国际研讨会,共有 100 多位混合研究方法专家和方法论专家参加了会议。自此,混合方法研究得到了西方学者的普遍认同和官方认可。2007 年《混合方法研究杂志》创刊,由著名混合方法研究专家 Creswell 和 Tashakkori 担任主编。同年美国教育研究方法学者 Johnson 和 Onwuegbuzie 在《混合方法研究的时代已经来临》一文中把混合方法研究称为继量性与质性研究范式之后的"第三种研究范式",标志着混合方法研究在研究方法学上地位的确定。

在医疗、护理领域,亦有不少研究者使用混合研究方法。Ostlund 等检索了 CINAHL、Medline 以及 PsycINFO 三个数据库中有关使用混合研究方法的医学、护理领域的文献,检索时间为 1999—2009 年,语言为英语。结果发现共有 168 篇使用混合研究方法。其中绝大多数的研究来自美国、英国以及加拿大。使用的研究设计多数是顺序混合研究以及同时混合研究。

与西方国家相比,我国学者对混合研究方法的运用以及研究甚少,主要应用的领域是教育学。在护理研究中,混合研究方法的运用以及研究就更少了。朱莲莲检索截至 2008 年 12 月的 CNKI、万方和维普 3 个数据库医药卫生期刊中有关质性研究的护理文献,结果发现 2003—2008 年期间国内共有 134 篇使用质性研究方法的研究,其中只有 7 篇联合应用质性研究和量性研究方法。徐倩等(2014)从 2003 年 1 月至 2013 年 6 月,对中国知网、万方数据库、中文科技期刊数据库 2003—2013 年国内正式发表的 624 篇护理质性研究文献进行分析,发现其中同时采用质性研究和量性研究相结合的文献仅有 80 篇占 12.82%,显示出混合性研究方法在我国的护理研究中使用还不够广泛。

(四)近年循证护理研究的迅猛发展

近 20 年来,循证护理得到了迅猛的发展。循证护理(evidence-based nursing,EBN)是指护理人员审慎、明智和准确地运用现有的科研结论为基础,根据患者的具体情况、需求和愿望,结合护理人员的临床经验,综合考虑,选用最好的护理措施为患者实施有效最佳的护理。EBN 由加拿大 Alba Dicenso 教授于 1991 年提出,是循证医学的重要分支,意为"遵循证据的护理学",最早将循证医学用于护理工作的是加拿大、英国、澳大利亚的一些研究机构。我国于 1997 年 3 月在四川大学华西医院成立循证医学 Cochrane 中心,成为国际循证医学协作网的第 14 个也是亚洲唯一的循证医学中心。我国循证医学中心的成立促进了循证思想在我国护理界的传播以及护理人员对循证护理的认识与实践,使 EBN 在我国临床实践中得以探索性地应用。20 世纪 90 年代末期我国引进循证护理,1997 年在香港中文大学建立了亚洲第 1 个澳大利亚 JBI 循证护理合作中心,并于 1999 年开始出版一些有关 EBN 的资料。复旦大学护理学院于 2004 年 11 月成立了内地第 1 个 JBI 循证护理合作中心,北京大学护理学院于 2012 年成立了内地第 2 个 JBI 循证护理合作中心,北京中医药大学护理学院于 2015 年成立了内地第 3 个 JBI 循证护理合作中心,也是全球第一家从事中医护理的循证护理合作中心。目前我国已建立有 9 个 JBI 合作中心,都致力于推广循证护理实践,进行证据转化、证据传播、证据应用,翻译并传播"最佳护理实践临床指南",以推动我国临床护理实践的发展,这标志着我国循证护理已步入快速发展的阶段。

综上所述,我国护理研究工作无论是在研究范畴还是研究方法上都有了循序渐进的发展,但还存在一些不足,如研究内容尚需要更密切地结合学科发展的需要,加快护理学科的理论研究,紧密配合国家健康保健政策和医疗体制改革,以及人们疾病谱的转变开展研究;

在研究方法上要进一步拓展混合方法研究,同时结合护理学科特色开展基础研究以深入了解护理措施的机制,循证护理还有待深入开展和拓展其对护理实践的指导作用,同时加快循证证据生成的步伐。因此,如何进一步加强护理研究,促进护理学科发展,适应现代医学知识的迅猛发展形势还需要护理研究者进行深入思索与大胆尝试。

(刘　宇)

第二节　国内外护理研究的现状与趋势

护理学作为科学,要求从业者要不断开展科学研究活动,发展、巩固、精练、扩大自身的知识体系,促进专业发展,服务社会和民众。始于南丁格尔时代的护理研究经历了百多年的春秋,进入了蓬勃发展的新时代,研究的现状值得回顾和总结。

一、国外护理研究的现状

科学研究对护理学科的发展起到了极大的推动作用。相对于国内,国外护理和护理研究起步早、发展较为成熟。因此对国外护理研究状况的总结和分析,可以帮助我们及时把握国际护理研究的动向,为推动我国护理研究的发展起到借鉴和指导作用。以下内容将从研究内容、研究方法、优先研究项目、研究资助等几个方面总结和分析国外护理研究的发展状况。

(一)研究内容

目前,护理研究的范围明显扩大,几乎触及到临床医学的所有学科,跨学科特性逐渐深化,如一些高被引护理论文被环境与职业健康、卫生保健与服务、精神病学、普通内科、妇科学等领域引用,这将促进护理研究的可持续发展。此外,这些年来护理研究涉及生命周期各个阶段的人群,研究的热点人群也更细化和多样化。

1. 研究领域　Giménez-Espert 等对 2012 至 2017 年发表在护理领域 JCR 影响因子最高的 6 本期刊上的护理论文进行的文献计量学分析显示,护理研究目前最关注的领域是临床护理,其次是护理教育,之后是护理管理。以下将从临床护理、护理教育、护理管理和其他领域研究四个方面总结和分析国外相关护理研究的发展状况。

(1)临床护理:国外临床护理研究的热点领域主要包括肿瘤护理、老年护理、产科护理等。

在肿瘤护理领域,症状管理逐渐成为了研究热点。护士对肿瘤患者疼痛、恶心呕吐、便秘、腹泻、厌食或恶病质、疲劳和呼吸困难等的症状管理,可以明显减轻患者的痛苦,提高患者生活质量,延长患者生存期。肿瘤护理更加关注以患者为中心的内容,如关注姑息治疗、社会支持、生活质量等方面,形成了以人为中心的护理模式。

在老年护理领域,研究热点包括老年痴呆、老年人用药安全、老年人综合评估体系、老年人心理护理等。其中,近 10 年来,痴呆症护理的研究重点从早期主要关注痴呆症患者的心理健康、生活质量、风险因素、照顾者负担、体验和认知、教育培训等方面,逐渐过渡到痴呆症患者长期照护模式、以人为中心的照护模式、急诊痴呆患者干预,以及晚期痴呆症患者的姑息照护等方向。

在产科护理领域,研究热点包括孕产妇健康和助产方面,如妊娠、母乳喂养、自然分娩中助产方法、产科护患关系等。研究聚焦于产科护理,可能是由于降低孕产妇和婴儿死亡率是联合国 2000—2015 年 "千年发展目标" 的重点之一，也是联合国 2015—2030 年 "后千年发展目标" 的重点之一。孕产妇的保健、治疗、助产分娩和康复方面的护理研究对改善妇女整体健康发挥着重要作用。

（2）护理教育：护理教育标准、教学方法和教学内容一直是护理教育研究领域的三个重要角度。教育标准的研究主要是针对美国护理学院协会（American Association of Colleges of Nursing，AACN）制定的《护理本科教育标准》和《高级实践护理硕士教育标准》，研究者在这两大标准的基础上，根据各自学院的具体情况，探讨适合自己的课程教育计划。教学方法目前研究最多的是情景模拟、标准化患者、人体模型等辅助教学手段，翻转课堂、网络远程学习、合作学习以及 PBL 教学等也是研究的关注点。教学内容方面，护生能力的培养（如跨文化能力的培养）、患者安全相关教学（如用药管理）等研究较多。

近 5 年来，美国护理教育研究对高水平护理人才培养和护士继续教育的关注增加，如护理博士专业课程和标准的更新、高级实践护士证据转化能力的培养以及护士继续教育阻碍因素的分析等。

（3）护理管理：护理管理的研究热点集中于护理领导力、护理人力资源管理以及护理安全。护理领导力的研究主要涉及护理领导风格对护理质量、领导策略的影响等。护理人力资源管理的研究关注护士离职意向和护士保留策略、护理人员的科学配置、护理管理工作流程、护士的工作环境与护士身心健康及患者结局的关联。护理安全管理的研究主要包括患者安全问题以及护士安全问题，前者的关注点主要在用药差错等风险事件的防范，后者多聚焦于辱虐事件的发生原因及预防措施。

（4）其他：随着护理研究范畴逐渐多元化，除了临床护理、护理教育和护理管理这三个护理研究的传统热点领域外，护理伦理、基因组护理和护理信息等研究也在近年来引起了研究者们更多的关注。

护理伦理研究的数量在经历了 1974 年至 1998 年的指数级增长后，趋于平稳，开始向成熟阶段过渡。弱势群体特殊护理中的伦理问题和护理实践中的道德困境是近年来的研究热点，如执行不必要的检查和治疗的医嘱、在患者预后不佳的情况下根据家属的意愿为患者继续提供生命支持等伦理问题。大多数护理伦理研究为实证分析，规范性分析的数量较少，如探究实践活动的正确性和政策的合理性、制定指导性文件等。

基因组研究是人类基因组学研究和健康科学的交汇点。作为基因组学研究的一部分，基因组护理旨在基于基因组变异为患者制订护理干预措施。当前，基因组护理的研究还处于探索阶段，研究主要关注的是与疾病或症状（如睡眠障碍、疲乏）相关的基因变异；此外，患者对于基因检测的态度、风险感知、决策过程和支持需求也是研究的热点。

护理信息是近些年健康信息领域的研究热点，当前研究主要集中在三个方面：疾病方面（如乳腺癌、卒中者、肥胖症和糖尿病），技术方面（如数据挖掘和机器学习），以及初级医疗保健和健康服务（如以网络为基础的远程干预）。在护理信息领域中，数据挖掘和护理机器人相关研究发展迅速。数据挖掘已经渗透到护理研究的各个分支，目前，数据挖掘主要用于从护理大数据中发现护理知识，如针对临终患者护理计划的数据挖掘以改善决策、针对大量的临床数据和护理记录进行数据挖掘以构建预测模型等。护理机器人相关的研究渗透在老年护理、危重症护理等领域，如研发看护环境或居家环境中陪伴老年人的护理机器人。此外，护理机器人研究领域的主题逐渐由辅助护理患者（包括协助移动、给药、监测生理参数等），过渡到改善患者情绪以及在应用过程中的体验，如评估宠物机器人对患者抑郁情绪的改善、探究老年人使用护理机器人的体验水平与机器人应用推广之间的关系等。

2. 研究热点人群　肿瘤患者、抑郁情绪人群、护生、护士是国外护理研究的热点人群。具体研究内容如下：

（1）肿瘤患者：肿瘤患者研究聚焦乳腺癌、前列腺癌、结直肠癌、肺癌等患者。这些研究关注了肿瘤患者的生理、心理、社会三个层面，主要聚焦于为肿瘤患者提供症状管理、心理健康筛查及干预、社会支持、姑息治疗等，目的是提高肿瘤患者的生存质量。其中，姑息治疗的研究热点不仅聚焦于肿瘤晚期患者的姑息治疗需求、照护者的心理状况和社会支持等较宽泛的问题，还逐渐转向疼痛管理、预立医疗照护计划、姑息治疗转诊最佳时间等更具体化的问题。

（2）抑郁情绪人群：近年来，随着生物 - 心理 - 社会医学模式在现代医学中越来越占主导地位，护理从过去只关注疾病本身扩展为关注患者"生理 - 心理 - 社会"整体，因此，越来越多的护理研究关注于患者精神心理健康，尤其是伴发抑郁情绪的人群。抑郁情绪人群的研究聚焦于孕产妇、脑卒中和糖尿病等慢性病患者、老年人、照护者、艾滋病患者等。这些研究主要关注在相应人群中抑郁情绪的发生现状及影响因素、抑郁情绪对健康结局的影响、抑郁情绪的早期筛查、症状管理、干预措施和卫生服务等。

（3）护生：2001 年至 2012 年，护生教育的相关研究数量持续增加。Chang 等对 2000—2020 年 Web of Science 引用次数前 100 的护生教育相关的护理论文进行的共被引网络分析显示，工作场所精神健康和灵性照护教育是护生人群的研究热点。工作场所精神健康相关研究探讨安全的临床学习环境对护生教育的改善以及对护生心理健康的作用、学校开展精神健康课程对护生毕业后留任率的影响等。

（4）护士：研究者们对于护士群体的关注集中在护士的压力、倦怠、工作满意度等方面，压力与倦怠不利于护士的身心健康，并且与工作满意度等多种因素共同影响护士的离职意愿。现有的研究多为现况调查，未来需要开展干预性研究（如行动研究）来探索减轻护士压力与倦怠、提高工作满意度的方法途径，为减少护士离职率、解决护士短缺问题提供思路。

（二）研究方法

1. 量性研究　Mantzoukas 对 JCR 影响因子排名前 10 位的护理杂志 *Advances in Nursing Science*，*International Journal of Nursing Studies*，*Journal of Advanced Nursing*，*Journal of Clinical Nursing*，*Journal of Nursing Scholarship*，*Nursing Outlook*，*Nursing Research*，*Nursing Science Quarterly*，*Research in Nursing* 和 *Health and Western Journal of Nursing Research* 在 2000 年至 2006 年刊发的文章进行分析，发现 2 574 篇研究报告中 1 323 篇（51%）是量性研究设计，956 篇（37%）是质性研究设计，57 篇（2%）是混合研究设计，还有 238 篇（10%）是基于二手资料的研究。

（1）研究设计：量性研究从设计类型上可以分为实验性研究和非实验性研究，其中非实验性研究包括描述性研究、相关性研究、比较性研究（队列研究、病例对照研究）、方法学研究等。

Yarcheski 的研究显示在这其中相关性研究一直占据着重要的地位，在 2010 年占到所有量性研究的 38%。实验性研究所占的比重变化不大，在 2010 年所占的比例为 18%；方法学研究则越来越受到重视，研究所占比例从 1985 年的 5% 增加到 2010 年的 24%，反映了目前对开发研究工具相关研究的重视；Meta 分析研究也有小幅的增长，研究的比重从 1985 年的零占比增至 2010 年的 1%，在一定程度上反映了护理研究质量的提升，同时也侧面反映出目前高质量护理研究的缺乏；队列研究所占比重较低，一直维持在 5% 左右。

Mantzoukas 的研究显示在 JCR 影响因子排名前 10 位的护理期刊中，2000 年至 2006 年共刊发 2 574 篇文章，其中 168 篇（7%）是实验性研究，139 篇（6%）是类实验性研究，1 016 篇（39%）非实验性研究，42 篇（2%）是 meta 分析，127 篇（5%）是系统评价，61 篇（3%）是二手资料分析。

（2）统计分析方法：Yarcheski 的研究显示护理研究中使用的统计方法一直在不断地丰富，采用多变量统计分析（例如多元线性分析、logistic 回归等）的研究所占比例逐渐增大，从 1985 年的 44% 增长到了 2010 年的 60%。进行双变量分析的研究所占比例变化不大，一直维持在 35% 左右。进行单变量分析的研究所占比例则不断下降，从 1985 年的 18% 降至 2010 年的 4%。

（3）存在的不足：Yarcheski 的研究表明目前仍有大量的研究采用非概率抽样，这类研究在 2010 年所占的比重为 93%。尽管与 1985 年 100% 的量性研究都没有说明样本量计算的状况相比有所进步，但在 2010 年仍有 84% 的量性研究没有说明样本量是如何确定的，并且在 2009 年至 2016 年刊发的实验性护理研究论文中仍有三分之一的实验性研究未进行先验的样本量计算。目前心理和生理测量工具仍是最主要的数据收集方式，形式以自我报告式的问卷为主，然而直到 2010 年仍仅有 18% 的量性研究会提及所用研究工具的信效度。

Adams 等参照 CONSORT 指南的条目，对四本在 2010 年至 2014 年期间的护理期刊杂志（International Scientific Indexing 排名前 40，并且期间至少刊发 20 篇随机对照试验）中刊发的随机对照试验论文的报告质量分析显示，只有 55% 的研究报告了随机化的类型和细节，对于随机序列生成、分配隐藏、盲法等的报告比例都未过半。近 10 年来，护理期刊的随机对照试验论文质量虽然有所提升，但随机对照试验的报告质量和对 CONSORT 的依从性仍不理想，特别是在方法部分，关于随机化、随机分配序列和盲法的细节报道需要改进。上述不足均对护理研究的质量产生很大的负性影响。

2. 质性研究　目前几乎与量性研究平分秋色。对 2007 年至 2016 年期间收录于 Web of Science 有关护理质性研究的文献进行分析发现，护理类质性研究发表文献数从 2007 年年发表数 536 篇上升到了 2016 年年发表数 1 354 篇，并且研究文献数量呈逐年增长趋势。Mantzoukas 的研究显示在 JCR 影响因子排名前 10 位的护理期刊中，2000 年至 2006 年共刊发 2 574 篇文章，58 篇（2%）人种学研究，183 篇（7%）现象学研究，106 篇（4%）扎根理论，38 篇（1%）行动研究，38 篇（1%）个案研究，393 篇（15%）为未详细说明研究设计类型的质性研究，140 篇（5.5%）是其他类型的质性研究，8 篇（0.5%）质性研究 Meta 整合。

护理质性研究多采用现象学的研究方式，值得关注的是扎根理论也逐渐成为研究热点，其余还包括民族志、行动研究和个案研究，提示质性研究方法逐渐多样化。质性研究的资料分析方法多样，包括内容分析法、持续比较法、综合集成法、序贯分析、田野笔记的主题分析、结构分析、反思分析等，各种分析方法的使用也一直处于不断的变化中。目前质性研究收集资料的方式还是以访谈为主，在 2010 年约占 80%。

3. 混合方法研究　《混合方法研究期刊》将混合方法研究定义为调查者在一项单独的研究或调查项目中对量性研究和质性研究的数据进行收集、分析、混合和推断的研究。混合方法研究被视为继量性和质性研究范式之后的"第三种研究范式"，标志着混合方法研究在研究方法学上地位的确定。图 6-1 展示了 6 种主要混合方法设计。

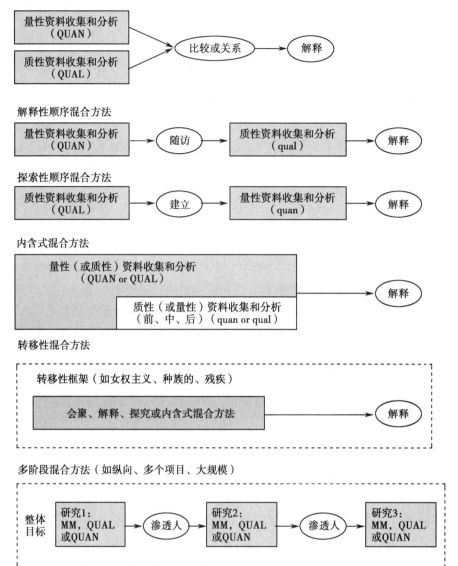

图 6-1　6 种主要混合方法设计

注：QUAN、QUAL 指量性设计或质性设计更鲜明（greater emphasis）；quan、qual 指量性设计或质性设计较不鲜明（lesser emphasis）；MM 表示混合方法（mixed method）；箭头表明顺序。

Younas 等对国际上 10 本护理学期刊在 2014 年至 2018 年发表的混合方法研究的分析显示，混合方法研究的数量占 1.89%。有 7.89% 的文章被错误地命名为混合方法研究，其中包括德尔菲法研究、量表发展研究，以及使用混合方法但内容分开发表的研究。

从研究设计来看，多数研究者采用会聚平行性或顺序解释性的设计，以全面了解护理现象（会聚平行性）、探索干预措施和方案的有效性和可行性（顺序解释性），而较少运用混合方法开展跨文化研究（参与式设计）和开发研究工具（顺序探究性）。由于护理学中的跨文化研究和批判性研究越来越受到重视，可以运用混合方法开展相应的研究。此外，针对某些人群的研究中需要更加有效和可靠的工具,用于工具开发的混合方法研究是一个新的方向。

现有研究在明确研究范式、解释研究各阶段的权重、定性和定量数据整合方面质量欠佳。在数据整合方面的问题尤其突出,仅三分之一的文章完成了分析层面和解释层面的数据整合,多数文章仍停留在解释层面的整合,并且未使用交织的写作方法和按照各个主题同时阐释定性和定量的发现。

混合方法研究在护理研究领域仍处于初级阶段,研究者在研究的开展、分析和报告过程中仍面临挑战。方法学上存在的缺陷降低了混合方法研究的严谨性和质量,也限制了对不同健康现象的理解。需要确定研究者对混合方法的态度和使用过程面临的挑战,开展相应的方法学培训。

(三)优先研究项目

在许多国家和地区,政府机构或专业学术组织每隔若干年会公布其优先资助的护理研究项目,从而帮助研究者有方向性地攻坚克难,使护理研究成果最大化,推动研究成果应用于实践。下面介绍几个有代表性的机构组织近年发布的优先研究项目。

1. 美国国家护理研究院(National Institute of Nursing Research,NINR) 2016年公布的4个重点领域和2个交叉学科如下:

(1)症状管理,以促进个性化的健康策略:包括症状和症状群的生物和行为学的机制研究,如蛋白质组学、生物标志物与表型指标的整合等;开发、验证和发布可测量的症状管理干预措施,以在真实临床环境中改善健康结局和生活质量;明确能使症状轨迹从急性转向慢性的机制路径;明确症状管理中能够改变慢性疾病发展轨迹的关键干预点;将生物标志物应用在更好地理解症状表达和变异性、推进生物行为干预的症状管理、制订个性化的症状管理和预防策略,以更好地评估和管理慢性病患者的身体和心理症状。

(2)健康促进和疾病预防:包括采用整合了精准医疗、移动医疗和组学等领域最新研究成果的研究,利用数据科学的创新技术,来构建有效的促进全面健康的干预措施;明确身体活动、营养、环境和传染性、非传染性疾病、急性创伤的预防、发展和发展轨迹之间的复杂关系,特别强调性别差异和健康公平性;支持由护士领导的多学科团队,在全生命周期和少数民族中实施创新、持续的策略来预防慢性疾病;构建可转化到全生命周期的健康促进和疾病预防工作中的方法路径;采用基于社区的参与性研究或行动研究等研究方法,来确定最可行、最有效的生物行为干预措施,以改善健康公平性。

(3)自我管理,以提高慢性病患者的生活质量:包括明确不同条件和环境下自我管理的基本机制;考察整合了环境因素、照护者和其他医疗保健专业人员的多成分干预措施在促进日常功能、健康和舒适以及减少不良健康结局方面的效果;将个性化决策、健康、残疾和社会因素或决定因素纳入干预措施;开发和整合创新技术、设备和生物行为干预,以帮助监测和促进患者健康,增加慢性病患者获得医疗保健服务的机会;应用数据科学方法验证现有的自我管理措施,以预测多重慢病和大样本中自我管理措施的干预结果。

(4)临终照护和姑息治疗:包括确定临终照护和姑息治疗中多维的、复杂的问题和选择背后的理论和因果机制;开发有效的方法来筛查、监测和治疗严重晚期疾病患者及其家属的临终和姑息治疗需求;设计和实施个性化的、文化适应的、基于证据的姑息和临终治疗,以最好地满足整个护理连续体中多样化人群的需求;揭示晚期症状独特的姑息性特征,以开发个性化的、靶向的干预措施来管理症状等。

(5)改善健康的创新技术:包括确定成功的、基于证据的和创新的干预措施的关键组成部分,从而可以更容易地针对不同人群进行个体化的干预;鼓励开展跨专业研究和开发基础设施系统,包括与技术开发人员和社区合作,并在各种环境中设计和测试新技术;以最大限度地利用创新方法发展技术,这些创新方法可以在针对不同疾病、群体、年龄段进行的慢病管理和健康促进中考虑到不同社会团体和文化背景;探索广泛的技术形式(如视频、音频、数据收集工具、智能设备),以改善健康干预措施的文化一致性,并支持实时的临床决策和健康改善。

(6)培养21世纪的护理科学家:包括支持多样化、创新性、多学科研究人员的培养;扩大新研究人员的专业间或跨学科的背景;对处于不同职业水平的科学家和受训人员提供各种培训机会,以提高研究人员的能力等。

2. 美国卫生保健研究与质量机构(Agency for Healthcare Research and Quality, AHRQ) 2019年公布的优先资助研究项目如下:

(1)改善患者安全性的研究:包括监督、测量、发现和报告患者安全事件;人员执行力、工作流程和工作条件对患者安全的影响;患者角色和贡献对患者安全的影响;医疗保健安全性的文化、领导力、沟通、团队合作和模拟训练;预防和控制院内感染;诊断的安全性及质量;安全使用医疗器械和药物;患者安全机构的作用;在同一环境中、医疗服务提供场所之间移交患者及过渡的安全问题等。

(2)利用数据和技术来改善医疗保健质量和患者结局,并提供以人为本、全方位护理的研究:推进证据综合方法,以保证证据综合的科学严谨性;就临床预防服务提出循证建议;采用健康信息技术以改善医疗质量的研究;促进临床实践科学的发展;评估和支持初级保健和其他医疗场所中的实践转化创新模式;促进团体学习,以促进实践改进证据的实施;促进以人为本、全方位护理的研究,特别是患有多重慢病或社会经济条件较差的人群。

(3)采用与医疗服务和筹资相关的市场方法,来提高医疗服务的可及性和可负担性的研究:包括减少医疗成本增长;提高绩效的激励措施等。

3. 美国护士协会(American Nurses Association, ANA) 2011年公布的优先研究项目如下:

(1)护士对安全、可信度、质量、效率等的作用:包括护理的经济价值;记录护理结局的方法;提高护理效果可见度的策略;用来评估短暂住院患者结局的质量测试。

(2)护士在质量和效率方面的作用和影响:包括创造可以提高患者结局的护理模式;探讨护士角色在护理协调中的作用;不同护理单元在结构和过程测量方面的差异;可促进将研究转化为实践的制度改善;与患者结局相关的护士的资历;帮助护士评估患者对药物管理和自我管理理解的策略。

(3)使用国家护理质量指标数据库(National Database of Nursing Quality Indicators, NDNQI),促进患者安全、护理质量和效率:包括促进提高患者结局的措施;应该加入到NDNQI中的质量测试;可补充NDNQI的数据;可提高患者护理结局的NDNQI医院的组织特点。

(4)护理工作环境问题:包括合理配置护士,以满足人口的需求;护士工作的角色和环境;工作环境暴力和告密问题对护士的满意度和离职率的影响;患者安全处理程序对护士的影响;工作环境压力对护士的影响。

(5)人群健康问题:包括护理对于改善健康公平性的作用;护士对于人群健康问题的作用;护理将基因和基因组信息以及科技运用到临床实践。

(四)基金资助情况

护理科研经费的投入一直小幅度稳定地增长。在美国,护理研究资助的主要来源机构是美国国家护理研究院(NINR)和美国卫生保健研究与质量机构(AHRQ),这两个机构都是由联邦国会拨款。另外,私立基金会和护理专业团体组织也为护理研究提供资助。私立基金会,如 Robert Wood Johnson 基金会, W. K. Kellogg 基金会(WKKF)等会资助和健康相关的研究项目。护理组织,如 Sigma Theta Tau 国际(STTI)、美国护士协会(ANA)、肿瘤护士学会(ONS)等。

美国国家护理研究院每年的科研预算接近 1.56 亿美元,大致分布如下(2021 年的预算分布):科研项目资助 66%;研究管理和支持 10%;科研训练 4%;内部研究 9%;研究中心 3%;研究和发展合同 4%;其他研究 4%。

二、国内护理研究的现状

护理研究是促进学科不断发展的关键。我国护理研究工作起步较晚,然而在过去的几十年中,有了飞速的发展,对护理实践起到了推动作用。下面将从研究内容、研究方法、基金资助状况、我国护理研究中的问题等方面,回顾我国护理研究近年来的发展现状。

(一)研究内容

随着护理模式的转变,我国护理研究的范围已经由单纯的疾病护理转变为人的护理,由护理的生理层面扩展为生理、心理、社会层面,由单纯的治疗和护理扩展为预防疾病、促进健康、治疗与康复护理等范围。

1. 研究对象多样化　近年来,人们对健康的关注不再只是满足于没有身体疾病,对护理的需求也趋向于多元化、个性化、便利和经济的护理服务,这促使护理研究的对象更加多样化。目前,我国护理研究的研究对象主要包括护理对象(包括所有年龄段有健康和护理需求的健康人群和患者人群)、护士群体和护理专业学生群体。

在护理对象中,随着我国人口老龄化加剧,护理研究对老年人口的关注度逐渐上升;另外,由于生活水平的提高、医疗技术的发展,慢性病患者包括癌症患者不断增多,该人群的护理研究也不断受到重视。除了传统患者之外,越来越多的护理研究开始关注患者的家属和照顾者,如家属的疾病照顾负担、心理健康状况等。此外,护理研究对护理服务的提供者——护士群体的关注越来越多,包括基层护士、专科护士、护理领导者等,研究内容侧重护士个人因素对护理工作、护理管理的影响,以及护士群体的能力提升、职业倦怠等方面。近些年对护理专业学生群体的关注呈上升趋势,主要体现在护理教学研究,侧面反映了我国护理教育和学科建设日益发展、逐渐完善。

2. 研究领域逐渐扩大　护理研究可以分为基础性研究和应用性研究,大部分护理研究的领域都属于应用性研究。目前我国护理研究范围越来越广泛,主要包括临床护理研究、护理管理研究、护理教育研究、社区护理研究等。具体如下:

(1)临床护理研究:随着人民健康水平和对健康服务需求的不断提升,护士在生命全周期、健康全过程的作用日益凸显。临床护理研究一般以患者为研究对象,涉及各临床专科的护理技术,各种护理措施、健康教育对患者的影响,以及并发症护理、功能康复护理等。

近些年,人民经济水平不断提高,生活方式日益改善,人类疾病谱也有了较大变化。糖尿病、高血压作为最常见的慢性疾病,患病率持续增长;肿瘤(包括癌症)已成为严重的卫生和社会问题;心脑血管疾病是造成我国居民死亡和伤残的主要原因。因此糖尿病、高血压、肿瘤、心脑血管疾病这些方面的临床护理研究属于学者们关注的焦点,涉及对疾病危险因素的探讨、症状控制与管理及并发症预防与护理、化疗的护理及护理干预依从性问题等。

另外，有研究显示近些年关于乳腺癌、母乳喂养等方面的关注度逐步提高，该方面的研究可能是今后的发展趋势。

随着健康观念和医学模式的转变以及信息技术的发展，临床护理研究逐渐趋向多样化。有研究对2001—2016年中文核心期刊收录的期刊进行可视化分析，发现在2013年前，护理学研究领域主要关注健康教育、康复护理等基本的护理理论与护理实践，如探索不同健康教育模式对疾病症状的控制效果、慢性病的自我管理、患者遵医行为、疾病预防的效果评价；2013年后，护理研究更加特色化、多元化、信息化，如一些具有中国传统文化特色的中医护理得到了更多的关注与应用，健康教育项目转向以微信平台、APP、互联网为载体，远程护理、"互联网＋护理"逐渐成为护理学领域研究的一大方向。

值得注意的是，近些年临床专科护理和高级护理实践研究备受关注。有研究对我国专科护士相关研究进行文献计量学分析，发现涉及最多的专科包括ICU、急诊、手术室、糖尿病和肿瘤等专科护理领域。这些研究一方面能够助力护理工作者更加专业化地开展护理服务，同时为缓解日益紧张的医疗资源和满足社会多元化健康需求提供理论和实践基础。

（2）护理管理研究：我国在21世纪初期逐渐开始重视护理管理的科学化。为此，护理管理者针对护理管理中存在的问题进行了大量研究，主要包括护理人力资源管理、护理质量管理及护理安全管理。

护理工作是卫生事业的重要组成部分，是建设健康中国不可或缺的力量。护理人力资源的科学管理能够提高整个卫生系统的资源利用效率，是护理管理领域重点关注的内容。研究显示，护理管理研究中有关护理人力资源管理的研究所占比例最多，主要关注的对象包括专科护士、临床护士、低年资护士、护士长等群体，研究的内容包括护士流失问题、护士工作满意度及职业倦怠、护士绩效考核、人力配置、岗位培训等方面。

护理质量是医院医疗水平和服务水平的反映，高质量的护理工作可以保证患者得到安全、优质的护理服务。护理质量管理的研究主要包括品管圈的应用、优质护理服务的开展、护理满意度的提升等。我国卫生部2010年开始开展"优质护理服务示范工程"活动，为人民群众提供高质量的护理服务。近年来全国各医院相继开展优质护理服务和品管圈活动，研究证实其对优化管理流程、提高患者满意度、改善护理服务质量、促进构建良好社会环境起到了巨大推动作用。现代医学模式和健康观念极大地丰富了护理工作内涵，夯实基础护理、改善护理服务质量成为护理工作的重中之重。

护理安全管理是确保护理质量的基础，也是预防医疗事故及医疗纠纷发生的重要环节。护理安全管理研究场所涉及手术室、ICU、急诊等一些护理安全事件发生率高的科室；常见的不良事件类型包括非计划拔管、跌倒／坠床、给药错误等，研究内容集中在护理操作安全隐患分析与管理、护理风险评估与管理、不良事件的预防与处理、护理安全教育和培训。

除了以上研究热点，护理管理的研究内容还包括不同管理模式的应用效果（如护士分层级管理、PDCA管理模式、多学科合作协同护理模式）以及管理者领导方式、护患关系探讨等方面。为了实现护理事业与临床事业协调发展，护理管理模式改革成为护理研究者普遍关注的内容，研究者开始探讨建构由管理方法、管理模型、管理制度、管理工具、管理程序组成的护理管理体系结构。

（3）护理教育研究：我国"十四五"规划和2035年远景目标纲要提出，要提升医护人员培养质量与规模，每千人口拥有注册护士数提高到3.8人。为了实现这一伟大目标，护理教育任重道远。近些年,我国各层次护理教育的研究蓬勃发展。研究者根据这些目标和要求,围绕高等护理教育课程和教学内容的改革和完善、培养模式及各种教学方法的探讨、教学质量评价体系的构建、师资队伍建设与培养、研究生教育的改进等方面进行了系列研究,如探讨 PBL 教学法、情景模拟教学方法、微课堂教学的应用效果,基于三维结构质量模型构建临床护理教学质量评价指标,构建护理学生/专科护士核心能力指标体系等。值得注意的是,为了培养一批临床急需的高层次、应用型专科护理人才,近些年关于护理硕士专业学位研究生教育与专科护士培养方面的研究持续受到关注,研究内容包括培养目标、理论课程设置、临床实践方案、考核方式和评价指标体系等。目前我国院校的护理教育层次结构不尽合理,毕业后教育的培训内容、培训阶段、培训师资队伍及培训效果考核手段有待完善,继续教育也还需要更有效的护理继续教育体制和更完善的效果评价机制。未来护理教育研究需要围绕这些问题持续深入,促进我国护理教育研究向科学化、规范化的方向迈进。

(4)社区护理研究:随着医疗模式和健康观念的改变,预防、保健和康复越来越受到重视。我国护理研究场所由以往的以医院为主,逐渐向社区、家庭、学校、养老院以及实验室扩展。社区护理以人的健康为中心,能够有效整合公共卫生与护理学知识,为居住于社区的个人、家庭等提供服务以维护其健康。《全国护理事业发展规划(2016—2020)》强调要加快社区护理发展,提升社区健康管理、康复促进、安宁疗护等方面的服务能力。

目前我国社区护理的相关研究日益增多,主要关注疾病康复、慢性病管理和生存质量研究(如糖尿病、高血压、脑卒中、冠心病、慢性阻塞性肺疾病等的管理和健康教育),以及一些疾病的早期筛查、危险因素调查和早期干预等(如老年痴呆、老年抑郁)。由于社区护理人才的整体水平对护理质量起着至关重要的作用,也有越来越多研究关注我国社区护理管理模式、人力资源管理和社区护理课程设置等方面,以期提高我国社区护士的数量和质量。另外,社区作为一个拥有管理、服务、社会保障等功能的基本单元,构建以社区为主体的医院-社区-家庭三方联动的延续性护理的框架和流程正处于积极探索阶段。有研究对延续护理相关文献进行分析,发现研究内容主要集中在延续护理的应用与效果观察方面,延续护理方式以电话、短信随访、家庭访视和网络信息平台为主,评价指标主要为患者功能和临床结果指标。

(5)心理护理研究:心理护理相关研究呈现逐年增加的趋势。目前我国心理护理研究主要表现在以下几个方面:

1)研究范围广泛,人群多样:随着生活节奏的不断加快,我国心理问题不容乐观,约有1.73 亿人患有不同程度的心理问题,以焦虑、抑郁最为突出。心理护理研究几乎渗透在各个疾病和疾病的各个时期,覆盖人群包括临床患者、社区人群、学生、特殊职业人群等。有学者对万方数据库 2007—2015 年收录的 27 890 篇心理护理文献进行计量学分析,发现涉及最多的心理问题是焦虑和抑郁,比较集中的领域包括慢性病患者的心理护理研究(如糖尿病患者、冠心病患者等),以及癌症患者(如乳腺癌患者、化疗患者等)、围手术期患者、老年患者和产妇的心理护理研究。研究者从预防、治疗到康复进行了全周期的心理护理研究并针对高危人群实施管理和干预,包括支持性心理疗法、心理健康教育、行为疗法、音乐疗法等。

2)心理评估更加科学和规范:正如护理评估是护理程序的首要步骤,心理评估也是实施心理护理的前提要素,多采用标准心理测量量表进行,如症状自评量表(SCL-90)、Zung 焦虑量表(SAS)、Zung 抑郁量表(SDS)、汉密尔顿焦虑量表(HAMD)等,其他还包括生活事件量表、社会支持量表、临床心理量表等。另外,心理护理研究的效果评价同样需借助工具或指标,目前研究正尝试采用科学客观的效果评价指标,如标准心理测试、临床疗效评价及生理指标等。

（6）循证护理研究:循证护理是护理学科顺应现代科技社会发展的必然产物。目前无论是在理论方面还是实践方面,我国循证护理研究均处于快速发展阶段。循证护理的理论研究主要集中在循证护理课程的教育改革、文献或指南的质量评价和证据的分级、不同类型文献的系统评价和 Meta 分析以及循证护理指南的构建等。实践层面的研究包括临床护理实践指南的应用和效果评价、证据转化研究等。有学者对 2012—2016 年 4 个中文数据库和 4 个英文数据库中有关循证护理的文献进行计量学分析,发现研究热点为心血管疾病、心理健康及并发症预防,但对循证护理教育的关注相对很少。另一篇对中国知网中 2010—2019 年有关循证护理的论文进行分析,发现研究关注人群主要包括新生儿、老年人和护士,研究热点及前沿是心脑血管疾病。可见,心脑血管疾病患者的护理已持续成为卫生保健专业人员最关注的问题之一。另外相关的循证护理实践研究还包括外周静脉留置导管维护、压力性损伤预防、约束管理、跌倒预防等方面。这些研究对于提高临床护理工作质量、降低医疗成本、改善患者预后、促进护理实践科学化、标准化和专业化发展具有重要意义。

循证护理快速发展的前提是大量高质量、大样本的原始研究,并将这些研究结论和临床经验、患者意愿相结合,从而为临床护理决策提供依据。但目前有些循证护理研究没有严格遵照循证护理的步骤进行文献检索和文献评价,研究方法流于形式,研究结果未能真正应用到临床护理实践中。未来,应该切实加强循证护理的培训,使护理人员能够实施规范、严谨的研究,以推动临床护理实践进一步发展。

（7）新兴的研究领域:除了以上传统的领域之外,近些年护理伦理及法律(如护理伦理与法律法规的教育、临床护理伦理决策等),护理信息学(如临床决策支持系统、护理信息化产品设计与开发、医院护理信息化建设),护理经济学(如护理成本研究、护理服务价值与经济效益)等方面的研究逐渐兴起。这些新兴领域的发展,表明我国护理研究与其他学科出现了部分交叉,研究范畴不断扩大并逐渐趋向多元化。

（二）研究方法

我国护理研究长期以来一直是以量性研究为主导。量性研究是以自然科学为基础的研究,是通过数字资料来研究现象的因果关系,能较客观地描述问题和现象,并用统计学方法分析资料和设对照组来避免研究中的偏差,其注重认识事物的客观性和证据的量化,强调研究结果的普遍性和精确性,量性研究在我国现阶段的护理研究中运用仍较广泛。随着学科的发展,质性研究和混合方法研究也逐渐受到护理人员的重视与应用,使得护理研究的方法得以丰富。

1. 量性研究　我国护理研究中量性研究存在以下特点:

（1）非实验性研究较多:我国非实验性护理研究论文数量呈逐年增加的趋势,非实验性护理研究论文数量占期刊载文量的比例也逐渐增加,说明我国非实验性护理研究正在稳步、快速地发展。非实验性研究中,以描述性研究为主,如现况研究和影响因素研究等。另外,工具研究、专家函询、流行病学方法中病例对照研究和队列研究也有逐渐增加的趋势。

（2）实验性研究和类实验性研究越来越多:以往护理研究的成果着重体现为护理体会,而逐年统计中词频降幅最大的是护理体会,预示着以该形式体现的成果越来越少,反映我国护理研究已经从表象逐渐向内涵研究进行深入和细化。实验性护理研究发展迅速,论文数量不断增长,质量在进步,研究范围不断扩大,但发展仍较缓慢。

目前实验性护理研究设计主要以单纯实验前后对照设计为主,其次是随机对照试验设计,也有少部分研究应用所罗门四组设计和析因设计等。类实验性护理研究设计主要采用的是自身前后对照设计或非随机同期对照试验设计。

近年来护理研究者已逐步意识到动物实验对于护理研究科学性的重要意义,通过动物实验研究,可以更准确、更全面、多方位、多层次地了解人体疾病及各种生命现象的本质,从而揭示护理基础理论的真谛。但与医学研究相比,护理研究的动物实验还处于起步阶段。随着护理研究环境、条件的日益改善,护理研究者相关知识、技术水平的日益提高,护理领域的动物实验研究也可能会蓬勃地发展起来。

除动物实验外,由于心理学理论与方法在护理领域中被广泛运用,心理学实验在护理研究中已逐渐崭露头角。研究者采用实验的方法来研究人的心理现象和行为,借助各项技术如眼动技术、事件相关电位技术等收集客观数据信息,在护理中常用于认知领域。目前有护理研究者自行设计相应心理学实验程序,在实验中对研究对象给予不同形式刺激,借助计算机或其他技术收集所需的反应。例如,在针对房颤信息加工特征的研究中,研究者利用心理学实验方法了解房颤患者决策任务的决策过程,再借助计算机记录的信息,客观分析患者治疗决策过程中的信息关注点以及信息加工方式。

(3)科研设计日益科学化、多样化:随着护士学历水平的提高,继续教育的不断深入,具有较高学历和较好研究技能的护理科研人员越来越多,护理研究呈现出设计方法多样化,抽样方法科学化,收集资料方法综合化,测量手段多元化的趋势。抽样方法则呈现出便利抽样逐渐减少,概率抽样逐渐增多的趋势;在收集资料的过程中,综合使用两种及其以上方法逐渐增多;尝试使用多种测量手段和工具的情况不断出现。

(4)护理科研人员利用统计分析手段与日俱增:量性研究离不开数据统计分析,对统计方法的准确应用体现了我国护理研究日趋规范、科学,研究结果可信度越来越好。表现在对样本量的科学估算,对不同类型的资料更为准确地进行统计描述和统计推断。此外,较为复杂的统计分析方法和模型构建在护理中的使用也越来越广泛,如潜在类别分析、广义线性模型、结构方程模型等。随着医疗信息化的建设与发展,大量临床数据得以电子化和数字化,传统统计分析方法可能不再适用,研究者常根据研究需要提取和收集有价值的临床数据,借助机器学习等技术探索其中隐藏的信息及特征规律,常可用于多因素疾病的预测模型探索等。

我国护理研究中量性研究虽然应用广泛,但仍然存在研究设计不科学、不严谨的问题,这不仅造成人力、物力、财力及时间的浪费,而且直接影响护理科研成果的临床应用,甚至造成不良后果。主要表现在以下几点:

(1)研究对象选择存在的问题:缺乏研究对象选择的具体纳入、排除标准;选择的研究对象缺乏代表性或代表性较差;研究对象仅给出总例数,缺乏具体资料,无法判断其选择的对象是否符合要求。

(2)研究中分组方法存在的问题:观察组与对照组进行分配的方法未说明;该设对照组的未予设立,使研究结果论证不强;观察组与对照组的具体资料缺乏,难以判断其可比性;分组的方式使得观察组与对照组缺乏可比性;样本量的计算不科学规范;观察例数数量不足,有的两组例数悬殊;分组不够严谨,有空漏或相互包容现象。

(3)资料收集方法较单一:资料收集是一个经周密设计并通过不同方法从研究对象处获取

数据和资料的过程,是整个研究过程中具体的且非常重要的环节。资料的真实和准确与否直接关系到研究结果的真实性和科学性,所以应选取合适的资料收集方法并严格执行。然而我国护理研究中采用的资料收集方法大都是自我报告法,方法单一,且测量的结局指标主观性太强,研究结果可信度不高;较少使用生物医学测量法、观察法等手段,以获得准确可信的客观数据。

(4)研究质量存在的问题:研究过程叙述不详或太笼统;缺乏效应或效果判断标准,或者观察指标不科学、不客观;未说明研究的混杂因素及如何控制混杂因素,如操作者是否统一培训过,是否为同一人或同种方法进行等。

(5)研究结果表达与统计学应用方面存在问题:结果表达笼统;统计表格不规范;统计方法及具体统计量未给出,仅给出 P 值;统计分析方法不正确,构成比和率混淆;对 P 值的意义理解不正确等问题。

2. 质性研究 在护理领域单纯运用量性研究回答所有的研究问题是不合适的,因为护理研究对象是主体的人,人的思想、观念、情感、行为等具有个体性、主观性、非确定性和非量化性,量性研究很难获得心理、行为和情感等方面真实、可信的资料。某些护理研究选题需要对事物的"质"得到一个比较全面的解释性理解,需要理解参与者独特的、变化的、整体的本质,最终形成新的理论,因此,质性研究在护理研究中的应用和发展是十分必要的。近年来,我国护理人员已逐渐开始了解并运用质性研究的方法开展相关研究。我国护理研究中的质性研究存在以下特点:

(1)年文献量稳步增长:从发表年份看,护理质性研究的文献发表呈上升趋势,特别是2007年后上升趋势较快,说明质性研究得到越来越多护理人员的重视。从质性研究文献发表的数量来看,无论是整体数量、发表的期刊数目,还是研究方法的丰富等方面都体现了国内护理人员在质性研究上的进步。

(2)质性研究方法以现象学研究为主:徐倩等对2003—2013年我国护理质性研究已发表的文献进行文献计量学分析后发现,现象学研究法占护理领域质性研究的81.57%,而扎根理论法、行动研究法、田野研究法、民族志研究法和个案研究的应用很少。

(3)质性研究资料收集方法以非结构化访谈为主:一项对中华医学会主办的152种期刊上发表的医学定性研究进行文献计量学分析后发现,截至2015年,纳入质性研究的文献运用的主要收集资料方法为个人访谈(88.67%)。除个人访谈外,还有采用小组访谈、观察法、实物资料收集等,但数量较少。

(4)质性研究中伦理问题逐步受到重视:越来越多的护理研究者在质性研究过程中明确写明伦理道德要求,为保护被访谈者的隐私,研究者遵循知情同意原则,在访谈前对被访谈者讲明研究的内容、目的、方法,承诺用编码代替姓名,以保护隐私,取得被访谈者的理解和配合。因为在质性研究方案的实施中,研究者部分间接或直接涉及被研究者的个人或家庭隐私,为了保证研究结果客观真实,研究者在实施过程中要遵守伦理规范。

(5)质性研究在我国护理领域应用的范围:质性研究的对象以患者最多,其次是临床护理人员、护生和患者家属。探讨患者或其家属的感受、价值观、世界观、身心体验等主观认识;临床护理人员工作过程中的体验、压力、心得等;教育模式的革新和护生的职业生涯规划等研究。当前,国内护理人员运用质性研究中的现象学研究法,研究"青少年癫痫疾病患者疾病感受和体验""赴武汉参与新冠肺炎重症患者救治护士真实体验"等;以及运用扎根理论研究"护理专科团队建设模型构建"等方面已做出一些成果。未来质性研究可进一步扩大研究对象和范围,拓宽研究思路。

质性研究在运用中也存在某些不足,如:

(1)护理人员对质性研究的认识存在偏差:我国护理研究长期以来主要运用量性研究来探讨护理现象,质性研究被极大地忽视。目前虽有人认识到仅靠量性研究充分理解整体的人及人的护理需求受到很大限制,并逐渐了解了质性研究,开展了相关研究,但大部分研究者对质性研究的认识不充分。

(2)对质性研究方法认识不足:一般来说质性研究适合特殊性问题、过程性问题(意义类问题和情境性问题)、描述性问题和解释性问题的研究选题,不适合概括性问题、差异性问题、推论性问题、评价性问题和因果关系类问题的探讨。但部分学者对质性研究研究方法的认识较为模糊,少数文章借用质性研究的名义,实则为经验总结或量性研究。此外,许多研究未明确理论基础或研究方法,通常笼统地用“质性研究”一词表示所采用的研究方法,但质性研究可根据方法学进行更细致的分类。还有学者对各种质性研究方法张冠李戴,如部分研究者将描述性质性研究与现象学研究方法混淆使用。

(3)研究方法相对比较单一:目前大部分的研究运用的是现象学研究方法。实际上,质性研究还有其他的研究方法,如民族志是一种最早的质性科研方法,它主要是对家庭、社区、民族等文化习惯进行描述。护理学家 Preston 通过对冠心病患者家庭文化和习惯的观察采访和交流,对于指导冠状动脉搭桥手术的患者如何做好术前准备和促进术后康复做出了积极贡献,同时这一研究也促进了心脏疾病的预防和处理的发展。田野研究法是研究人在某一特定自然环境中对生存和活动的适应情况。我国台湾地区护士以此方法做过不少研究,如对巨结肠少女住院期间的护理经验研究就是很好的一个例证。对在护理实践中一些概念也尚未被定义,概念属性尚不明确、概念之间的关系尚未被解释,或者某些护理现象或问题从未被探究时,研究者都可选择扎根理论方法进行研究,如林岑等采用质性研究中的扎根理论研究方法,经过开放式登录、关联式登录、核心式登录3个步骤,采用不断比较的方法,形成关于中国乳腺癌患者坚强的概念结构。护理实践中的各种各样健康促进与疾病预防行动、护理管理中的改革或变革、护理教育中新的教学方法的引进与实施等,都很适合采用行动研究方法,如白姣姣等在糖尿病患者足部健康行为干预中应用该法改善患者的自我效能及自护能力,有效控制和降低了糖尿病足的发生与发展。

(4)对质性研究的资料分析不够准确和全面:有研究显示,我国护理质性研究中,约有一半的研究对资料进行分析时没有按照规范的方法进行。同时,少数质性文章还存在资料分析方法选择不当或者混乱使用。在资料分析表述过程中,过于含糊、笼统,仅简要说明资料分析环节。

(5)有些研究者应用质性研究方法时,没有意识到研究者在质性研究中的作用和角色:社会学认为量性研究中的研究对象通常是客观并脱离人的意识存在的,研究者常以旁观者角度来判定研究结果;而质性研究中研究者和参与者都是主体的人,不可避免地存在着研究者内在的参与和主观因素干扰,所以研究者本身的社会角色和个人背景会对参与者产生影响,如果研究中不能充分意识和分析研究者的地位、身份及研究者与参与者之间的关系,就会影响收集和分析资料的严谨性。然而分析质性研究文章发现,目前多数研究缺乏研究者与研究对象关系和自身主观偏倚的反思,不利于提高研究结果的可信度。护理研究者应加强方法和技巧的学习,并及时进行过程反思,以更好地进行质性研究。

3. 混合方法研究 随着临床问题的复杂化,单独使用量性或质性研究方法有时不能很好地解决护理问题。因此混合方法研究作为拓宽研究目的、加深理解和反复验证,将量性研究与质性研究相联结,成为国内新兴的第三种研究方法,逐渐被研究者使用。从最初简单的量性和质性研究混合,到目前许多学者已明确提出混合方法的具体设计类型。国内关于混合方法研究还处于发展初期,对国内混合方法研究进行初步文献检索和计量学分析后发现,从 2009 年开始运用混合方法研究的文章逐年增多,但总量依然不多,其中学位论文比重较大(81.10%),期刊论文占比 18.90%。目前,国内混合方法研究的对象主要为护士、老年人和照顾者,应用范围主要聚焦于现状及需求调查、患者生活质量及自我管理、照顾者能力及负担研究等,如"护理学本科毕业生胜任力现状调查与分析""不孕女性抑郁焦虑状况及其影响因素研究"等。然而,由于我国对于量性研究的应用多于质性研究,并且能够充分理解和掌握质性研究方法的护理研究者较少,限制了混合研究方法的运用。虽然国内学者尝试运用混合研究方法,但对于混合方法研究的认识不足,存在量性研究和质性研究简单拼凑的情况。未来护理研究者需深入学习混合研究的设计,促进其研究方法的规范使用,真正将量性研究与质性研究恰到好处地结合和相互补充,发挥交叉优势。

(三)基金资助状况

基金资助是保证护理研究顺利进行的关键,基金资助的研究课题代表了各学科领域中重要的研究方向或一定时期内的工作重点。没有科研经费的保证,护理研究只能是纸上谈兵。

总体而言,目前我国护理研究的基金资助数量少、金额小,并且护理研究基金资助来源较狭窄,较少获得市、省、部级、国家级科研基金资助。但是近年来,随着国家对护理学科的重视和投入,以及护理学人员科研素质和能力的提升,护理研究受资助的比例也在迅速增加,从受资助的来源看,国家级、省部级、市级课题明显增多。以临床护理研究为例,2015—2018 年中国 12 种护理核心期刊刊载的临床护理基金论文数量已达到 7 800 余篇。资助基金来源包括国家级项目、省部级和地方市级项目,院、校级科研项目以及部队、基金会、企业等。国家级和部级科研基金有国家自然科学基金、国家科技支撑计划、国家高技术研究发展计划(863 计划)、国家社会科学基金、教育部人文社会科学研究项目、高等学校博士学科点专项科研基金等。各省市的科研基金名称各异,主要有各省市的自然科学基金、社会科学基金、医药卫生科研基金等。其中,受资助数量较多的地区主要集中在江苏、上海、广东、北京和浙江等省市。

长期以来,护理专业获得国家各级政府指令性研究经费和竞争性研究经费的机会都比较小。但近年来随着国家经济和社会的发展以及对医疗卫生事业的重视,护理高等教育特别是研究生教育的发展,护理科技工作者在国家竞争性研究经费的获取上有了长足的进步。以国家自然科学基金为例,2004 年国家自然科学基金开始有护理学科立项资助,之后护理学科方面的资助项目和资助金额整体呈上升趋势,2009 年增幅比较明显,特别是 2011 年后,护理专业从临床医学下的二级学科成为一级学科,资助金额更是大幅度增加,截至 2017 年,累计资助 74 项,资助金额 2 279 万元。通过对受资助的护理项目进行梳理发现,立项项目主要集中在慢性病综合防控、中医、重大传染病防控、护理服务与质量管理等领域。从研究对象来看,主要重点关注老年人群、慢性病患者人群、地域性重点疾病人群、传染性疾病人群等,如养老机构老年人、寒冷地区 COPD 高危人群和稳定期患者、HIV/AIDS 患者、脊髓损伤患者;从研究内容及方法来看,主要集中在模型构建、理论建构、管理模式和策略、社区干预、生命质量及康复效果、评价工具的开发与应用等,如健康管理最优模式、分级照护模型、残疾危险因素评估及时点匹配干预与健康管理模式、健康管理和行为干预策略等。总体来看,国家自然科学基金护理学科立项项目在研究上呈现由点到面、由粗到细、由浅入深的特点,这也与国家对护理学科的重视及大力发展有关。此外,2014 年国家卫生和计划生育委员会公布的 2015 年公益性行业科研专项重点支持的领域中第一次出现了护理学,最终有护理课题获得了 497 万元资金的资助。2020 年,在国家重点研发计划"主动健康和老龄化科技应对"重点专项立项中,再次出现护理课题。

(四)我国护理研究中的问题

护理研究作为指导护理实践和推动专业发展的重要基础,随着我国护理专业发展也取得了一些进步和成就。但与国外相比,我国科研工作起步相对较晚,护理研究仍存在诸多不足,具体表现在以下几个方面:

1. 护理研究的创新性不足 目前我国护理研究选题多来自临床实践,选题面窄,简单重复性研究较多。另外,我国护理研究中很多理论、方法、工具等都是借鉴国外的研究,缺少具备我国护理特色的理论、方法和工具的研究。具体表现:①对早有定论的事物进行反复研究,得出与前人完全一致的结论;②护士缺乏科研意识,对明显的、理所当然的因果关系不断重复研究;③科研选题不是一个研究问题,而是对护理常规的论证。

2. 研究成果和实践脱节 目前我国研究者关于护理政策、研究、实践和教育之间的关系认识不够深入,研究成果很少为政策制定提供科学依据,也尚未被充分应用于实践或教育中,四者之间存在明显的脱节。

护理教育者是联系理论、临床实践以及科研的纽带。但是由于高校护理教育者和临床护士对护理研究的侧重点不同,以及护理研究的成果与临床缺乏交流或交流形式单一,科研成果传播渠道有限,许多有价值的研究成果并不为广大护理人员所知,造成研究成果不能被有效地运用于护理实践并推动护理事业的发展,从而失去了研究的价值。

3. 护理人员科研素质不高、缺少主动科研意识 我国广大护理人员科研基本知识相对缺乏,如缺乏对科研原理、科研程序与方法、科研设计、卫生统计学及文献检索等的学习,因此护理人员在临床开展研究及应用研究成果的能力相对欠缺,这会对我国护理研究的进一步发展造成影响。

另外,动机决定事情的发展方向和最终的结果,护理人员对开展护理研究重要性的认识及参与科学研究的动机直接影响着护理科研的发展。护理作为一个新的一级学科,许多理论需要完善、许多技术需要革新、许多问题需要解决。护理研究的进行是为了回答有价值的科研问题。然而现在不少护理人员开展护理科研、撰写论文的目的只是为了职称晋升的需要,而不是为了护理工作的需要和专业发展的需要,这不免会影响护理研究的可信度、深度和质量。

4. 缺乏相应的支持 护理研究的开展和实施需要科研经费支持,然而由于护理研究成果的社会效益和经济效益不显著,造成国家对护理研究经费的投入有限。另外,与医学其他学科相比,护理研究可利用的实验室和经费远远不足。这会挫伤护理研究者的积极性,制约护理研究进一步发展。护理研究的开展同样需要领导在管理政策上的支持、其他专业人员在文化和情感上的支持,以及护理管理者在人力和时间上的支持。因此,我国应加大对护理研究的支持,为护理研究的长足发展保驾护航。

综上所述,近年来,我国护理研究在质与量上都有所提升:护理研究对象更加多样化、研究规模和领域不断扩大、研究方法不断改进、研究的规范性和科学性不断提高,护理研究取得了飞速的发展。但仍然存在很多不足之处：研究的创新性不足、研究设计不够严谨、研究成果和实践脱节、研究缺乏相应的支持、护理人员科研素质有待提高等。因此，加强护理研究、促进护理学科发展，是不可忽视的重要问题。

三、护理研究的发展趋势

（一）护理研究方法应用的趋势

1. 更加重视质性研究　量性研究仍将是主要的研究形式，但质性研究将不断受到重视，其所占的比重也将继续上升。此外随着研究实践的不断深入，对于质性研究方法的把握和掌握也将日臻成熟。

2. 更加注重混合研究方法的使用　将进一步尝试量性研究和质性研究的整体式结合（顺序设计、平行设计、交叉设计）、分解式结合（混合式设计、整合式设计、内涵式设计）；并在肯定混合研究设计益处的同时，也会感受到混合方法研究带来的基于不同理论范式结合产生的认识论上的冲突。

（二）护理研究内容发展的趋势

1. 心理护理　心理护理研究几乎渗透在各个疾病和疾病的各个时期，但比较集中的是围手术期的心理护理研究、慢性病患者的心理护理研究，如糖尿病患者、高血压患者、脑卒中患者、血液透析患者、冠心病患者、肿瘤患者、疼痛患者等。目前，心理护理研究主要关注的是患者的焦虑、抑郁情绪发生状况、影响因素和综合的干预方法，以及社会支持、应对方式现状等。未来心理护理研究将会深入探讨影响患者负性情绪的因素，在探讨社会支持、应对方式对疾病影响的基础上，挖掘具体的有针对性的干预措施。

2. 循证护理　近年来，尽管循证护理逐渐成为国内护理研究的热点，国内文献量也快速增长，但整体水平仍较低，国际展示度及影响力较弱。未来循证护理的趋势：①更加重视系统评价。系统评价会成为循证护理实践的基础，并在健康各领域发挥越来越重要的作用。②循证护理如何加速临床转化改善常规实践。③各专科护理领域的循证为基础的临床实践指南的研发。④与循证护理相关的教育开发。循证护理毫无疑问主要关注临床护理实践、专科护理，这在文献量、发文期刊等指标上均有体现。但进一步的分析表明：循证护理研究会越来越侧重于卫生保健与服务、职业安全、护士职业教育、社会、心理等方面，这从高影响力论文及每篇论文均被引频次上都有体现。

3. 护理安全、护理质量　护理安全和护理质量的研究趋势：①影响患者安全的因素分析，特别是系统因素和其中一些软实力（如安全文化、医务人员因素）对护理安全的影响；②护理安全隐患的预防；③护理不良事件的上报、管理；④持续质量改进的方法和措施；⑤在以患者为中心、团队合作及循证基础上，设计确保质量与安全的系统；⑥在教与学上，如何创造和质量与安全相关的持续行为和态度改变。

4. 社区护理　社区护理的研究中，未来关键研究领域包括：①怎样强化多学科合作的伙伴关系、社区健康的团队方式、多部门合作的机制，创造社区护士的独特发展空间；②怎样进一步明确社区护理的责任，明确服务的性质和价值，以便获得对社区护理的更多支持；③怎样让社区护理在老龄化社区（慢性疾病为主要疾病负担）发挥更大的作用；④怎样让社区护理得到政府、家庭和社区的更有力的支持；⑤怎样建立合理的社区护理服务的经济支付制度；⑥怎样不断改善社区护理的质量和安全；⑦如何健全社区护理人力资源管理，吸引更多的护士投身于社区护理工作。

5. 肿瘤护理　肿瘤护理的研究趋势：从生理、心理、社会、精神等多角度探讨肿瘤患者和家人对医疗照顾的需求；深入探讨肿瘤患者放、化疗期间并发症的预防和护理干预手段；肿瘤患者生活质量的改善；护士在肿瘤护理实践中的教育培训；舒缓治疗与护理、安宁疗护的研究。

6. 慢性病自我管理　未来研究趋势：①多为针对高血压、糖尿病、慢性心力衰竭、抑郁症、慢性阻塞性肺疾病、哮喘等患者应用不同的自我管理干预方法的随机对照试验、系统评价与 Meta 分析；②寻找提高患者自我管理的敏感结局指标与影响因素的研究；③多学科研究多种慢病共患患者的问题和应对。

7. 护理专业教育　建立和细化不同层次、不同培养类型护理人才的培养目标；规范各层次护理专业教育的标准体系；发展多样化教育教学方法。

（三）护理研究成果的作用趋势

科技成果可分为三种类型。①基础理论成果：是指在基础研究和应用研究领域取得的新发现、新学说，其成果的主要形式为科学论文、科学著作、原理性模型或发明专利等。②应用技术成果：是指在科学研究、技术开发和应用中取得的新技术、新工艺、新产品、新材料、新设备，以及农业、生物新品种、矿产新品种和计算机软件等。③软科学成果：是指对科技政策、科技管理和科技活动的研究所取得的理论、方法和观点，其成果的主要形式为研究报告。

以往传统护理研究的产出往往是研究报告、学术论文、科学专著等形式，间接推动教育、培训、政策等各方面的改进，进而服务于人群。网络和电子信息技术的发展，将加快研究成果的传播及转化，实现资源共享，为护理人员的互相交流和借鉴提供良好的环境，同时可视化的研究成果的出现和运用，如为人的健康服务的周边产品、健康服务相关的技术软件、健康服务相关的专利等，将会更直接地服务于民众的健康生活，让人们处处感受到护理研究成果的关怀。

通过对文献的学习和总结，可以看出今后的护理研究将有如下趋势：

1. 更加重视团队合作及跨学科合作　团队合作主要表现在个人研究所占比例逐年减少，团队合作研究的比例则从 1985 年的 60% 增加到 2010 年的 91%；在 1990 年，量性研究的作者数量为 1～6 位，其中包含 1～3 位作者的研究所占比例为 87%，包含 4～6 位作者的研究仅占到 13%。然而在 2010 年，作者数量扩大到 1～10 位，其中包含 1～3 位作者的研究所占比例降为 46%，而包含 4～10 位作者的研究已升至 54%。

跨学科合作在量性研究中表现最为明显，在 1990 年，约有 11 种学科来源的人员参与护理研究。到了 2010 年，这一数字增至 21 种，来源领域也扩大至公共健康、药理、理疗等。此外，护理人员与其他学科人员合作研究所占的比例也越来越高，到 2010 年这一比例已达到 55% 以上。团队合作和跨学科合作的增强不仅反映了护理研究范围的扩大，也反映了研究的复杂性也在不断加大。

2. 研究的来源地将更加广泛　由于欧美地区在护理领域起步较早，因此早期的研究来源主要以欧美地区为主。1990 年，有 93% 的量性研究来源于欧美国家，其他地区来源的研究仅仅占到 7%。而到 2010 年，来源于欧美国家以外的研究比例已增至 33%，相信这一比例会逐渐增大，这也在一定程度上反映了这些国家护理研究水平正在不断地提高。

3. 循证相关研究备受关注　近年来循证护理越来越受到关注，循证护理的文献量也逐年增加，目前这些文献的来源仍以欧美国家为主。与循证护理相关的系统评价、运用证据检验证据的相关研究将会增多，重心将会是临床护理实践和专科护理，但在卫生保健与服务、职业安全、护士职业教育、心理护理和社会学等领域的循证护理研究也会越来越受到重视，这种趋势与目前各国强调疾病预防和护理人才培养有关。

Polit 和 Beck 在 2018 年再版的 *Essentials of Nursing Research* 一书中也预见了未来护理研究的方向。①持续重点关注循证实践：继续鼓励护士将研究结果应用于实践，因此需要提升护理研究的质量，提高护士应用相关研究结果的技能。为了更好地将研究结论转化为临床实践，转化研究也开始被人们关注。②通过严谨的、可重复的研究以提供更有力的证据：严谨的实验设计是非常必要的，并且需要在不同的人群、不同的临床环境以及不同的时间重复研究以确保研究结论的可靠性。③更加重视系统综述：系统综述是循证实践的基础，在医学领域发挥越来越重要的作用。④促进地方性医疗机构的研究：随着越来越多的医院在美国和其他国家申请磁性医院的认证，旨在解决当地问题的小规模、地方性的研究可能会增加。⑤扩大研究结果的传播：互联网和科学技术的进步对研究结果的传播产生了积极影响，这一影响反过来又有助于促进基于证据的护理实践。⑥加强对文化问题和健康公平性的关注：健康公平性的问题已经成为一个核心问题。研究者需要对不同文化人群的信仰、行为、流行病学和价值观保持敏感性。⑦关注研究的临床价值：研究结果应该是有临床价值的，而患者在定义临床价值中占据了中心位置。未来几年的主要挑战之一是如何将研究证据和患者的偏好纳入临床决策。

以上的种种预见也只仅供同行参考。相信广大的护理同仁都是期盼着护理研究能够奏响崭新的华丽乐章，而我们每一个人都是乐在其中的演奏者。

（李　峥　张　欢）

 本章小结

只要在护理职责范围内的同人的生物属性和社会属性有关的健康问题以及护理专业自身发展有关的问题，都属于护理研究的范畴。护理研究范畴的演变与护理专业的发展阶段、不同时期的社会状况与卫生体制改革，以及人群的人口疾病特征相关联。从早期护理研究起源于注重患者护理开始，一直扩展到现在的护理教育、护理管理、临床护理、社区护理、循证护理等多个领域。护理研究方法也在逐渐发展和丰富，呈现出系统化和多样化的演变特点。从早期以量性研究方法为主，逐渐过渡到 20 世纪 70 年代将质性研究方法引入护理研究，再到 21 世纪初期混合研究方法的逐渐推广，以及与循证护理相关的研究的发展。学科的发展和专业的进步对护理研究提出了更高的要求和挑战，回顾护理研究发展的历史和现状，是为了更好地塑造今后的研究方向。

 思考题

1. 作为一名护理专业的学生，为什么我们要学习如何做研究？我们如何能跟上世界护理研究发展的步伐？
2. 了解国内外护理研究的现状对我们进一步开展研究有什么启示？
3. 我们如何预见今后护理研究的方向？

第七章

护士的职业生涯和专业成长

经过学校课程的系统学习,护理专业的学生们即将走向不同的工作岗位。健康所系,生命相托。护理职业生涯的开始对每一位即将毕业的护生而言都意味着一份责任。因为热爱,所以奉献。在这个重要的人生角色转变阶段,本章内容希望通过分享经验和知识,增加护理专业学生相关知识,适应和把握未来的职业生涯,实现专业与个人的同步成长。

第一节　从学生到专业人员

近年来我国高等护理教育事业蓬勃发展,陆续为社会输送着一批批包括护理本科生、研究生在内的优秀人才,他们将为促进护理专业的发展发挥不容忽视的作用。然而,经过多年的理论知识储备,当即将毕业的护理专业学生开始向注册护士转变时,常常会遇到不同程度的应激、不适、压力与困扰。在新型健康照护模式的要求下,如何处理好护患关系、顺利实现角色转变以满足社会需求,是这些新毕业护生面临的挑战。相关研究显示,近年来国内外护理工作人员,尤其是低年资护士,选择离职的现象仍有发生。因此,对于每一位即将走上护理工作岗位的毕业护生而言,成功完成由学生到专业人员的转变,积极迎接挑战,树立正确的职业观、人生观、价值观至关重要。本节内容旨在通过阐述有关角色转变及现实性休克的相关概念、影响因素以及应对策略,以帮助广大护生顺利完成从护生到护士的角色转变,逐渐成长为一名身心健康的护理专业人员。

一、自我角色转变

(一)转变的概念、基本属性及判定指标

1. 转变的概念　转变(transition)是指从某一情境、条件、阶段或状态过渡或变化至另外一种,它随时随刻都在发生。转变主要有以下四种类型:发展型(如入学,成为父母)、情境型(如从护理院校毕业)、健康或疾病型(如罹患慢性病)以及组织型(单位内领导或员工的变更,实施新的规章制度)。

2. 转变的基本属性　转变是一个复杂又多元化的过程,具有以下几个基本属性:认知、参与、变化与差异、时间跨度和标志性事件。①认知:是指对转变经历的感知、理解和认识。在转变的过程中,人们必须先对发生的变化有所认知,才能开始转变。一个人对转变的认知程度,决定了预期场景和实际情况之间的一致程度,以及再次经历相似转变时,对条件、形式的察觉能力。②参与：转变效果取决于人们的实际参与水平。积极参与的主要表现：不断寻求信息，树立榜样，努力筹备，主动改变自我。认知程度影响参与水平，如果没有认知，也就不会有参与了。③变化与差异：是转变的重要属性。转变是一个长期过程，经历了由变化到适应直至完成转变的过程。所以说，转变因变化而产生又最终导致了变化。而差异性主要表现在理想与现实的差异，不同人对转变的感觉、看法以及接受程度上的差异。④时间跨度：转变是一个过程，随着时间的推移而发生。先是通过感知和预期，然后经过一段时间的不适，困惑，挫折和探索，最终到达一个新的起点，重新实现平衡。⑤标志性事件：大多数的转变都伴随着一些标志性事件的发生，这些事件使得人们意识到变化与差异，并开始积极应对。

3. 顺利转变的判定指标　判定人们是否顺利完成转变可以通过评价转变的过程和结局指标来实现。对过程指标的评价主要包括：是否依然与周围环境保持联系，是否依然与周围的人或事进行着相互作用，是否切身参与其中，以及能力和自信心是否得到提高。对结局指标的评价主要包括：最终能否成功驾驭新角色、适应新情境，是否对自身有了一个综合性的认识，有无实现突破或达到新的平衡等。

关于护理专业学生的转变，Nash Robyn 等认为：每个护生都要经历由学生到专业人员的转变过程，这如同一个仪式，标志着护生结束多年的在校理论学习，正式进入工作岗位，成为一名护理工作者。作为护理团队的新成员，他们需要学习临床工作环境中的各种文化、制度与规则，培养技能，获取知识。同时，这些工作场所也为他们提供了前所未有的实践机会。初始，大家往往会对新的生活充满兴趣和憧憬。然而，随着时间的推移，他们在实际工作中可能会遭受到各种应激，感到不适应、能力不足、丧失信心，甚至自我否定，这称作"现实性休克"，但只要经过不断地摸索和适应，通过不懈的努力和提高，在向新角色转变的过程中，他们最终会收获成长，取得成功。当然，这个过程离不开一个和谐健康的工作氛围、临床老师和领导的用心指引和教导，以及来自家人、朋友、同事、社会的帮助与支持。

一项有关 8 名南非毕业护生向社区护士转变过程的现象学研究报告显示，大多数护生在毕业之后，都对即将要开始的护理生涯表现出既期待又紧张，既兴奋又存在恐惧和不安的情绪。一方面，他们为自己顺利毕业感到自豪，并在一定程度上对自身多年来的理论储备充满信心，渴望能够独立完成任务，体现个人价值；另一方面，他们又对未来的临床工作感到不确定和恐惧。毕业生们表示自己在处理事务矛盾、对紧急情况迅速做出反应方面，能力存在欠缺，对即将承担的护理责任又期待又害怕；对各种临床护理技能的实践不够熟练、灵活；不敢委托他人办事，害怕受到伤害，不知道该期待什么，怀疑自己的能力等。而当他们在工作一段时间之后，再次接受访谈时，不少被调查者承认自己遭遇到了现实性休克。访谈结果显示：理论与实践的脱节、同事的态度、工作环境和工作氛围、不同的患者文化层次、不确定的工资福利、对新住所的不适应等均是引发现实性休克的相关因素。

（二）现实性休克的概念及分期

现实性休克（reality shock）常用来描述个人在经过多年的理论知识学习之后，正式进入实践工作时所出现的一种反应，其发生主要是由于原先的理念、原则和价值信仰与当前环境的不完全相符或是出现矛盾。新毕业的护生们在遭遇现实工作环境与之前校园学习生活环境的种种不一致时，常会产生这一反应。该反应会使这些新进护士产生应激，威胁到他们的健康，甚至导致其对于职业生涯的失望和梦想的幻灭。现实性休克是一个过程，根据 Kramer 于 1974 年所提出的"现实性休克理论"，具体表现为以下四个阶段：

1. 蜜月期　毕业护生们认为护理的世界里一切都是美好的,兴奋地憧憬着即将到来的护理生涯。如接受岗前培训时与同学或朋友分享经历,感觉自己所付出的将得到回报;庆幸选择了护理专业,并将为护理事业的变革做出自己的贡献。

2. 休克和排斥期　正式参与临床护理工作之后,面对复杂的临床情境,各种各样的护理观点和不同的护理流程、技巧和方法,新进护士们往往会表现出自信心降低、缺乏安全感、缺乏成就感、精神紧张、疲惫不堪、愤懑、挫败、消极、逃避、不信任等。

3. 恢复期　通常幽默的恢复是现实性休克恢复的首要信号,新进护士们逐渐适应和理解新的环境,紧张与焦虑感下降,开始着手解决问题。她们可能会主动表达意愿,如"我来给患者静脉输液吧,我打赌自己能做好"。

4. 结局期　结局好坏与新进护士的适应能力有关。如果护士越能积极工作,她或他越能成长为一个职业护士,最终收获成长,变得更加的专业并有能力去变革。

尽管该理论早在 1974 年提出,但至今仍是我们理解现实性休克的概念并成功度过这一阶段的基础。在护理职业生涯中,毕业护生们仍需应对相同的过程。第一个阶段称作蜜月期。刚毕业的学生为终于完成学业和即将获得第一份工作而兴奋不已,感到生活是如此称心如意,每个人都觉得护理实践会比护理在校学习容易得多,因为他们再也不用书写护理计划,再也不用为第 2 天的考试通宵复习,并可以独立完成护理技能操作。他们不再是埋头苦读的学生,而是一名可以帮助他人的护士。但是,在这个所谓激动人心的阶段,护生所感知到的情境常有可能是不真实甚至是扭曲的,而他们自身并无法认识到。

蜜月期一般都是短暂的,随着毕业生逐渐意识到曾经的理论学习与当前临床实践之间的不同甚至矛盾时,这个时期便不复存在了。面对各种矛盾,不同的毕业护生有着不同的感受和处理方式。例如,有些毕业生会背弃其原先在校学到的法则以应对现实处境(Kramer 等将之称为 natives,入乡随俗);有些人会选择逃避现实的处境,转行或重返校园继续深造;有些则会对工作越来越循规蹈矩,对患者情感淡漠,甚至逐渐淡忘一名护士应有的价值观和信仰等。大多数毕业生在这段时间会感到挫败、疲惫、消极、自卑、失去信心和希望,甚至愤怒,他们为各种错误责备自己,自我否定的同时对护理也逐渐生出一种吹毛求疵的心态。

直到毕业生们能够客观评价其工作处境,并有效预测同事们的种种行为与反应时,这一期才算顺利度过。拥有一份苦中作乐的心态往往是第一步。当毕业生们能乐观应对所遇到的挫折与困难,紧张感便会随之减轻,适应能力也就相应增强。此外,懂得如何安排优先次序和处理事务矛盾,逐渐学会管理时间以及获得他人(同事、领导、良师益友)的支持与鼓励均是毕业生进入恢复期的重要标志。

到了结局期,各种矛盾已基本得到解决。这里需要强调的是,如果解决方式是积极的,毕业生们会变得更加充实和完善,并且会促进其将职业期望调整到一个新的高度,使得毕业生相信自己是有能力接受挑战的。但是,如果矛盾最终以一种消极的方式被解决,毕业生们的学习和成长都将会受到阻碍。

(三)引起现实性休克的主要因素

1. 理论与实际的差异　在校学习期间,护生们常被教导要为患者实施整体护理,即除了加强对患者自身疾病的关注外,还需关注患者所处的环境、心理状态等影响疾病恢复的因素,根据患者的生理、心理、社会、文化、精神等多方面的需要,为患者提供最佳护理。然而,在实际临床工作中,护理活动多强调以任务或时间为中心,各司其职,共同协作,护士只能发挥部分作用,而非像书本理论要求的那样,运用整体思维,发挥整体效能。除此以外,目前国内大多数医院实行的依旧是分工合作制护理模式,而整体护理模式由于对护理人员能力要求高、护理人力资源投入多而尚未得到真正实施。以上种种原因,导致毕业护生在面对理论与实际的差异时,容易感到无所适从,难以灵活转变或应对,引发现实性休克。

2. 缺乏临床经验 通常用人单位领导对新毕业护生尤其是高学历的护生期望较高,希望其能成为一名具有核心竞争力的护士,能和有丰富工作经验的专科护士们相得益彰。但是,新毕业护生大多缺乏临床经验,特别是在管理时间、解决护理问题及临床决策方面相对薄弱。

3. 复杂的工作环境 新进护生们初入临床时往往要面对复杂的工作环境,如卫生系统内不同专业人员之间的人际关系、与患者及其家属的关系、病区环境等。各种研究显示良好的工作环境、和谐的医疗护患关系,有助于提高工作热情和工作效率,增加患者对护理服务的满意度。反之,不良的工作环境(如紧张的人际关系、压抑的科室氛围、嘈杂的病区环境等),缺乏来自社会支持网络的有效支持等,则会造成新毕业护生身心倦怠、工作效率低下,甚至导致护理差错发生而威胁患者生命安全。

(四)现实性休克的应对方式

Kramer 将现实性休克的应对方式概括为四种。①积极应对型:具体表现为即使新毕业护生对目前的某些工作状态不满意,仍会以积极的态度和方式去适应,并不断推陈出新,优化和改造自身。②消极对待型:具体表现为新毕业护生无法全身心投入到护理事业之中,不秉持甚至放弃原有护理专业素养,对护理工作抱有消极态度或积极性不高,产生抱怨、不满、愤懑等不良情绪,进而影响到职业生涯的发展。③更换领域型:具体表现为告别护理岗位,转行就职于其他非护理领域。如新毕业护生通过继续教育,选择从事其他专业领域的工作。④逃避现实型:具体表现为难以适应现有的护理工作岗位或环境,频繁更换工作以逃避主观或客观出现的问题。

不同的现实性休克应对方式,将会影响到新毕业护生能否成功向专业护理人员转变的结局。积极、有效、健康的应对将会促进护理角色的成功转变,加深对护理专业价值体验与认识,从而促进正确职业观的树立及更高层次的专业发展。

(五)新毕业护生的角色转变

1. 从新毕业护生到护理专家 研究者们发现从一名新毕业护生发展成为一名护理专家往往需要经历五个阶段。第一阶段:发生在护生刚毕业时,在此阶段,新毕业护生大多缺乏临床经验,依靠死记硬背来学习临床技巧。第二阶段:此阶段的护士依然是新手,但能力已有进一步提高,可以独立完成一些任务并能基于经验做出一些评价,多数护士也在这一阶段开始适应临床岗位。第三阶段:逐渐成为一名有能力的护士,掌握各种技能,有一定预见性。第四阶段:在之前基础上更进一步,能够把握全局,并制订一系列方案。第五阶段:护理专家阶段,能够根据各种情况甚至凭直觉来迅速做出判断,制订策略。

2. 新毕业护生需要培养的能力

(1)人际沟通能力:由于缺乏经验或感到能力不足,新毕业护生往往很难与医疗团队的其他成员进行有效的沟通交流。巡视病房、澄清医嘱或是参加科室会议,凡是涉及人际交流的事情都可能会让他们感到不适应和困难。然而,有效的沟通之于护理工作是至关重要的,因此,新毕业护生在和团队其他成员进行交流时可以采用以下方法:①在向医生询问医嘱前,可先将要问的内容写在纸上,组织好语言,避免遗漏。②交流过程中应面带微笑,保持礼貌。③掌握一些对话技巧，如眼神接触、倾听、适时澄清，不随意打断他人说话，复述等等。

（2）护理专业技能：实践可以提高解决问题的能力和效率，所谓熟能生巧，只有通过不断的练习，才能有效提高专业技能，另外，技能有难易之分，但其重要程度却没有分别，任何简单的步骤都有其特殊的意义，因此新毕业护生不能眼高手低，应努力打好各种基础，掌握操作的每一个流程。同时，积极寻求指导老师和有经验的同事的帮助，亦十分重要。

（3）管理技能：新毕业护生常常缺乏管理技能，但是在正式走上临床岗位后，他们又会被分配很多任务，如管理患者、管理实习生等。因此有序的管理十分重要。对于不太确定的护理流程，可以参考教科书，了解具体步骤和意义；将一些有时间限定的任务单独列举出来及时完成；另外，不要把一切任务时间安排得太过于死板，给自己留下变通的余地。

（4）与他人协作完成任务的能力：新毕业护生在临床工作中应学习如何与他人协作完成任务，临床岗位上，不同的工作有不同的分工，护士们应常思考"谁比我更适合完成这个工作"，将任务合理分配，以提高办事效率。

（5）合理安排优先次序的能力：这是所有新毕业护生都必须掌握的能力。因为在现实临床工作中，护理优先次序的安排不合理，可能会导致严重的后果。护士们应注意思考以下问题：①如果该项护理任务未及时履行，患者会不会受到伤害？②我是由于截止时间快到了才把该任务提前的吗？我本来应先完成哪个任务？③还有谁也可以完成这项任务？④首先完成该任务是否是出于安全考虑？⑤如果该项护理工作延误将会导致什么后果？⑥优先次序的安排是否合法？综合以上问题，为每日的护理工作制订计划，并运用批判性思维进行合理安排，以保障护理工作有序、高效、安全的施行。

（6）决策的能力：新毕业护生往往缺乏对紧急状况快速凭直觉做出正确反应的能力。另外，许多新毕业护生会被安排上晚夜班，于是就更缺少了锻炼机会，因此有经验的带教老师，应该经常询问新进护士对于近期工作的体会，鼓舞他们抓住机会，提高准确决断的能力。

（7）应对工作暴力的能力：工作暴力是指工作环境造成的无形压力、患者的种种暴力言行、来自组织内部成员的暴力以及来自家庭、亲人、朋友的暴力言行。研究显示，护理工作中暴力现象普遍存在，尤其是来自组织内部成员的暴力（又称横向暴力），约有 60% 的护士经历或目睹过工作暴力，主要表现为敌对、流言蜚语、非议、嘲讽、替罪、暗中破坏、威胁、消极对待、攻击；吝啬资源共享、不服从、恃强凌弱、言语或身体攻击、轻视、剥夺晋升机会、孤立等。工作暴力会削弱新进护士的工作热情，危害护理人员身心健康，降低护理质量，造成离职倾向。有效应对工作暴力，首先是要培养对暴力的识别能力；其次是学会说"不"，不要独自承担所有的负性后果。另外，院方也应制订相关规章制度，抵制工作暴力。

3. 顺利完成转变的策略

（1）二元文化主义策略：所谓二元文化主义，是指采用二元对立思想来思考问题，即抽象与具体相结合、主观与客观相结合、物质与精神相结合等，从而准确认识事物之间的区别与联系，辩证看待问题，掌握事物发展规律。将这一策略应用于毕业护生的转变中，是教导广大护生应辩证地将在校所学理论知识与临床实际情况相结合，具体问题具体分析，积极培育批判性思维，灵活巧妙地将理论运用于实践。不断提高自我效能感，建立切实可行的目标和计划。

（2）临床带教制度：单位应为刚进入工作岗位的新护士配备带教老师，以指导他们更好地适应护理工作，掌握护理技能，以满足用人单位和同事们的期望。

（3）学会自我管理：最终决定能否顺利转变的人还是新毕业护生自身。良师益友和临床带教多是辅助作用,新毕业护生必须主动寻求和利用各种资源,不断提高解决问题的能力,积极发现问题,解决问题,并定时进行自我反馈和检测。

（4）提高自信与维护自尊:一个自信的人能够批判性地思考和解决问题,勇于克服困难,懂得规避风险,相信自己,勇往直前。一个自尊的人会采取各种积极有效的应对方式完成各种任务。新毕业护生应该充分利用医院内岗前培训、轮转定向培训等时机,尽快熟悉环境和工作流程,寻求机会与护理工作者们共同沟通交流,提高自身能力,感到充实和有价值。

（5）寻找良师益友:详见本节"二、转变的影响因素"。

4. 成功转变的小技巧　此处列举了一些从毕业护生到护理专业人员成功转变的小技巧:①三思而后行;②早做规划,未雨绸缪;③保留精力,不要把时间浪费在琐事上;④尽自己所能帮助和支持您的同事;⑤照顾好自己;⑥避免对您有不利影响的人或事;⑦不要独自承担力不能及的事;⑧学会说"不";⑨铭记护理是一项高尚的职业;⑩不要吝惜向身边的人求助。其他:学会利用资源;与朋友保持联络;制订计划和锁定目标;保持乐观等。

下面以一实例来描述从初学者到专家的角色转变过程。Julie Quick 是伯明翰城市大学的一名全职高级讲师,教授包括外科护理的相关技能。她曾在围手术期实践协会（The Association for Perioperative Practice, AfPP）担任联合领导人。依据 Benner 改编的"初学者到专家"的能力发展理论（图 7-1）,Julie Quick 描述了自己从一名洗手护士转变为外科照护从业者（surgical care practitioner, SCP）的角色发展经历,包括从 SCP 初学者（novice）到高级初学者（advance beginner）逐渐成长为胜任者（competent）、熟练者（proficient）,最后成为一名专家（expert）所面临的挑战和应对策略。

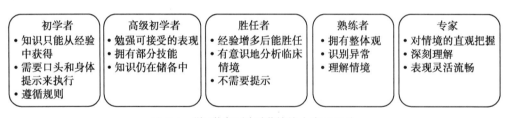

图 7-1　"初学者到专家"的能力发展理论

面对 SCP 的工作,她显然是根本没有经验的"初学者"。尽管 Julie Quick 曾经有作为一名洗手护士的工作经历（例如对于器械的识别和操作）,然而 SCP 要求将这些器械应用于患者的手术操作中是极具挑战的:如使用牵开器暴露手术区域,抓取手术刀和缝合用的持针器,完全不同于将它们只是递交给外科医生。遵照 Benner 在早期初学者阶段的学习建议,Julie Quick 以 SCP 课程框架和围手术期实践协会 SCP 课程大纲为指导,学习相应的理论知识和技术。作为一个初学者,在学习过程中,Julie Quick 意识到之前对于解剖学和生理学的知识储备无法满足当下 SCP 的需求,便进一步研读内容更为深入的医学教科书。正如 Benner 提出的初学者在学习过程中需依赖临床专家的指导,Julie Quick 通过尽可能多地参与手术并倾听外科医生的建议从而提升手术技能,刚开始是作为手术助手,而后是作为手术操作者。在这一时期她严格遵循临床专家的指导,必要时向他们寻求建议或帮助。

在观察和协助多个手术后,Julie Quick 从提供手术协助逐渐开始在临床专家的指导下进行手术操作,向高级初学者过渡。当 Julie Quick 第一次在专家的指导下进行腹股沟疝修补术时,她自信地认为自己对于解剖结构的熟练掌握已经能够顺利执行一些手术操作,然而由于外科手术操作者习惯于站在手术部位的同一侧，而 Julie Quick 作为手术助手时通常是站在术者的对侧进行观察，现在当她作为术者站在临床专家的同一侧倾听其讲述手术过程时，一些技术操作和解剖结构产生的视觉角度上的差异让她需要时间去适应新的手术者角色。随着时间的推移，Julie Quick 逐渐适应了新角色，并能够在术者和助手的角色间轻松转换。因此她提到，正如 Drumm 所说："从初学者成为高级初学者需要在以往的知识和熟悉的领域发生质的转变"。

Benner 认为一名胜任者是可以在没有外界提示的情况下计划和安排工作。对于 Julie Quick 来说，在 SCP 领域成为一名胜任者的基础是更进一步掌握必要的理论知识和技能。在高等教育机构完成一项全国认可的 SCP 能力培训计划后，担任该职位所需的知识和技能得以进一步发展和提升，如记录患者的病史，进行身体评估，问诊和解释。随着与临床专家合作次数的增多，Julie Quick 对相关业务越来越熟悉，已能够在专家的远程指导下，独立地进行临床判断，与患者讨论治疗方案，列出手术方案，并进行追踪护理。而且作为一名 SCP，她能够在提升外科手术技能以外，从患者安全、团队合作、沟通、决策和领导力等角度全面提升患者的照护质量，逐渐成为了在 SCP 领域的一名胜任者。尽管如此，她也反思作为一名 SCP 胜任者仍然要承认自身的局限，如对一些罕见病因或复杂合并症的患者，应将其转诊给外科医学团队成员。但这并没有限制 Julie Quick 自我角色的成长，因为对于这样的患者，她又像是一名高级初学者一样，在临床专家的指导下进行手术或者作为手术助手参与手术，进一步丰富了 Julie Quick 作为 SCP 的工作经验。

一名熟练者是能够对情境有更深刻的理解，并且能够对超越个人工作职责之外的全局做出正确的反应。Julie Quick 为了明确和定义外科团队中的 SCP 角色，她开始着眼于超越手术室之外的工作范畴，并确定 SCP 角色可以发展的领域，树立了 SCP 角色的整体观。在后续的工作中，Julie Quick 的 SCP 角色逐渐成熟，成为一名"熟练者"，在这一层面上她遇到了更多的机遇和挑战，如重新在乳房手术亚专业中实现由初学者到熟练者的转变，建立一个由护士主导的一站式诊所时所面临的困境，但最终通过以往的工作经验和清晰的沟通策略克服了这些挑战和困境。

在专家层面，Julie Quick 已经能够对遇到的各种临床情境做出全面和理性的判断，包括自己能够胜任和不能胜任的手术，并可以独立执行一系列手术操作，清楚何时需要寻求帮助。此外，在手术过程中，在评估外科实习生和初级医生的专业技能之后，作为指导者教会他们一些手术技能。Julie 对于 SCP 角色成功转变的实例体现了顺利完成角色转变的策略。

二、转变的影响因素

（一）个人因素

主要包括个人对于转变意义的理解、态度与信念、社会地位、知识与技能的掌握程度等。调查研究显示：毕业护生在向专业人员转变的过程中常会遇到诸如心理应对及社会适应不良、沟通能力缺乏、护理技术操作不娴熟、经验不足、理论知识与实践相脱节、缺乏专业知识、专业内涵及角色认识不够、缺乏人格魅力，以及现实性休克等问题，这些均是影响护士角色转变的重要个人因素。

（二）环境因素

主要包括日常学习、工作及生活环境（包括硬环境和软环境），社交网络及人际关系，对环境中资源的获取与利用情况等等。研究显示,和谐的工作环境、健康的人际关系、充分的社会支持以及对资源的有效摄取和利用等均有利于毕业护生向护理专业人员的成功转变。其中,能否获得来自良师益友的适宜引导和帮助对于新毕业护生而言尤为重要。因此,以下内容将就良师益友这一因素进行具体阐述。

所谓"良师益友"是一个能帮助他人选择的大脑,是一副愿意聆听的耳朵,是一股将人推向正确方向的动力。在从护生向护理专业人员的转变过程中,离不开良师益友的指引。

1. 良师益友的概念 良师益友(mentor)这个词意味着可靠的参谋、朋友、老师、指导者以及有智慧的人。良师益友需要优先考虑学员们的需求,并努力帮助其满足需求;良师益友需要付出远超过学员想象的努力;同时,他们得到的回报也是巨大的,包括个人成就感,来自学生的崇敬,以及为别人的未来带来了希望与生机的感觉;良师益友往往拥有令学员们敬佩的渊博学识,与学员之间形成的也是一种近乎伙伴的关系。因此,良师益友作用可用八个字来描述:引导、陪伴、适时放手。①引导:良师益友们都是引导者。他们鼓励和引导他人成长与发展,使其变得更加专业和成熟。他们通过榜样效应来帮助和激励学员们。他们常扮演积极的角色,教导、训练、解释、支持、塑造学生的评判性思维,提供有价值的建议,促进学生能力提升并帮助其获得荣誉。②陪伴:良师益友们会与学员相伴而行,并扮演一种积极的角色。在这一过程中,学员们应积极地向良师益友们寻求建议,聆听他们的教诲。③适时放手:良师益友对于学员的辅助关系最终需要发展成为一种释放的、自由的关系。只有让学员们学会独立自主,他们才能最终收获成长。

新进护士与良师益友们的互动交流过程是一个动态的过程,亦是一个双向的、合作的过程。每一个人在此过程中都扮演着某种特定的角色。学员努力学习取得进步,良师益友在致力于帮助学员们取得进步的同时,也不断进行着自身的学习与发展。双方关系自由、平等,在彼此尊重的氛围下一起工作、学习和进步。

2. 相关概念辨识 "mentoring"一词容易与以下概念相混淆,如训练(coaching)、指导(precepting)和导师制(preceptorship)。

(1)训练(coaching):是指通过与同事伙伴或他人进行合作,来协助个人成长。训练时,人们往往更关注的是自身情况,至于他人的内部品质,往往不会给予太多的关注与欣赏。国际教练联合会曾将训练定义为"与他人共同参与思想开发和创造过程,最大程度地发掘自身以及职业潜力"。从护理的角度来看,Yoder 等认为训练是指"面向所有护士,促进其专业成长与发展"。她指出,训练是一个双向过程,护理管理者和护士均需投入大量的时间和精力,以培养出优秀的护理人员。教练们帮助个人找到解决问题、实现目标、制订计划的方法,以促进人们取得最佳表现。根据 Guest 的观点,他认为"引导"的力量靠的是引导者们拥有的知识和智慧,而训练的目的则在于促进提高和发展个人能力。教练们能带来不同的技巧和经验,提供一个全新的视角和不同的观点。但不论是引导还是训练,一对一关注都是关键。基于这些定义,一个优秀的教练可以成为一位引导者,同样,一位优秀的引导者亦能训练别人。因此,要想达到引导与训练的最佳契合,两种形式应相互协作,彼此互补,而非互相排斥。

(2)指导(precepting):是指通过较为正式的安排,在一段时间内为初学者们配上一位经验丰富的老师,由其带领初学者参与各项护理实践,帮助其适应工作流程、工作环境和掌握护理技能。

指导者通常是作为一个榜样,在其常规工作时间段内进行指导,与良师益友不同,前者属于工作的一部分,后者则是自愿加入并能在很长一段时间内着重培养护士的成长与发展。良师益友们以专业为基础,培养相互关系,而这些培养大多会耗费他们的很多私人时间。

(3)导师制(preceptorship):是一种临床教学模式,指在实习过程中或是护士新入岗时,为其安排相应的临床带教老师,以指导他们的护理实践。在这一教学模式中,新入职护士和他们的带教老师一对一工作,而这些带教老师一般是有能力、有经验的注册护士。带教老师指导、观察并评价新进护士完成任务的能力、运用评判性思维的能力以及在某一特定的情境下管理患者的能力。带教和学生们共同明确目标,并以合作的方式为完成目标而奋斗。简单而言,所谓导师制,就是指根据毕业护生的选择,通过安排指导老师,来为他们提供一个获得和掌握相应临床岗位护理技能的机会和参与临床决策的机会。指导老师们在促进新毕业护生们角色转变的同时也锻炼和培养了自身的领导能力。例如新毕业护生们通过观察指导老师们如何计划和按优先次序安排患者们的照护服务,自己也能尝试着做同样的事情。与此同时,指导老师们通过与新毕业护生的交流和作为专业榜样,也培养了自身的领导力。

3. 良师益友应该具备的特质

(1)提供高质量的沟通:良师益友们应该善于通过有效的沟通全面了解学员们,针对性地采取培养计划以推动学员们不断前行,为学员的成长和发展提供机会。他们能让学员们从失败中学到一些东西,刺激学员们积极思考,鼓励学员相信其自身的能力。而学员们则通过积极聆听,与之展开开放式交谈,以其为榜样,来取得成长与发展。良师益友们为学员打开一扇门,并鼓励他们去寻找属于自己的专业道路,他们是学员们"身边的向导",而非"台上的领导者"。

(2)善于倾听:良师益友们有一副客观的、善于聆听的耳朵(不会谈论学员犯的错误,不会立刻给出建议,也不会轻易发表"这并不可怕"的言论)。作为学员们的强大后盾,许多良师益友们相信,尊重地倾听是 mentoring 过程的第一步。当两个人能真正倾听彼此,就可以创造出一份美妙的协同效应。

(3)善于移情:良师益友们都具有一定程度的敏感性并能感知到学员们的需求。良师益友们能分辨出哪些人是初学者以及他们需要什么,并教导学员以一种无私的、尊重的、大度的、真诚的态度为人处世。

(4)给予支持与鼓励:良师益友们可以为学员们做出的决定提供及时的指点和建议。他们会评价学员们的经验与想法,告知他们原理、方法以及该如何培养对问题的特殊洞察力。良师益友们通过提供种种建议,力求促进学员们独立成长,因为他们知道,学员们的成长不仅仅靠推动,更要靠他们自己去主动解决存在的问题。

(5)乐于分享:良师益友们乐于与他人分享自己的经验与智慧,而他们提供的东西大多是他们自身所学所感。良师益友不仅是好的学习者,更是好的教导者和分享者。

Kaihlanen 等通过深度访谈 16 位毕业护生在向护理专业人员转变过程中的经历和体验以及与临床老师、同事互动过程中的感受,归纳出了良师益友的作用。她指出:转变过程中,良师益友的作用主要在于指引工作,给予反馈和基于自身经验来给出建议。而良师益友应具备的品质主要包括:①能调动学员从事护理职业的积极性;②起榜样作用;③赋予学员护理工作方面的相关责任,但却不会扔下他们一个人独自承担;④能鼓励学员批判性地思考问题;⑤开明、诚恳地进行反馈;⑥是一位真正的专业人员,对学员一视同仁。

4. 寻找良师益友前学员应该做的准备　作为一名新毕业护士,可以从良师益友那里学习到很多知识。不过,在寻找良师益友之前,新毕业护生需要先问自己以下几个问题,以帮助他们弄清楚,究竟想从良师益友那里获得些什么:①您渴望寻找良师益友的目的是什么?②您的职业目标是什么?③您需要良师益友们如何帮助您实现目标?④怎样才能接近良师益友,并获得青睐?

5. 寻找良师益友的方法　寻找良师益友的关键在于拥有一份开放的思想,保持乐观和灵活。不论是正在上学还是已经毕业,请先将您觉得需要良师益友们帮您完成的事项列举出来。带着这些去思考,仔细感知周围人物性格、品行、智慧与能力,就可能发现在同事之中,谁是可以帮助到您的人。以下是一些小技巧:①寻找和您有共同志趣的人,比如喜欢相同的工作岗位,有相仿的学历背景等;②跟这个人谈谈自己,自我表露一些事;③采用一种您认为最好的沟通方式,比如面对面、发邮件或是电话沟通;④先询问一些广泛的、开放式的问题,如您的工作进展如何?以便你们展开进一步讨论;而不要直接询问,"您喜欢在这里工作吗?"等,那会让别人有受到侵犯的感觉。

6. 良师益友在现实性休克各个阶段的作用和影响

(1)蜜月期:这一时期,良师益友会与学员共同分享他们通过护士资格证考试、踏上新岗位时的激动与喜悦。这一阶段良师益友们主要作为学员的榜样,或者是学员与其他护理工作者之间的沟通媒介。

(2)休克和排斥期:这一时期,良师益友们会鼓励学员们表达关于梦想幻灭、失落与挫败感。同时分享一些自己当年度过这一时期的经验。他们将鼓励学员们写下自己的感受,与其共同讨论一些关于改变目前状况、减轻该时期不良感受的技巧和方法。

(3)恢复期:这一时期,学员们开始逐渐接受现实并能够正确地看待问题,良师益友们要做的就是保持一个开放的通道,鼓励学员们"走出去",大胆尝试新鲜事物。

(4)结局期:这一时期,良师益友们应帮助学员们巩固其已拥有的优秀品质,对于学员们是希望转变护理岗位还是希望留在原地的问题,良师益友们应积极帮助其解决。

良师益友不仅仅是榜样和顾问,更是朋友与引导者。他们不断地为学员提供指导和建议,推动其护理职业生涯不断向前发展。良师益友与学员之间相互信任、相互关心,双方之间是教学相长的关系。

(三)社会因素

社会群体长久以来形成的对某一事物、情境或角色的观念、看法以及是否给予支持也将影响着人们的转变。例如,目前社会对护理工作仍然存在一定程度的偏见,认为护理工作技术含量不高、护士在临床工作中存在解释不耐心、服务不到位等问题。另外,随着社会的进步,患者角色的转变、患者维权意识的增强、患者对新毕业护生往往持有怀疑和不信任的态度,这些可能会负性影响甚至阻碍护生的角色转变。但同时随着高等护理教育的发展、护士素质的整体提升、服务品质的持续改善,相信社会群体对护士职业群体将给予更积极的关注与认同,而这些也将会正向影响护生的角色顺利转变。

(洪静芳)

第二节　职业生涯规划

职业生涯规划(career planning)是指个人根据自身的主观因素和客观环境的分析确立

自己的职业生涯发展目标,选择实现这一目标的职业,以及制订相应的工作、培训和教育计划,并按照一定的时间安排,采取必要的行动实施职业生涯目标的过程。它是一个连续不断的自我评估和目标设置的过程;是实现专业成长所必需的重要组成部分;它能够给学生提供一个系统的、持续的方法去探索和发展他们的职业选择。职业生涯规划是影响护理人员工作专业化、事业化、离职意愿及工作满意度的主要原因之一。护理专业学生对职业生涯进行合理的规划能够引导他们在充分了解职业特征的基础上,通过客观分析自身的个性特质、现有与潜在的资源优势,对自己的综合优势与劣势进行评析,重新定位自身的价值从而促进自我完善;有利于护生树立明确的职业发展目标与职业理想,激发成就动机;学会如何运用科学的方法制订切实可行的行动计划,为今后长期职业发展奠定专业知识、专业技能和自我发展能力的基础,不断增强职场核心竞争力,实现自我价值和人生目标。本节内容主要包括护理职业发展的阶段以及个人管理。

一、护理职业发展的阶段

(一)相关概念

1. 职业和职业生涯 职业(career)是一个人在他(她)生涯历程中选择从事工作的行为过程。著名组织心理学家霍尔(Hall)将职业生涯定义为一个人终其一生,与工作或职业有关的经验或活动,是个体跨越时间的一系列工作经历的综合。职业生涯是个体获得职业能力、培养职业兴趣、职业选择、就职、退出职业劳动的完整职业发展过程。职业生涯的概念包括个体性、全程性、时间性、变动性四个基本内涵。

2. 护士职业生涯和护士职业生涯规划 护士职业生涯指护理人员在从事的护理专业领域内的行为历程。护士职业生涯规划是指医院人力资源部和护理管理部门将护士个人发展与医院发展相结合,对决定护士职业生涯规划的主客观因素进行分析、总结与测定,确定护士的事业奋斗目标,选择实现这一奋斗目标的岗位,制订相应的工作、教育和培训计划,并对每一步骤的时序、方向做出科学合理的安排,提供护士在工作中提高职业素质机会的人力资源管理方法。

(二)职业生涯规划理论

职业生涯规划需要理论的指导,下面列举几种常用的理论。

1. 职业生涯发展阶段理论 美国心理学博士格林豪斯(J. H. Greenhaus)根据不同年龄段职业生涯面临任务的不同,以此为依据将职业生涯划分为五个阶段:职业准备阶段、职业探索阶段、职业生涯初期、职业生涯中期和职业生涯后期。①职业准备阶段:典型的年龄阶段为0~18岁。主要任务为发展职业想象力,对职业进行评估和选择,接受必需的职业教育。②职业探索阶段:典型的年龄阶段为18~25岁。主要任务是争取在一个理想的组织中获得一份工作,在获取足量信息的基础上,尽量选择一份合适的、较为满意的职业。③职业生涯初期:典型的年龄阶段为25~40岁。个人努力学习职业技术,在此基础上不断提高工作能力,了解和学习组织纪律和规范,逐步适应职业工作,适应并融入组织,为未来职业成功做好准备。④职业生涯中期:典型的年龄阶段是40~55岁。个人的主要任务是对自己早期的职业生涯重新进行评估,强化或改变自己的职业理想,选定职业努力工作,争取有所成就。⑤职业生涯后期:此期的年龄阶段为55岁直至退休。个人的主要任务是继续保持已有的职业成就,维护尊严,准备引退。

2. 帕森斯的"特质 - 因素"理论　"特质 - 因素"理论是由美国职业指导专家弗兰克·帕森斯(F. Parsons)创立,后来又由威廉森·佩特森(E. G. Williamson)发展成型。该理论提出明智的职业选择有三个主要的因素。①清楚自身特性:了解自身特质、能力、兴趣、志向、限制及其原因等;②了解职业岗位需求:从事各种职业所需要的知识、技能、兴趣、志向、限制及其原因等;③对以上两个系统因素统筹分析后做出明智的选择。

根据帕森斯的理论,职业生涯规划工作重点是要解决"人职匹配",即人的特质和职业相匹配的问题。在这种理论的指导下,职业生涯规划的工作过程主要包括自我分析、工作分析和人职匹配三步。①自我分析:通过心理测量和调查评价求职者自身的生理和心理特性。②工作分析:了解职业信息并分析其对求职者的要求。③人职匹配:通过科学的咨询和分析,进行个人与职业的模拟匹配。

3. 霍兰德的人格类型理论　人格类型理论是由美国心理学家、职业指导专家约翰·霍兰德(John Holland)在"特质 - 因素"理论基础上发展起来的。他认为职业选择是个人人格的反映和延伸,人格(包括价值观、动机和需要等)是决定一个人选择何种职业的重要因素。

在人格和职业的关系方面,霍兰德提出了一系列假设:①选择一种职业是一种人格的表现;②在现实的文化中,可以将人的人格分为实际型、研究型、艺术型、社会型、企业型与传统型六种类型;③环境也可区分为上述六种类型;④人们寻求能充分施展其能力与价值观的职业环境;⑤个人的职业满意度、职业稳定性与职业成就,取决于个人的人格与工作环境之间的适配性。然而上述的人格类型与职业关系也并非绝对一一对应。霍兰德在研究中发现,尽管大多数人的人格类型可以主要地划分为某一类型,但个人又有着广泛的适应能力,其人格类型在某种程度上相近于另外两种人格类型,则也能适应另两种职业类型的工作。也就是说,某些类型之间存在着较多的相关性,同时每一类型又有其极为相斥的职业环境类型。霍兰德用一个六边形简明地描述了六种类型之间的关系(图 7-2)。在这个六边形中,每种职业人格类型与其邻近的两种类型处于相近关系,与其处于次对角线的两种类型属于中性关系,与其处于主对角线上的那种职业人格类型属于相斥关系。

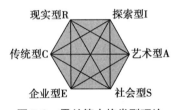

图 7-2　霍兰德人格类型理论

4. 施恩的职业锚理论　锚是使船只停泊定位用的铁制器具。所谓职业锚,实际就是人们选择和发展自己的职业时所围绕的中心,是指当一个人不得不做出选择的时候,他无论如何都不会放弃的职业中的那种至关重要的东西或价值观,是自我意向的一个习得部分。职业锚理论是由美国著名的职业指导专家施恩教授提出的。施恩认为,职业锚可分为八种类型,个人可对照分析自己的类型,进而思考更能胜任哪种类型的工作,以真正做到人职匹配。

(1)技术 / 职能型:技术 / 职能型的人追求在技术 / 职能领域的成长和技能的不断提高,以及应用这种技术 / 职能的机会。他们喜欢富有挑战性的工作,尤其是来自专业技能的挑战,致力于某项领域并力求成为该领域的专家,并在该领域中发挥自己的专业技能。具备这种特质的人可考虑对应急能力要求较高的工作,如骨髓移植的护理、重症监护、急救护理等。

(2)管理型:管理型的人致力于工作晋升,倾心于全面管理,独立负责一个部分,可以跨部门整合其他人的努力成果。他们想去承担整体的责任,并将机构的成功与否看成自己的职业。具有管理型职业锚的人,适合从事护理管理类的工作。

（3）自主/独立型：自主/独立型的人追求自由、独立的工作、生活方式和工作习惯。追求能施展个人能力的工作环境，尽可能地摆脱组织的限制和制约。他们宁愿放弃提升或工作发展机会，也不愿意放弃自由与独立。对于这样类型的人来说，可以考虑选择私人诊所作为职业目标。

（4）安全/稳定型：安全/稳定型的人追求工作中的安全与稳定感，满足于稳定的未来和收入。比起生活节奏较快的发达城市，他们更愿意追求中小城市中压力相对较小、较为轻松的工作。追求安全、稳定职业的人可将生活节奏相对较慢、中小城市的医疗机构作为职业的选择，发挥自身的价值。

（5）创造型：创造型的人希望用自己能力去创建属于自己的公司或创建完全属于自己的产品（或服务），而且愿意去冒风险，克服面临的障碍。他们可能正在别人的公司工作，但同时他们在学习并寻找的机会。一旦时机成熟了，他们便会走出去创立自己的事业。可以去开创新的医疗机构，如创立新的科室或创建自己的医院或诊所。

（6）服务型：服务型的人一直追求他们认可的核心价值。他们将帮助他人、保障他人的安全、消除病痛作为自己的职业，他们往往从事于服务他人的行业，如教师、医疗护理工作等。即使工作变动或职位提升，他们的这种核心价值观也不会随之而改变。

（7）挑战型：挑战型的人喜欢解决看上去无法解决的问题，战胜实力强硬的对手，克服无法克服的困难障碍等。他们需要新奇、变化和困难，并在问题克服的过程中获得工作的乐趣。在面对各种复杂的临床问题及应对突发事件这类问题时，挑战型的人往往能够游刃有余。

（8）生活型：生活型的人希望将生活的各个主要方面整合为一个整体，喜欢平衡个人的、家庭的和职业的需要。因此，生活型的人需要一个能够提供足够"弹性"的工作环境来实现这一目标。为了平衡这三者之间的关系，生活型的人甚至可以牺牲职业的一些方面，如放弃职位的提升。他们将职业的成功定义得比单纯事业上的成功更为广泛，只有平衡了这三者之间的关系，才能成为真正意义上的职业成功。

以下为某一新进护士运用职业生涯规划理论进行职业规划的实例：在专业确定阶段，该护生就有意识地进行职业生涯规划，结合运用帕森斯的"特质 - 因素"理论和霍兰德的人格类型理论，进行自我和职业生涯机会的评估。自身评估使得护生能够正确客观地认识自己，认清自己的性格特点、志趣、知识与技能。在对自身评估后便进行护理职业的分析，建立合理的目标并进行评价。而在经过一段科室轮转实践后，该新护士便运用职业锚理论，不断审视自己，逐步明确个人的需要与价值观，该护士将自己定位为挑战型的人格类型，于是便将自己的职业定位在监护病房。因此新护士应对自己的才能、需要及价值观与最初的职业目标是否一致进行审视和判断。在工作 1～2 年之后，该护士便挖掘潜能，明确职业发展目标，并制订目标实现策略，按照施恩提出的 8 种职业锚位期望方向，指导自己进行分析，依据自省和已被证明的才干、动机、需要和价值观，逐步形成明晰的自我概念，寻找其稳定的职业成长区和贡献区，正确地选择和准确地进行职业定位之后，初步确定可能的自我定位，最终形成了恰当的职业目标。

（三）护理职业的就业机遇

根据上述理论，在进行职业生涯规划之前，需要对个人及职业进行分析，因此就需了解当前的护理职业的就业环境，如存在哪些就业机遇、各个岗位对护理人员的要求如何等，以便帮助我们全面分析当前的护理职业及其发展趋势，找到适合自己的岗位，将个人与职业尽可能地匹配起来。

1. 当代护士的就业环境　随着社会和经济的持续发展，人们生活水平的不断提高以及 WHO 对健康的重新定义，人们在重视身心健康的同时，对疾病的预防和自我保健意识不断增强。同时，伴随着老龄化社会的逐步形成，社会对护理服务的需求也越来越多。一直以来，很多国家都面临着严重的护士短缺问题。在我国，医护比例明显失调，对护理人员的需求更为迫切。据统计，到 2020 年底，我国的护士总数 470 多万人，医护比为 1∶1.15，千人口注册护士数为 3.35。一方面，日益增长的社会需求为护理学专业的毕业生提供了广阔的就业空间，因而护生的就业前景相对乐观；另一方面，虽然现阶段我国护理人力资源需求很大，但是随着高等教育的迅猛发展和就业市场格局的变化，我国整体对护理人力的大量需求与局部地区相对饱和现象并存，很多护生选择在大城市、大医院就业，而很少选择基层医院及社区医疗服务机构。因此，护理人员的就业面窄也是我国护生就业面临的一大问题。

与此同时，随着医疗护理的重点转向疾病预防及健康教育，疾病预防已经成为减少医疗经费的有效途径。在各种组织中，包括工厂、企业和金融行业，专业护理服务将被视为提供疾病预防和健康促进的一种成本效益很高的方式。在当今的医疗服务模式下，维护健康及疾病预防的意义更加凸显。与之相适应的护理服务更多地转向社区护理，只有急危重症的患者才会去医院接受治疗，因此对医院护士的能力要求也相应提高。康复护理和化疗药物输入中心这样的门诊部也会增加对护理人力的需求。由于住院产生的经济压力使得一部分患者想要尽快出院，由此养老院、家庭护理以及康复护理单元等护理机构也将日益增加。面对这种经济和社会因素引起的医疗卫生体系的持续变革，护理专业人员如何不断创新、拓展传统护理实践角色范畴、加强在健康促进及疾病预防中的角色作用、体现在公共卫生护理服务中的价值、探索甚至是创造更多的就业机会、积极发展并支持新的护理角色的出现，是值得当代护理人员思考的问题。

2. 传统及当代护理角色　过去，对于注册护士的角色描述非常简单，因为只有几种不同的就业机会。而现在，探索注册护士的就业机会变得更加复杂，因为当代护士可以在上百种不同的医疗机构服务于病情各异的患者。护士的就业选择在不断增长，尽管这样，传统的护理角色职能依然存在，如承担包括照顾者、教育和咨询者、患者的代理人、变革者、管理领导者、研究者、卫生保健系统专业人员协调者的角色。

当代护士又拥有哪些新的职能、可以从事哪些方面的工作呢？21 世纪的护理角色呈多元化趋势，单一的护士角色作用或实践场所已不复存在。护理成为整个医疗行业中占据人数最多的职业，大部分护理人员的工作场所都在医院。预测随着更多的护理专业和就业选择的出现，护理这一行业将提供最多的就业机会。

护理人员基本上可专门从事四种类型的工作。①专门从事与治疗相关的护理：包括门诊护理、重症护理、创伤或急诊护理、家庭护理、整体护理、外科护理、临终关怀护理、围术期护理、器官移植护理、精神科护理以及康复护理；②专攻于某种疾病或特定病情护理：如肿瘤护理、药物成瘾护理、伤口造口护理、残疾护理、糖尿病护理、艾滋病护理等；③专攻于身体某器官或系统护理：如心血管系统护理、皮肤护理、泌尿系统护理、整形护理、肾脏疾病护理、消化系统护理、妇产科护理、眼科护理、呼吸系统护理；④专攻于某些人群的护理：如新生儿护理、儿科护理、老年护理。临床护理专家、麻醉科护士、助产士都是直接接触患者的，然而感染控制护士、法医护士、护理法律顾问、护理教育者以及护理管理者几乎不会直接接触到患者。全世界的医疗卫生体系中，这些就业机会正在逐年增加。下面列举一些护理人员在不同工作场所的就业机会。其中，有些就业机会国内还未体现，但可为护理人员探索未来就业方向提供借鉴。

（1）感染控制：感染控制护士评估院内总的感染发生率，需要综合审查医院内感染的患者、进行周密的分析以确定感染源并配合进行迅速和精准的治疗以免再传染给其他人。如果确定感染源是来自医院，那么就要着手调查感染的发生过程，从而制订计划并采取措施来阻止感染的继续蔓延。这样的职位要求护士拥有在整个医院内的交际能力。在感染评估过程中要求感染控制护士拥有关于流行病的知识以及杰出的个人能力。感染控制护士可工作在社区或医院。

（2）质量管理：尽管不同的医疗环境对于质量控制的要求不同，但基本的前提是患者的护理效果应与既定的标准相一致。质量管理护士应评估各机构对既定标准的依从性。

（3）特定患者护理服务：根据医院的规模和职能的不同，特定患者的护理服务也有所不同。一些医院的护理职能比较明显，比如在静脉注射团队中护士提供支持和干预。其他的一些服务项目可能包括造口护理、咨询师、支持性团队或者特殊领域的健康教育。

（4）协调者：一些医院拥有很多不同的协调职位，比如外伤护理协调者，处于此职位的护士肩负着协调和整合创伤患者的医疗需求。创伤护士协调者的角色任务包括监管患者从受伤到紧急救治、康复护理直至回归社会的全过程。另一个处于专业领域协调职位的例子是器官捐赠协调者，拥有特定器官捐赠者并监管器官捐赠过程，本职位要求协调者拥有该实践领域丰富的技能。

（5）家庭及社区护理角色：随着患者从医院转入诊所及家庭护理，社区护士的角色作用开始突破传统医疗护理的概念。尽管护理工作仍然在传统的医疗护理服务的框架内，今天的护理人员将曾经仅用于紧急护理服务的专业技能带到康复患者的家中，药学及其他技术的发展使得将慢性病及重病患者的护理引入家中成为经济的选择。例如，以往认为在家庭中实施多巴酚丁胺的管理或者使用化疗药是非常有风险的，然而现在充分的技术保障使得这些治疗都可以在患者家中进行。

（6）疗养院护理工作者：随着越来越多的终末期患者选择保守治疗，疗养院护理得以蓬勃发展。对于进展终末期的患者采用姑息性治疗，并且提供包括患者家庭在内的整体护理，护理目标是提高患者的生命质量而非设法延长患者生命。

（7）个案管理者：个案管理的作用突出表现在急救护理服务中，个案管理护士进行卫生资源的协调以最大化地实现医疗护理目标。个案管理护士以最低的成本、最优的资源为患者获取最高的健康效益。

（8）护理教育者：为成为护理教育者所做的准备贯穿于硕士生和博士生教育。要求护理教育者在临床实践中拥有多面手和专科护士的水平。对于他们所教授的领域应拥有充分的专业知识储备。护理教育者承担发展本学科课程的领导者、指导者及评价者的职责并且要保持终身学习，保持知识的更新。拥有这一角色的护士不仅要承担终身学习的职责更要发展循证护理以及为社区居民服务。

（四）职业生涯规划的步骤

了解了当前护理职业的发展机遇及岗位要求，在上述理论的指导下，如何制订一份适合自己的职业生涯规划呢？首先要制订出一份职业生涯的目标。护理职业为新毕业护生提供了许多就业选择,但如果没有认真地制订职业生涯目标,专业成长将会受到阻滞。新毕业护生应在聚焦职业目标的基础上,对目标进行实施、评估和反馈,确保职业生涯规划切实可行,行之有效。

1. 聚焦职业目标　新毕业护生可能会将注意力聚焦于广泛的临床工作领域,如儿科护理或更专业细化的新生儿护理。尽管有些工作岗位要求硕士或博士学位,然而新毕业护生经过一段时间的实践学习基本能够具备胜任专科护理工作的能力。新毕业护生也有可能将职业角色集中于教育领域,如成为一名护理院校老师;或者可能会将职业目标定位于管理领域,如成为一名科室或部门管理者。即使是同一护理工作领域内部,所聚焦的职业目标可依据服务对象或工作职能不同而有所差别,如服务对象为小儿时,可能有儿科门诊护理、新生儿重症监护护理等;如在以前的工作部门扮演照护提供者角色,而在现在的工作部门可能会扮演护理决策者角色。然而,不管聚焦于哪一种职业目标,这些看似相互独立却紧密联系的护理工作领域均需要新毕业护生充足的专业化知识储备。

2. 设定职业目标　设定职业目标的第一步应先进行全面的自我审查,将个人能力同预期岗位及用人单位期望一一对应:剖析自我喜好,考虑最能胜任的工作领域;考虑自身身体素质及个性特征是否符合目标职业,如自身体质或倾向的工作情境(如独立工作或团队工作,重复性工作任务或动态变化性工作任务等);考虑预期工作的稳定性,如用人单位是否将出差作为工作的一部分。在自我审查之后,罗列出所有有意向的护理职业,思考每种类型就业机会的可能性;该就业机会对个人学历及能力有何要求;个人对此是否感兴趣等。在制订职业生涯计划时,应考虑以上所有的问题,并设立切合实际的、与自身情况和职业发展相适应的微型、短期、中期和长期职业生涯目标。这些目标根据实现所需时间的长短进行分类,具体解释如下:微型目标即在 1 天或某天的一段时间内所完成的目标;短期目标包括本月、本年度想要实现的目标,即在这不久的将来,想要做什么?想要达到的目标?中期目标一般需要 1 个月到 1 年的时间来实现;长期目标往往 1 年以上甚至 5 年,或者更久的时间来实现。

3. 行动方案的制订和实施　确定职业生涯目标后,需要制订相应的行动方案来实施职业生涯目标。行动方案的制订包括职业生涯发展路线、继续教育、培训及实践计划。在新毕业护生继续教育中,以研究生学位类型培养为例,旨在阐明行动方案制订和实施的主要过程。目前,国内研究生学位培养按照培养目标、授予学位的标准及要求等分为科学学位型和专业学位型。专业学位型培养以专业实践为导向,突出学术与职业的紧密结合性,旨在培养具有扎实理论基础、适应特定职业实际工作需要的应用型、高层次专门人才。科学学位型培养以学术研究为导向,依学科设立,注重理论和科学研究,旨在培养相关科研机构的研究型人才。不论是哪种研究生学位类型培养形式,其行动方案实施的主要步骤:研究生一年级,了解自己的研究方向,重视研究生的课程学习,扎实科研理论基础和专业知识;研究生二年级,结合自身研究方向,设定专业发展目标,运用专业知识同时,注重自身全面素质、研究能力、实践及创新能力发展;研究生三年级,实践自己的护理专业及科研知识,适应社会环境,为从学生到护理职业者的角色转换做好准备。研究生入职后,同样需通过不断地反思性练习、自主学习、继续教育或科研创新来增强自身的核心竞争力。例如在医院,作为一名新入职护士,应不断学习新技术、参与疑难护理病例讨论及护理,形成评判性思维及临床决策能力。

4. 评估与反馈 在个人职业生涯规划实施的过程中,要学会发现、分析问题,自觉总结经验和汲取教训。通过反思性学习(如回到事件发生的情境中,反思哪些方面进展良好,哪些需要改进;书写反思日记等)及反馈(如小组讨论、收集他人意见),及时评估职业生涯规划,修正职业生涯短期甚至长期目标,纠正实施过程中存在的偏差,保证整体职业生涯规划行之有效并增强实现个人职业目标的信心。

(五)护理职业发展的不同阶段及相关策略

根据格林豪斯的职业生涯发展阶段理论,职业生涯可分为职业准备阶段、职业探索阶段、职业生涯初期、职业生涯中期和职业生涯后期五个阶段。同样,护理职业发展也包括上述几个阶段,而每一阶段的目标、任务以及面临的挑战各不相同,因此需要根据发展目标,规划各个发展阶段中的具体目标和任务,预测可能出现的问题和解决办法,定期检查目标实现情况,及时解决遇到的问题。这就需要掌握一些不同阶段护理职业生涯规划的策略,合理设计职业生涯,选择最适合自己的职业。

1. 职业准备阶段 对于护理专业的学生来说,这一时期主要是为将来的护理工作打下良好基础的阶段,接受必需的专业教育,努力学习理论知识,并实时掌握专业发展动态。在学习过程中,为自己设定明确的目标,努力提高自身的核心竞争力,为以后的就业奠定良好的基础。那么,如何设定自己的目标,这就涉及我们对于核心竞争力的理解,以及当今时代的临床工作对护理人员的核心竞争力都有哪些要求,从而根据这些要求制订相应的目标。

核心竞争力(core competence)是由美国经济学家普拉哈拉德和哈默尔于1990年在《哈佛商业评论》上首次提出,指的是企业在激烈的市场竞争中保持绝对优势,长时间立于不败之地应具备的独特能力。由于核心竞争力理论具有深厚的哲学根基,符合社会的发展规律,20世纪末21世纪初从经济领域引入高等教育领域,许多学者将它的概念应用到个人核心竞争力上来。护理人员的核心竞争力是指护理教育应着重培养的、护理专业人员必须具备的最主要的能力,是从事临床工作必须具备的综合能力,是护士知识、技能和特质的综合反映。护士核心竞争力大致涉及以下几个方面:评估和干预能力、交流能力、评判性思维能力、人际交往能力、管理能力、领导才能、教育能力和知识综合能力。而就业核心竞争力是指毕业生在就业市场上,具有战胜竞争对手找到适当工作岗位的能力,即全面满足社会和用人单位需求的能力。护理人员的核心竞争力是就业核心竞争力的基础。

工作单位对于护理人员核心竞争力的期望依不同的医疗机构、地区及服务类型而异。以下列出工作单位对护理人员核心竞争力的基本期望,而新毕业生必须努力提升相应的岗位能力:

(1)拥有必要的理论基础以提供安全的患者照护及决策:例如,应能识别洋地黄药物中毒反应的症状和体征,当出现这些反应时应能及时判断并熟知应采取的护理措施。新毕业生必须识别紧急复杂情况的发生并且为患者寻求医疗帮助。

(2)系统地运用护理程序为患者实施护理:这一过程包括评估、诊断、计划、实施、评价。新毕业生应能够制订完整的护理计划,并按照计划予以实施。

(3)识别自身的优势和局限:为提供安全可靠的护理服务,新毕业生必须明确自身存在哪些不足、哪些情况需要更高的专业技能和更多的知识储备,以及何时需要寻求帮助。当新毕业生需要帮助或指导时,科室成员应提供帮助,而不能存在让患者承担风险的隐患。

(4)运用有效的沟通技能与患者及同事进行交流:每种医疗环境中,都会有一些承受着焦虑、抑郁、痛苦以及其他情绪困扰的患者及其家属。护理人员应就患者的心理状况提供恰当的心理护理并帮助其进行有效应对。在整个医疗体系中,有效的沟通是实现工作职能的关键技能。护士通常充当医疗体系中的协调者,因此决定了新毕业生必须学习并努力拥有良好的沟通能力。

(5)与助手合作良好,以一种合适的方式分派和监督护理工作:在很多医疗机构中,辅助护理人员是医疗护理团队中的成员之一,注册护士需要仔细辨别哪些护理工作可以进行分派来达到预期的护理目标。新毕业生必须学习如何与团队成员进行有效合作。

(6)提供精确和完善的资料记录:用人单位一般都认识到,要给新毕业生时间学习医院的病案管理系统。新毕业生还必须要意识到资料记录的重要性。护士应保证资料记录的精确性,包括语言的精确性以及书写的清晰度,并进行电子资料的录入以提供有关护理的法律文书。

(7)拥有熟练的护理专业基本技能:在大多数的医疗机构中,护理专业基本技能的熟练掌握是每日护理活动顺利进行的保证。在一些医疗机构中,护理人员实施这些工作任务,而在其他的一些医疗机构中,他们可能指导或教给其他人员,比如辅助护理人员或其他家庭成员来做这些工作;仅仅由注册护士实施的技能性操作是比较复杂的专业化护理操作。护理实践操作的环境是很宽泛的,可能在这一科室所需要的护理操作而在另一科室可能并不需要。因此,新毕业生应该拥有就职单位所要求的专业性操作技能。

(8)拥有基本的信息技术能力:当代护士必须学会在特定的机构中熟练掌握计算机技术,使用邮件进行交流,搜寻网络信息资源以支持循证护理实践并学会使用电子医疗记录。

除了上述八种基本的核心竞争力外,其他一些能力如意志力、凝聚力、适应力和创造力等也很重要。意志力包括对自己的克制力、工作责任心、吃苦耐劳、工作踏实等能力;凝聚力包括对团队的维系力、合作精神;适应力包括适应各种环境的能力、心理承受力、应变能力;创造力包括临床新技术开发以及科研创新能力等。因此在职业准备阶段最为重要的任务即为提高自身的核心竞争力,设定明确的目标,既是为职业探索阶段做准备,也是为在今后的临床护理工作中提高职业价值感,减少职业倦怠打下基础。

2. **职业探索阶段**　对于这一时期的护理人员来说最重要的任务就是在进行充分的自我和职业评估以及掌握大量求职信息的基础上,找到一份满意的、适合自己的工作。下面主要从如何书写求职履历以及如何在招聘单位面试中展现自己来介绍这一时期的应对策略。

(1)确定潜在的用人单位:护理职业为新毕业生提供了如此广阔的就业市场,在对自我及职业进行深度剖析后,就需要实现职业目标了。在正式开始寻找工作之前,需要确定一些潜在的招聘者,可以是较为熟知的一些工作单位,比如毕业之前曾见习过的医院、导师和同学推荐的就业机构。医疗用人单位召开的招聘会也是发现潜在就业单位的另一途径,每一个招聘单位都会摆一个展台提供有关招聘的信息,在招聘会上,往往会发现多种就业机会。还可以在网上搜寻就业信息,使用搜索引擎,通过输入关键词,如工作、职业等并与护理联系起来找到潜在的就业单位。此外,主要护理杂志的附页及当地的报纸也会张贴有关就业的广告,这也是获取各种就业信息的重要途径。

(2)准备一份有影响力的履历:在确定潜在的就业单位后,就需要向求职单位递交申请书,这要求我们能够准备一份有影响力的履历。

1)履历的作用:履历(resume)是对求职者迄今为止所有经历和成就的详细记录。是对求职者任职资格的阐述，可以让用人单位最快地了解到求职者是否有资格获得一份工作。好的履历可以帮助你获得面试机会以及在面试前留个好印象。求职履历作为新毕业生向用人单位介绍、推荐自我的名片，在求职中扮演着"第一印象"的特殊角色，履历就像是一把钥匙，使即将毕业的护生在求职时更好地展现自己的特色，而它能否打开就业之门，实现职业目标，就要看求职者能否精准认识和把握它。一份好的履历，有吸引力、有条理、职业化三个特点。

2）履历的书写原则：重点突出，应以工作目标为重点，根据目标职位的职业期望，如上述制订职业目标时，事先进行必要的职业及自我分析，巧妙地突出自己的优势和特长，有针对性地设计履历。①整洁清晰：招聘者在看到一份整洁清晰的履历时就像是看到了求职者本人，因此履历的制作必须是清晰整洁的；若是手写履历，应尽可能地保证字迹的工整；若是打印履历，应注意履历的排版及字体、字号的设置，必要时经过特殊处理，从而能在成千上万的履历中脱颖而出。②完整真实：履历中所涉的内容一定要填写完整，不能留空白，并且要保证所填内容的真实可靠，有据可依，不能无中生有，要符合自身实际与事实经历。③准确规范：包括用词、语法、标点符号等的准确，这是一份成功的履历最基本的要求，细节决定成败，在进行履历的制作时一定不要忽略了这些最细节也是最重要的部分。最明智的选择是先打草稿，再进行反复推敲、斟酌，如果涉及专业术语的书写，一定要准确无误。④诚恳谦虚：在履历的书写过程中，语气一定要真诚、谦虚、自信，这样会让招聘者对自己的人品和素质留下一个良好的印象。目前多数招聘者在重视个人能力的同时，还特别看重一个人的品行、人际交往能力及团队合作精神等。在激烈的竞争中往往是这些非技能因素使求职者最终脱颖而出。⑤鲜活有力：履历的设计既要注重外表美观又要富有个性，不能给人死板的感觉，可根据自己的个性加进一些现代的气息，像"广告"一样富有感召力，适当引用专业术语，提高履历的说服力，有力地"推荐"自己。

3）组成履历的基本版块：①封面要求美观大方、不落俗套、朴实典雅，最好可以体现专业特色，或者借此机会与用人单位拉近距离——如将用人单位 logo 放入自己的简历封面设计。②自荐信。

4）履历的内容：一般而言，一份好的履历应包含标题、个人信息、求职意向、教育与实践经历、自我评价等几项内容。①标题：标题是一份履历的"眼睛"，标题的书写格式可以是"×××履历"，有的人不重视标题的书写，觉得标题可有可无，一开始就是个人基本信息，这样会给招聘者很不舒服的感觉。②个人信息：使招聘者能够了解应聘者的基本信息，这部分内容虽然不是履历中最重要的内容，却也是履历中必不可少的部分，一般包括姓名、性别、出生年月、学历、专业与学制、籍贯、学历、联系方式、电话（加区号）、个人爱好或特长，选填内容如民族、身高/体重、政治面貌、籍贯/出生地等。选填内容要参看用人单位的招聘启事，有特别说明的，需要保留相应内容，比如有的岗位对政治面貌有要求，那么这一项就必须包括在个人信息里。信息时代，要提供较方便的联系方式，如手机号、QQ、电子邮箱等。个人爱好与特长是对求职者实力的一个有益补充，聚焦精通的事情，用生动的词语描述你掌握的技能。③求职意向：这一内容是告知用人单位，求职者应聘的岗位及目标工作地等信息。应放在个人信息后面一栏较为醒目的位置，这可以让读者一眼就了解到你想去的部门，也有利于人力资源部根据你的目的考虑将你安排在哪个部门。④教育与实践经历：主要是个人从高中至就业前所获最高学历的经历，应该前后年月相接。主要列出大学阶段的主修、辅修与选修课科目及成绩，尤其是要体现与所谋求的职位有关的教育科目、专业知识,使毕业生的学历、知识结构与用人单位的招聘条件吻合。可以单独准备一章介绍你的教育背景,列举近期的、护理方面以及其他课程的教育经历。在职位导向型简历中,你可以强调一下在各个职位中你所肩负的责任,特别是与你心仪职位相关的个人经历,可以具体说明一下。例如,如果你曾进修过整形外科的高层领导实习课程,就可以去申请整形外科护士一职。你也可以介绍工作能力,比如如何按时并成功完成任务等;或者直接列举你曾工作的岗位和掌握的工作技能,这比列上一长串你曾经的受雇单位更加有效,也避免了信息重复。对于参加过工作的研究生,要突出自己在原先岗位上的业绩。⑤自我评价:对这项内容的表述应恰如其分,对自己的评价(如性格特点、实践能力、专长等)应与目标职位对应起来,并且应与前面所介绍的个人的兴趣爱好、教育及实践经历相一致。比如目标岗位是新生儿护士,那么对自己的评价就需要与新生儿护士应具备的能力相对应,比如,有耐心、主修过育婴护理、有过较长期的产科工作经历等。

总之,履历就是寄给招聘单位的一张自己的明信片,是叩开职业之门的敲门砖,是连接着个人能力和目标职位的纽带。因此个人要想实现职业生涯目标,就必须重视对履历的设计与制作,以实现职业目标。

(3)参加面试:在为目标职业制订出一份成功的履历之后,招聘者就会发送邀请函来对应聘者进行面试了。进入面试说明应聘者已经离成功不远了,但在竞争日益激烈的今天,最后的面试往往起着决定求职者能否实现职业生涯目标的关键作用。履历的作用使招聘者根据履历的内容在脑海里勾勒出关于应聘者各种基本信息和能力的轮廓,而面试则是招聘者与应聘者第一次面对面的谈话,是一个双向的过程,是招聘单位亲自来检验面试者履历中所陈述的各种能力,比如是否具备胜任工作的知识与能力,是否拥有他们所希望的工作态度,求职者的个人特质和风格是否与其想呈现的单位形象相契合。他们往往更在乎求职者能在岗位中发挥的作用,特别是处理问题和评判性思维能力,以及临场发挥、随机应变、灵活处事的能力。这对面试者的要求就不只是拥有专业技能那么简单了,而是考察应聘者的综合能力。因此面试的作用不容忽视,并且需要我们在面试之前做出充分的准备。

(4)成功面试应具备的基本要素

1)充分的准备:"凡事预则立,不预则废"。然而事实表明,有些学生在思想上不够重视面试,只是抱着侥幸心理去参加面试,在面试前并未做充分细致的准备,从而导致面试失利。面试前的准备至关重要,这是面试成功的前提。首先需要准备应聘机构所要求的各种应聘材料,要认真筛选,打印整齐,编辑美观。其次是心理的准备,面试前往往会感到焦虑和紧张,而这种焦虑紧张通常来源于无法预期的事件,而面试之前的充分准备(包括自身定位、兴趣、气质类型、能力等进行客观全面深入细致的分析,以及对求职岗位情况、单位的性质、组织文化、业务范围、发展情况、所求取的工作岗位对知识技能的具体要求的了解)有利于有针对性地展示自己的特长并能帮助面试者尽可能减轻紧张的情绪,以一种平常心面对招聘单位的考核。这样不仅能给考官留下好印象,也有利于保持头脑清醒、思维敏捷,这样的状态下所做的回答才能最令考官满意。再次还要对自己进行个人形象的设计,得体的仪容、仪表是一个人文化水平、精神风貌和性格的外在体现。从心理学上讲,在未与人沟通前留给人的第一印象是最初的20秒,而最初的20秒印象就是由外在形象决定的。服饰要与自己的身份相符,由于护士职业特征,着装不宜过于华丽,而应选择庄重、素雅、明快、大方的着装,如得体的套装和连衣裙可显示出严谨文雅的形象。

2）良好的随机应变能力：多么充分的准备都无法预期到全部可能发生的事件，这就需要应聘者具备良好的随机应变能力。良好的应变能力能使求职者在各种复杂的情境中游刃有余，不管遇到什么样的情况都应保持冷静，稳中求胜。有时面试官会有意设置障碍，以考察应试者的应变能力和运用知识的能力。这时候，应试者就应充分发挥自己的聪明机智，借助自己所学的知识、阅读过的书籍，果断做出决策，灵活发挥，把握面试的主动权。要锻炼随机应变能力，只有充分准备，多次演练，在实际的演练中积累丰富的经验。

3）突出的人际沟通能力：巧妙的语言和文字表达艺术是展示自我、感化对方、赢得信任、获得职位的助推剂。用人单位一般要考察应试者能否将要表达的内容有条理地、完整地、准确地转达给对方。面试官可以通过其语言表达了解应试者是否具有丰富的学识，能否综合分析、判断与解决问题。首先，面试中要口齿清晰，语言流利，文雅大方。交谈时要注意发音准确，吐字清晰；其次，面试时要注意语音、语调、语气的正确运用。

4）扎实的专业基本素质：面试中考察的主要内容就是求职者的专业基本素质，因此在面试中应充分展示自己的专业基本素质。扎实的专业基本素质不是一朝一夕促成的，需要求学期间的日积月累。如果成绩平平，应试者也不必过分自卑，其他综合素质可以弥补不足，在这种情况下，更要向用人单位传递自己的积极信息和发展潜力。

（5）成功面试应遵守的原则

1）微笑贯穿全程：笑容是一种令人感觉愉快的面部表情，可以缩短人与人之间的心理距离。有人将笑容比作人际交往之间润滑剂。在笑容中，微笑最自然大方，最真诚友善。微笑能取得对方的好感，增加友善和沟通，使整个面试过程笼罩着一种愉悦的气氛。除此之外，从护士这个行业的职业要求和定位来看，它是一种服务性的行业，它的职业特殊性决定了护理人员必须具备微笑的基本素质。由此可见，笑容是所有身体语言中，最直接有利的一种，应好好利用。在面试中，要把握每个机会展露自信而自然的笑容，但是切忌不要呆笑。

2）实事求是：实事求是指在面试中应试者所准备的各种应聘材料必须是真实的。陈述个人经历及回答面试官提问要从本人的实际情况出发，优点不含糊，缺点不掩饰，正确对待和处理面试官的发问。第一要大胆沉稳，谦逊诚恳，切忌夸夸其谈，言过其实。第二，切忌不懂装懂，牵强附会，这样只会适得其反。第三，不能回避问题，默不作声，因为回答面试官的问题是每个应试者必须要做到的，没有把握的问题可以做简略回答或致歉不答，但绝不能置之不理。

3）积极、乐观、自信：在面试中要积极主动，表现出信心十足、落落大方、不卑不亢的精神风貌。在这个时候，切忌被动地等待，以及沉默、局促、畏缩、腼腆，或者被动地跟着面试官走，这样会失去宝贵的机会。敢于争取，不怕失败，显示出自己有在工作中学习及很快适应工作、创造业绩的信心和能力。脸上带着愉快、轻松和真诚的微笑会使你处处受欢迎。即便面试失败，也要用乐观和坚韧不拔的精神去争取下次的胜利。

4）凸显优势原则：每个人都有面试方面的优势和劣势。要避开劣势，如果不能避开就弱化，就算是谈到自己的劣势时，也要自信大方，勇于正视缺点、错误，这时劣势甚至可以转化为优势。因此，在面试中，不要因为自身的一些缺点和不足而烦恼或自卑，更不要让这种心理成为击败自己的工具，或许正是由于这些让求职者在成千上万的应聘者中脱颖而出。

（6）成功面试的技巧

1）注意倾听：倾听是面试过程中一种非常重要的交流技巧。面试的实质是面试官与毕业生之间进行信息交流从而对面试者进行全面评价的过程。它充分体现在两者之间"听"和"说"上。应试者耐心倾听,不仅显示了对面试官的礼貌和尊重,更是毕业生自身自信的表现。倾听面试官的"说"时要做到,目光要适时地注视对方,并且要不时地与面试官进行眼神的交流。倾听不是表情僵硬,而是要面带微笑。面试官说话时,要恰到好处地用"对"和"是的"等简短的词语回应并肯定对方。

2)守时:守时代表着一个人的修养和责任感,代表你对招聘方的尊重和重视,更是对自身荣誉的保护,是一种于细节处体现出的美德。诚信自古以来就是中华民族的传统美德,并且在这个不断强调效率的时代,时间观念强的应聘者更会受到招聘方的青睐。尽早赶到面试地点还能提前熟悉环境从而适应环境,消除紧张。

3)回答问题的技巧:应聘者回答问题的能力最能体现一个人的整体素质。在回答面试官的问题时,首先,应该紧紧围绕着主考官的提问作答,先谈自己的看法,再用资料证明;要简明扼要,重点突出,切忌答非所问。如果是回答工资福利方面的问题,不要提过高的要求,否则会引起对方的反感。其次,回答问题要全面和客观。一味地显示自己的优势,表明自己的潜力是毕业生向用人单位自荐时常用的做法,但其实这样可能会适得其反。如果全面和客观地说明自己的弱项,用人单位会觉得你既谦虚并且考虑问题也能一分为二,这时你的短处恰恰成了长处。最后,要谨慎面试官在面试过程中可能会提出一些故意刁难或设置陷阱的问题,或者提出一些难以作答的问题,其主要目的还是为了考察应试者的随机应变能力。在这种情况下,更要保持沉着冷静,体现面试者过硬的心理素质。许多面试会由一组面试官共同执行,此时你应需要环顾整个团队,与每一位面试官进行眼神交流,确保你已了解他们每个人的身份,这样,当其中任何一位提问时,你将可以正确称呼提问者,并直接向他回答问题。

4)肢体语言的技巧:肢体语言是一种特殊的"语言",是人在思想支配下的活动,是思想的外在表现,它可能揭示应试者内心的真实世界,因此也是面试官的重点考察内容。适当的肢体语言能体现应试者从容不迫的精神风貌。肢体语言注意五个方面:一是手:切忌双手抱在胸前,揣在口袋里或总是不安稳地动个不停,做些玩弄领带、抚弄头发等的小动作。二是脚:不要不停地晃动,人为地制造紧张气氛。三是眼:用目光交流应避免长时间凝视对方,应看对方的鼻眼三角区(社交区),不能为了表示专注而死盯着面试官的眼睛,给人压迫感。四是脸:切忌呆滞死板,冷漠无生气。五是四肢:坐姿和站姿要表现出青春的活力和热忱,不要哈腰弓背,似唯唯诺诺状。切忌手脚上的小动作,以免干扰面谈。

5)预测面试问题:尽量试着去预测可能被问到的问题,并准备如何答复。这是在为面试做充分准备中的最重要的内容。可以与亲朋好友事先展开一次角色扮演,在脑海中想象面试场景,以及将如何回答问题。一场面试通常涵盖很多部分。有些面试者会引出一系列的话题,然后鼓励应试者挑选一个你关注的话题来谈。有些则会详细询问应试者过去的经历和未来的计划。另一些人则会关注在过去护理经历中所完成的事、所遇到的问题,或者假设一个问题,请应试者考虑,并运用护理程序来解决。应试者应注意无论何时都要保证正面回答问题,不要避开这些话题。

6)在面试中阐明问题:几乎所有的面试官都会给面试者提问的机会,如果遇到这种情况,首先询问专业相关问题,并确定提的问题是合适的。如可以这样提问:请问您对我的履历还有什么疑问,需要我进一步解释吗?如果面试官是护理人员,应表现出对如何实施护理工作和有关护理工作者的权利与义务方面的关注,比如,您能向我列举该岗位的职责有哪些吗?

7)后续策略:在投递简历之后,如果没有获得面试机会,求职者应继续间断性地联系潜在的用人单位,了解工作机会,并表明你仍在不懈地寻找着这个职位。当有了新的职位,用人单位会优先考虑。另外,面试后给面试者写一份简短的感谢信,感谢他们为你投入的时间与精力,并重述一遍之前达成的协议,比如说:我明白,我会在下周再次致电,来了解是否需要与人事部门预约会面。即使你没有被雇佣也应给予该机构积极评价,留下一个积极的印象。

成功的面试不是面试之前仓促的准备就能成就的,例如语言沟通能力、随机应变能力、专业技能是在日常生活学习中一点一滴的积累中获得的。要想取得面试的成功,就要在平时积累知识、智慧、技能、勤奋、勇气、学习精神等资本,只有平时不断积累经验,才能实现自己的终极目标,取得满意的工作岗位。

3. 职业生涯初期　个人在早期的职业生涯规划中的管理任务,即指护理人员进入临床的最初阶段的任务。这一时期护理人员需要在护理管理者的指导下,全面客观地评估自己的潜能和专业兴趣,了解护理专业发展的途径,关注专业发展的趋势,以制订明确的职业生涯目标。其次,分析专业积极的方面和存在的问题及可能,做好充分准备,迎接挑战。制订一个职业生涯规划图,再制订详细的3~5年工作目标和实施步骤。此阶段的任务是掌握技能,通过大量的基础护理工作和常规性工作来获得业务技能,培养处理问题的能力和管理能力,从小事做起,不要自恃有学历而不屑于做一些基础性的工作。克服依赖心理,学会主动工作,培养独立工作的能力。护理本科生从学校到临床,对工作充满热情,但由于缺乏工作经验,有时会发生一些护理意外事件,但是护理人员不要因为一次差错就对自己的工作能力产生怀疑,更不要因为一次护理差错就对护士产生鄙视心理。

4. 职业生涯中期　在职业生涯初期对自己所规划的职业进行亲身实践后,个人对自己及职业的定位也更加明确。因此处于这一时期的护理人员应结合自身对工作的体会重新选择最为适合自己的工作岗位或强化原有的职业理想,坚定职业方向,努力工作,关注自己在工作中的成长和发展,最大化地实现职业上的成功。这一时期的护理人员都有进一步学习的渴望,可合理地安排时间在自己的专科岗位上继续深造,努力成为该专科的临床护理专家。

需要关注的是:随着护理学科的不断发展,一些高资历的临床护理专家仍可能会在这一时期产生角色认同危机,对于学术研究的陌生和不确定感引发对自身临床价值的思考和焦虑。对于临床护理专家来说,面对学术研究,有可能仍然是知之甚少的新手。这一时期的临床护理专家可采取相应策略,例如寻找导师的帮助、进行职业和个人发展的进一步规划,寻求适合的学术发展道路,实现临床护理专家到学术新手再到学术专家的角色转变,以弥合临床实践与学术水平的鸿沟,从而实现临床实践与学术研究的有机结合、相互促进,发挥临床护理专家的学术潜力,最大限度地实现职业价值,影响未来护理实践,促进护理学科的提升。

5. 职业生涯后期　处于此阶段的临床护理人员大多占有自己的一席之地,大部分人对成就和发展的愿望已经减弱,知识、技能的老化,体力、精力的衰减,考虑的重心往往是如何保持现在的工作地位,维持现状。此期的护理人员应充分利用自身的丰富经验,成为临床带教人员,给予年轻护士指导、帮助,使其早日步入工作正轨,得到护理技能的开发与提升。

同时,对于自身而言,也会产生较高的自我效能感,坦然面对角色的转变。

综上所述,与以往相比,护理职业的就业机遇明显拓展,护理职业的未来也更加明亮,由于健康护理环境的持续变化,将产生更多新的就业机会。如果护理人员没能把握机会、发挥专业角色作用,就可能被一些新兴的卫生服务人员尝试代替护理人员的角色作用,护理专业价值也会相应被削弱。护理专业人员必须要抓住机遇,不断学习专业知识及实践技能,增强核心竞争力,努力在这个岗位上发挥自身的潜能,在不同的职业生涯阶段进行合理规划,完成每个阶段的发展任务,实现职业认同感,从而能够创造更多的价值,为患者提供更为优质的护理服务,在整个医疗卫生系统中发挥护理专业的角色作用,用实践证明他们为医疗卫生系统所做出的贡献以及自身的专业潜能。

二、个人管理:时间和自我管理策略

当代健康护理环境的复杂性往往让人难以想象,如高度紧张的患者、充满警惕且有一定见识的患者家属、不断发展的信息技术以及在有限时间里要给予患者高质量护理或与患者互动以达到密切治疗的水平。跨学科的实践模式需要团队合作,并且各学科在工作过程中发挥同等的作用。随着健康护理的持续发展,考虑到护理成本和质量,效率已成为健康护理改革的关键要素。亟须护理人员合理管理时间,组织护理服务,保持个人身心健康以及平衡工作和家庭。因此,对每一位护理人员来说,为确保更高的工作效率,接受时间管理、精力分配、平衡保持和注意力集中等方面的培训至关重要。正如南丁格尔所言,"你在岗时的管理能力将会影响到你离岗时的工作开展"。

(一)时间观

由于经历、价值观、教育水平、社会经济因素、年龄、个性、文化背景以及基因的不同,个人时间观也千差万别。为了理解每个人的时间观及其所导致的行为,创造机会反省自己,审视自己的偏好、性格特点、习惯和倾向十分必要。这是创建个性化的时间管理策略中至关重要的第一步。茉莉·摩根斯坦在《别再看时间的脸色》一书中提出了以下个人无法妥善管理时间的十大心理障碍:

1. **不明确的工作目标及工作重点** 在特定的轮班工作中或整个生活中,如果你缺乏明确的目标及预期成果,管理时间所付出的努力便徒劳无功。

2. **工作混乱** 如果一个人总是为各种任务、重大事件、紧急需求或者在最后一刻被取消的任务所累,那么他一定是一名优秀的危机管理者而非时间管理者。

3. **停工期的恐惧** 有些人害怕长时间静止不动,对于暂时休息或休假都背负一种罪恶感。通常,这都是因为他们不想去解决生活中的大问题。繁忙的工作状态可以让他们无暇思考,从而无需进行远期计划及自我反省。

4. **成为照顾者的需求** 对于护理人员来说,成为照顾者是最基本的责任,也是最令人满足的一件事。然而,一旦这种需求失去平衡,就会引起怨恨、反感甚至崩溃。

5. **害怕失败** 当无法做对你来说很重要的事或者无法达到个人目标时,这就意味着你可能会害怕失败。追逐梦想却发现无法实现往往令人沮丧。事实上,避免付出努力有时很简单,只需要多多思索自己的恐惧感来源并设法去解决它们。

6. **害怕成功** 生活中,你可能得到过这样的信息:你不配获得成功。因此,你总是焦虑获得成功后别人也许会疏远你。想一想这些事是否真的正在我们生活中上演。

7. **害怕打乱现状** 因害怕周围人的反应而不去追求目标是很常见的一件事。你的家人、同事或领导可能对你的追求十分挑剔，尝试着慢慢地去改变，以使自己以及周围的人有足够的时间去适应。

8. **害怕完成任务** 如果你害怕完成一个富有创造性且有趣的项目，那可能是因为你担心无法再接到相似的项目或者这个项目对你来说已不再重要。想一想为什么你现在没有在做一项常规任务或者你手中有重大项目需要较长时间去完成。

9. **追求完美** 如果你是一个完美主义者，认为每件事在完成时都必须达到同样完美的水平，那么最终可能什么事情都无法完成。

10. **害怕失去创造力** 很多具有创造力的人都认为在安排好的时间框架内进行工作，创造性将受到压制。然而，如果在这样一个框架中去优先解决重要的事，实际上会使你有更多的自由和时间来增强创造性。

（二）精力管理

勒尔和施瓦兹指出：精力，而非时间，是高效工作的基础。只有我们全心投入，才能表现最好。这就需要利用精力的四个相互区别又相互联系的来源。①生理：包括适当的饮食，充足的睡眠和锻炼，长时间工作中适当的放松，大量饮水以及集中精力去做一件事；②心理：包括心理准备，思想可视化，高效的时间管理以及创造力，自我对话；③精神：清楚地了解生活的方向和目标；④情感：提升个人的自信，自我控制力，自我管理，社会技能，人际效能，同理心，耐心，开放，信任及享受生活将会带来更加积极、精力充沛的工作及生活体验。

（三）时间管理的策略

计划、组织以及实施是合理利用时间的关键策略。这三大策略是连续且相互作用的。

1. **计划** 计划是时间管理中最重要的一步。不幸的是很少会有人将应有的精力花在计划上，一些人认为制订计划很浪费时间而且从来都无法完成。实际上，制订计划能使人们更好地去利用时间，完成计划目标也会产生内在的满足感。制订计划包括：设置目标及优先次序；安排活动日程；列出任务清单。

（1）设置目标及优先次序：根据莱肯和曼奇尼提倡的ABC法则，我们需要列出每项需要做的工作。A代表价值最高的项目，B代表价值中等的项目，C代表价值最低的项目。A项目因其对个人的高价值应投入更多的时间和精力，并且要先于所有B项目、C项目完成。当A项目完成时，你可能会发现C项目的价值已经很低，无需完成。也有可能出现，周一制订的C项目到周五就变成了A项目，这反映了其个人价值观的改变。因此在保持目标的前提下，ABC法则允许个人反思和改变计划。

（2）安排活动日程：安排活动日程是计划的重要组成部分。通过安排活动日程，可以确定特定活动需要花费的时间。在这样一个按照时间顺序排列的日程中，能够使个体集中精力进行活动，从而使任务完成得更有成效。安排活动日程可以使用多种方法，比如按小时进行时间安排，这对大多数人来说并不陌生。每个人在约会、上课或娱乐时都使用过这种方法。护士们也能熟练运用此方法来给患者按时服药。然而，大多数人，包括护理人员在内，并没有充分利用日程安排来合理规划时间。应注意，日程安排要合理以确保自己能坚持完成，尽量将重要的任务安排在黄金时间去做。此外，研究表明，写在纸上的日程更能激发人去完成。

（3）列出任务清单：将计划写在纸上是完成任务的第一步。任务清单能保证人们集中精力按照计划完成特定的任务,因此清单上应列出任务的优先次序及目标。有时,任务的先后次序可能发生变化,因此清单应每日甚至每小时进行修订,使其在时间管理上更有效。在一天即将结束时检查清单,评估完成了哪些任务,未完成哪些任务,这是非常有帮助的。有些人习惯将任务清单写在便利签上,有些人则使用台历、随身日历、电子提醒设备、电脑或者其他方法,只要选择适合自己的就是正确的。

2. 组织　调节自身及周围的环境是时间管理过程的重要成分,这就需要我们能够有效地处理以下问题:

(1)"堆积桌子"综合征:这种综合征顾名思义 —— 桌子上堆满了文件、书本以及各种杂物。这种症状也适用于形容被各种想法充斥的大脑。这些情况都可能会分散你的精力和注意力,使你不知该从何下手。当注意力被分散后,你会再次陷入混乱中。为了有效处理这种症状,你必须及时清理工作场所以及大脑,有效进行组织安排,包括:移开所有与当前工作无关的东西,只留下完成当天的工作所需要的东西;将电话置于视线之外但伸手可及的地方;移开那些可能使你分心的私人物品如日历、钟表、相册等;尽可能地将门关上但应保证紧急情况时能与同事及时联系。对于护士来说,一种策略是,及时清理病房,从而提供更加有效的护理服务给患者。只把完成任务需要的东西放在手边,如当你在为一位患者换药时没有必要将下一位患者的导尿器械包放在旁边。另一种策略是,除了拥有电脑这一现代护理环境中的关键资源外,为每位护士在上班期间分配工作区域,这样她们就可以拥有专属空间来顺利实施计划。

(2)"不绕弯"的艺术:为了有效地组织、理清思路,你必须练习一种"不绕弯"的艺术,这就需要将全部的注意力集中到一项工作或任务上,直至将它全部完成。我们应当在特定的时间内只做一件事,只有将它完成后才开始去做另外一件事。这一方法也意味着首次去做一件事时就将其正确完成,以免浪费时间重复。这一艺术事实上要求任务应直接与个人目标相关,因此完成任务后也会产生内在的满足感。

(3)使用"垃圾箱"的艺术:这一艺术也能够使人合理地利用时间,即拥有一个废纸篓或者电脑上的删除键,可随时处理掉任何限制使用或不需要回复的文件,包括电子邮件或其他纸质文件。该艺术的目标是争取一次处理这份文件,或者将它发给别人抑或彻底删除。有些人将此称为 TRASH 方法,T: throw it away, 丢掉; R: refer it to someone else, 转交给别人; A: act on it, 立即执行; S: save it, 保留它; H: halt it, 终止。这一艺术需要我们充分了解及确定哪些文件需要处理。每天进行这种训练也有助于应对"堆积桌子"综合征。定期进行大脑垃圾的清理还可帮助我们摒弃那些无用的信息。大脑垃圾的清理在帮助合理利用时间上也是一项很有价值的技能。

(4)电子邮件和备忘录:这要求我们保持电子邮件简洁并重点突出、在回复的问题上不要拖延、使用正确的格式和适当的书写规范。事实上,有时并没有必要写电子邮件,这会消耗很多时间以及精力。每天早晨花 10 分钟阅读电子邮件从而明确活动重要性以及确认先后次序;午饭左右再次审查一遍;最后在一天结束时集中处理那些未完成的事情。

3. 实施　实施是指将那些帮助人们管理时间的方法付诸行动,包括以下几个方面:

(1)集中精力于重点事项:尽早着手那些重要任务是掌控时间的重要步骤,拖延任务只会导致无法在规定期限内完成任务,或者无法实现个人目标,最终引发各种危机。拖延的一个重要原因就是恐惧,对于失败的恐惧,或者是对于其他事物的恐惧。因此,分析恐惧来源并判断这种恐惧是否属实十分重要,可以帮助我们管理这种恐惧并完成工作目标。如果任务是一项大工程,不妨考虑将它划分为几项小任务分别完成。

（2）寻找"额外"时间:寻找"额外"时间听起来似是自相矛盾,因为实际上每个人拥有的时间都是相同的。这一概念实际上指的是如何合理地利用时间。在某些情况下,调整时间的利用方法可产生额外的时间来完成目标。例如,充分利用上下班的时间或茶歇时间放松;设立定期工作午餐,如一周两次。调整时间的利用方法关键是在不影响整体计划的前提下,了解哪些活动可以在别的时间做。

（3）合理处理电子邮件和纸质文件:对待文件的原则就是争取只处理一次。要么自己处理,要么分派给其他人或者彻底丢弃。拖拖拉拉进行整理,丢弃又捡回只会浪费时间。完善使用"垃圾箱"的艺术能有效帮助处理文件或电子邮件。此外,还可以每天预留特定的时间专门处理所有文件及电子邮件。

（4）避免拖延:拖延是时间浪费者最大的坏习惯,是成功的一大阻碍。拖延往往戴着很多面具,比如恐惧、懒惰、漠视、过劳或者遗忘。尤其是当我们面临讨厌的、艰巨的或难以抉择的任务时,拖延便会出现。通常情况下,拖延很容易被识别,因为这时我们会选择次优任务而非首优任务去做,而且还会经常中断。人们常把当天需要完成的任务推到明天去做,结果就是低出产率、低内在满足感及更强的压迫感。避免拖延症的第一步就是要及时意识到拖延症状的出现;第二步是要承认拖延症状的发生。然后就应该想办法克服拖延,以下是几种克服拖延的方法:识别被拖延的任务;反思自己为何拖延;思考该任务是否可以分配给他人做;认清拖延的后果;列出任务优先次序;设立截止日期并坚持;一次只集中精力做一件事;不要追求完美。当然,如有可能,可以摒弃那些造成拖延症的任务。

（5）适当分派工作:适当地分派工作应考虑多个方面,如识别要分派的工作及原因;确定恰当的人选;详细地交代任务;确定目标及最后期限;请受托者复述任务详情;给予受托者一定的权利,为其提供一定的资源和支持;安排阶段性会议以汇报工作进展;建立管理并监控结果;评估受托者的工作进程和进展;享受委任的工作结果。

（6）控制干扰:建立无干扰的环境对于集中精力工作非常重要。电话、会议、来访者(尤其是一些不速之客)都是最常见的干扰。处理电话,最简单的方法就是如果你在这段时间里安排了其他任务,就不要去接电话,可让对方进行留言,稍后回复。大多数人会选择在工作效率低或休息时间回电话,而电话沟通也受语调和措辞方式的影响。至于会议,如果不能很好地处理会浪费大量的时间。首先应确定是否去参加,这基于你对会议结果的评估。例如,这个会议是必须参加的吗? 会议议程中包含了你想知道的项目吗? 你需要参与会议的讨论部分吗? 会议中的决定是否会影响到你的工作开展? 你是否主持会议? 一旦参加会议,就有责任全身心投入以确保会议富有成效。而主持会议者不仅要承担这部分责任,而且在实施会议结果上更要发挥直接的作用。关于来访者,尤其是那些不请自来的到访者也会造成干扰。减少来访人员的一种方法是在特定时间里关上门。然而,在当今的医疗环境下,由于患者家属能够在规定探视时间以外或者各种医护环境下陪伴患者,导致处理来访者困难重重。对于护士来说,教育患者家属可能十分浪费时间。所以,这项任务应纳入日程安排中,因为与患者家属沟通是不可避免的,而且非常重要。

（7）学习"说不"的艺术:"不"字往往难以说出口。学习说"不"的艺术首先要选择说"不"的时机:要仔细评估每次机会对于整体目标的成本效益,如果这项活动有益于整体的目标,当然就要慎重考虑;反之,就可以礼貌拒绝。说"不"并不需要你煞费苦心地寻找修饰语,简洁明了是最容易接受的。

(8)奖励自己:如果有动力,人们的工作效率往往会更高。动力来源因人而异,应明确自己的动力来源并把它作为目标实现的奖励。为了顺利实施,确定长期及短期奖励措施很重要。事实上,大多数人都能熟练地使用"自我交易",经常与自己进行讨价还价来促使任务顺利完成。例如,"如果我读完这两篇工作上的文章,就可以看30分钟小说",或者"如果完成这篇论文,就请自己吃个冰激凌"。你应当了解哪种奖励措施最有效,然后正确使用,从而帮助实现长期的目标。

(9)使用现代科技:现今,许多先进科技都能用以改善时间管理。绝大多数医疗场所都使用了更多科技资源以便更好地利用时间,从而提供更优质的医护服务。比如电子病历的使用,允许多个使用者同时登录病例,记录或回顾患者信息;急诊患者评级系统的投入,能够进行适当的评估并将患者送到合适的科室。从长远看,花时间去学习这些新科技是有回报的,因为这些新科技能提高时间的利用率。这种策略一旦实施,就应持续使用,来实现目标并获得内在满足感。

4. 持续进行 完善时间管理,增强工作表现力及实现个人目标是一生的过程,坚持越久就越熟练。但是,时间管理仍需要持续的精力,持续的时间管理需要强烈的责任感。研究表明,做到以下内容对于持续的时间管理是十分重要的:当感觉压力巨大时,停止手头的工作,安排活动计划;集中精力于重要任务并采取相应的行动;避免各种拖延;对既定的目标保持积极的态度,或者及时修订目标让其吻合你的价值体系;每天为自己做些事;努力克服恐惧;拒绝做简单且无用的工作。此外,拒绝再说"要是……就好了"这一短语。后悔是奢侈的,会浪费大量时间,人们有很大一部分的时间都花费在对过去错误的老调重谈或者思考如果这件事再次发生时怎样做得更加完美上。事实上,这样做通常是没有意义的,除非今后又遇到了类似的情况。不如去承认失误,承担责任,继续前进。因此"要是……就好了"应换成"下次……"。

时间是一种资源,不可逆转,也不可取代。当代社会竞争越来越激烈,个人赢得竞争的关键是资源管理策略的有效运用。时间管理策略作为资源管理策略的主要组成部分,其重要性日益凸显。在日益复杂的健康护理环境中,时间管理策略是护理专业人员必须具备的基本素质,它是帮助护理人员不断实现职业生涯目标的桥梁。因此,有效的时间管理,使护理人员能经受得起环境与他人的考验,成为一个真正优秀、杰出的护理工作人员。

(洪静芳)

第三节 护理专业团体

护理专业团体的出现是护理学科发展到一定阶段的必然产物,也是学科发展的必要条件。护理专业团体的构建是学科建制化过程的核心,在学科建制化过程中发挥着积极作用。此外,护理专业团体是影响护士职业发展的重要因素之一。护理专业团体是护士职业发展的提供者和促进者,提供护士职业发展标准、指南及继续教育项目,倡导与护士职业发展有关的各组织之间的合作。另外,护理专业团体在护士职业发展的有关政策制定、职业发展环境和条件提供等方面,会直接影响到护理人员对职业发展的态度。由此可见,专业团体的发展在推动全球护理事业进步的过程中具有举足轻重的地位。

一、护理专业团体的发展与职能转变

(一)护理专业团体的发展

受近代护理学创始人南丁格尔的影响,1887年英国成立了世界上第一个护士专业团体——英国皇家护士协会(Royal College of Nursing, RCN)。时隔9年之后,美国护士校友联盟在马里兰州创建了美国护士协会,旨在加强对美国军人的健康照护。1899年,曾经倡导建立首个护士专业团体的英国皇家医院护士学校毕业生芬威克(Ethel Gordon Fenwick)借出席伦敦国际妇女大会之机,积极与来自美国、英国、加拿大、新西兰、芬兰、荷兰和丹麦等国家的护士代表进行联系与磋商,并向国际妇女联合会提倡成立一个国际性的护士团体。在国际妇女联合会及与会代表的热情支持下,万国护士会(后更名为"国际护士会")于1899年7月1日正式成立。芬威克当选为第一任会长,并一直连任至1912年。在芬威克的领导下,经过不断努力,世界各国在护理教育、护理行政及医院管理和护理的法律及护理标准方面渐渐趋于统一。在任职期间,她提出"工作""事业""奋勇""生命""热望""忠诚"等作为警句,并分别刻在银链上,作为国际护士会的历史文物保存下来。在国际护士会成立的同年,北欧一些国家的护理专业团体组织也逐渐开始建立起来。丹麦哥本哈根的护士们为了维护护士的权益,在1899年成立了丹麦护士协会(Danish Nurses' Organization, DNO)。同年的10月,Henriette Henny Tscherning被推举为丹麦护士协会的会长,自此丹麦护士协会逐渐从妇女解放运动中分离出来,主要原因是护士的教育和生活条件问题。丹麦护士协会不仅与女权运动划清了界限,同时也远离了所有政党活动。1905年,南澳大利亚(South Australia)的护士为了寻求一种正规途径来支持护理工作,提高护理层次与提升护理教育,在Kate Hill的支持下,创建了澳大利亚培训护士协会南澳大利亚分会。1908年,受美国护理的影响,加拿大护士协会(Canadian Academy of Nursing, CAN)正式成立。它是加拿大最具影响力的全国性非营利性专业团体,由来自全国13个省及地区的护理团体、护理学院及个体护理人员联合组成。1909年,在西方护理的影响下,中国护理专业团体的创建逐渐开始发展起来。在信宝珠女士的大力倡导之下,由5名外籍护士和2名外籍医生在江西庐山牯岭创建成立了中国首个全国性的护理机构,并定名为"中国中部看护联合会"(后更名为"中华护理学会")。联合会成立的宗旨是统一全国护理教育标准,并提高护理服务水平。随着联合会的迅速发展,其他各省市也逐渐创立起各自的护理团体组织,以加速推动中国护理事业的发展。1916年,英国首次成立了护士的专业团体——英国皇家护理学院,成立之初被命名为"护理学院有限公司",是唯一一个被政府和民众认可的护理组织。时隔30年之后,东亚一些国家受到西方护理的影响,也逐渐开始创立自己的护理团体组织。1946年,日本看护协会(Japanese Nursing Association, JNA)正式成立,它是一个全国性的护理组织,与47个都道府县(日本基本行政区划)的护理团体有合作关系,成立之初是为服务于那些持有执照的公卫护士、助产士、护士以及护士助理。1995年,欧洲护理教育部门为了解决职能被替代的问题,成立了欧洲护理教育者联盟(European Federation of Nurse Educators, FINE),主要负责护理教育领域的具体问题,并为师生间的交流学习提供机会。

随着国内外医疗卫生事业的发展,护理专业团体的职能也在不断发生变化。它们在不同的时期担任着不同的职责,为促进护理专业的发展发挥了重要的作用。

(二)护理专业团体的职能转变

自 1897 年以来,美国护士协会的宗旨即定为"维护护士伦理道德;提高护理教育水平;促进护士职业的效能及声誉,以及护理事业经济地位等有关事宜"。2 年后,万国护士会(后更名为"国际护士会")正式成立,它主张全球护士进行自治,从而提高护士教育、职业道德及各会员对国家的贡献。另外,它还提倡增强各国护士之间的情感沟通,及共同讨论和分享有关患者和护理发展的平台。与此同时,万国护士会还鼓励每位护士要尽量发挥其为人类、为公民的服务之长,如利用其职业的知识与技能,提供现代社会所需的多方面服务。同年建立的丹麦护士协会与万国护士会相比,其职能更侧重于维护护士权益,提高护士的工作环境及待遇,发展护理教育和护理领导以解决健康相关问题。1905 年,澳大利亚培训护士协会南澳大利亚分会建立,组织成立之初的目标有两个,其一是保障培训护士的利益,其二是为护士注册建立一个系统。受西方护理的影响,1932 年,中华护士会创建了护士教育委员会,其宗旨与任务是提高护士专业程度,管理中华护士会关于护士教育、护士学校、护理书籍及教科书一切事务。2 年后,学会的工作重心随着护士教育委员会的成立逐渐转向在职护士进修教育及学术的发展。随着国内外医疗卫生体系的变迁与发展,各护理专业团体的职能也开始出现不同程度的转变。1948 年,国际护士会制定了新的目标与宗旨:①转变推进各国健康及提高护理学术的标准;②改革护士教育的设备及推广服务的范围;③改善护士在职业、社会及经济上的福利并提高护士职业的地位;④与有关卫生机关取得联系与合作;⑤发展护士在国际互助及友谊的精神。受国际护理发展趋势的影响,东亚一些国家的护理专业组织,如日本看护协会于 1987 年开始着力创建护理教育培训机构;与此同时,协会还致力于创办护理论坛或培训课程,以提升当时的护理教育水平。2013 年,加拿大护士协会开始主张建立健全的护理专业规章制度,同时倡导建立公众支持、非营利性的卫生健康系统。至今,协会的主要目标依然未变。

随着全球护理事业的发展与医疗背景的不断变迁,各护理专业团体的职能就整体而言,目前更侧重于发展护理教育、护理科研以及护理管理,改善护士的福利状况和社会地位,培养护士的领导能力,鼓励护士在政策制定和护理实践中提高技能与护理专业能力。与其创建之初强调的"维护护士的权益与伦理道德,提高护理教育与服务水平"相比,的确发生了翻天覆地的变化。相信在不久的将来,专业团体的发展会加速护理事业的进步,使其成为医疗卫生事业发展中的最前沿。

知识链接 7-1

WHO 在护理发展中的作用

自 1948 年 WHO 成立以来,护理和助产发展在该组织卫生人力资源方案中一直保持着突出的地位。在早期的护理发展阶段,WHO 则有意确立、澄清并扩大护士在各国提供卫生保健服务方面的作用。为了应对影响护理的重大挑战(如护士短缺、培训需求增长、招聘与就业标准优化等),WHO 设立了护理专家委员会,以便向 WHO 提供技术咨询。不仅如此,WHO 的研究基金方案也有助于 WHO 向受益国家的个人和社区迅速引进和扩大护理服务。20 世纪 70 年代,随着初级保健措施的兴起,多数国家的初级保健服务的组织和提供方式也出现了显著的变化。在此阶段,护士在提供以人为本的护理方面发挥了巨大的作用。由于初级保健是覆盖全民健康的重要举措,因此,WHO 加强了与主要护理专业协会和国际非政府组织的合作活动以提供更多的支持。此外,WHO 还在区域和全球各级设立了护理合作中心,向会员国家提供科学规范和技术援助。

迄今为止,在各国的卫生治理和服务水平上建立护理领导地位仍然是一项重大挑战。WHO 继续与各国的卫生行政管理部门、政府首席护理干事以及其他相关利益相关方和政府机构合作,以便有效规划、协调和管理各国的护理方案。最近,WHO 与会员国通过了《全球卫生人力资源战略:2030 年劳动力市场》和《2016—2020 年加强护理和助产全球战略方向》,致力于确保提供优质服务,以人口需求为基础,支持全民医疗保险(Universal Health Insurance, UHI)和可持续发展目标,提供成本效益高、可接受的护理和助产服务。此外,国际劳工组织(International Labor Organization, ILO)、经济合作与发展组织(Organisation for Economic Co-operation and Development, OECD)和 WHO 正在通过联合国保健、就业和经济增长高级别委员会五年行动计划,促进利益相关方和部门间的努力,以加强女性群体对护理和助产保健劳动力市场的贡献。然而,整合和扩大这些成果需要更大的政治意愿、有效的领导和有利的环境,以确保护士得到充分的激励和授权,以便更有效和更满意地履行其职责。

二、国内外专业团体简介

(一)中华护理学会

1. 概述　中华护理学会(Chinese Nursing Association, CNA)是全国护理科技工作者自愿组成的、依法登记成立的全国性、学术性、非营利性社会团体。中华护理学会作为中国科学技术协会(以下简称中国科协)所属全国性学会之一,受中国科协和国家卫生健康委员会的双重领导。学会于 1909 年 8 月 31 日在江西牯岭成立,曾先后更名为 Nurses' Association of China(中国护士会)中华护士会、中华护士学会、中国护士学会,1964 年更现名至今。会址亦经上海、武汉、北京、南京、重庆等多处变迁,目前定址北京。截至 2021 年 11 月 30 日,中华护理学会员总数为 230 657 人,学生会员 10 827 人。设工作委员会 13 个;专业委员会 32 个。建会初期创办有《护士季报(中英文版)》,现出版学术期刊《中华护理杂志》《中华护理教育》杂志、《中华急危重症护理杂志》和《国际护理科学(英文)》。

中华护理学会是中国建立最早的专业学术团体之一,自成立至今,走过了百年漫长而不平坦的路程。学会经常组织召集全国及国际学术会议,开展科技咨询服务,有力地推动了中国护理学科的发展、护理科技人才的成长和医疗保健事业的进步。

2. 起源与创建　1900 年后,随着教会医院的迅速发展,外籍护士来华人数逐渐增多。她们大多分散在全国各地城市或县城小镇,由于交通不便以及没有护士组织而极少联系。1907 年,美国护士信宝珠(Cora E Simpson)来华,在中国从事护理工作。此间,信女士前往各地医院进行巡视,见护理工作毫无标准,深感各医院仅靠少数外籍护士根本无法满足日渐增多的护理工作的需求。当时中国对开设医院、开办医学与护理教育并无条例规定,各医院自行其是。信宝珠认为,从长远考虑应像欧美各国成立的护士组织"护士会"那样,对护士和护理工作进行统一管理。信女士了解到医生们已经由"中国博医会"(中华医学会的前身)组织起来,经常进行学术活动,并出版医学刊物等情况。于是,她致函医博会高士兰医生,高医生是由英国长老会派遣来华担任该组织出版委员会的编辑兼秘书,信女士倡议在中国成立护士会并向其请求支持与帮助。高士兰医生见信后,深表赞同,于是复函表示同意并热情支持。高医生将复函与信宝珠女士来函于 1908 年 11 月刊在《博医会报》上,同时寄发给各地医院的护士们以广泛宣传,并在该刊物上免费为护士们提供 1~2 页篇幅,以便进行联系与活动。各地护士对此反响热烈,赞同成立护士会的呼声甚高。

1909 年 8 月 19 日,由 5 名外籍护士和 2 名外籍医生在江西庐山牯岭创建成立中国的全国性护理机构,定名为"中国中部看护联合会"。其目的是统一全国护理教育标准,提高护理服务水平。选出时在芜湖的赫特(赫师母)为主席(会长),奥格登为副主席(副会长),上海的亨德森为书记(干事),参加会议者还有英籍高士兰医生以及在南京开办第一所医学校的盖纳,参加建立早期广州医学校的富尔顿、克拉克、美籍护士盖仪贞、英籍护士贝孟雅。赫特夫人系加拿大籍,毕业于美国芝加哥医院护士学校,1904 年受美国派遣来华,在安徽芜湖弋矶山医院从事护理工作。

1909 年 8 月 25 日,护士会召开第二次会议,选出 3 名会员拟定护士会章程等事宜。大家认为不用局部的会名,而改用全国性质的会名在当时较为适宜,因此将会名更改为"中国看护组织联合会"。当时,中国北部和中部的会员人数很少,而东部也不到 12 人。推其原因,多是因为路途遥远或联系困难而无法获得准确数字。中国看护组织联合会成立之初,有会员 13 人,会友 5 人。

同年夏季,中国看护组织联合会召开会议,逐条通过拟定章程,有 14 名外籍护士参加了会议。章程主要内容为:"第一,联络会员感情,增进护士利益,于疾病、失意及遭遇不幸之时,互相扶助安慰。第二,为中国学生采取统一课程及考试,以提高中国医院训练的水平"。

1910 年 8 月 18 日,中国看护组织联合会于庐山牯岭召开会议。亨德森女士担任主席,宣读从印度、美国和高丽(朝鲜)寄来的祝贺中国看护组织联合会成立的贺词。这次会议决定将章程译成中文,并发函通知中国各地教会,请当地教会书记将护士会成立的消息传达给各医院的护士。当时的中国看护组织联合会几乎无人知晓,也无固定办公地点,所有的财产仅为干事所备的铅笔与记事本而已。这次会议还计划将来有护士会自己发行的中英文对照的护理刊物,以报道中国护理的发展情况,并与英美两国护士会保持联系。

1911 年,辛亥革命爆发,由于牯岭开会不便,中国看护组织联合会就在上海集会数次。美国盖仪贞(Nina Diadamia Gage)从长沙来沪。据史料记载"由于此前在华医学各团体在牯岭时协商成立护士协会,可是议而不决,决而不行,没有一个具体人选负责。盖仪贞在上海挺身而出担当起这一重任,重组协会,领取公章印信,开展工作。她被选为主席。"

1912 年 3 月 18 日,中国看护组织联合会于牯岭举行第三次会议,出席者 7 人,均为外籍人士。这次会议修改了会章,联合会的面貌焕然一新。新任会长为长沙雅礼医院的盖仪贞,书记为上海的柯丽雅,下设委员数人。会议决定:统一中国护士学校课程,规定全国护士统一考试时间并订立章程,成立护士教育委员会等。据记载,这一时期于牯岭共开会 4 次。

1913 年,由 3 名美籍护士(信宝珠、盖仪贞、慕淑妹)和 2 名英籍护士(柯丽雅、贝孟雅)成立了分委会,制定护士学校正式课程与全国护士统一考试规则,经会员讨论获得通过。

中国看护组织联合会从 1909 年至 1912 年的初创时期,学会成员均由外籍护士兼任。

由于人员分散且为兼职,联合会未能有效地开展工作。

教育委员会的成立是中华护士会成立初期最重要的事件。自从 1887 年美国护士麦克尼奇在上海开始进行护理教育以来,至 20 世纪初期,英、美、法等国所属教会相继在广州、苏州、安庆、保定、天津、太原等地创办护士训练学校。由于当时中国对外国人开设医院、开办医学与护理教育并无条例规定,各医院各行其是。所有的教会学校都独立于中国教育行政系统之外,教学计划和教学方法自成一体。因此统一全国护理教育标准,提高护理服务水平是护士会成立之初的最主要目的。

1912 年 3 月 18 日,中国看护组织联合会在牯岭召开第三次会议,决定成立护士教育委员会,任务是统一中国护士学校的课程、教科书、全国护士统一考试时间、学校注册及毕业证书颁发等事项。1913 年,由 3 名美籍护士(信宝珠、盖仪贞、慕淑妹)和 2 名英籍护士(柯丽雅、贝孟雅)组成一个分委员会,她们参考美国和英国的护理教育经验与方法,经多次开会讨论,制定出护士学校正式课程和全国护士统一考试规则。

1914 年 6 月 30 日至 7 月 2 日,联合会在上海召开了第一届全国护士会员代表大会。会议代表共 24 人,来自全国 8 省 21 所公立医院与教会医院。其中外籍护士 23 人,中国护士 1 人,系我国第一位留学英国伦敦盖式医院(Guys Hospital)学习护理,并任职于天津北洋女医院的钟茂芳女士。本次大会上开始进行护士学校注册,这是我国护理教育走向规范化的重要一步。1900—1915 年,英美教会所办的护士学校有 36 所,毕业人数很少。1914 年前,我国尚无注册护士学校的制度。1914 年 7 月 1 日,第一届全国护士会员代表大会结束前,开始了护士学校的注册工作。这是中华护士会成立以后的一件大事,也是规范护理教育、提升教育水平的重要措施。

3. 学会的变革与发展

(1)会名演变:1909 年 8 月 19 日定名为"中国中部看护联合会"。

1909 年 8 月 25 日,更改会名为"中国看护组织联合会"。

1914 年第一届全国护士会员代表大会上,中国天津护士钟茂芳将 NURSE 一词的含义译为"护士",经大会决定并通过,将会名正式定为"中华护士会"(Nurses Association of China),英文简称 NAC。

1936 年,第十三届全国护士会员代表大会上,鉴于中华护士会多年来在提高护理教育水准及完善护理工作标准方面成绩显著,符合人民团体立案资格且已发展为一学术团体的性质,故奉"国民政府"令更名为"中华护士学会"。

抗日战争时期,"国民政府"内迁重庆,并于 1940 年设办事处负责各类学术团体和组织的注册登记。当时,中华护士学会忙于会务工作,无人注意,亦不知此事,既未西迁重庆,又未在限期内办理注册登记,"国民政府"遂以学会设在南京而会长林斯馨在北平,两地均属沦陷区为由,于《中央日报》刊出撤销学会组织的消息。中华护士学会闻知此事,立即派遣潘景芝女士转赴重庆呈报会务手续,但未能得到批准。为此,学会一度奉令取消。后经多方努力进行改组,以新理事会之名重新登记,1942 年 12 月 29 日完成立案手续,奉令定名"中国护士学会"英文简称仍为 NAC,该会名沿用到中华人民共和国成立。

1950 年 8 月 26 日,在北京召开的第十七届全国护士会员代表大会上,恢复使用"中华护士学会"名称。

1964 年 7 月 24 日,第十八届全国护士会员代表大会上改称"中华护理学会",沿用至今。

1999 年,中华护理学会新修改的章程中,将学会的英文名称正式改为 Chinese Nursing Association,简称 CNA 并沿用至今。

(2)会所变迁:中华护士会在 1909 年成立初期,既无专职人员,也无固定会所,更无具体办事机构,仅有的文件及信函都临时保存在兼职记录员家中。1922 年 8 月,信宝珠女士就任学会专职总干事,在上海昆山花园 10 号租屋一间,作为学会办公室兼自己的寓所。

1924 年,第七届全国护士会员代表大会决定,以募捐的方式筹建会所,以使学会各项会务工作能够正常进行。经全体代表讨论后,一致同意在全国中心邮政往来和交通便利的汉口设立永久会所,遂成立专门委员会负责此事。玛雅各夫人和伍哲英女士任会所基金会会计,负责各地护士学校和护生募捐一事。信宝珠女士、温道德小姐决定利用次年回国休假之机,分别在美国、加拿大及英国代为募捐。

1925 年 3 月,信宝珠女士将会所迁往汉口进行日常工作,同时为新会所寻找合适的地方。信女士初到汉口时,租住的房屋仅为一窄小楼房,夏季奇热无比,工作十分不便。经一位工厂总办协助,将一旧公馆降租优惠租给学会。当时汉口地皮价格昂贵,学会募捐基金尚差很多。直到 1926 年 7 月,以国内外募捐 9 200 元购得中华护士会汉口"地基",毗邻汉口协和医院。学会决定在新会所内立一纪念碑,凡捐款 100 元及以上者均题名其上。

在几年的募捐活动中,全国各地的护士积极响应并尽其所能,山西平定教会医院的护士自制出售小儿玩具,所得盈余赠送给学会,其情其景令人动容;中华护士会于《护士季报》上报道此事,并号召全国护士学习这种爱会精神。山西太谷仁术医院的护士们积极响应学会号召,组织起来制作纸偶出售,所得款项全部寄至学会。在国内捐款数目中当数宁波护士为多;国外人士捐款者有芝加哥、纽约和伦敦的护士学校及个人;信宝珠总干事所著《环游中国记》一书得款亦全部捐赠作为会所基金。对此,中华护士会规定,对于捐款 100 元的学校及个人,其姓名将刊于本书中,捐款 500 元者其姓名将用于命名将来所建会所内的厅堂,以留作纪念。约有 18 所护士学校代表 11 个省份刊于册内。美国驻沪宝华公司以形如金表的赏品,赠送给在筹建会所的募捐活动中做出贡献的中国护士们,同时将美国产奶粉送给捐助百元以上的护士个人。

1927 年 1 月,因北伐战争时局不稳,学会由汉口暂迁至上海。信件往来则由上海圆明路 23 号博医会转交学会。同年 11 月,学会开始在上海北京路 44 号广协书局楼上办公。1928 年 2 月时局平稳后,学会两位总干事及司库(会计)由上海再度迁回汉口。但汉口会所系重金租赁,就当时学会经费而言很难支撑。

1929 年,学会为发展护理事业,提高学术水平,并广泛与各学术界保持联系,决定将会所移至北平(现北京)。施锡恩总干事特向政府申请拨款用于在北平建筑新会所。据复函,"政府"对学会会所的筹建深为赞许,但因财政困难不能给予经济的援助,特将北平前外交部部长王正廷之子的一所住宅借与学会,长期免费供学会办公之用。1929 年 2 月,学会搬入"政府"所拨会所"北平什方院 52 号"。

1930 年 1 月,中华护士会决定出售汉口会所地基,同时保留北平会所。同年信宝珠总干事赶赴南京。当时南京尚无办公处所,而房租价格昂贵,为此施锡恩总干事借住于私人家中,与信宝珠总干事分两处工作。此后租赁三间小屋,暂时用于办公,后租得鼓楼医院房屋便迁入办公。

随着各地护理事业的迅速发展,日常工作日益繁重。学会决定自建一个固定的永久会所，使两位总干事得以安心办公。1932年，学会以大洋30 105元购得南京鼓楼双龙巷11号作为会所，中华护士会发表专刊庆祝迁址。许多护士专程或途中下车赶来参观自建的会所，也有外籍护士前来助兴。

1934年，第十一届全国护士代表大会就"会所问题"进行讨论，认为南京鼓楼双龙巷11号会所狭小，办公困难，提议建立新会所。1936年新会所破土动工，奠基礼于7月4日隆重举行。中华护士会会所在金陵大学建筑工程师齐兆昌的设计和主持下，于1937年6月10日落成。开幕典礼时，护理界名人欢聚一堂，感慨颇多。这所由中华护士会经10年募款建成的美丽宽敞的三层楼房内设办公室、会客厅、宿舍以及供护士会员往来住宿的客房等，还有可容纳200人的礼堂。中华护士会自1909年开始，至此终于有了第一所属于学会财产的会所——南京会所。

后来，总干事信宝珠一度迁至武汉，成立临时办事处。抗日战争期间，南京会所因总干事田粹励机智勇敢，几经波折而得以保存下来。1940年，潘景芝赴重庆组织学会办公处，因当时各学术团体和组织大都已西迁重庆。中央卫生实验院在重庆歌乐山捐赠一块土地作为学会地基，在此建办公室两间作为学会在重庆的办事处，此后学会一切事务均迁至重庆办理。1942年，第十四届全国护士会员代表大会后，将总会设于重庆，南京则改为办事处。总干事田粹励和两名工友留守南京。

1945年8月，重庆所设总会随"政府"返迁而搬回南京。

1949年，中华人民共和国成立，中国护士学会于1952年2月17日迁址北京东城南小街247号。南京原会所出售给南京市卫生局使用。

1957年，学会迁入北京东四西大街42号，与中华医学会同处办公。

2015年，学会迁入北京西直门南大街2号成铭大厦C座28层至今。

（3）会徽、会旗与会歌：1924年，中华护士会第七届全国护士代表大会首次决定制作护士徽章。图案为金红色底，上刻绿色竹，以"役"字徽章表明"安慰、殷勤、体贴"及护士为人服务的含义。遗憾的是目前已无法找到徽章的照片。中华护士会成立之初即选定"红"与"金黄"为会色。红色象征快乐，金黄象征日光，寓健康之意。苍翠之竹为中华护士会之标记，是取其"长青、适用、平凡、美丽"之意，象征护士精神。它寓意着护理事业和护士精神如竹子一样"长青、适用、平凡、美丽"。

1983年，中华护理学会重新修改了学会的徽章。在中华护理学会第二十二届理事会1999年召开的常务理事会上，通过重新修改会徽的意见，将会徽的下方左右两侧均用英文CNA表示，沿用至2008年。2008年11月7日，在中华护理学会第二十五届第三次常务理事暨第一次理事扩大会会议上，通过了新修改的会徽，会旗。学会会徽为圆形，在以蓝为底色的心形图案上绘一护士头像，头像右侧为一燃烧的蜡烛，象征护士工作像蜡烛一样燃烧自己照亮他人的奉献精神。在心形图案上方为中华护理学会字样，左下方为中华护理学会英文简写字母CNA，右下方为1909，寓意中华护理学会于1909年成立。学会会旗的制作则是按照国际惯例，以会徽蓝、白两色作为主色调，分别制成以蓝、白两色为背景的两面会旗。蓝色代表天空和海洋，是永恒的象征，蓝色具有沉稳的特性和理智准确的意象，表现出一种美丽、文静与洁净；而白色象征光明，白色明亮干净、畅快、朴素、雅致与圣洁。会旗体现出中华护理人宽阔的襟怀，纯洁朴素的感情，沉着冷静的态度，美丽光明的追求。会旗为长方形，长宽之比为3∶2，在旗面中央印有圆形的中华护理学会徽章。

1939 年，中华护士学会会歌，被评为"最优雅庄严之诗歌"，要求护士举行会议时务必歌唱"会歌"，以资勉励。

1948 年，第十六届全国护士会员代表大会正式通过了中国护士学会会歌。

2008 年 11 月 7 日，为反映新时期的护理人员的精神风貌，在中华护理学会第二十五届第三次常务理事暨第一次理事扩大会会议上决定重新创作会歌。目前中华护理学会的会歌为《中国护士之歌》，由赵大鸣作词，孟卫东作曲。

（4）加入国际护士会：1922 年加入国际护士会，依加入的顺序名列第 11，是加入较早的国家之一，至 1947 年共参加国际护士大会 5 次。会议时间分别为 1925 年（芬兰）、1929 年（加拿大）、1933 年（法国）、1937 年（英国）和 1947 年（美国）。

1925 年 7 月 20—25 日，中国护士代表首次参加了在芬兰首都赫尔辛基召开的第五届国际护士大会，这是中国护理发展过程中史无前例的盛事。在这次大会上，中华护士会会长盖仪贞女士被选举为国际护士会会长。

1929 年 7 月 8—13 日，第六届国际护士大会于加拿大蒙特利尔举行，中华护士会 6 名代表赴会。

1933 年 7 月 9—13 日，第七届国际护士大会在法国巴黎举行。

1937 年 7 月 19—24 日，第八届国际护士大会于英国伦敦举行。中华护士学会林斯馨理事长、田粹励、王乐乐（王懿）、普仁德、葛莱德赴会。

1947 年 5 月 12—17 日，第九届国际护士大会在美国大西洋城召开，这是第二次世界大战后的第一次国际护士代表大会，距上次会议时隔 10 年。中华护士会理事长聂毓禅及田粹励、朱碧辉、张祖华、王雅芳参加了会议。聂毓禅理事长向大会致谢词。这是中国护士学会第五次也是最后一次参加国际护士大会。

1949 年，中华人民共和国成立后，中华护士学会中断了同国际护士会的联系。

1983 年，第 19 届理事会林菊英理事长、李学增和杨英华秘书长以及随后各届的理事长和秘书长，一直为恢复中华护理学会在国际护士会的席位进行不懈努力。

2013 年 1 月 16 日，中华护理学会李秀华理事长与国际护士会首席执行官 Benton 先生，在北京饭店签署了关于中华护理学会重返国际护士会的谅解备忘录。

2013 年 4 月 18 日，经过国际护士会全球各国及地区投票，中华护理学会顺利重返国际护士会。

2013 年 5 月 8 日，中华护理学会重返国际护士会仪式在北京举行。国际护士会主席和首席执行官，国家卫生和计划生育委员会、中国人民解放军总后勤部卫生部、中国科学技术协会等相关部门的领导，中华护理学会第 26 届常务理事会全体理事，以及来自全国各地的800 余名护士代表出席了此次入会仪式。

2013 年 5 月 18 日，由中华护理学会李秀华理事长率领的中国护士代表团赴澳大利亚参加国际护士会第 25 届代表大会，这标志着中华人民共和国成立后的中国护理事业真正迈向了国际舞台。

2017 年 5 月，中华护理学会代表团参加在巴塞罗那召开的 ICN 国际护士大会。

2019 年 6 月，中华护理学会代表团参加在新加坡召开的 ICN 国际护士大会。

中华护理学会以打造创新型、国际型的世界一流学会建设为目标，围绕密切与国际社会联系，积极开展国际护理交流，着力进行国际护理宣传等方面开展工作。学会与国际组织及各国家护理学会保持着密切联系,积极配合国家战略,服务国家总体外交大局。2020年新冠肺炎疫情发生以来,学会积极对外宣传中国有效的疫情防控举措和中国护士在疫情中所发挥的重要作用。

4. 学会宗旨 坚持以马克思列宁主义、毛泽东思想、邓小平理论、"三个代表"重要思想、科学发展观、习近平新时代中国特色社会主义思想为指导,遵守宪法、法律法规和国家政策,践行社会主义核心价值观,遵守社会道德风尚。执行国家发展护理科技事业的方针和政策。崇尚救死扶伤,以人为本,全心全意为人民健康服务的护理道德,坚持民主办会原则,充分发扬学术民主,依法维护护理工作者的合法权益,提高护理科技工作者的业务水平,促进护理学科的繁荣和发展。

5. 学会价值观、使命和愿景 中华护理学会110年的发展历程,使其积淀了深厚的文化底蕴,并凝练出自身的价值观、使命和愿景。价值观:仁爱慎独,敬业奉献,创新进取。使命:凝仁爱之心,聚守护之力,促人类健康。愿景:致力于成为护理工作者的代言者、护理事业发展的推动者、人类健康的促进者。同时,中华护理学会一直是中国护理教育的推进者、护理学术的引领者、护理政策的推动者、全民健康促进的践行者和南丁格尔精神的弘扬者。

6. 机构与职能转变 中华护士会最初成立的主要目的就是统一全国护理教育标准,以提高护理服务水平。

1912年,成立了护士教育委员会。

1932年,中华护士会新设护士教育委员会。宗旨和任务:提高护士的专业程度,管理中华护士会关于护士教育、护士学校、护理书籍及教科书一切事务。

1934年12月,"国民政府教育部"成立"中央护士教育委员会"后,有关教育行政的任务如毕业生统考、注册、颁发证书等,均由"教育部"和"卫生部"负责,学会的工作重心转为开展在职护士进修教育及促进学术的发展。

2018年9月,学会进行专科护士培训基地再认证及授牌,首届护理产业高峰论坛暨首期护理员规范化培训师资班在北京举办。2019年5月,学会为140家全国护理科普教育基地授牌。

此外,学会为了向各地护士介绍会务动态、各地护校及医院情况等,开始创办一系列刊物,如《护士通讯》《护士季报(中英文版)》《中国护士四季报》《护理杂志》(1981年更名为《中华护理杂志》)、《中华护理教育》杂志、《中华急危重症护理杂志》和《国际护理科学(英文)》。

中华护理学会成立后统一规定了中国护士学校的课程、教科书、全国护士统一考试时间、学校注册及毕业证书颁发等事项,创办了一系列护理期刊,为全国护士交流经验提供了平台,统一了全国护理教育标准,提升了护理教育质量,为促进护士的专业成长创造了良好的教育条件。

现今,学会的最高权力机构是全国会员代表大会,可行使制定和修改章程、选举与罢免理事、制定方针和任务、决定重大事宜等职权。在会员代表大会休息期间,理事会是执行机构,在闭会期间领导学会开展日常工作,并选举理事长、副理事长、秘书长及常务理事组成常务理事会。前5届理事长均为外籍护士,此后伍哲英、林斯馨、潘景芝、徐蔼诸、聂毓禅、林菊英、曾熙媛、黄人健等中国籍优秀护理工作者都先后出任过中华护理学会理事长一职,现任理事长为吴欣娟女士。总会下设综合办公室、学术部、继续教育部、国际部和财务部等职能部门,承办日常工作。

学会经常组织全国及国际性护理学术会议，开展护理科技重点课题的研究和科学考察活动，并加强同国外护理团体和护理科技工作者的友好往来。学会还开展科技咨询服务，出版发行学术期刊、科技书籍和其他护理学术有关的资料及音像制品，并为适应现代医学及护理理论、护理技术的发展，接受国家卫生健康委员会委托开展在职继续护理学教育和护士的终身护理教育，提高护士的护理专业技术水平，促进护士的专业成长，从而有力地推动了中国护理学科的发展、护理科技人才的成长和医疗保健事业的进步。

学会团结和组织全国护士，认真贯彻执行《护士条例》，遵守国家法律、法规，依法行护，及时向政府提供反馈意见。在 2014 年 3 月 6 日的全国"两会"上，全国政协委员、中华护理学会李秀华理事长提交了关于"亟待制定并出台《中华人民共和国护士法》"的提案，呼吁完善相关护理法律法规，提高法律保障力度来进一步保障护士的人格尊严和人身安全，保障护士的合法权益，为广大人民群众的健康保驾护航。依法维护护士在执业活动中的合法权益，保障护士在执业活动中其人格尊严、人身安全不受侵犯，为护士成长提供政策和法律上的保障。同时加强行业的自律性管理，协助有关部门制定护理实践标准与规范，建立护士培训和考核体系，更搭建了护士与政府和人民群众沟通的平台，促进学会与社会各界的交流与联系，努力营造并构建一个和谐有序的护理环境。

中华护理学会还承担着科技项目论证与鉴定工作，普及和推广护理新知识与新技术，结合国家科技发展政策，对贫困地区护理事业的发展给予支持，针对护士队伍的发展现状和要求，积极开展调查研究，及时向政府提交研究报告，对国家有关的护理政策和有关问题发挥咨询作用，积极提出合理化建议。充分发挥护士在医疗领域所扮演的专业角色作用，建设有利于护士成长的外部环境，促进护理事业更好地发展。

中华护理学会是党和政府联系护理科技工作者的桥梁和纽带，是中国科学技术协会的团体会员，接受业务主管单位中国科学技术协会和登记管理机关民政部的业务指导和监督管理，是发展我国护理学科技事业的重要社会力量。

（二）国际护士会

国际护士会（International Council of Nurses，ICN）创建于 1899 年，总部设在瑞士日内瓦，拥有 130 余个国家护理学会会员团体，代表全球 2 700 多万护士，是世界上第一个也是影响力最为广泛的国际性护理学术组织。

1887 年，在毕业于英国皇家医院护士学校的芬威克（Ethel Gordon Fenwick）的倡议下，成立了世界上第一个护士团——英国皇家护士协会。1899 年 7 月，芬威克借出席在伦敦举行的国际妇女大会之机，积极与来自美国、英国、加拿大、新西兰、芬兰、荷兰、丹麦等国家的护士代表进行联系与磋商，并向国际妇女会提倡成立一国际护士团体。在国际妇女会及与会代表的热情支持下，国际护士会于 1899 年 7 月 1 日正式成立（时称"万国护士会"）。芬威克当选为第一任会长，并一直连任至 1912 年。1965 年，国际护士会（ICN）决定将南丁格尔的诞辰日 5 月 12 日定为国际护士节，以缅怀和纪念这位伟大的女性。国际护士会成立后，在芬威克的领导下，经过不断努力，世界各国在护理教育、护理行政及医院管理和护理的法律及护理标准方面渐渐趋于统一。

1948 年，ICN 将宗旨定为：推进各国健康及提高护理学术之标准；改革护士教育的设备及推广服务的范围；改善护士在职业、社会及经济上的福利并提高护士职业的地位；与有关卫生机关取得联系与合作；强调护士应尽国民义务之重要；发展护士在国际互助及友谊之精神。

ICN 以代表护士、发展护理和帮助制定健康政策为使命,旨在通过联合全世界的护士群体,发展护理专业,影响有关健康、社会、经济和教育政策的制定,从而提高个体、群体和全社会的健康水平,其核心价值观是远见、创新、团结、责任和公正,其主要任务是促进各国护士学会的发展和壮大,提高护士地位及护理水平,并为各会员团体提供一个媒介以表达其利益、需要及关心的问题。

ICN 主要致力于加强专业护理实践、制定护理规章和保障护士福利三大方面,其战略目标主要包含四大主题,分别是全球之声(加强专业内及专业间的团结与合作)、战略领导(为使护士和护理团体更好地促进全球健康提供更清晰、有效、简明的战略指导)、影响政策(影响健康及相关领域政策的制定和实施)和多样发展(使事务趋于多样化发展)。

此外,ICN 还颁布并定期修订《护士准则》,出版学术期刊及书籍如《国际护理综述》(*International Nursing Review*)。在其组织举办的 2 年一度的国际护士会国家会员代表大会及四年一度的国际性全球护士大会上,来自各国各领域的护理人员针对不同专题进行学术交流和经验分享,围绕护理实践、护理教育、护理管理等方面的难题和热点进行探讨和分析,为资源共享提供了良好的平台。1999 年,国际护士会与英国皇家护理学院联合主办了国际护士会 100 周年大会,主题为"赞誉护理的过去,展望辉煌的未来",世界上许多杰出的护理学家及南丁格尔奖章获得者参加了这次盛会,该大会回顾和评价了护理学 100 年来的进展,研讨问题、交流经验,尤其指出了老年护理和社区护理的重要作用,以期迎接新世纪面临的机遇和挑战,推动护理学科的发展。

知识链接 7-2

2015—2021 年国际护士大会

2015 年 6 月国际护士大会在韩国首尔举办,会议的主题是"全球公民,全球护理(Global Citizen, Global Nursing)",主题覆盖护理与患者安全、伦理与人权、健康促进与疾病预防、应用信息与交流技术支持护理全球化及提升护理质量、领导力与管理、护士教与学、护士队伍工作环境及形象、护理历史及发展趋势等多个方面。会议的目标为提高并促进健康服务的覆盖及质量,展示护理对于个人健康、家庭健康及社区健康的贡献,为国际护理以及护理相关领域的深度经验交流和专家交流提供平台。

2017 年,国际护士大会于当地时间 5 月 27 日至 6 月 1 日在西班牙巴塞罗那召开,全球一万余名护士参加了会议。大会主题是"护士在护理变革最前沿",主要目标是展示和促进护理领域在制定明智且可持续的医疗政策方面的贡献;支持护理领域为循证医疗做奉献,同时鼓励护理人员在优先保健需求计划中运用问题法;为交换各种实践经验和专业知识提供深度交流的机会。此次学术交流,中国护士在国际舞台上展示了中国护理的风采,让世界进一步了解了中国护理。中国护士也在全球代表的掌声和提问中,获得了鼓励和继续前进的动力!

2019 年 6 月 27 日至 7 月 1 日,2019 年国际护士大会在新加坡召开。本次会议以"跨越医疗,守护健康"为主题,设置了患者安全与护理实践、领导力与卫生体系、护理教育与学习、护理人力资源、护理法规、护理信息与通讯 6 个主题会场以及 57 个分会场。来自全球 140 多个国家的护理专家和学者围绕健康促进与教育、灾难和冲突防范和应对、跨专业团队合作、护士职业发展、数字医疗能力等专题,通过大会发言和壁报交流的形式,进行了研究成果分享、交流与探讨。

2021 年国际护士会于 2021 年 11 月 2—4 日线上举办。会议主题为"守护全球",是 2020 年国际护士和助产士年主题"护士 —— 引领之声,守护全球健康的"延伸,彰显世界各地护士和助产士在提供卫生保健方面发挥的重要作用。

在新冠肺炎疫情下,护士在新冠肺炎的预防、感控和救治等方面发挥着核心角色。ICN 以国际化的形式推动了护理学科的发展,是护理专业团体中举足轻重、不可或缺的一员。

(三)美国护士协会

1896 年,美国护士校友联盟(Nurses Associated Alumnae of the United States)在曼哈顿制定了有关成立护士协会的计划,当时参与该联盟首次会议的人员不足 20 名,由于当时还没有关于护士认证的法规,因此参与人员均不是注册护士。1897 年 2 月,在巴尔的摩的一次护理学院院长年会上,该计划得到通过,1911 年美国护士协会正式成立。该协会最初的目标是加强对美国士兵的健康照护。

美国护士协会是美国护士的最高学术组织机构,旨在促进和保障护理学科发展,其总部位于马里兰州银泉市,全国各州均设有分部,首任主席为 Isabel Hampton Robb,现任主席为 Ernest Grant。美国护士协会是私人企业性质的非政府组织,其活动经费主要来自会员的会费、所创护理学术刊物和杂志的收入。

自 1897 年以来,美国护士协会的宗旨即定为:维护护士伦理道德;提高护理教育水平;促进护士职业的效能及声誉,以及护理事业经济地位等有关事宜。19 世纪后,学会开始重点关注护理操作标准的制定、护士的工作任务及内容。到目前为止,护士会的宗旨是建立护理实践的标准,维护护士的工作权益,并改善其经济及其他方面的社会福利。

美国护士协会包括三个附属组织。①美国护理科学院(American Academy of Nursing):该机构通过整合及传播护理专业知识以促进卫生政策的制定及临床实践的发展,从而服务公众,促进护理专业的发展。目前,AAN 由约 2 800 余名来自护理教育、管理、实践和研究领域的领导者组成。自 2007 年起增设外籍护理院士。②美国护士基金会(American Nurses Foundation):是一所慈善机构,该机构的使命是通过护理的力量改善国民健康。③美国护士资格认证中心(American Nurses Credentialing Center):主要负责对护士的资质及相关学校进行认证。它们在各自的主管领域发挥最大作用,同时团结协作,共同促进护理学科的发展。

美国护士协会通过其下属的护理机构或组织为全国 400 万注册护士提供服务。协会由 200 名工作人员组成,分别在各事务组工作以便高效率地完成护士会各项工作。协会设有护理政策和实践部、政府关系部(相当于公共关系部)、护士工作安全部和护理教育部,旨在制定护理标准,维护护士权益,提高护理认知,促进护理发展并维护全人类健康。其中,护理政策和实践部主要负责研究护士工作政策上的问题,如护士人力资源政策、护理质量评判政策、护士教育培训政策等的设定,是 ANA 的心脏部门;政府关系部的主要职能是影响国会对护士政策的制定,通过"游说"等宣传形式,抓住政府议员们的耳朵,把意见反映给议员,努力争取政府对护理工作的重视与支持,以便做出有利于护理专业发展的决策;护士工作安全部主要任务是通过科研的方法和手段,探索预防医源性损伤的办法,从而帮助护士科学地避免在工作中出现伤亡事故,如针刺伤、腰肌劳损等;护理教育部主要负责制定和完善护士继续教育的标准,考核并认证继续教育机构的资质,以及为护士提供网上教育的机会。

美国护士协会自成立到现在已有百余年的时间。在此期间,协会不断发展会员;扩大了护理服务范围;出版了一系列有关护理实践和专业发展的期刊、书籍,如 *American Nurse Today*, *The American Nurse* 和 *OJIN*：*The Online Journal of Issues in Nursing*;建立了职业准则;发展专科护士,最终使得当今护士的地位、角色、职责有了很大改观,极大地促进了护士的专业成长。

此外,为了保证有足够的具备高质量护理技能和受过良好教育的护士,美国护士协会在努力满足公众医疗保健需求的同时,也重点考虑护士自身的需求。通过发展高质量的护理实践、提高护士权益、改善公众对护理的看法、努力获得国会和医疗监管机构的支持等方式不断促进护理学科的发展,为护士的专业成长创造有利的外部环境。

美国护士协会作为美国护士的最高联盟和组织机构,在医疗改革和护理事业发展方面具有很大的影响力。它通过修订护理道德标准和各类实践标准,促进护理学术交流和学科发展,并通过组织网络联合团结全国的护士,为护士的利益而工作,以护士的面貌发表护士之声,与美国政府、患者和新闻媒体等进行沟通和对话,希望改善护士的工作条件和待遇,寻求国会和政府支持,调动护士的工作积极性,从而更好地为人类健康服务。通过一系列政策和立法程序,美国护士协会在一系列重要问题中发挥关键作用,如医疗改革、维护患者权益、人员配备、针具安全性、医疗保险服务以及医疗评价等。

美国护士协会自成立后制定了护理标准,提升护理专业质量,维护护士权益,努力争取政府对护理工作的重视与支持,以便做出有利于护理专业发展的决策,积极寻求政策及法律法规上的支持。同时还努力提升护士教育质量,培养大批专科护士,促进了护士的专业成长,全面地推动了护理专业的发展并为维护全人类健康贡献力量。

(四)日本看护协会

日本看护协会(Japanese Nursing Association, JNA)创建于 1946 年,建立初期原名日本助产师、看护师与保健师协会(The Japanese Association of Midwives, Registered Nurses and Public Health Nurses),会员来自全国 47 个都道府县(日本基本行政区划)的护理团体,至 2021 年已有 760 000 名会员,包括保健师、助产师、看护师(注册护士)和准看护师(助理护士),属于非营利性的社会团体组织,在国际护士会中代表日本国家护理团体。

协会以"实现人们的健康生活"为使命,旨在维护人们的尊严、满足人们对健康的基本需要和为人类健康而服务,其基本任务是发展护理教育、护理科研和自主学习,提升护理质量;营造良好的护理工作环境;发展壮大护理事业从而满足人类健康的基本需要。

日本看护协会每年举办一次全国会员代表大会,商讨本年度护理有关事宜,是协会的最高权力和决策机构,闭会期间由理事会和常务理事会领导协会开展日常工作,定期更新护士准则和护理实践规范,注重提升护理质量和水平。

JNA 成立后,积极致力于发展国内护理,以人为本,注重人、健康和生活的关系,使得日本的护理事业加快了前进的步伐。如:

1948 年,《公共卫生护士、助产士和护士法》正式出台。

1951 年，日本引入护士助理系统。

1952 年，日本首次开展 4 年制的大学护理课程。

1955 年，JNA 加入了国际助产士联合会（The International Confederation of Midwives，ICM）。

1957 年，日本开设了为期 2 年的护理教育课程，培训护士助理。

1959 年，日本护理联盟（The Japan Nursing Federation）成立，并成为了当时政府的游说组织。

1965 年，国家人事部出台了一系列政策对护士的夜班进行了规范，要求一个月最多值 8 个夜班，并且禁止单人值夜班。

1967 年，日本护理社团（Japan Nursing Society）成立。

1977 年，第 16 届 ICN 国家会员代表大会在东京举行。

1987 年，卫生福利部传达出了社会的两个需求：一方面是要建立护理教育培训机构；另一方面，需要创办护理论坛或培训课程，以提升护理教育水平。

1992 年，《医护人员劳动保障法》颁布。

1994 年，首位公共卫生男护士获取执照。

1995 年，日本淡路岛的阪神大地震为灾害护理的发展奠定了基础。

1997 年，日本第一批专科护士获取证书。

2010 年，《公共卫生护士、助产士和护士法》进行了部分修订。同年，日本开展了针对护理初学者的临床培训项目。

2014 年，日本看护协会提出了几个财政支持主要项目，其中大多数与护士的成长和职业发展密切相关，如改善护士工作环境、扩展护士角色功能、改进护理教育架构、建立系统的公共卫生护士在职教育体系等，这为增加日本护士留职率提供了更多可能，也为增加护士对自身角色的认识、保持护士持续学习的状态提供了良好的帮助。

2015 年，日本看护协会发布"2025 年的护理挑战""未来的护理愿景"公告。同年，在横滨举办了第十一届 ICM 亚太地区会议 / 助产学术会议。

2020 年，新冠肺炎疫情在日本多地传播开来，而感染防护用品和卫生材料短缺，日本看护协会会长福井（Toshiko）于 4 月举行记者发布会，呼吁大家对恪守职责、日夜奋战在新型冠状病毒抗疫最前线的护士给予正确的认识。

日本护理较早与国际接轨，早在 1933 年，日本帝国看护师协会（Japan's Imperial Nurses Association）加入了 ICN，中途由于第二次世界大战脱会，并于 1949 年由 JNA 重返国际护士会，它将继续努力以提供"更好的护理服务"，从而不断满足时代的需要。

（五）英国皇家护理学院

英国皇家护理学院（Royal College of Nursing，RCN）创建于 1916 年，成立之初被命名为"护理学院有限公司"，1928 年被授予皇家宪章，更名为"护理学院"，1939 年乔治六世授予其"皇家"称号，并重新设计了院徽，1963 年护理学院与英国护士会合并后更改为现名至今，也称为"皇家护理学院 & 英国护士会"。

目前 RCN 在北爱尔兰、苏格兰、威尔士及英格兰九大区域设有办事处，至今已有超过 450 000 名会员，是唯一一个被政府和民众认可的护理组织。它以"代表英国护理团体、提高护理实践和健康政策的制定"为使命，旨在从护理角度出发，代表护士利益和护理的权益，发表护士之声；影响和劝说政府及其他机构制定、实施护理支持政策，如提高护理质量、重视护理在提高患者健康结局中的作用等；支持和保障护理人员的价值和利益，维护护士尊严，改善护理工作环境；加强发展护理教育与护理实践，提升护理专业水平，提高护理的科学性与艺术性；以机构使命为导向，营造均衡持续发展的氛围，为会员提供一切尽可能的资源支持。

RCN 非常重视护士的培训工作，支持护理人员终身学习，并出版和发布了若干优秀的学习资源和项目。1925 年，学院成立"见习护士协会"作为一个独立的机构。1927 年，*Nursing Times* 成为了护理学院的官方杂志。1941 年，RCN 建立了护理重建委员会（Nursing Reconstruction Committee），并于同年成立了注册男护士协会（Society of Registered Male Nurses）和患儿护士协会（Association of Sick Children's Nurses）两个附属组织。1953 年患儿护士协会和护理学院形成联盟，并于同年成立了伯明翰教育中心。1966 年，常务委员会的分支机构成为英国皇家护理学院的代表机构（The Royal College of Nursing Representative Body, RRB）。1971 年，RCN 的教育部门变更为高级护理教育协会。1998 年，英国皇家护理学院推出了"RCN Direct"的服务，提供 24 小时的咨询与建议服务。2002 年，又推出了"Learning Zone"网上学习资源，供会员们更加自由学习和使用，鼓励护士们保持不断学习。2010 年，成立了专门的 RCN 基金会，支持促进护理和公众健康发展的项目。此外，RCN 还推出了"RCN 认证课程"和"RCN 认证学习资源"供所有会员使用，其中包括许多会议信息、研讨会内容及短期培训班等。这些优秀且方便可及的资源，为护士的终身学习铺就了良好的基础和平台，鼓励护士不断完善自己、与时俱进、追求科学，是促进护士职业发展不可多得的良好平台和动力源泉。

2013 年 4 月，英国皇家护理学院提出了 2013—2018 年的发展战略，指出了目前 RCN 最重要的发展要务，并重申了机构的目标和愿景。其提出的五大主要目标包括：增强护理实践、护理教育与专业发展、健康政策制定与修正、代表护理团体和发展成为一个高效能高价值的组织。2020 年新冠肺炎疫情发生以来，英国皇家护理学院积极参与疫情防控，发布相关指导规定。

在接近一个世纪的时间里，英国皇家护理学院始终引领着英国的护理实践、护理教育和护士工作环境改善方面的进步。在往后的时间中，它也将继续为英国的护理学科发展做出不懈的努力和贡献，为护士的职业发展和临床成长提供不断帮助和支持。

（六）丹麦护士协会

丹麦护士协会（Danish Nurses' Organization, DNO）是在丹麦女权运动者 Charlotte Norrie 女士的发动下于 1899 年在丹麦首都哥本哈根（Copenhagen）建立的全国性护士团体组织，于 1909 年加入国际护士会，是北欧地区第一个加入国际护士会的护理专业团体。它保障着 77 500 余名护士的权益，丹麦约 85% 的注册护士均为该组织的会员。

考虑到 Charlotte Norrie 女士并非护理专业人士，因此在丹麦护士协会成立当年的 10 月举办了一次成立大会，会上选举了护理工作经验非常丰富的 Henny Tscherning 女士为组织的首任会长。随着她的上任，组织不仅与女权运动划清了界限，同时也远离了所有的政党活动，从妇女解放运动中分离出来，开始正式处理与护士有关的事务。由于 Henny Tscherning 的外交才能，护士组织得以存活和发展；同时由于她出色的领导能力，Henny Tscherning 后来成为了国际护士会的主席，她也是 ICN 任职时间最长的一位主席。更值得一提的是，包含 Henny Tscherning（任期 1915—1922 年）在内，迄今为止已有 3 位优秀的国际护士会主席来自丹麦护士协会，另外两位分别是 Margrethe Kruse 女士（任期 1969—1973 年）和 Kirsten Stallknecht 女士（任期 1996—2001 年）。此外，来自丹麦护士协会的 Christiane Reimann 女士是 ICN 最有名的执行秘书之一（任期 1922—1934 年），她倾其心血和财富，在第一次世界大战后重建国际护士会的工作中发挥了至关重要的作用，并在遗嘱中设立了随同每四年举办一次的全球护士大会颁发的 Christiane Reimann 奖，用以表彰优秀突出的护理工作者。

丹麦护士协会以自由平等、信任和专业化为组织的价值观，旨在维护护士权益，体现护士价值，提高护士工作环境及待遇，发展护理专业及解决健康相关问题，促进护理研究及对外交流合作。正是在这样的价值观主导下，丹麦护士尊重职业价值，拥有较高的职业认同感，以专业之心呵护患者，与患者建立了信任平等的护患关系。同时，他们也积极寻求跨部门、跨区域甚至跨国际的交流、学习与合作，提升专业素养，为着更好地解决健康问题而努力。

1920 年，丹麦与瑞典、挪威、芬兰、冰岛和法罗群岛一起组成了北欧护士联合会（Nordic Nurses' Federation），探讨护理专业问题和组织事务，为北欧地区的护理发展和医疗卫生事业做出了巨大的贡献。1933 年，丹麦通过了注册护士法案并于 1934 年正式生效，这也是 Henny Tscherning 女士为之奋斗一生的成果，极为可惜的是她未能亲眼见到这一成绩便已离世。1934 年，丹麦护士协会成为了护士特许机构，并延续至今。

丹麦护士协会最初创立时的两大核心发展目标是护理教育和护理管理，随着时间流逝，目前它已经发展成为促进护理实践、护理教育、护理管理和护理科研等于一体的护理专业团体，注重全国、北欧地区、欧洲甚至国际方面的交流，在丹麦甚至全球的医疗卫生领域发挥重要影响。

（七）欧洲护理教育者联盟

20 世纪 90 年代，欧洲的"护理教育"这一事务仅在护理教育咨询委员会中被提及，因此，护理教育者们期望建立一个交流护理教育信息、经验、理念和心得的平台，在来自欧洲若干个国家的护理教育者们的共同倡议下，欧洲护理教育者联盟（European Federation of Nurse Educators, FINE）于 1995 年在比利时鲁汶成立，最初的成员国家为荷兰、英国和说荷兰语的比利时地区，之后欧洲其他国家看到了护理教育联盟的巨大潜在影响，便纷纷加入。

欧洲护理教育者联盟旨在增加对文化和历史认同感的理解与尊重，找出问题的最优解决方案；提高护理教育的质量和专业性；比较课程设置、学习项目和教育方法的异同，构建教育框架，优化护理教育；增加国际合作与交流；影响欧盟健康政策的制定与修正。

FINE 经常举办一些专题研讨会和研习班，并且每 2 年举办一次 FINE 国际大会，大会的主题来源于近几年的一些热门研讨会和讲习班。例如，2014 年 9 月 24—26 日在法国南锡举办的 FINE 国际大会，主题为"护理教育和护理实践：未来何去何从"。2018 年 2 月 21—23 日 FINE 国际大会在法国马耳他举办，会议主题为"护理与护理教育：从愿景到行动"。2020 年底至 2021 年 3 月，FINE 国际大会从欧洲护理教育的角度出发，就 COVID-19 展开了两次专题研讨会。

总体来说，作为专注护理教育的专业团体组织，欧洲护理教育者联盟为护理教育信息提供了良好的交流平台，也为师生间的交流学习提供了机会，为其他国家和地区相关组织的成立与发展树立了良好榜样。护理教育者们在此分享教育信息和经验，比较不同教育或培训项目的异同与优劣，从而取长补短、互相改进，对发展和提升护理教育发挥了重要作用,为合格护士的培养提供了更优的方案,为欧洲地区乃至全球护士培养的教育工作指明了一条道路,使成千上万的护士在职业生涯成长中从中获益。

(刘华平)

本章小结

从个体来看,职业生涯规划是一个连续的、动态的过程,它存在于一个人职业生涯的各个阶段。对职业生涯进行合理的规划有利于分析当前的就业形势、进行职场及自我剖析、明确个人职业目标并进行恰当的职业选择。职业生涯规划并非一成不变的,护理毕业生应根据不同的就业形势以及个人特质进行不断调整以使自己更加适应当前的就业形势。

对于护理的群体来说,护士的成长离不开团体的发展,团体的发展亦更好地满足了护士的专业需要。护理专业团体是众多护理实践者为了促进护理学科发展而不断努力奋斗的成果,各个团体均代表相应地区的护士,以"护理"的身份进行社会活动,代表护士表达想法,尊重护士的权益和尊严,改善护理工作环境,影响政府有关健康政策的制定,呼吁社会提高对护理人员的关注。与此同时,各护理专业团体的成立和发展也提供了一个学术交流的平台和资源,引领了临床护理实践、护理教育、护理管理和护理研究的发展,为提升护理专业水平、提高护理的科学性和艺术性做出了巨大贡献。

思考题

1. 结合自身现状,制订一份短期及长期的职业生涯目标。

2. 结合个人经历,说出几种时间及个人管理的相关策略。

3. 结合"从临床专家到学术新手再到学术专家",谈谈你对护理职业发展的不同阶段及相关策略的理解。

4. 简述全球护理专业团体的发展的历程与职能转变。

5. 简述各护理专业团体的发展历程及其主要职能。

第八章

北美护理的发展现状和趋势

北美是护理专业和护理学科发展的第二故乡。为了促使护理成为一个独立的专业和一门独立的学科，北美护理界一直在为建立"指导护理实践独特的知识体系"而不懈努力，从探讨护理教育的课程体系到广泛开展护理研究，在丰收各种课程和研究成果的同时带动了高等护理教育的不断发展。护理理论的建立和循证护理实践概念的引入，不仅提升了护理实践的水平和护理服务的质量，而且促进了护理研究的不断深入和护理管理的科学化、规范化和人性化发展。同时，北美护理界通过加强护理相关法律法规的建设、护理伦理道德的发展和护理正面形象的塑造，规范了护理人员的职业操守和专业精神，使护士在近数十年来一直居于北美最具诚信职业排行榜的榜首。

第一节　北美护理教育的发展现状

一、北美护理教育面临的挑战

美国和加拿大的护理教育处于世界领先地位，具有灵活的教育体制和多样的培养模式。随着社会政治、经济、文化的进步，医疗卫生领域的变革，教育理念的发展，北美护理教育也在进行不断的改革。影响北美护理教育改革的因素主要有以下几个方面：

（一）知识爆炸、信息技术和网络的应用

随着电子信息和通信技术的不断发展，信息量的增长速度加快，信息成为教育和实践的主要部分。此外，计算机、网络、各种移动通信技术已广泛应用到了护理教育及实践领域，如护理教育中广泛应用网络课程、远程教育、沉浸式和非沉浸式虚拟仿真教育、虚拟现实等，通过网络进行多地区的科研合作、编写护理的各种指南和行为规范，临床护理实践中广泛使用 PDAs、MP3 以及智能手机等。护理教育质量和安全项目（Quality and Safety Education for Nurses，QSEN）、国际护士实践组织（National Organization of Nurse Practitioner Faculties，NONPF）都将信息素养、信息能力和信息管理能力作为了护士的核心能力之一。如何使教师和学生掌握有效使用网络信息技术、理解并遵从使用这些技术相关的政策和法律，学习从无限的信息中获得可靠、可信的资源，这些都成为了护理教育面临的重大挑战。

（二）护理教育的专业化发展

随着护理教育的不断完善，提倡将可测量的学习结果作为教学的目标和评价的标准，护理教育领域出现了各种护理毕业生核心胜任力模式,如 Lenburg 的能力结果和行为评估(competency outcomes and performance assessment, COPA)模式。NONPE 2012 年也制定了一套护理毕业生核心胜任力,制定了对毕业生期望的能力结果以及相关的标准,结果的描述以护士实际的行动开始,如实施、计划、综合、完成等,这就需要在教育中改变原来学生对教材和课堂内容的记忆,而是要真正像护士一样去思考,学生需要具备良好的沟通能力、评判性思维能力、问题解决能力、循证护理能力等。这些能力的培养要求教师和学生改变原有的角色,并在教学方法、教学资源、评价方法上进行不断改革。

(三)社会人口学、文化、经济和政治变迁

随着社会的发展,北美社会出现了老年人口及肥胖者不断增多、文化多样性日趋明显、经济危机影响深远、暴力及灾害事件频繁等问题,这些都成为影响护理教育改革的重要因素。例如,老龄化的加剧使北美国家伴有慢性疾病或失能的人越来越多,并且很多老年人生活在一些机构或独自生活,对健康护理的需求量很大。此外,美国正面临着肥胖的流行,要求护理教育中要增加老年、预防肥胖、帮助人们改变健康饮食习惯等的内容和临床实践。不同文化的少数族裔以及非法移民的增加,要求护理专业的学生具备良好的文化能力,学习不同的文化价值,理解不同的患者其信念、价值观以及对于疾病、治疗和护理的反应。经济危机不仅造成大量贫困人口也使学校教育课程等项目得不到需要的资助,因此,如何为贫困者提供健康服务、如何获得教育资助是护理教育面临的一个问题。当代社会,各种暴力事件(家庭暴力、工作场所和学校的暴力)增长很快,药物滥用问题非常普遍,同时恐怖袭击、自然灾害、新发传染病等不断出现,要求护理人员有效进行现场、院内急救护理和创伤护理、传染病防控等,这些均对护理教育的课程设置、教学内容、教学方法等提出了挑战。

(四)医疗护理实践的发展与变革

随着医学模式的转变,健康系统正在从"疾病护理"转变为更有效的"健康护理",护士的工作范畴和地点不断扩大;其中,社区护理的发展最为迅速。社区护理包含多种实践场所,强调专业间和机构间合作,护理对象既有慢性患者也包含较早离开医院病情较重的患者。同时,随着各种交通工具的发展,健康社区全球化的趋势越来越明显。护理教育如何帮助学生胜任当代社区护理的要求是我们面临的一个重大挑战。目前,患者及家属对护理质量的要求不断增高,如何确保患者安全、减少护理差错,如何促进患者和家属同护士的合作,以及如何伦理难题,都要求护理人员不断进行学习,培养学生的终身学习能力成为护理教育发展的重要趋势。

(五)护理人员短缺带来的挑战

护士以及护理教育者的短缺和老龄化是长期积累形成的。在最近的经济衰退中,很多50 岁以上的护士重新回到工作场所,当这些护士退休后,将会出现更严重的护士短缺。国际护士会预测,2020 年的新冠肺炎疫情将进一步加重护士的短缺。随着社区护理的发展,缺乏合格教师的现象更加明显。而护士短缺也使非传统学生越来越多,比如到了中年由于工作不满意或变动希望改变职业的人、年岁更大的学生、已经结婚有家庭的学生、少数族裔学生、外国学生、穷人等希望有机会学习护理,他们多选择非全日制学习。护理教育中如何促进师资的发展、开发需要师资较少的教学项目、开展满足非传统学生特点的教育是护理教育面临的挑战。

二、北美护理教育的现状

经过两百多年的发展,美国和加拿大的护理教育都形成了比较健全的教育体系,适应不同层次、不同年龄的护理人才培养需求。本部分对美国和加拿护理教育发展现状及特点进行简单介绍。

(一)护理教育课程

北美的护理教育体系比较完善,针对不同的教育对象开设了相应的多种层次教育课程,可以培养多种规格的护理人才。美国的护理教育层次分持照实践护士(Licensed Practical Nurse,LPN)教育、医院文凭(diploma)教育 —— 相当于中专教育、大专教育、本科护士(baccalaureate degree nursing,BSN)教育、硕士和博士教育,其中 LPN 不能成为注册护士,只能成为注册实践护士。成为注册护士主要通过医院文凭教育、大专教育和本科教育(BSN)三种形式,学生也可以在硕士学位培养中开始接受护理教育,有一些课程中学生也可以在参加注册护士资格考试前获得博士学位。加拿大的护理教育同样有文凭教育(专科教育)、本科教育、硕士和博士教育几个层次,学生获得文凭(diploma)可成为 LPN,完成四年护理课程学习和实习取得学士学位,才有资格参加注册护士(registered nurse,RN)考试。目前,加拿大有 32 个硕士学位课程和 15 个博士学位课程,RN 可以选择通过这些课程的学习成为开业护士(nurse practitioner)、高级实践护士(advanced practice nurse)或手术一助注册护士(registered nurse first assist)。其中,美国目前要求,开业护士必须通过护理博士专业学位培养。北美地区其他非传统的认证前课程还有速成班项目,包括本科和硕士两个层次,主要是针对其他非护理专业的本科生,本科项目可以在 11~18 个月完成,硕士项目可以在 3 年内完成。速成班项目是获得注册护士执照的最快途径。

(二)课程设置

护理教育的课程设置依护理教育的层次不同而不同,美国护理学院协会(American Association of Colleges of Nursing,AACN)负责制定课程标准,主要制定了本科、硕士及护理实践博士课程的标准,明确学生应达到的能力。持照实践护士教育课程主要有急慢性疾病护理、预防及康复的基本知识;医院文凭教育与准学士护理教育相似,主要是文化课、护理专业课及专科护理课程。大学本科课程分为普通课程和专业课程两种。硕士课程设置侧重于学习专科护理知识、研究护理理论及护理中的问题。博士课程中护理学专业学位主要培养高级实践护士,学习高级专科及综合护理知识和技术;科学学位主要培养理论研究能力以及构建和验证新的护理理论能力,教育专业主要培养学生开展护理教学的能力。美国护理教育的中心理念是关爱,不同层次的培养目标均注重对学生护理能力和综合素质的培养。课程多以综合课程模式为主,其人文社会学科课程也侧重于综合素质及能力的培养。在护理教学内容方面,美国更侧重社区,侧重疾病预防,重视学生跨文化护理能力和在高新技术条件下工作能力的培养。加拿大护理学院协会(Canadian Association of Schools of Nursing,CASN)也在知识、科研循证与评判思维、护理实践、沟通与合作、专业发展和领导六个方面分别制定了针对于本科、硕士和博士的标准以指导护理专业课程设置。

(三)护理教育专业认证

美国的护理教育专业认证机构有护理教育认证委员会(Accreditation Commission for Education in Nursing,ACEN)和美国高等护理教育委员会(Commission of Collegiate Nursing

Education，CCNE），加拿大则由 CASN 负责对护理项目进行认证。护理专业认证的基本目的是保持、提高护理教育质量。大部分参与护理专业认证的人员为护理专业人员。护理专业认证的宗旨、任务、方法等充分体现了护理专业的特点。认证过程确能发现护理教育中存在的真正问题，最终实现护理更加专业化和独立化的良性发展进程。

（四）北美护理教育的特色

1. 灵活、机动和远程教育项目广泛开展　通过将计算机虚拟仿真技术融入护理教育中，北美护理教育中开展了大量的网络教学，AACN 和全国护理联盟（National League for Nursing，NLN）网站均证实除了改变上课地点的远程教育、在线教育，提供越来越多的各种形式的机动和替代教育项目，以此帮助学生从一种学历提升到更高层次的学历，如 LPN 到护理副学士学位（Associate Degree in Nursing，ADN）和 BSN、BSN 到护理硕士（Master of Science in Nursing，MSN）和博士项目等。

2. 强调社区护理、人文社会科学及多元文化教育　以前的护理项目多是以医院临床教育为主，随着医学模式更加强调疾病的预防、慢性病管理、病后的康复、带病生存以及关注生活质量的提高，使在社区、患者家中、工作场所、学校、护理院等进行工作的护士也越来越多，占美国和加拿大所有护士一半以上。在课程中，美学、社会学、哲学、法律学、心理学和伦理学等课程已经成为主要课程或必修课，以培养护生完整的知识结构。此外，随着经济的全球化，护理课程中也增设全球多元化文化护理内容，使护理人员更全面地了解和吸收全球多元文化，从而更好地为不同种族及文化的患者提供优质服务。

3. 教学方法多样　尽管仍保留课堂讲授，但教学逐渐由课堂和教师为中心转向以学生为中心的自主式学习，课前教师根据课程内容提出一些问题，要求学生阅读指定的参考书后回答，有的课则是课堂讨论或导师指导下进行实践的形式。这种教学方法促使学生在课余时间阅读大量书籍和参考资料，有利于扩大知识面和提高学习能力。此外，随着慕课（massive open online course，MOOC）教育的开展，实现了优质教学资源的共享，从而提升了护理人才培养的质量。

4. 重视高级护理实践教育　由于强调临床实践能力的培养，目前，北美的硕士学位教育项目多以培养各专科高级实践护士和临床专科专家为主。由于美国健康领域出现了巨大的变化，高级实践护士的工作范畴得到了很大扩展，并且包含了非传统护理服务的内容。随着高级实践护士获得了处方权和护理收费服务资格，出现了由护士独立运行的护理实践和卫生中心甚至是由护士领导的多学科健康服务中心，因此，越来越多的护士获得了硕士护理学位和高级实践护士的资格认证。

（吴　瑛）

第二节　北美护理实践的发展现状

一、北美护理实践范畴的发展现状

护理实践的范围也经历了由窄到广、由简到繁的发展过程。作为引领护理专业发展的先驱，美国和加拿大在护理的专业发展中一直扮演着重要的角色，他们在护理方面的贡献

主要体现在以下几个方面:

(一)护理的专业化和专科化发展

随着医学专科化的不断推进,护理的专科化和专业化成为必然。鉴于护理的独特性,护理专业的发展始终围绕人的生命和健康需求不断扩展实践范围和服务领域。而从事特定领域的护理人员具备相应领域专门的知识和技能是成为称职的护理专科人员的先决条件。专科护理最早起源于美国,一直引领国际专科护理的发展,并在专科护士的培养模式、教育层次、资格认证制度、实践范畴和工作自主性方面形成了详细的体系和明确的制度,并有专科护士和高级专科护理师之分。专科护士(specialty nurse)是指具备一定专科护理领域的实践经验,并接受过规定时间的继续教育培训并通过认证的注册护士,主要承担相应专科领域的一线护理工作。最早得以认证的专科护士是美国危重症护士学会对从事危重症护理的专科认证。从事高级护理实践者包括临床护理专家(clinical nurse specialist, CNS)、开业护士(nurse practitioner, NP)、注册助产士(certified nurse midwife, CNM)和注册麻醉护士(certified registered nurse anesthetist, CRNA)。高级实践护士具备硕士学位(NP需完成博士研究生教育),在护理实践活动中具有高度的自主性,并具有诊断和治疗的权利,同时具备全面评估患者健康及发现健康问题的专科能力,并能够在健康管理和临床决策中合理运用教育、科研、管理等能力以促成患者康复并达到预期的临床结局。

(二)护理实践范畴的扩大

随着社会经济文化的进步,人们对健康的需求和理念也逐渐发生转变,为响应人类对健康的理解和满足其对健康的需求,美国护理学会在2010年进一步完善和描述了护理的实践范畴与标准(scope and standard of practice),概括了注册护士所应具备的职业角色,并明确了护理实践所涉及的范畴和职业标准及其应具备的职业胜任力。具体而言,护理实践范畴通过回答一系列以"谁""什么""哪里""什么时间""为什么"和"怎样"为导向的问题来描述护理实践所涉及的内容,并由此得出一个完整的护理实践活动体系和动态的变化趋势。护理人员所涉及的护理实践将因其所受教育程度、经验、角色以及所服务的群体不同,在实践深度和广度方面有所区别。护理实践的范畴强调了护理实践的实施是个性化的,要与患者或所服务群体的特定需求相对应。护理人员应通过建立合作关系协调护理活动,如建立与患者本人及家庭、各支持系统以及其他医务人员之间的协作,以期达到共同的目标。关爱是注册护士实践的中心,专业的护理通过与患者建立信赖的护患关系促进患者康复。注册护士的实践活动是以护理程序为导向、以理论知识和循证实践为依据,为患者提供个性化的护理服务。注册护士能否提供优质护理服务和达到最佳临床结局还与专业的工作环境密切相关,因此,所有护理人员都有责任在实践中保持和促进一个良好的专业实践环境。加拿大在护理实践及其专业发展方面也有着类似的机制,通过专业教育、认证、导师制以及遵循相应的实践指南,加拿大的护理实践范畴在其深度和广度上也在逐步扩展,目前有三个水平的准入标准,即注册护士(registered nurse, RN)、持照实践护士(LPN)以及注册精神科护士(registered psychiatric nurse, RPN),并且护理人员可以通过接受相应的高级护理教育,通过认证后成为高级实践护士。在护理实践的监督及监管方面,同美国各州类似,加拿大各省及地区有着相应的监管机构来监管和规范护理人员的实践范畴及提供相应的指导框架以维持其实践胜任能力。

为进一步明确护理人员所应具备的职业规范以及监督检查注册护士的职业操守,ANA进一步明确了护理实践的职业标准。注册护士的职业标准以护理程序为导向,以科学证据进行循证实践为原则,同时强调了与护理实践标准相对应的所有注册护士应具备的核心胜任力。护理实践标准包括:注册护士应完整地收集有关患者的健康信息,并根据所收集的数据做出相应的护理诊断,制订相应计划以明确所期望的患者临床结局,进一步按照护理计划实施相应的干预措施,并在实施后评价护理干预的临床效果。对于研究生层次的高级实践护士,除以上要求外,还应进一步做到能够自主启动和解释所涉及的医疗诊断结果和医疗程序,并及时评估患者、家属、社区等相互间的互动效果;在创建护理诊断过程中系统地综合相关信息并协助医疗团队中相关人员维持其核心胜任力,具备鉴别诊断的能力,并能够根据成本效益、患者满意度及意愿、护理干预的连续性来制订可以达到的护理临床结局;在计划阶段,应具备鉴别实践中常用干预措施与现有的临床证据等是否相吻合的能力,并在计划中包括患者的信仰与价值观,引导计划的制订;在实施阶段,应能运用各种资源确保计划的顺利实施,并在出现与临床结局相偏离情况时能够及时调整护理计划;计划实施完成后,应具备准确评价实施效果和诊断准确性的能力,并按需调整护理计划以促进临床结局的最终达到。

(三)高级护理实践

研究生以上层次的高级实践护士在美国专业护理实践规范模型(model of professional nursing practice regulation)的指导下,以护理实践范畴与标准以及与之相关的道德准则和专业认证为基础,结合护理相关法令和细则条例以及各级机构制定的相关原则程序,在护理实践的实施过程中确保患者获得安全有效、高质量的护理服务,并通过循证护理确保达到预期的结局目标。高级护理实践是指高级实践护士通过应用理论知识和所具备的研究能力处理护理专业领域相应的患者问题和护理现象。目前高级实践护士的种类包括临床护理专家(CNS)、开业护士(NP)、注册助产士(CNM)和注册麻醉护士(CRNA)。

美国护士协会对以上高级实践护士的实践范畴和教育程度做了明确的规定。NP 的教育改革依次经历了短期教育项目、硕士教育、博士教育(doctor of nursing practice,DNP)3 个阶段。2015 年起,其准入标准提升到博士层次。根据 2017 年的数据显示,美国 97.8% 的 NP 都具有硕士或博士学位。NP 的实践具有自主性,可在门诊、急重症医疗机构或长期护理机构中工作或独立执业,为个人、家庭、群体和社区提供保健服务。NP 可评估、诊断、治疗和管理急慢性疾病患者。NP 的实践范畴具体包括:进行健康体检,开具各种检查,做出诊断和鉴别诊断;开具处方药和非药物治疗医嘱,启动治疗计划,评估患者对各种治疗的反应,并根据需要修订治疗和护理计划;对患者和家属提供教育和咨询,以协助其做决策;以顾问的身份为其他护士的服务提供指导意见;与其他卫生保健专业人员合作,转介患者到其他医疗机构,改进健康转介系统,改善整体的护理质量。NP 集健康提供者、指导者、教育者、研究者和管理者多重角色于一体,是医疗领域的领导者。NP 有责任发展护理专业、参加专业组织,参与地方/州/国家和国际的卫生政策制定。

CNS 是具有硕士或博士学位、拥有丰富临床实践经验,并且精通某一临床专科领域知识和技能,取得相应执照的高级护理实践护师。CNS 的实践范畴具体包括:针对患者的需求,进行评估、分析和判断,做出诊断,制订治疗方案并实施,同时对治疗方案进行评价和修订;CNS 可开具护理长期医嘱与处方;向患者提供咨询,指导患者采用健康的生活方式,以预防疾病;制订临床操作标准,向其他卫生保健成员提供咨询与技术指导,以改善护理质量;CNS 是多学科团队的领导者,协助多学科团队共同改善患者的预后,以降低住院时间,减少再住院与急诊就诊率,从而降低医疗费用等。

　　CRNA 是在大学本科毕业以后，至少有 2 年及以上的工作经历方可申请参加大学护理教育委员会认证的 CRNA 的硕士教育项目(学制 2 年)，毕业后参加国家认可的资格认证考试，考试通过者获得 CRNA 资格认证证书。CRNA 的实践范畴是在注册护士的执业范围基础上，还包括：进行全面病史的采集和体格检查；进行麻醉前评估；获得麻醉的知情同意；制订和启动针对患者的护理计划；订购、开具处方和管理毒麻药品；选择有创和无创监测模式；提供急性、慢性和介入性疼痛管理、急救和复苏；CRNA 计划并启动麻醉，包括实施全身、区域、局部麻醉和镇静处理；使用超声、透视和其他麻醉技术进行诊断和护理，并提高患者的安全性和舒适性。注册麻醉护士可以在紧急情况下独立进行气管插管和其他技术进行抢救；实施麻醉；提供麻醉后护理，包括药物管理、麻醉后评估等。

　　CNM 是取得本科学士学位的注册护士或注册助产士，具有助产专科领域至少 2 年及以上的工作经验，方可申请进入大学护理教育委员会认证的注册助产师硕士教育项目(学制 2 年)学习，毕业后需通过国家认可的资格认证考试后，才能获取 CNM 资格认证证书。CNM 在家庭、医院、生育中心和各种私人诊所、社区和公共卫生诊所等环境中，为妇女提供全生命周期、全方位的初级保健服务，包括计划生育护理、产前和产后护理、分娩和新生儿护理，也包括为女性的男性伴侣治疗性传播疾病、保障生殖健康等。注册助产士一般与产科医生共同工作，在某些州，也可以独立开业。CNM 的实践范畴主要为孕产妇提供怀孕、分娩和产后期间的初级保健和个案管理。

　　高级实践护理角色的出现是应当时患者的需求以及社会和卫生保健体系的需求应运而生，但也经历了一个艰难漫长的发展过程。促成高级实践护士的诞生主要来源于：政府对降低医疗费用的需求日益增强、公众对护士提供高层次的护理逐渐认可、护理人员在日常工作中出色的表现(如积极地收集相应的临床效果指标)、政府的大力支持等。所有这些因素促使了护理实践范围的扩大，如开业护士的诊断和处方权，临床护理专家具备对专科护理人员的教育和指导资格，以及注册助产士和麻醉师在医疗领域的合理介入。

　　加拿大也有着与美国类似的高级护理实践体系，包括临床护理专家和开业护士两大类，其最低受教育水平要求在硕士以上，涉及利用综合护理知识来分析和解释护理现象，并将护理理论及研究与实践相结合，倡导循证护理理念，从而推动护理专业学科的整体发展。在加拿大的相关研究中，已有研究表明，高级实践护士角色的出现在一定程度上改善了患者及医疗服务在个人保健、功能状况、生活质量、护理满意度及成本效能等方面的整体临床结果，彰显了高级实践护理在医疗服务中的重要角色。与北美相比，我国在高级实践护理方面的发展尚处于起步阶段，但我国可以借鉴北美地区在高级护理实践领域中涉及的概念、分类、特征、教育和认证等方面的成熟经验，针对我国的具体国情，探索适用于我国的高级护理实践领域与实践范畴。

二、北美护理理论的发展现状

　　理论是人类对社会现象和自然界规律的系统性认识，每个理论都由一个以上的概念以及概念间的相互关系组成。护理理论基于对什么是护理学和护理需要做什么的概念性描述，为护理相关活动提供合理的依据和知识背景。通过护理理论的阐述，护理理论学家将护理中相互关联的概念进行定义并明确阐述这些概念之间的相互关系，其目的是有组织有结构地描述、解释、预测和阐述护理相关活动。护理理论同时解释了与护理密切相关的现象,包括护理的着眼点、接受护理的人或群体、护士、护士和被护理者的相互关系以及护理的最终目的等。护理理论的创建为护理学科发展提供了理论框架,其思想和结构有利于指导护理实践、激励创新性思维、促进有效沟通、明确实践目的并指导科学研究。

(一)护理理论的发展

护理学最早的护理理论是南丁格尔(Florence Nightingale)在 19 世纪提出的,因此,南丁格尔不仅是护理事业的创始人,也是护理理论的创始人。她的环境理论主张以满足患者在当前环境下的个人需求为主旨,将患者所处环境与个人需求相结合,如卫生、通风、温度、光亮、饮食及噪声等因素,由护理人员担负起保护患者健康的职责,使患者处于最佳状态。她提出的护理理论对后期护理事业的发展有着深远的影响。随着护理学科的不断发展,世界各地和护理理论家借鉴南丁格尔的护理理念衍生出适用于不同时代和不同地域文化的护理理论。

护理理论有两种分类体系,一是根据理论家自身价值对理论创建是否产生影响分为经验性理论和规范性理论。经验性理论回答"是什么"的问题,属于事实世界。经验性理论回答的问题如存在的现象(事实)是什么? 现存的事实由什么样的事实导致(因果关系)? 我们一旦选定了目的,用什么手段去达到目的? 因为经验性理论探讨的是现实现象的规律性问题,因此理论家个人持有什么样的信仰和价值,也只能找到同样的规律性。规范性理论解答是"应当是什么"的问题,属于价值世界。当离开"是什么"而回答"应当是什么"时,就进入了价值判断。价值判断是理论家个人的价值观,这种价值观源于理论家个人的社会地位、宗教信仰、受教育程度以及理论家所思考的现象对其个人利益的影响等等,从而对同样的护理现象得出不同的价值判断及不同的解决方法。目前,护理学科的大多理论属于规范性理论的范畴。

二是根据护理理论所涉及的范畴分为宏观理论(grand theories or conceptual models)、中观理论(middle-range theories)以及实践理论(practice level theories)。宏观理论主要包括相关概念和概念间关系的描述,着重于护理学科中所关注的现象,如自我照护障碍、人对环境的适应等现象,是上述三类理论中最为抽象的理论。中观理论较宏观理论而言具有较窄的适用范畴,但易于进行理论验证和研究并在实践中推广,是宏观理论与护理现象描述和解释之间的桥梁。实践理论在实践中应用的范围最窄,但对护理实践的影响最直接,主要涉及与护理实践范畴密切相关的护理干预活动以及护理临床结局的框架结构,多适用于特定的护理实践范围。实践理论通常与中观理论中所涉及的概念相互关联,并由宏观理论衍生而来。目前在北美较具代表性的护理理论有多种,下面就较为常用的理论做简要介绍。

(二)各层次护理理论举例

1. 宏观理论　Sister Callista Roy 适应理论(adaptation model of nursing)是宏观理论的典型代表之一。Sister Callista Roy 是来自美国的当代著名护理理论家,她的理论基础来源于多个理论观点的结合,如 Bertalanffy 的一般性理论和 Helson 的适应水平理论等,进而构成了用于指导护理实践和研究的适应理论。Roy 的适应理论中强调了对三个问题的描述:"谁是护理活动的核心(focus)?""护理活动的目标(target)是什么?""什么时候需要护理活动?"围绕以上三个问题,Roy 解释适应(adaptation)发生在当人们积极响应环境变化时,个体或群体利用自觉意识、自我反省以及各种选择来创建人与环境之间的融合。该理论强调人是在不断变化的环境中始终保持能动的生理、心理和社会的有机整体。理论包括两个亚系统:认知者亚系统(cognator subsystem)和调解者亚系统(regulator subsystem)。认知者亚系统强调该系统是通过信息感知、学习、判断及情感变化等后天习得应对机制。调解者亚系统是指人类通过神经、化学及内分泌途径应对的基本的自我调节机制。

2. 中观理论 常用的中观理论有 Dorothea Orem 的自理理论（self care deficit nursing theory）和 Hildegard Peplau 人际关系理论（interpersonal relationship theory）。Dorothea Orem 是美国 19 世纪 70 年代的护理理论学家，其创建的自理理论又称为奥瑞姆护理理论，是广泛应用于指导护理实践的中观理论。该理论分为三个学说，自理学说（theory of self care）强调自理活动是维持生命、人体功能和健康而必须执行的活动，包括满足一般性的自理需求以及生长发育和恢复健康需求的所有活动。自理缺陷学说（theory of self care deficit）强调当个体自理能力无法满足自理需求时，就会出现缺陷。护理系统学说（theory of nursing systems）阐述了当个体自理能力无法满足自理需求时护理人员应采取的护理活动，如自理需求要完全依靠护理人员完成，称为完全补偿系统；如果个体可以完成部分自理活动，其他部分由护理人员完成，称为部分补偿系统；而个体可以在护理人员的指导教育下完成自理需求则称为辅助教育系统。该理论强调个体的自我护理需求，护理干预侧重于引导个体恢复自我护理的能力，协助患者实现自我照顾。

Peplau 的人际关系理论强调良好的人际关系是护理的中心，她是第一个将护患关系视为所有护理活动关键的理论学家。理论中指出，护理人员作为教育者和患者的资源，应用沟通技巧和专业知识与患者在互动过程中建立良好的人际关系，通过护患双方的共同努力实现护理目标。护患关系的建立共经历 3 个阶段：①定向阶段（orientation phase），此时护理人员与患者相互认识、彼此理解各自的角色、了解患者的需求；②工作阶段（working phase），在此阶段护理人员与患者明确各自的责任范围，患者主动参与护理活动的制订，并提高解决问题的能力；③解决阶段（resolution phase），此时患者由依靠护理人员的帮助逐渐转换为具备独立解决问题能力的个体，患者的需求得到满足，护理人员的问题处理能力得到提高。理论强调在与患者互动过程中患者是积极的参与者，而不是被动的接受者，护患关系的建立以患者的需求为中心，以协作的态度帮助患者恢复健康。

3. 实践理论 在护理实践中最常用的实践理论有 Betty Neuman 的纽曼系统模型（Neuman's system model）。Betty Neuman 是美国著名的护理理论学家，其创建的系统模型是一个开放式系统模型，该理论以减压为目标并将护理的四个要素（人、环境、健康、护理）融入系统中，可以适用于对个人、群体或社区的护理。模型由多个同心圆组成，由外向内分别称为弹性防御线（flexible line of defense）、正常防御线（normal line of defense）和反抗线（line of resistance），位于中间的实线圆为基本结构，也称能量源，即个体或患者所固有的生理心理结构特征。来自于同心外的压力源，如疼痛等影响个体健康的因素需首先冲破弹性防御线后才能影响到内部的系统结构；弹性防御线具有防止压力源入侵、起到缓冲和保护正常防御线的作用。该层防御线随着个体周围的压力源的变化而变化，压力源越多，其离正常防御线越近，其防御效果越弱，反之亦然。正常防御线是指由个体日积月累逐渐形成的正常反应状态，即日常健康状态，其强弱由个体的生理、心理、社会文化、发展、精神等五个方面对压力源的适应及调节能力所决定，该层防御线是也动态的。反抗线是指个体固有的防御机制如免疫系统、心理防御等，一旦压力源侵入正常防御线，反抗线即被激活以保护基本结构，以使个体保持在稳定状态或恢复到健康状态。当反抗线的功能有效发挥时，个体恢复健康，反之，个体将逐步衰竭。

（吴　瑛）

第三节　北美护理研究的发展现状

一、北美护理研究的发展

北美护理研究的发展起始于 20 世纪初护理教育者对教育领域的研究，主要经历了以下几个发展阶段：

（一）注重护理教育研究阶段

早期的护理研究主要侧重于如何加强护理教育，促进护理职业发展。许多护理教育者通过研究发现当时护理教育中存在的问题，建议重组护理教育，将护理教育放到大学环境中进行。具有代表性的是 Goldmark 报告，该报告分析了当时护理教育的缺陷，以及各层次护理教育质量的不同。通过护理教育研究者的努力，促使了一些大学开设了护理专业，开始了护理本科教育，如耶鲁大学和哥伦比亚大学，这为高层次护理研究人才的培养奠定了基础。20 世纪 40 年代，由于第二次世界大战期间对护士需求的提高，使高等护理教育得到进一步发展。虽然这一时期的研究重点在护理教育方面，但随着研究的发展，研究内容也逐渐涉及一些临床护理领域的内容，如护理人员的种类和数量、排班方式、护士的角色、在职护理教育等。

（二）转向临床护理研究阶段

第二次世界大战结束后，随着科学技术的快速发展，新技术和新药品的涌现，医院数量和规模的扩展，使开设本科和护理研究生教育的院校越来越多。更多护理人员积极提升学历层次，深入学习各种专科知识，并通过护理科研课程的学习，普及科研理论知识与研究方法。在此基础上，越来越多的护理人员投入到护理研究工作中，从此使北美护理研究进入快速发展时期。1952 年，第一本护理学术期刊《护理研究》（*Nursing Research*）创刊，促进了护理研究成果的发表与交流，标志着北美护理研究正式进入了学术研究阶段。1953 年，美国哥伦比亚大学首先开办了"护理教育研究所"，1955 年，美国护士协会（American Nurses Association, ANA）成立了美国护士基金会，为护理研究项目提供资金支持，进一步促进了护理研究的蓬勃发展。另外，ANA 基于一项为期 5 年的有关护理功能和护理活动的研究成果，于 1959 年形成了关于美国专业护士的资格要求、标准并对其功能进行描述。与此同时，北美护理研究开始向一些临床护理专科方向延伸，如内外科护理、儿科护理、社区健康、精神科护理、产科护理等，并形成了相应的护理标准或护理规范。这些由各专业组所做的研究为制定指导专业护理实践的标准奠定了基础。

（三）开启护理理论构建阶段

20 世纪 60 年代，一些护理专家发现护理研究与护理实践存在一定的脱节现象，在她们的倡议下，研究热点开始转向以临床护理实践为中心的研究，临床研究数量不断增长。北美护理研究的重点由护理教育和关注护士自身发展，转向提高对患者的护理质量。护理结局评价及护理程序在此时期成为许多研究的焦点，同时伴有对护理评估技术和评估指南、目标为导向的方法以及一些特定护理措施的研究。此外，具有硕士学位的开业护士和临床护理专家的数量迅速增长，在开展临床护理研究和推广研究成果应用方面发挥了重要作用。在这一时期，护理学者开始构建护理概念架构、模型和理论，以指导护理实践。这些护理理论家的工作成果为进一步的护理研究提供了方向。美国和加拿大的一些院校陆续开办护理研究所,使护理研究论文快速增加,为顺应这一发展,迅速传播护理研究成果,更多的护理杂志创刊,如《加拿大护理研究杂志》(*Canadian Journal of Nursing Research*)、《高级护理杂志》(*Journal of Advanced Nursing*)、《西方护理研究杂志》(*Western Journal of Nursing Research*)等。

(四)护理研究水平提升阶段

此时期,北美护理研究进入多产时期。护理教育方面的研究重点在于比较不同学制的护理教育,并且许多学者意识到,要提高护理研究水平,必须加强和提高护理教育程度,培养高级护理研究人才。许多医学院校开展了护理博士教育,护理专业中的博士教育项目的数量和具有博士学位的护士数量得到了较快增长。以美国为例,至 1989 年,已有 5 000 多名护士拿到了护理博士学位,政府对大学内护理院系的研究资助和对临床的课题基金支持力度不断加大。具有博士学位的护士们在做护理研究方面投入了更多的精力,并增加了护理研究的复杂性,护理论文的数量和质量快速提高。1993 年,美国国家护理研究院(National Institute of Nursing Research, NINR)诞生,该机构促使护理研究进入医学领域研究的主流,提升了护理研究的地位,并对护理研究经费的投入力度进一步增加;同时,更多的护理学术期刊创刊,学术论文水平大大提高。

为了发挥不同层次护士的积极性与合作,ANA 在前期调研的基础上确认了具有不同教育程度的护士在护理研究中的参与程度和分工,并指出所有教育层次的护士都应在护理研究中扮演相应的角色:①具有大专学历的护士可以在确认研究问题和资料收集方面提供帮助,并在高层次护士的指导下应用研究结果;②具有本科学历的护士要在实践中应用研究结果,具有评判研究结果在实践中实用性的能力;③具有硕士学位的护士要在研究项目中相互合作,具有对研究项目提供临床经验和专业指导的能力;④具有博士学位的护士要积极开展护理研究,并争取研究项目的经费支持,通过科学研究发展护理学科知识,为护理理论和护理专业的发展贡献力量。通过这些划分,支持和鼓励所有层次的护士从事护理研究,这进一步促进了护理研究的发展。

(五)强调循证护理实践阶段

21 世纪,北美护理研究的重点是大力发展护理学科的知识基础,使护士能够实施以科学证据为基础的实践。护理研究的最终目的是要使研究成果应用于实践,在实践中得到进一步的验证,提高护理服务的质量,最终促进护理学科的发展。循证护理将护理研究和护理实践有机地结合起来,使护理真正成为一门以研究为基础的专业,改变了临床护士以经验和直觉为主的习惯和行为,证明了护理对健康保健的独特贡献,并支持护理人员寻求进一步的证据支持。美国和加拿大作为较早建立循证护理专门机构的国家,通过营造循证护理实践氛围,鼓励护士参与循证护理实践,大力普及循证护理教育培训,促进护士循证实践能力培养,不仅切实解决了临床护理问题,而且有效提升了护理专业形象。2004 年,《循证护理世界展望杂志》(*Worldviews of Evidence-Based Nursing*)诞生,标志着循证护理进入了重要的发展阶段。美国国家医学研究院于 2007 年设立目标,大力推进循证护理进程,基于循证证据而做的健康照护决策比重显著增加。

(六)开启以组学研究为基础的进展护理实践

2013 年,美国国立护理研究基金委提出了基因组学研究的蓝图,资助开展的研究包括确定和理解各种护理问题生物学机制和通路,为设计和构建有效的护理干预措施提供理论知识基础;探讨个体发生各种健康问题和不良临床结局(包括各种治疗副作用)的基因及其他组学标记物,以预测和早期发现各种健康问题或不良健康结局;构建和验证针对个体好和家庭基因结构的个性化护理干预措施。

 知识链接8-1

护理科学家需参与和主持各种组学研究

　　2015年,美国总统奥巴马提出了"精准医学倡议",随后,美国启动了"全美研究项目(All of Us Research Program)",其目标是纳入100万人的队列,探讨遗传、环境和行为因素对健康的影响,实现针对每个个体的遗传物质组成、生活方式和所处环境提供个性化的健康服务。该项目突破了原来单纯基因组学研究的范畴,扩展到所有的组学研究领域,包括基因组学、表观基因组学、蛋白组学、代谢组学等。由于精准医学的范围从单纯研究遗传基因对健康和疾病的影响,扩展到包括遗传、生活方式、行为和环境因素对健康和疾病造成的综合影响,美国护理领袖和科学家认识到护理在这一研究项目和研究领域具有不可推卸的责任。为了提升护理科学家从事组学研究的能力,美国国家护理研究院专门出资举办护理组学研究方法培训班,并设立了护理组学研究的资助方向。2018年,国际最具影响力的护理杂志之一 ——*Journal of Nursing Scholarship* 再次撰文,倡导更多的护理科学家要以项目主持人的身份开展各组组学的研究,呼吁护理科学家要争取参与到"全美研究项目"的研究中;扩大对护理科学家开展组学研究方法的培训;各护理学院的护理科学家要参与到本校的各种组学研究项目,使组学研究项目中有更多的护理代表。

二、重点研究领域

　　当前,北美护理的重点研究领域侧重于以下几个方面:

　　1. 大力推行循证护理实践以及与此相关的转化研究　　循证护理实践已经成为当前护理的热点,强调更严谨的研究设计,产生级别更高的研究证据,以及将研究成果转化为临床实践,是推行循证护理的前提和基础,也是当前和未来北美护理研究的重点领域之一。

　　2. 积极推进各专科临床护理方面的研究,同时重视护理质量评价与管理　　包括老年疾病护理、慢性病护理与管理、产科护理、妇科护理、新生儿护理、儿科健康与疾病护理、急危重症患者护理、内外科患者护理等,重点在于对护理技术、护理措施、护理质量等的研究及评价。强调研究设计的严谨性,提倡探索护理干预与患者结局之间的特定关系,并已引入基因研究等基础研究手段来探索护理问题。另外,NINR将神经性疼痛的护理、临终关怀作为研究的重点。

　　3. 强调健康促进、疾病预防及患者的自我管理,促进健康护理的转变　　其中,社区护理、老年人及慢性患者的用药管理、远程护理与区域协同合作,以及建立全国范围的标准化的感染预防计划是研究的重点。

　　4. 推广信息技术在护理工作中的研究和应用　　目前,护理信息学已经成为北美护理学科领域的二级学科,对于促进在护理领域探索运用信息通信技术已经不仅仅局限于临床信息的管理,以提高护理工作效率和工作质量,减少护理差错,而且已经扩展到如何应用现代化信息通信技术提升护士的临床决策能力,提高护理水平和品质,并且通过应用移动健康技术进一步扩展护理的范畴,提高护理干预的有效性,并通过研究不断探索和提升护理的可视性,体现出护理的价值。

5. 关注护理理论、护理伦理与护理学史的研究,同时继续加强护理教育的研究 包括课程设置、教学方法、教学评价及护士的继续教育等方面。

(吴　瑛)

第四节　北美护理管理的发展现状

一、人力配置与护理模式

(一)人力配置

在护理管理者众多复杂的工作中,人员管理和分配是护理管理者为确保护理质量和患者安全最重要和最具有挑战性的两项工作。人员管理的任务是确保在临床工作中有足够数量和能力的护理人员提供护理服务;分配工作是一种能够将护理工作恰当地分配给各种层级护士的方法,两者总称为护理人力资源配置(nurse staffing)。

护理人力资源配置一直是影响患者和护士安全的主要问题。足够的人力资源配置有助于减少医疗护理差错的发生、降低并发症的发生率和死亡率、增加患者满意度、减少护士疲劳感、降低护士倦怠、减少离职率和提升工作满意度。

护理人力配置数量方法主要有护患比配置法和护理工作量工时测算方法。护患比护理人力配置法简单、方便,几乎用于美国所有的医疗机构,并且被认为是护理人力配置的基础和核心。为避免医院控制人力成本、患者疾病严重程度增加而导致的病患照护的不足,1999 年,美国加利福尼亚州出台了强制性护患比配置法案(AB394 号法令),2004 年 1 月开始正式执行,以确保护理人力配置标准的落实,这是全球第一个强制性护理人力配置法法令。这个法令要求加州卫生服务部门(Department of Health Services, DHS)在重症医院、重症心理医院、重症专科医院建立最低开业护士与患者的配置比例。护理人员的配置比例随各专科特点的不同而不同。截至 2011 年,美国康涅狄格州、伊利诺伊州、缅因州、明尼苏达州等 13 个州也相继出台了强制性护患比配置的相关法案。但是加拿大的研究表明目前还没有证据表明立法的护患比配置法的有效性,认为标准的护患比配置法优缺点并存,一个潜在的问题是护士将没有对人力配置的独立决策权,优点是护士将减少过度的工作。除了护患比配置法,常用的还有基于护理工作量工时测算方法来配置护理人力。以患者分类系统为依据测算护理工作量,再按照护理工作量所需工时配置护理人力。在北美护理工作量的测量方法主要以患者分类系统(patient classification system, PCS)为主进行护理工作量的测量,即在特定时间内对患者所需求的等级加以分类,使用患者分类量表来计算护理工作量、调配人力、成本预算等相关活动,并量化患者的等级。

护理人力配置结构指护理人员的专业资质、专业技能、知识面和工作经验的配置状况。理想的目标是护理各类人员的最佳配置比例应满足提供安全高效、高质量护理服务的需求。在美国、加拿大等发达国家,临床提供直接护理的人员通常包含三层结构:RN、LPN 和非注册辅助人员(unlicensed assistive personnel, UAP)。三层人员的配置比例约为 RN 占 73%,

LPN 占 11%，非注册辅助人员占 16%。

（二）护理模式

护理模式（nursing care delivery models）详述了在照顾患者的过程中护士的工作分配方法、责任和权力，包括护士将完成什么工作，由谁负责，谁有权力做决策等。在过去的 50 年，在美国临床护理经历了四种典型的护理模式。每一种护理模式的出现和实施都是为了适应社会经济的发展需要和患者需求的变化，并随着医学模式的发展而发展。

个案护理是最早的护理工作模式，也称为全人护理，产生于 1920—1930 年间，其主要特点是由一位注册护士对一位患者提供 24 小时完整而全面的护理。受经济发展、护理人力资源短缺的影响，新的护理模式出现，但是在 1980 年以后，个案护理重新受到重视，主要应用于特殊人群，如重症监护患者。第二次世界大战后，大量护士回归到医院，护理人力资源短缺，功能制护理工作模式产生。功能制护理的工作特点是以疾病为中心，将护理工作机械地分成若干任务分工，护理人员按照各个任务分工独立完成工作。虽然功能制护理是经济、有效的，但是由于护理工作者仅聚焦于一类工作，因此，不能为患者提供个性化护理，不适合以患者为中心的新的医疗模式。因此，随着医疗模式的转变，护理模式也得到了发展，在 1950—1960 年间，小组制护理工作模式产生，其工作特点是以患者为中心。它是由一组护士（包括注册护士、职业护士和护士助理等）组成的共同体，在护理小组长（注册护士）制订护理计划的基础上，以小组形式向多位患者提供护理服务的工作模式，这种护理模式很好地缓解了第二次世界大战后护士人力资源短缺情况。随着经济发展和患者需求的变化，在 1960—1970 年间，责任制护理产生。在责任制护理中，注册护士或者责任护士要求 24 小时负责患者从入院到出院的护理计划、实施和评价。其优点是患者可以得到全面持续的护理，同时护士有更多的自主权，能够独立进行很多临床决策。但是由于该模式需要大量的注册护士，给医疗机构带来了很大的花费，所以该模式的应用也受到了限制。

除以上四种典型的护理模式外，还有以患者为中心的护理工作模式、远程医疗护理以及在现有模式基础上衍生的护理模式，如在小组制护理的基础上产生的模块护理、责任制护理改良后形成的伙伴关系模式。在美国的医疗机构中，存在多种护理模式。护理模式的选择主要是受医疗机构类型的影响，如急症处理医院、长期照顾服务机构、门诊医疗机构、居家照护机构和临终关怀机构。由于这些医疗机构的组织结构、患者需求以及可使用的护理人力资源的不同，采用的护理模式也不同。

二、护理质量与患者安全

护理质量（nursing quality）是衡量医疗服务质量的重要标准之一。评价护理服务效果是护理质量管理的核心内容，也是护理质量持续改进的关键，反应护理质量的临床指标可以监测和评价护理服务过程和效果。1969 年，美国学者 Donabedian 提出的"结构 - 过程 - 结果"理论模型为护理质量管理提供了科学工具。护理敏感性质量指标（nursing-sensitive indicators）就是指那些能够反映护理结构、过程和结果的指标。早在 1994 年，美国护士协会（ANA）就发起了患者安全和质量倡议活动，提炼出了 10 个护理敏感指标以评价患者护理质量。1998 年，美国国家护理质量中心（The National Center of Nursing Quality，NCNQ）成立，该中心建立了国家护理质量指标数据库（The National Database of Nursing Quality Indicators，NDNQI），基于科室层面进行质量数据收集和测量，促使护理单元将质量管理重点放在护士行为可能影响的最重要的指标上，即用于收集护理敏感的质量指标。目前该数据库已经收集的并被国家质量论坛（The National Quality Forum, NQF）认可的指标有 14 个。这些指标分别体现了护理质量管理中的结构质量管理、过程质量管理和结果质量管理。在美国已经有 1 900 余家医院加入这个数据库，应用这些数据改进护理质量提高患者安全。在加拿大，目前改进护理质量的重要项目之一就是在全国范围内建立了心脏护理质量指标，目的是促进心脏中心护理质量的持续改进。在众多的质量管理方法中，PDCA 循环是全面质量管理必须遵循的科学程序，适用于一切循序渐进的管理工作，被称为质量管理的基本方法。在此基础上许多新的管理方法衍生并发展，如目前广泛应用的品管圈，是对 PDCA 循环的延续和补充。

患者安全（patient safety）是医疗护理质量的基础。在患者安全管理方面，美国实践较早走在世界的前列。美国相关组织普遍认为患者安全就是采取一定措施预防医疗护理差错的发生。1999 年，美国医学研究所（Institute of Medicine, IOM）发表了题为"是人孰能无过：建立更为安全的医疗系统（To Err is human: building a safer health system）"的报告，披露出美国每年死于医疗差错的人数统计以及由此造成的巨大经济损失数据，引起了美国政府以及全世界各国对于患者安全的高度重视。2001 年，IOM 发表报告指出 21 世纪医疗系统质量改进目标，确定"安全"是医疗质量的首要问题和最基本的要求。2005 年，美国议会通过"患者安全和医护质量行动"提案，鼓励美国各级卫生人员积极主动上报医疗护理不良事件。另外在美国政府的高度重视下，美国患者安全管理组织机构也在逐渐完善，包括美国医疗机构联合评审委员会、美国国家质量论坛、美国健康照护风险管理协会、美国退役军人卫生管理局下设的国家患者安全中心等，这些机构各自分工明确，共同组成了一个较为完善的患者安全屏障组织体系，全面负责患者安全管理。

美国医疗机构评审联合委员会（Joint Commission on Accreditation of Healthcare Organizations, JCAHO）是美国最大的卫生保健标准设置和认证机构，全美约 84% 的医疗机构接受 JCAHO 评审，其评审的重要任务之一就是对患者安全项目进行评估，从 2003 年 JCAHO 开始制定"国家患者安全目标（National Patient Safety Goals）"，并且每年 7 月份更新，次年 1 月份实施，借此来规范医疗机构的患者安全管理，提高患者安全。

加拿大在 2003 年设立了加拿大患者安全研究所（Canadian Patient Safety Institute, CPSI）。它是一个非营利组织，其目的为提高医疗服务质量、确保患者安全。从 2005 年起，该研究所开始组织每年一次的加拿大患者安全周活动（Canadian patient safety week, CPSW），通过这种活动来增加患者的安全意识，促进患者安全最佳实践。

当前，患者安全教育已经成为全球医疗卫生领域中专业教育的热点问题。美国率先开展了护理质量与患者安全教育。2005 年，由美国北卡莱罗纳大学教堂山护理学院牵头，正式启动了护理质量与安全教育项目。目前，美国护理学院协会已将护理质量与安全教育内容引入到美国本科护理教育标准、硕士教育标准和博士教育标准中，还正式提出了指导高级护理实践的护理质量与安全胜任力框架，并将相关内容纳入到护理学教材和护士执业资格考试的内容中。2008 年，加拿大患者安全研究所（Canadian Patient Safety Institute, CPSI）提出了健康保健工作者的安全胜任力框架，随后加拿大医学院协会（Association of Faculties of Medicine in Canada, AFMC）要求在医学生专业教育早期就开始引入患者安全和医疗质量促进的内容。

（吴　瑛）

第五节　北美护理法律与伦理的发展现状

一、北美护理法律的发展现状

护理法律是调整护理过程中形成的社会关系的法律规范的总称,涉及护理人员与患者、护理人员与医疗机构、护理人员与其他医务人员、护理人员与社会所形成的各种关系。除了直接对护理实践进行规范的各项法律法规,护理法律也包含了与护理工作有关的其他法律法规。

(一)护理法律的来源

美国和加拿大的法律均属于英美法系,两国的司法制度基本相同。经过多年的发展,法律体系比较完善。在此以美国为例做简要的介绍。在美国,法律主要有三大来源,即成文法、行政法和普通法。它们都与护理实践相关联。

1. 成文法　成文法是由国会、州或地方立法机构制定的法律。联邦宪法也属于成文法的范畴,是美国的根本大法。此外,各州也都有自己的宪法,是各州的基本法。一些护理专门的法律,如《护士实践条例》(*Nurse Practice Acts*)也属于成文法的范畴,它由各州分别制定,其内容主要涉及在本州如何界定注册护士,护士可以做什么,不可以做什么。如果严重违反了其中的内容,可能会暂停或吊销护理人员执照。由于各州的条例不尽相同,一名护士如果转到其他州执业,必须另外申请该州的护士执照。

2. 行政法　是由政府相关机构制定的法律,如医疗保障和医疗补助服务中心(Center for Medicare & Medicaid Services)在联邦政府层面制定法规来管理联邦医疗保障的费用支付。各州护理局则针对各州的具体情况或某些特定问题,制定法律法规来规范本州范围内的护理实践,并通过界定护理教育和护理实践的标准来保护公众的安全。

3. 普通法　普通法是基于判例或风俗习惯而建立的,是建立在已发生事件的基础上,因此不如成文法清晰和明确,通常由法院决定。

与美国类似,加拿大也有联邦法、各省(或地区)及各市的地方法。各省(或地区)也分别制定了护理的专门法律,如安大略省的《护士条例》(*Nursing Act*)和《健康执业管理条例》(*Regulated Health Professions Act*)均对在本省范围内开业护士的行为进行监管。

(二)北美护理实践中护士可能面对的法律问题

法律可以分成刑法和民法两个部分。刑法是针对公众福利的,如果存在危害社会的行为,违反了刑法,被称为犯罪,由政府提起诉讼。护理人员如果存在盗窃、滥用麻醉药物、故意伤害等行为,则属于此范畴。多年来,北美已制定了一系列较为完善的护理相关法律,不论是护理学历教育阶段,还是工作后的继续教育中,都会有护理相关法律知识的课程学习。因此临床护士故意伤害患者、危害社会的行为并不常见。民法是用以调整个体之间的损害行为,通常由法院裁定给予损害赔偿或经济赔偿。侵权行为、过失均属于民法的范畴。侵权是一个民事过错行为,它可以是对患者身体、精神心理上的伤害,也可以是对其名誉的伤害。这种伤害可以是有意的,也可以是无意的,比如出于医疗照顾的原因不让患者离院,是出于对患者的关怀,但妨碍患者的自由并对其造成了精神上的伤害属于有意的伤害。而无意的伤害最常见的是在护理工作中的疏忽和粗心大意。过失是指护理行为缺乏对患者应有的关注,是无意的伤害,并且患者是可恢复的。

在北美地区,患者入院后,医生大部分时间都不在医院里,患者的所有问题必须由护士立即判断改善或通过电话与患者的主治医生讨论后解决。在此过程中,有时可能就会出现侵权行为或过失,涉及相关的法律法规。护士在了解相关的法律知识的基础上,基本能够熟悉法律程序,自觉地用法律法规来保护患者并约束自己的行为。

1. 护士会尽责地帮助患者报告并寻求医疗照顾　护士有责任确保其照顾的患者接受安全和足够的医疗照顾。护士要为患者提供恰当的照顾,并能识别不同的状况,判断何时需要报告医生,给予相应的处置。例如,夜班时护士发现术后的患者血压下降、心率加快,护士评估后认为可能存在内出血,向主刀医生报告后,医生仅给予口头医嘱而未能及时到场查看患者的情况;若此时患者的情况持续恶化,但护士未能再次联系医生来检查患者,护士即违反了这一义务。护士不能确保医生为患者提供照顾,但可以确保患者不会没有支持者而被置之不理。当第一名医生未能到场时,护士应按医院的相关程序联系其他医生以获得帮助,以保证患者的安全。护士如果未能做出上述行为,就会被追究相应的法律责任。

2. 护士会保护患者的隐私及相关健康信息　美国和加拿大历来重视对公民隐私的保护,多年前就颁布了各自的《隐私权法》,而对患者隐私权的保护又是其中的重要组成部分。医疗机构必须采取适当措施保护患者信息的私密性,对个人医疗信息的使用必须限定在实施治疗所必需的最小范围内。护士如果未经授权而泄露患者的信息,需要承担由此而导致的任何伤害。只有为患者提供照顾的医生、护士或其他相关人员可以获得与患者治疗相关的信息,护理人员如果打听或查看非本人护理患者的信息,就触犯了患者的隐私权。随着信息技术的发展,患者信息日益电子化。1996 年美国颁布了《健康保险便利及责任法案》(*Health Insurance Privacy and Portability Act*,*HIPPA*),加拿大也在 2000 年颁布了《个人信息保护和电子文档法案》(*Personal Information Protection and Electronic Documents Act*,*PIPEDA*),制定了电子文件形式的个人健康信息安全标准,对其信息的查阅、发布和保密权都做出了详细的规定。

3. 护士会保障患者的知情同意权　1973 年美国发布的《患者权利法案》(*Patients Bills of Rights*)中明确提出,患者有权接受或拒绝某一医疗照顾,患者必须知情,必须自由地表示同意。这就要求护士在为患者进行护理操作时必须获得患者的同意,但这并不是说在进行每一项操作时都要进行大量的解释工作,因为法庭认为患者已了解常规照顾的内容。这种同意可以是口头的或默认的。护士必须清楚患者有拒绝任何照顾的自由,有责任确保患者在做决定前已被告知相关信息。护士要尽力通过各种方式帮助患者理解将要进行的医疗照顾,并在患者确认后记录在病历中。如果知情同意后改变其心意,患者有权收回同意书,此时护士有责任及时通知医生。即使患者正在参与一项临床研究计划,仍有权随时中止并退出研究,护士也不会影响对其的后续照顾。加拿大各省也都制定了相关法律以保护患者的权利,如安大略省在 1992 年颁布的《医疗护理授权法》(*Health Care Consent Act*,*HCCA*)中明确规定,除非在紧急情况下,患者必须知道所有治疗措施并在头脑清醒的前提下自愿同意。只要患者有自知力,就必须由患者本人决定是否治疗。

4. 护士会帮助患者设立预立遗嘱　生命自决是人性尊严的核心内涵,患者对将接受的医疗照护享有自主与自决的权利。美国在 1991 年发表《患者自决法令》(*Patient Self-Determination Act*)适用于医院、长期照护中心、家庭护理机构等所有医疗机构;它允许患者在意识清楚且具有决策能力时,为自己病情恶化无法做出判断时预先设立医疗照护选择,包含预立遗嘱(living will)和预立医疗代理人(the durable power of attorney for health care)

两部分。预立遗嘱是指个人选择接受或拒绝各种延长生命的医疗措施(如是否心肺复苏、气管切开等);医疗委托人是指当患者无法做出决策而事先又没有嘱托时,可以代表患者做医疗决策的委托人,是由患者预先指定的。在医院中,护士会主动告知患者此项权利,帮助患者实现其愿望。此外护士照顾的患者立下此类遗嘱时,有时会让他信任的护士作证人,因此护士还要熟悉相关的法律程序,帮助患者完成自己的心愿。同样在加拿大,患者在没有能力做出治疗决定时,可事先签署《个人护理授权书》(*Power of Attorney for Personal Care*),授权代理人代表患者在医疗事宜上做出决定,处理患者明确交托的事宜。

5. 急诊科的护士面临的特殊法律问题　与普通病房不同,急诊科护士常常会面对一些特殊的情况,也会涉及许多法律问题,而且有些在非急诊状态下非法的行为在急诊中却是合法的。比如想通过正常程序获得一位意识丧失患者的知情同意是不现实的,美国法律上认为一个理性的人在得知其处于生命受威胁的状态,除非其之前明确提出过拒绝照护,否则认为其愿意接受相应的医疗照护。

6. 护士要确保患者不被非法监禁　与我国比较而言,北美更加强调维护和保障人权,违背患者的意愿将其安置在某一处就会被视为非法监禁。这种强迫可以是身体上的,也可以是言语上的。在临床实践中,当患者想离院而出于医疗照顾的原因不适合离院时,护士会向患者解释原因,告知对其身体可能造成的伤害并劝患者留下。但是如果患者仍不合作,护士也不能限制患者的行为,否则可能会被判断为对患者的非法监禁,属于违法行为。

二、北美护理实践中的伦理决策

多年来通过护士的不断努力,护理已经得到了公众的普遍认可。然而,随着医学科学技术的迅猛发展,临床护士的职责不断扩大,护理工作也遇到了较大的冲击。护患价值观的冲突、医疗费用的提高、医疗资源的相对匮乏,都使临床护士处于各种伦理困境之中。而护理伦理决策则是护士在遭遇伦理困境时,根据护理伦理理论、原则和规范进行思考,做出恰当决策的过程。良好的护理伦理决策能力已经成为北美地区临床护士必备的能力,能够帮助护士在面对伦理困境时做出适当的判断,在解决问题的同时,保证患者利益的最大化,为患者提供高质量的护理服务。

(一)护理伦理守则是护理伦理决策的根本依据

2001 年,美国护士协会(American Nurses Association, ANA)发表了新的《护士伦理守则》(*Code of Ethics for Nurses*)。2008 年,ANA 又发表了针对这一守则的指南,对其中的相关内容做了更加详尽地解释。守则共包括九项条款,主要涉及患者、护士个人及专业发展等内容。

守则明确指出,护士应该尊重患者的尊严、价值和权利,这是护理实践活动的基础。护士的基本服务对象是患者,必须保护患者的健康,维护其隐私。当有利益冲突时,护士应确保患者的安全并保护患者的利益。而这里的患者并不仅仅是医院中的患者,还包括了他们的家人及所在的社区。护士有责任发现社区的健康状况及存在的问题,进行健康教育,帮助促进公众的健康及安全。除了对患者承担的责任,护士必须认识到对其自身也承担着相同的责任,如护士应确保符合专业资格认证的要求,严格遵守专业标准,不断学习提升自身的知识和能力水平,保持专业胜任力,使自身的护理实践保持在较高水平,为患者提供高质量的护理。此外护士应积极参与建立、维护和促进健康服务环境和工作条件,同事之间相互尊重,相互支持,通过建立和实施相关护理实践标准,维护并促进护理专业的发展。

多年来美国通过各种机制以及多个机构的共同合作,帮助护士理解伦理守则中的核心价值,并将其落实到护理实践中。美国护理学院协会和美国护理联盟依据守则制定护理教育课程的标准,各州的注册护士法监管护士的准入,ANA 制定相关的护理实践标准,护理专业机构对护理价值和作用进行评价研究,从而保证在各个层面上落实伦理守则中的各项要求。

加拿大护士协会(Canadian Nurses Association,CNA)早在 1997 年发表了《注册护士伦理守则》(*Code of Ethics for Registered Nurses*),并在 2008 年进行了更新。新的守则由两部分组成,第一部分列出了 7 条主要的价值观并做出了相应伦理责任的解释,第二部分则是对伦理实践中常见问题的 13 条陈述;目的是帮助护士明确自己的伦理责任,并应对在其工作实践、社区服务以及公共健康体系中出现的伦理挑战。

(二)众多因素都会对护理伦理决策产生影响

伦理教育是护士伦理学知识的主要来源,护士道德素养的水平会直接影响护士在临床实践中的伦理决策。在美国和加拿大,护理伦理学均是护理教育的核心课程。课程帮助护士了解在不同的临床护理情境中如何与患者进行有效的沟通和平等的交流;在多元文化的氛围下可能存在的各种冲突及应对方式;如何在护理实践中真正尊重患者、维护患者的尊严、保护患者的隐私、保障患者的安全,使临床护士对自身的护理伦理决策更加自信。

伦理决策不是凭空而来的,通常情况下,人们会根据自身既往的生活经验和工作经历做出相应的选择。工作经验较少的护士往往容易缺乏自信,难以进行有效的护理伦理决策。随着其临床实践能力的提高,护士的伦理决策能力也会相应提高。

与护理相关的伦理问题很多,除了与护理工作直接相关的伦理问题外,往往还会涉及护士对患者、同事、雇主和职业的承诺,以及与生命伦理学相关的一些伦理问题。当面对这些问题时,除了上述的因素以外,个人的哲学观、护理理念、学科的研究进展、相关问题的司法判决结果也会对护理人员的伦理决策产生影响。

(吴 瑛)

第六节　北美护理形象的发展现状

一、护理形象的定义和组成

根据 Tabor 的医学词典,"形象"被定义为"人们对一个真实物体或者精确程度不一的人或物的心理印象"。一个人在公众面前的表现,包括他们的外貌、沟通风格和行为以及他们所属的组织,都是"形象"所涵盖的内容。

护理形象(nursing image)一般是指护士的公众形象,是社会公众对护理人员为病患提供护理活动中所形成的综合效应的整体印象。护理形象可以通过课堂、诊所、专业会议、其他工作场所等任何一个场合来传达。因此,护理形象就是护士在他人面前借由自己的外表和行为展现出了一种专业形象,无论是否在专业氛围下,都会展现护理形象。护士除了公众形象外,还有护士自身的自我形象。护士的自我形象是各种存在于个人的思想、原则、认知、期望和经验的集合,它是指护士如何认知自己的能力、技巧,如仪器的使用、知识的认知、组织技巧、社会沟通技巧等,这些均由护士的专业态度决定并且在为病患提供护理服务时表现出来。

二、北美护理形象的发展过程

护理形象在过去的一个世纪中已经发生了巨大的变化。弗洛伦斯·南丁格尔在19世纪的克里米亚战争中将教育、原则和基于良好特质的护士选拔相结合,这些沿用至今的举措奠定了最初的护理专业形象。此外,还有其他有助于提升护理形象的因素,如护士资格的注册、职业行为规范的发展和护士职业生涯的规划等。源于南丁格尔"提灯女神"的形象,护士在人们心目中的形象是热情的、温暖的、有知识的、可信赖的、拯救生命的以及为受伤者和绝望者提供帮助的,这些品质将一直作为护理实践的基石。因此,人们为护士冠以"白衣天使"(the white angle)或慈悲天使(angle of mercy)的美誉。但公众对护理、护士及其在卫生保健中所扮演的角色仍然持有成见和落伍的观点,使护士在卫生保健中得到的尊重少于医生和其他卫生工作者,甚至被称作是医生的侍女(handmaiden to the physician),而护理在照顾病患中的责任性、专业性以及在决策中的独立性却很少受到认可。这些观点源于公众所见到的医生和护士在临床情境下所表现出来的等级结构、护理工作的服从性以及性别陈规,并且这种护士从属于医生的印象在媒体的作用下得到了放大和强化。

这些都大大有损护士在公众中的形象,从而破坏了大众对专业护理的信心和尊重,同时也影响到了病患、政策制定者和政客的态度。这种对护理的消极观点和态度使许多有能力的好护士离开护理队伍,选择了其他给予他们更好身份、地位和薪资的职业,这在很大程度上激化了护士短缺问题。

为了改变护士的这种负面形象,北美护理界开展了一系列形象工程,在全体护理人员的共同努力下,北美的护理形象已经得到了巨大的改善,护士被认为是具有不可替代性、专业性、知识性的高尚职业,是以科学理论为依据的独立的专业照护者。护士是专业的,是科学的驱动者、熟练技术的应用者和充满爱心的照顾者。特别是2011年,全美84%的公众认为护士是最高尚的职业,远高于药剂师(73%)、医生(70%)和高中教师(62%)。在加拿大,护士与医生、律师一样,属于需要通过严格的注册程序方可持证工作的专业人士,所以护士受人尊敬、具有较高的社会地位,而且有丰厚的工作报酬。

三、北美的护理形象工程

提升护理形象是非常重要的,因为形象将影响到护士招聘和保留、工作动机、自我心像、自尊感和工作满意度、患者满意度与政策决定。然而,改变公众眼中充满陈规和偏见的护理形象并非易事,需要多样化的措施和策略。其中,与媒体进行积极的交流以及加强对执业护士的培训最为重要。除此以外,护士还必须强化他们在公众健康中独一无二的作用,以及越来越多地参与政策的制定来强调他们的专业性。美国和加拿大开展的一系列形象工程的具体举措包括:

(一)在媒体上发出护士的声音

虽然也许有些人会说护士有比担心在媒体中形象更重要的事去做,但是被错误呈现的护理形象会给公众对于护士的印象带来消极影响。因为大众对于护士以及护士在患者安全中所做贡献的态度和想法可以很大程度地影响护理的未来。护士们已经通过书信和电话的方式给予了那些损坏护士以及护理形象的电视、广告和节目一些回应。抵制购买有损护士形象的广告产品、有组织地书写声明已经成为能够带来改变的有效方法。20世纪90年代,美国在全国范围内发起了一项广告运动,宣传护士在她们的工作领域中应该是完全自主的决策者。一些护理组织也在致力于与管理部门、政界人员共同努力,并且以一种积极的状态进行商讨。这些都为塑造具有评判思维、决策和解决问题能力的护理形象做出了贡献。

护理学生是护理的未来,他们已经通过实际行动承担起重塑护理形象的重任。1993年,美国国家护生协会(National Nursing Students Association)发起了一项旨在提升和维护护理形象的项目,口号是"护理,不仅是一份工作,还是一个专业"。这一口号清晰地表达了他们对于护理的认识和观念。更为重要的是,此项目重要工作内容是监督媒体,包括如何与电视新闻网联系、如何最有效地与媒体传递信息,当出现了负面的、贬低护理形象的信息或广告时,协会会提供与该媒体沟通的信件样板,使学生的声音被媒体听到。2002年,约翰斯·霍普金斯大学的7名护理研究生建立了"护理倡导中心"(Center for Nursing Advocacy),他们设计和管理所有媒体中的护士肖像。该中心成功地更换了许多护士肖像的负面应用,某些品牌商品电视广告中也撤除负面广告词或广告图像。

(二)重申"护士"的头衔

另一个提升护理形象的策略是向公众宣布"护士"限指有执照的护士,而非主妇、未经训练的看护和护工。2014年,国际护士会宣布"护士"应受法律保护,未经严格培训取得护士执业资格者不可擅自使用"护士"头衔。为了使公众明确为他们提供卫生保健服务团队中护士所承担的角色,护士需在向患者做自我介绍时把自己的职称信息包括在内,这种自我介绍的方式不仅不会给人以冰冷和过于正式的感觉,相反还会赢得患者的尊重和建立自身的荣誉感。护士们还应注意在为患者提供护理服务时对自己的想法进行描述,这样做会令患者、家属和医疗团队中的其他成员对护士的教育和技能留下一个更好的印象。

(三)专业的衣着

20世纪60年代,护士开始不穿白色制服,结果为护士角色识别造成障碍。一些护士领导者建议恢复护士服来保留公众印象中的护士专业形象,广大护士们对于护士服是否是护士专业性的决定因素存在不同意见。他们认为舒适的、不拘泥于形式的服装也十分重要,制服并不是赢得信任和尊重的必需品,因此,目前北美护士的服装仍然以各种颜色的刷手衣为主。

(四)护士对于护理的正面宣传

另一项提升护理形象的措施是改变护士向他人谈论护理工作的方式,北美护理学会认为,公众对于护理的要求和印象取决于护士们如何正确地看待自己,因此要求护士不使用不利于护理工作的言辞,不发表不鼓励年轻人考虑投身护理事业的言论和观点,并要求每个护士要告诉公众:护理是与其他专业具有同等价值的基础服务行业。

(五)强调护理的不可替代性

北美护理在提升护理形象的工程中,不仅强调护理专业的独特性,同时还强调了护理专业的不可替代性。这种不可替代性体现在护理实践需要以专门的科学证据为依据,要求护士在为患者提供护理和进行护理决策时基于最新的研究证据,并且在宣传和实践中都表现出护士是进行健康管理的最佳人选。加拿大护士协会在尊重事实的基础上,通过文献资料、研究数据等内容高度概括了注册护士的三重价值:挽救生命、促进健康、节约成本。用事实和数据说话,强调护理的专业、证明自身的价值、反映护士的贡献。

(六)参与政治活动

护士积极参与各种政治活动是北美护理形象工程的又一成功举措。护士通过活跃于各种政治活动,提升了护士正面形象的曝光度。这一举措包括多个层面:第一,北美护理界充分利用议员的竞选制度和护士在人口中的数量优势,与参与竞选的议员沟通护士的角色,使当选议员充分了解护理并理解护士在人类健康中的重要作用,从而促使有利于护理发展的政策出台;第二,充分了解所在社区、州以及国家层面当前的医疗保健和健康问题,积极向州政府或联邦政府提出建设性的提案;第三,积极参与各层面政府部分官员的竞选,直接参与医疗保健的决策工作。

(吴　瑛)

 本章小结

　　北美护理教育面临着来自科学技术迅猛发展、护理实践领域不断变革、护理教育逐渐专业化、社会环境快速变迁等多方面的挑战,这些因素不断推动着北美护理教育的改革,使北美的护理教育不断向着构建多层次教育体系、完善基于能力培养的课程设置、采用高科技教学手段、推行着重实践能力的考评等方向发展。北美护理实践范畴的不断扩充推动了护理学科的整体发展,尤其是护理实践标准和范畴的制定使得护理更趋于专业化和学科化。北美护理研究的发展起始于护理教育者对教育领域的研究,随着高等院校护理科研课程的开设,科研理论知识与研究方法的普及,越来越多的护理人员投入到护理研究工作中,促使北美护理研究进入快速发展时期,护理研究水平不断提高。北美地区的护理事业发展较早,在护理教育、护理实践、护理研究、护理伦理及法律等方面推动着全球护理事业的发展,其发展过程和发展方向应为我国护理学科的发展所借鉴。

 思考题

　　1. 哪些因素促进了北美护理教育的发展?

　　2. 对比北美护理教育的发展历程和经验,你认为中国的护理教育应如何发展?

　　3. 北美是如何促进护理的专业化和专科化发展的?

　　4. 北美护理理论的建立和发展对护理实践的发展产生了哪些影响?

　　5. 北美护理研究的发展经历了哪几个阶段? 对促进护理专业化发展产生了什么影响?

　　6. 根据北美护理研究的重点领域,分析我国护理研究的优势和不足?

　　7. 什么是护理敏感性质量指标? 我国目前护理管理中使用了哪些护理敏感指标?

　　8. 请分析为什么要建立和使用护理敏感性指标?

　　9. 北美护士进行伦理决策的依据有哪些? 受哪些因素的影响?

　　10. 北美护理形象的发展经历了哪些阶段?

第九章

欧洲护理的发展现状和趋势

欧洲是欧罗巴洲的简称,位于东半球西北部,亚洲的西面,为世界第六大洲,共有48个独立国家,在地理上习惯分为南欧、西欧、中欧、北欧及东欧。欧洲是现代护理学和护理教育的诞生地,经过一百多年的发展、变化,欧洲护理在教育、实践、研究等方面都取得了长足的进步,特别是近几十年欧洲护理发展较快,欧盟的建立、欧洲一体化对护理学科的发展影响较大。由于不同国家和地区发展不平衡,其政治制度、经济发展、社会文化、卫生健康服务等方面存在较大差异,欧洲护理的发展呈现较大的地区差异。相比而言,西欧和北欧国家的护理水平高于其他地区。本章将从护理教育、护理实践、护理研究3个方面介绍欧洲的护理发展现状和趋势。

第一节　欧洲护理教育的改革与发展

自1993年欧盟成立以来,欧洲各国在政治、经济、文化教育等领域逐渐融合,欧洲一体化趋势和发展更加显著,欧盟已成为当今世界上经济实力最强、一体化程度最高的国家联合体。欧洲一体化意味着人口、物资、服务以及资金的自由流动,这对人们的日常生活、教育、就业、医疗保健等都产生了较大影响,相应的改革和变化也逐渐显现,其中就包括护理教育。

一、欧洲护理教育改革的概况

(一)欧洲护理教育改革背景

1. 博洛尼亚进程(Bologna Process)　欧洲护理教育改革是在欧洲教育一体化和高等教育改革的大背景下进行的。欧洲各国的高等教育体系结构复杂,彼此差别较大,导致跨国间人才交流、留学、就业等诸多不便。1997年,欧洲理事会与联合国教科文组织在葡萄牙首都里斯本召开会议并通过了《欧洲地区高等教育资格承认公约》(简称《里斯本公约》)。此公约被认为是涉及欧洲地区高等教育改革的具有约束力的基础文件。1998年,法国、德国、意大利和英国的教育部部长在法国索邦大学会面,研究如何加速推动高等教育人员流动和资历互认工作,会间共同签订了旨在促进四国高等教育体系相互协调的一个协议,即《索邦宣言》。

1999年,欧洲29个国家的教育部部长在意大利博洛尼亚举行会议。此次会议的目标:消除欧洲国家之间学生流动的障碍;提高欧洲高等教育在全世界范围内的吸引力;确定欧洲范围内的高等教育系统的共同框架,并在这个框架之内建立本科和研究生两个阶段的高等教育结构。这次会议签署了著名的《博洛尼亚宣言》，确定了到2010年建立"欧洲高等教育区（European Higher Education Area）"的发展目标，"博洛尼亚进程（Bologna Process）"正式启动。《博洛尼亚宣言》的主要内容包括：①建立容易理解以及可以比较的学位体系。在欧盟国家的公立大学之间建立起一个统一的、可以相互比较的学位体系，所有开设的专业都有可比性，便于各个大学之间对每个专业的相互理解和认同。②建立本科和研究生两阶段模式的高等教育体系。本科学制至少3年，研究生教育包括硕士和博士培养。③建立欧洲学分转换系统（European Credit Transfer System，ECTS）。统一的学分制是欧盟高等教育走向统一和互认的基础。④促进教师、学生和研究人员流动。欧盟各公立大学的学生和教师都可以到其他欧盟大学学习或任教，有利于推动师生和学术人员在欧盟大学之间的流动与交流。⑤在保证欧洲高等教育质量的前提下，促进国家间的合作。统一欧盟高等教育体系，最终目的是保障欧盟高等教育教学质量以及所培养的人才具有足够的竞争力。同时欧盟各大学间可以在人才流动、办学、科研等方面扩大交流与合作。⑥提高欧洲在高等教育领域的影响力。

在1999年之后的部长级双年度评价会议上，各国不断评价"博洛尼亚进程"，提出存在的问题和改进措施，不断补充、细化《博洛尼亚宣言》的内容。根据"博洛尼亚进程"工作报告，至2020年已有48个国家签署了《博洛尼亚宣言》。"博洛尼亚进程"极大地推动了欧洲教育、科技一体化和高等教育改革的发展。

2. "欧洲教育结构调整"项目　2000年，在欧盟委员会、欧洲大学协会等组织的资助下，一些大学的领导者在"博洛尼亚进程"的影响下，率先启动了"欧洲教育结构调整"项目，参与者包括16个欧盟国家的101所大学。此项目旨在促进并加强高等教育学位设置和课程的发展。此项目的领导者及参与者强调，并不寻求统一的学位设置和规定的/标准的欧洲课程体系，不限制学术自由及妨碍办学的自主权，而是在充分尊重、保护教学多样性的基础上，参考、汇集各方意见最后达到一种共识。在项目进行的第一阶段，首先对管理学、教育学、物理、化学等学科的教育结构进行了分析。在第二阶段，对护理学等专业也进行了评价与分析，对护理教育中的学位设置、护理专业学生能力要求等问题进行了研究。

知识链接 9-1

欧洲学分转换系统（ECTS）

欧洲学分转换系统具有一套复杂的运作机制，主要由以下三个关键性文件组成：

1. 信息包（informational packet）　欧洲学分转换系统规定，每个使用该系统的高等教育机构或高校必须在信息包中提供详细的学校/机构信息和课程信息，包括本机构的类型简介、地理位置、学术权威、住宿情况、注册所必需的程序、校规、校历、课程的内容、要求、评估模式、课程类型、教学方法、学习年限、提供课程的院系，以及最后考试和评价规则及方法等信息，并每年对这些信息进行更新。通过信息包，学生能够更好地选择适合自己的学校、学院、专业和课程。

2. 学习协议（learning agreement）　学习协议是指学生本人、学生原来所在的高校/机构（派出学校/机构）和接受学生转入的高校/机构（留学学校/机构）的三方协议。它包含学生所学课程的一系列清单，如课程名称、代码，以及ECTS规定的相应学分。

学习协议由学生在出国前与所要留学的相关高校/机构签订。学生顺利完成学习协议中的课程并取得学分，就可以得到派出高校/机构的完全承认，等同于原来所在高校/机构的学分。

3. 成绩单（transcript of records） 成绩单用于出示学生在派出高校/机构和留学高校/机构的学习成绩，详细记录了学生留学前后所有的课程学习情况，包括所修的每一门课程名称、学分以及成绩等级，很多高校/机构还会附上一份成绩评定说明。通常1个学分需要花费25～30个学时，这些学时可以包括参加讲座、研讨会、做实验等所花费的时间，凡上课时数、实习、论文等都可计入学分。

（二）欧洲护理教育改革现状

1. 护理教育逐步由职业教育转为高等教育 在欧洲，护士通常在职业（护士）学校接受职业培训，而不是在大学接受专业教育。随着"博洛尼亚进程"和护理学专业化发展的需要，英国等西欧国家率先将护理教育纳入高等教育；护士主要在大学/学院或高等职业学院（在欧洲也被称为职业大学）接受高等教育。这就意味着护士毕业后不仅得到一个证书，而且获得一个学术学位。有学者指出，一个专业最主要的组成部分是其知识基础，要想获取这些知识应接受几年的高等教育。作为一个现代的专业，正规的学术教育是必不可缺的。护理专业要发展，就需要培养本科、硕士甚至博士等高学历的人才，这也是社会发展的需要。但是，并不是所有欧洲国家都完成了这种转变。同美国许多护理领导者设想的所有护士都具有本科以上的学历一样，目前在欧洲，这也还只是一个愿望，还未能真正实现。由于缺乏具有研究生学历的护理师资等原因，使护理教育全部纳入高等教育还有一定困难。

2. 护理教育呈现多层次、多样化特点，国家间差别较大 虽然近十几年来，欧洲护理教育改革最突出的表现是护理教育逐步纳入高等教育，但是从目前现状看，初级职业（护士）培训仍然存在，呈现出从证书班（相当于中专）、大专、本科到硕士、博士多层次并存的局面。一项对欧洲国家护理教育的相似性和差异性的调查研究显示，21个欧洲国家，学生完成12年的基础教育是接受护理教育的必要条件，但其他入学要求在各国之间有所不同。护理课程主要由护理学院和健康学院（高等教育机构）开设，讲师和管理人员主要是护士，各国护理教育工作者的学历要求也有显著差异。学习地点包括传统的医院办护士学校、高级专业学校/理工学院、大学。从整个欧洲来看，护理教育仍以中专和大专教育为主，本科教育逐渐增多，研究生教育所占比例很小。另外，不同国家间差别较大，如英国、挪威、冰岛等国家的护理教育全部设在大学或学院；丹麦、芬兰、荷兰等国家护理教育设在高级专业学校/理工学院；奥地利、法国、德国、卢森堡还是以传统护士学校职业培训为主。大多数西欧及北欧国家设立了护理硕士教育，相比之下博士教育还非常少。另外，在学制、学位授予和专业设置等方面，不同国家也存在较大差异。目前，在丹麦、芬兰、挪威和冰岛等国，从事护理工作最低学历要求是本科。

3. 采用统一的学分管理体系 护理教育的学分管理采用了欧洲学分转换系统（ECTS）。这个学分管理制度彻底改变了传统学分制的理念，即一个学分等于多少学时的课程（上课时间）。新的学分制，一个ECTS学分代表25～30个小时的学习活动，包括上课、实习、小组活动、社会实践、自学和考试等活动。每门课程由于其学习内容和安排不同，赋予的ECTS学分也会不同。以全日制本科生为例,每学年应获得 60 个 ECTS 学分,修满 180～240 学分可以获得学士学位。虽然护理教育的学分管理采用了欧洲学分转换系统(ECTS),但是由于不同国家课程设置及每门课的学分不同,所以在具体操作上还存在差异。

4. 强调学生能力培养,探讨护理专业能力的要求 随着社会对卫生服务人员需求和护理学专业化程度的不断提高,护理教育者认识到学校教育的核心是学生能力的培养,包括课程的设置、教学方法的运用等都应该围绕这个核心。在欧洲,随着护理教育改革的开展,学生能力培养越来越受到重视,有关护理专业学生能力培养的研究逐渐增多。其中由丹麦、芬兰、比利时、西班牙、英国等 16 个欧盟国家的护理专家共同参与研究的结果得到了较广泛的认可,即对于护理专业的本科毕业生,应具备以下 6 个方面的专业能力(包括个体的知识、态度、技能):①专业的价值观和角色认同;②护理实践和临床决策的能力;③护理技能和实施干预的能力;④专业知识及认知能力;⑤沟通及人际交往的能力;⑥领导、管理和团队合作能力。另外,芬兰学者回顾了 1999—2012 年所有有关欧洲护理教育中学生能力培养的文献,归纳总结出护理从业者应该具备的能力包括 8 个方面:①专业的价值观(包括爱伤观念、尊重患者等);②专业的知识和技能,为患者提供准确、安全护理;③沟通交流、获取/使用信息;④分析、判断能力及评判性思维;⑤评估与确认问题;⑥专业发展;⑦领导、管理和团队合作能力;⑧科研意识并能够利用/使用科研成果。

5. 促进高级实践护士(advanced practice nurse, APN)的发展 在欧洲,随着护理教育逐渐归为高等教育及护理专业化发展的要求,英国等一些国家已经相继建立硕士层面的高级实践护士(APN)培养项目。有学者指出,目前欧洲各国都需要大量的高级实践护士,以满足在初级保健、临床护理,以及长期照顾中的人们的需要。尽管西欧、北欧一些国家已经建立 APN 培养项目,但是大多数欧洲国家尚未建立 APN 项目,存在一些障碍。而且在 APN 发展过程中也遇到了一些问题,如 APN 的实践范围如何界定,因为不同欧洲国家差别较大,有些国家甚至不承认有任何高级实践护士执业范围。来自芬兰的一项研究显示,医生短缺、人口老龄化、快速发展的环境以及政治、患者需求的变化等原因,应重新界定医疗、护理的实践范围问题。从欧洲整体看,发展 APN 是一个趋势。

(三)欧洲护理教育改革发展趋势

1. 进行跨文化间的护理教育研究 近十几年来,医学教育全球化发展趋势日益明显。2001 年"本科医学教育全球标准"问世,使得各国的高等医学教育不断向建立国际化课程的目标迈进。2010 年国际医学教育专家委员会发表题为"新世纪医学卫生人才培养:在相互依存的世界为加强卫生系统而改革医学教育"的报告,特别强调"重新设计医学教育内容,使之适应全球化发展趋势的需要迫在眉睫"。在此背景下,加强不同国家及地区间护理教育的交流与合作,进行跨文化间的护理教育研究,不仅是欧洲也是全球护理教育改革的发展趋势。

近些年,欧洲国家间有关护理教育比较性研究逐渐增多,范围涉及成人护理、儿童护理、精神科护理、重症监护以及姑息治疗等多个领域。例如一项对 24 个欧洲国家重症监护教育内容和形式的调查显示,不同国家在关于重症监护培训机构的认证与管理,以及教育与培训的内容等诸多方面存在较大差异,存在着较多阻碍因素影响着重症监护护理教育的发展。对精神科护理领域工作的护士调查发现,不同国家在精神科护理教育/培训方面存在较大差异,少数国家对从事精神/心理健康护理工作的人员,要求有专业的培训和资格证书。另外,一项对西班牙、英国、德国护理专业学生专业知识掌握情况的调查显示,不同国家学生对心脏病、哮喘等常见病的相关知识水平也存在差异。有关护理教师的跨国间的研究较少，并且现有护理教育的研究多为描述性的，实验性或前瞻性研究非常少，欧洲跨国间的护理教育的研究，无论在数量、质量等方面，都有待进一步加强与完善。

2. 护理教学中强调以患者为中心，鼓励患者参与　来自欧盟的报告指出，卫生保健越来越强调以患者为中心。在卫生保健服务中，患者是主动/积极的个体，参与决策、选择服务以及管理自身健康。相应地，在护理教育中，患者从被护理的对象逐渐转变为合作者的角色。患者参与到教学活动中，包括在课程发展过程中采纳患者的建议、在课堂和/或临床教学中与学生互动等。在临床的护理教学活动中，患者为学生提供了真实的实践机会。患者参与教学活动，不仅对患者来说可以增加其自信心和自我价值感，而且对学生而言，通过和患者真实的接触，对于理解和掌握必要的护理知识和技能也非常重要。在临床护理教学中，有必要采用更有效的方式建立起学生与患者的相互关系，患者的反馈和鼓励对学生而言是非常宝贵的，可以帮助学生认识到通过护理他们可以改善患者的状况，协助患者获得更好的健康状态。已有文献强调以患者为中心，鼓励患者参与学生临床学习活动的重要性和必要性。如何在教学中真正贯彻实施，对于护理教育者来说是一种挑战。

3. 加强护理师资的培养　在欧洲，护理师资的培养不同国家间存在较大差异，目前对于护理教师学历和临床工作经验的最低资格要求并没有统一的规定，一般至少具有本科学历。着眼于将来护理科研及教学的需要，希望护理教师具有博士学位。但是，目前护理师资中具有博士学位者所占比例较低。有学者指出，缺乏有效的管理机制，未明确教师在护理教学、科研、临床实践、管理等活动中的角色和作用是护理师资培养中的主要问题。欧洲护理教育者联盟提出，护理教师应该具备4个方面的核心能力：专业、科研、临床实践、管理。芬兰Salminen等学者系统回顾了文献中有关护理教师应具备的能力，总结起来包括5个方面：护理、教学、评估、与学生建立关系，以及人格/个性因素。有必要进一步明确欧洲护理教师的最低准入资格、承担的角色和任务、应具备的核心能力，以促进护理师资队伍的培养。另外，护理教师需要不断学习、提高，以适应当今医学教育的发展与需要。例如，以循证为基础的教学、模拟教学等多种更有效的教学方式的运用、护理科研能力的提升、积极参与护理教育政策制定等。

4. 创造利于学生理解的临床学习环境　随着欧洲护理教育逐步从医院办护校转入学院或综合性大学，教学管理与教学方法也随之不断改进。从来自芬兰及西欧一些国家的研究可以看出，临床教学管理更加系统化，兼顾教学与临床实践，加强对教学的监督与评价，从群体指导到关注每一个个体的发展，并重视学生的感受和体验。另外，现代信息技术以及医学模拟教学的发展，为护理临床教学提供有力支持的同时，也提出了挑战。如何充分利用各种信息技术和模拟手段，再现临床护理的工作场景，为学生提供一个无风险的学习临床知识和技能的环境，是临床护理教学的发展方向。

二、北欧国家护理教育的发展现状

北欧国家具有相似的文化、宗教、政治及社会环境，包括相似的健康保健体系，特别是丹麦、挪威、瑞典还同属于北欧日耳曼语系，沟通交流更加便利。2009年，北欧部长理事会提出，扩大在教育、科研以及教师/学生互访等领域的合作。北欧各国护理教育存在相似与不同之处，下面以丹麦、挪威、芬兰为例，介绍其护理教育发展现状。

(一)培养层次与学位设置

在丹麦，护士培养分为三个层次：本科、研究生硕士、研究生博士，所有护士均需拥有本科以上学历。第一个层次：中学毕业后进入护士学校，进行 3 年半课程学习，修满 210 个 ECTS 学分，即可获得"护理学学士学位"。只有取得学士学位后，才可以获得注册护士资格和进一步深造机会。第二个层次：在进入硕士项目学习前，要求有 2～5 年的工作经验，需再修满 60～90 个 ECTS 学分，才能申请硕士学位。第三个层次：博士研究生培养阶段，要求再修满 180 个 ECTS 学分。

在芬兰，护理教育同样包括三个层次。第一个层次：经过 3 年半的全日制学习，修满 210 个 ECTS 学分，即获得护理学学士学位。第二个层次：硕士研究生培养，要求 3 年以上工作经验，2 年全日制学习获得 120 个 ECTS 学分。另外芬兰有专门为培养"临床护理专家"的研究生专业培养项目，如精神科护理、手术室护理、老年护理等专业。第三个层次：博士研究生培养需要 3～5 年的在校学习，修满 240 个 ECTS 学分。

在挪威，经过 3 年全日制学习，修满 180 个 ECTS 学分，可获得护理学学士学位。2005 年，第一个护理学学士学位在综合性大学授出。挪威要求所有护士须拥有本科以上学历。在一些综合性大学或学院还开设了护理学硕士和博士课程，其中也包括培养"临床护理专家"的硕士研究生培养项目，如重症护理、手术室护理等。

(二)教学内容与方法

北欧国家护理教育均在国家级水平上设定一个标准，包括教学目标、课程内容等。不同学校会按照国家规定的标准，组织设置自身的教学项目。每个教学项目要经过国家高等教育部门的审批，获准后才能执行。以本科教学为例，在丹麦和芬兰，理论学习占 120 个 ECTS 学分，临床实践占 90 个 ECTS 学分；其中理论学习主要包括护理学专业知识、医学基础知识(解剖、生理、病理等)以及自然科学(遗传、生物化学等)、社会学(法律、管理等)、人类学(哲学、伦理、心理等)等知识。在挪威，理论学习与临床实践各占 90 个 ECTS 学分，理论学习的内容与前两个国家相似。目前，在本科教学中加入了护理科研的内容，包括基本的科研方法和国内国际护理科研成果的介绍等。另外，三个国家在教学目标中，除了要求学生具备必要的专业知识、态度、技能外，特别强调要培养学生"患者整体观"，要考虑与患者健康问题相关的经济、社会等因素，与患者建立良好的合作关系。

虽然有很多相似之处，但三个国家也存在不同。在丹麦，护理本科课程打破了按传统的内、外、妇、儿科等分科设置，而是把所有教学内容分成多个模块，每个模块涉及一个领域的内容，每个模块都包含理论学习和实践。例如"模块 1：领域与专业(Module 1：Field and profession)""模块 2：健康与疾病(Module 2：Health and disease)""模块 3：躯体疾病与病痛(Module 3：Somatic disease and suffering.)"等。本科毕业需要完成 20 个 ECTS 学分的毕业论文。在芬兰，护理专业学生必须学习掌握芬兰语、瑞典语和英语 3 种语言，也要完成 15 个 ECTS 学分的本科毕业论文。挪威在国家层面上针对护理教育的计划更加具体，包括教育目标、范围、内容、方法、评价方法等，都做了相应的规定，而且规定临床学习的时间占总课程学习时间的 50%。

三、英国护理教育的发展现状

英国是现代护理学和现代护理教育的诞生地，从 1860 年南丁格尔创建世界第一所护士学校至今,一百多年以来,随着社会、经济、文化等多方面的不断进步,英国护理教育也在不断进行改革,一直致力于护理教育的发展和提高。1996年,英国护理教育全部纳入大学教育。1994年,第一个护理学博士学位教育项目在阿尔斯特大学建立。2010年,英国护士和助产士协会(Nursing and Midwifery Council,NMC)公布了《预注册护理教育标准》。英国护理教育体系在不断发展、完善中,体现了护理教育专业化、标准化、国际化的趋势。

(一)英国高等护理教育现状

1. 注册前教育　目前,英国高等护理教育主要分为注册前教育和注册后教育两个层次。注册前教育又称预注册护理教育,包括3～4年的本科教育(2010年NMC发表声明,2013年以后的护理教育将仅保留本科及以上教育)。英国《预注册护理教育标准》规定,护理专业学生在注册前需完成规定的护理学专业课程的学习,包括理论学习和实践培训两部分。其中理论学习包括基础医学(如解剖、生理、病理、药理、微生物学等)、护理学(如健康和护理的一般原则、用药及手术护理、儿童护理、孕产妇保健、老年护理等)和社会科学(如社会学、心理学、法律等)三部分内容。实践培训又分为实验室练习和临床实践两种,后者主要在医院、社区及其他医疗机构完成。总的学习时间不得少于3年或4 600小时,理论学习与实践培训的比例一般为1:1,在安排上是相互穿插并不是独立分开的。以3年的课程学习为例,大致分为三个阶段,每个阶段约占1年。其中,第一阶段和第二阶段应包括至少4周的连续临床实习,第三阶段应包括至少12周的连续临床实习。从一个阶段进入到下一个阶段学习前必须接受考核.达到阶段目标后才可以进行下阶段的学习。

英国护理教育强调专科化培养,在本科阶段就开始进行专科化培养,包括四个专业方向:成人护理、儿童护理、精神卫生护理和学习障碍护理。学生入学即确定专业方向,毕业申请护士注册时也成为相应专业的注册护士。

另外,《预注册护理教育标准》还对预注册护士的能力标准做了阐述,明确了在课程结束时学生的态度、知识、技能三个方面必须达到的要求。主要包括四个方面:①专业价值观;②沟通与人际关系;③护理实践与决策;④领导、管理与团队合作。每个方面都包括普通标准和专业标准。普通标准包括所有护士必备的通识能力,专业标准包括所有护士必备的专业通识能力和每个专业方向必备的专科能力。学生必须达到学位水平范围内最低要求的普通和专业标准,才可以申请注册。

2. 注册后教育　注册后教育包括注册后培训和研究生教育。英国的研究生教育包括硕士和博士培养两个层次。护理硕士教育主要分为课程型(taught programs)和研究型(research programs),其中课程型又可分为研究生证书(postgraduate certificate)、研究生文凭(postgraduate diploma)和护理学硕士(master of science,MSC)三种不同的学位水平。三种不同的学位水平都设置有不同专业方向的课程,并且均设置有高级护理实践课程(advanced nursing practice course),经过高级实践课程学习,将来可以成为高级实践护士(APN)。英国卫生部建议从事高级临床实践的护理人员应该完成护理硕士或者与之同等的研究生证书/文凭(master's level postgraduate certificate)教育,但并未在全国范围内做出硬性规定,未对高级护理从业者进行全国范围内的注册或者认可。APN的学位要求和特点受到从业背景或地区的影响,其中苏格兰地区开设有针对APN的硕士培养项目,并且在APN的培养、角色定位、能力框架方面形成了一套较为完整的评价工具,给英国其他地区(威尔士、北爱尔兰地区)的APN的硕士培养发展模式提供了较多参考。英国的护理硕士学位教育与执业资格制度在全国范围内尚未完全衔接,护理硕士学位教育不是高级实践护士执业的必需条件。英国护理硕士教育全日制一般1～1.5年可以完成,包括理论学习和临床实践。在硕士研究生阶段,专科化培养更为显著,专业设置更多更具体,如危重症护理、肿瘤护理、助产护理、妇女保健、家庭护理等,学生毕业后能够成为相应专业的临床护理专家。虽然学生在硕士阶段选择的专业领域不同,但仍有一些公共课程,如循证实践、护理研究方法等。

博士教育主要是学生在导师的指导下进行独立的研究,研究领域多与导师的专业一致,全日制一般3～4年可以完成。可以通过三种方式获得博士学位:一是论文博士,要求毕业论文字数10万字左右,以显示科研训练的过程,学生必须为研究课题做出实质性的贡献。论文要经过专家审查,并通过论文答辩。二是著作博士,要求学生有相当数量的文章发表在国际期刊和专业刊物上。三是护理专业博士(DNS),主要为临床一线培养高质量的专业人才,其课程是基于对患者的护理,要求完成规定的临床护理实践。

(二)英国护士继续教育现状

英国护理人员的继续教育与欧洲其他国家相似,均按照本国的相关法律规定执行。为了适应医学科学技术的不断发展,英国政府在全国范围内提出终身学习的倡议,并作为一项国家任务来推广实施,护士的继续教育是通过政府终身学习项目支持开展的。英国法律性文件规定:护士要以个人文档形式提供继续教育的证明,经审查合格才可获得连续注册。按继续教育的目标和职能,主要有5种:①作为基础护理教育的继续,为在职护理人员提供专科化教育训练的机会;②促进护理人员知识更新;③为在职护理人员的职务晋升提供补课学习机会;④为取得执照考试资格,作为附加要求,需要申请人先参加一段时间的进修学习;⑤在护理专业内部,为在职人员转换专业做准备。

英国护士继续教育采取医院与大学合作的模式,承担护士继续教育任务的是有资质的护理学院。承担继续教育的教师要求具备硕士及以上学历,同时要有一定的临床经验。英国护士协会要求注册护士每3年需完成100小时的理论学习和100小时的临床学习。护士继续教育的教材是根据临床护理的发展及不同专业所设置的教学模块,不同专业的护士都有明确规定的教学模块,可以根据自己的专业选择不同的教学模块,从而完成本学年的继续教育,获得相应的学分。以重症监护护士继续教育为例,其模块设置涵盖了重症监护技术进展、循环系统监护、呼吸系统监护、器官移植、心理学等相关模块,培训学校会根据临床要求不断调整和充实教学模块,使教学与临床实践紧密结合。培训方式除授课外,采用小组讨论、模拟教学、示教室练习等多种方法。

(李　杨)

第二节　欧洲护理实践的发展

一、欧洲国家居家护理的发展

(一)欧洲居家护理的产生

20世纪90年代初,居家护理首先出现在北欧、西欧等国家。居家护理产生的主要背景包括:①欧洲人口老龄化问题日益严峻,人口平均期望寿命延长。欧洲是全球最早进入老龄化社会的地区,人口期望寿命也最长。人口老龄化问题对健康服务提出了巨大的挑战。一项欧洲地区老年人对长期护理需求的调查研究中指出,当前欧洲老年人对护理的需求未得到满足。②医疗费用的飞速增长。尽管各国用于卫生保健的财政支出不尽一致,但医疗费用的增长都表现出惊人的速度。居家护理的开展,通过减少患者平均住院时间等措施使医疗费用有所降低。③医疗护理技术和各种辅助仪器设备水平的不断提高,给在医院外实施高质量的医疗护理提供了重要保证。④居家护理能够满足个体医疗护理及日常生活照顾的需求。20 多年来,随着人口结构的变化、人们对卫生保健服务要求的不断提高、医疗技术的不断进步等因素,欧洲国家居家护理也在不断发展、完善。

(二)欧洲居家护理的现况

1. 居家护理的政策与管理 欧洲国家居家护理发展不平衡。相对来说,对于中欧和东欧国家,居家护理还是一个新鲜事物,由于财政等因素限制,居家护理的发展受到了一定的制约。而即使居家护理已经发展较好的北欧和西欧国家,也在不断探索可持续发展的新的健康保健服务模式。但是欧洲绝大多数国家都在不同程度上确定了优先发展居家护理的政策目标,即居家护理优先,愿景是希望老年人在家中得到持续支持和护理,尽可能延长居家生活时间。一般是国家制定居家护理的政策,具体到各级组织和地方去执行。不同国家在资金、服务提供等责任分担上有所差别。比如芬兰,国家负责提供一些必要的福利性服务,各级地方负责组织和提供居家护理。在瑞士,健康保险包含居家护理的费用,费用完全是由政府提供,地方不负责承担。在瑞典,国家负责组织,地方城市负责提供具体的服务。在西班牙、葡萄牙等国,地方政府负责居家护理的组织与实施。

在居家护理的监管方面,首先,提供居家护理前需要资格审定。丹麦、芬兰等国家提供居家护理服务需要一系列资质要求,包括对人员的评估、资金状况、可提供的护理等。法国、英国等国对资格的评估尤为严格。在西班牙和意大利,拥有可获得的公共资源也是很重要的一个条件。其次,对居家护理提供者的管理,要求有相关的教育背景,而且提供培训机会,以不断提高居家护理的质量。另外,结合居民的需求、健康保健专业人员、资金状况等综合因素考虑,尽可能提供更多的选择机会,增加居家护理服务的灵活性。

挪威、英国、瑞典等国家采用严格管理、签订协议、患者满意度调查等方式提高居家护理的质量。瑞典、芬兰等国家会制定短期的居家护理计划,并在实施过程中不断重新评估患者的需求以满足其需要。欧洲 11 个国家城市地区居家护理质量比较研究显示,北欧国家明显好于其他国家。

2. 居家护理的组织和服务内容 由于欧洲不同国家对居家护理的定义不尽相同,所以表现出居家护理内容和形式的多样性。"居家护理"被大多数国家接受的概念是"在被服务者家中,由专业人员提供的健康照顾。"提供居家护理服务的机构包括医院、从事居家护理服务的专门机构、初级卫生保健部门、社会福利部门等。比利时的家庭护理公司就是专门从事居家护理的机构,每个家庭护理公司一般由行政管理人员、文秘及家庭护士等组成。家庭护士主要任务是出诊。每位护士负责一定数量相对固定的患者,每天护理人次视情况而定,一般早班 14~18 个患者,下午班 10~14 个患者。护士在患者所熟悉的家庭环境里提供照顾,满足患者护理需求的同时增加了患者的舒适感。关于居家护理的可及性,不同国家和地区由于地理环境、评估系统(包括评估程序、评估工具、评估人员等)、社会需要等因素,使得居民可以获得的居家护理存在差异。

居家护理的内容包括长期照顾、术后短期恢复、预防保健、急症救护、康复、姑息/临终护理。例如,比利时的居家护理包括专业服务和社会服务两大部分。专业服务主要由护士提供,具体内容包括按照出院医嘱或家庭医生医嘱为患者进行伤口护理、测血糖/胰岛素皮下注射、静脉输液/肌内注射、糖尿病足部护理、留置导尿护理、人工肛门护理、气管切开护理、家庭氧疗等;特殊护理项目包括根据医嘱进行肠外营养、更换留置导尿管、更换胃造瘘管等。护士第一次访视时会对患者就沐浴、穿衣、行走、如厕、进餐等方面进行评估,了解患者的自理能力,同时结合患者的资源和意愿,决定其生活护理服务内容和频率。常见的生活护理项目包括沐浴、更衣、协助患者穿脱防止下肢深静脉血栓的弹力袜等。社会服务由家庭护理机构的家政人员或志愿者提供,服务内容包括日常生活照顾和家务协助等社会支持性服务,具体包括协助用餐、打扫卫生、做饭、洗衣服、购物、付水电费等。近些年,欧洲对姑息治疗/护理的重视度逐渐增加。一项针对欧洲姑息治疗/护理发展的调查研究显示,英国处于领先地位,其次是比利时、荷兰和瑞典;在医疗资源领域,卢森堡、英国和比利时更占优势。

在提供居家护理服务的同时,还重视提高患者特别是老年人的自我照顾能力,鼓励他们尽可能多地去做力所能及的事情。英国建立了"重新—获能"项目,旨在增强被照顾者的自我护理能力,使其能够在家中生活。丹麦一些地区在法律上规定对75岁以上老年人进行预防性家庭访视,通过健康教育,提高其自我照顾能力和对自身现有资源的利用度。

3. 居家护理的对象与提供者　居家护理的对象除了屡弱老年人外,还包括术后恢复患者、残障/失能患者、慢性病患者等。在欧洲很多国家,相当大比例的老年人接受居家护理。例如,法国将近40%的75岁以上老年人接受居家护理,丹麦60%的75岁以上老年人获得预防性家庭访视。在被照顾者中,高龄屡弱的老年人是接受居家护理的主体;女性多于男性;独居老年人比与家人同居的老年人更多地接受居家护理。有些被照顾者不仅存在躯体功能障碍,还存在心理问题(如抑郁等)。

专业与非专业照护:由专业人员如护士提供的护理为专业照护,由家人或其他人员提供的日常生活护理为非专业照护。在比利时,家庭护士是居家护理团队中的核心成员,需要接受专业的教育,家庭护士中有糖尿病、伤口护理、精神护理和姑息治疗的专科护士。除了护士外,理疗师、语言治疗师、营养师等也会上门为患者提供相应的专业服务。专业照护与非专业照护的界限并不十分明确,多数国家是两种形式相结合,如在法国、芬兰、意大利等国,非专业照护在某些方面可以作为专业照顾的替代或补充。两者相互协调很重要,不仅是专业人员之间的协调,还包括专业人员与非专业人员之间的协调。至于选择哪一种,被照顾者自身的意愿起很大作用。荷兰有研究报告,绝大多数老年人希望获得由专业人员提供的个人专门护理,同时由非专业人员提供家庭日常生活帮助。

4. 居家护理的资金管理　居家护理的资金来源包括多方面,如税收、地方预算、社会保险、个人支付等,不同国家存在差异。有些国家通过强制保险(包含家庭健康保健)支付,如荷兰、瑞士。关于支付方式,"共同支付"是国家、地方、个人共同承担。欧洲很多国家都选择共同支付,如法国、芬兰、爱尔兰、英国、丹麦等。被照顾者个人支付的数额多少与其收入和资产有关。在瑞典和丹麦,只有一些特殊服务需要被照顾者共同支付。"现金支付"是由被照顾者现金支付所接受的服务,是居家护理一个重要的变化。这样使得被照顾者可以根据自身需要更灵活地选择服务项目,同时增加居家护理提供者之间的竞争力,从而进一步提高居家护理的有效性及其质量。

(三)欧洲居家护理面临的挑战及应对

欧洲人口老龄化的问题一直存在,而且社会老龄化趋势日益严峻。据欧盟预计到2030年,欧洲65岁以上老年人将占总人口的25%,特别是高龄老人(80岁以上)的比例会明显增加,这势必给居家护理到来新的挑战。由于欧洲不同国家和地区发展不平衡,其经济发展、社会福利、老龄人口压力、居民健康服务等方面存在差异,所以面临的居家护理挑战也不尽相同。但是,提供居家护理的人力不足、资金问题、居家护理可及性的地区差异/不平衡等是欧洲各国共同面临的问题。

首先,针对老龄人口压力问题,在政策上鼓励并发展更多私人组织从事居家护理工作。北欧国家最早只是由政府机构提供居家护理,但由于需求增加,私有机构逐渐发展起来,而且所占比例逐渐增大。鼓励更多的私有机构从事居家护理工作,一方面可以缓解人员不足的问题,另一方面也可以增加居家服务的内容,使更多人受益。此外,欧洲不同地区老年人的社会经济水平不同,应加强社会制度保障和社会福利工作,由国家制定居民可获得的居家护理的基本要求和基本标准,并有效监督执行。改善融资体系和基本保险制度,使居民有平等的机会获得居家护理,也是改善居家护理可及性不均衡的一个方法。

其次,加强居家护理质量管理,强调提供安全性照顾。例如,保加利亚等国提高了对居家护理专业人员的学历要求;爱沙尼亚和葡萄牙建立了新的居家护理质量管理机制;奥地利建立了照顾者资格认证制度;芬兰、卢森堡、荷兰也进一步提升了国家/政府对居家护理质量管理的控制。关注患者的满意度,提高居家护理的整体质量是欧洲居家护理的一个发展趋势。

另外,加强居家护理专业化队伍的培养,包括教育/培训、资格认定、薪酬待遇等,保证居家护理人员的数量和质量。针对居家护理人力不足的问题,丹麦、芬兰等国从亚洲等国家引进护理人员,补充国内人员的不足;卢森堡、拉脱维亚适当降低居家护理人员的学历与资格要求。非专业人员将会对居家护理做出越来越多的贡献,所以也应加强对非专业人员的管理,为她们提供更好的待遇和工作条件。

最后,加强不同机构间的合作,包括提供居家护理服务机构间的协作,以及居家护理服务与其他医疗保健部门间的合作。因为同一个体可能在接受不同团队人员的服务,但由于职责不清,缺乏彼此间协调,使得服务的效率并不高。居家护理与其他服务如住院治疗、社区护理等有效整合,包括人员、物资等方面,可以提高服务的效力,比如居家护理与住院治疗整合,可以缩短住院时间和减低再住院率。加强不同机构间、团队间的合作是欧洲居家护理发展的方向。

二、北欧国家老年护理的特点

北欧各国家间政治制度、经济状况、社会文化等方面比较接近,彼此间差距不大。北欧不仅是欧洲最早进入老龄化社会的地区,也是目前欧洲老龄化程度最高的地区,瑞典等国家人口平均寿命已达80岁以上。北欧国家老年护理水平位于世界前列,值得借鉴和学习。

(一)专门的老年护理机构

北欧国家非常重视老年护理服务,建立了不同类型的老年护理机构。①老人护理院:主要入住对象是高龄、失能/残障、痴呆老人,一般是公寓式的,会选择设置在靠近普通社区的地方,以便于提供老年人多样化的活动,护理工作者必须提供24小时的护理服务。

②短期住所：采取日托或短期托老的方式，可为那些需要工作或出差，无法在家里照顾老年人的人们提供方便。③服务公寓：由多种标准的住房构成，为家庭护理中心，老年人基本上生活可以自理，工作人员只负责白天的护理工作。

（二）完善的老年护理服务

1. 出院后的延续性护理　工作内容主要是老年人的日常生活护理和专科护理。①日间护理：对象是需要在白天接受治疗及实施康复措施的老年人；②家庭向导：帮助视力障碍的老年人处理日常事务和意外事件；③伙伴式服务：根据老年人的愿望，陪伴并为他们创造机会参加所喜爱的活动；④送饭上门：主要针对无法自己做饭而又不能去护理院或老人公寓的老年人；⑤安全护理：接受服务的任何老年人遇到紧急情况均可摇响报警器，以获得必要的帮助。

2. 老年康复护理　在瑞典、丹麦、芬兰等国，老年护理专业人员除负责常规的护理工作外，还要掌握一些基本功能训练的方法，配合各专业治疗师对老年患者进行功能评价、功能训练，提供个性化的康复护理。功能训练和评价的内容主要有语言、肢体功能、床上运动／室内移动、进食／吞咽等，通过康复训练与评估，使老年患者得到最大限度的功能恢复。

在瑞典和芬兰，护理人员会对老年精神疾病或智力残障的患者，进行日常生活能力（ADL）方面的训练，帮助其重返家庭和社会。例如织毛衣、做手工艺品、辨认人物相片、唱歌、听故事等，或者在模拟的家庭中进行生活训练，恢复老年人的记忆和思维能力，逐步增强老年人自理及日常生活能力，为重返社会和家庭增加信心和可能。

（三）便利的设施和安全的环境

老人护理院和老人公寓从老年人的心理需要出发，将居住环境布置得整洁、典雅、趋于家庭化，各项设施均以老年人的舒适、安全服务为目标。各种适用于老年人使用的器械、设备都处于世界先进的水平。在老年人经常出入的场所都安装有扶手，配置各种助行器，设置无障碍通道。住所里设有只要能触摸键钮即可帮助开关电视机、门、电灯的遥控器，浴室铺有防滑胶垫，还有可用于调节升降高度的洗脸盆和有扶手的坐位便器。对于行动不便的老年人还提供可推、坐、洗澡、排便的多功能轮椅。洗手间和房间都设有报警装置，若有需要随时可发出信号请求帮助。对于高龄老人还配置了手表式的定向行踪遥控显示器，可随时了解其去向和方位。这些器材和设施不仅给老年人生活带来了方便，也是提供安全护理的重要保障。

三、德国护理保险制度的建立与发展

德国 1994 年通过立法正式引入了护理保险制度，1995 年 1 月 1 日《护理保险法》正式实施生效，成为继养老保险、医疗保险、失业保险、工伤事故保险之外的德国社会保险体系的第五大支柱。

（一）护理保险制度的产生背景

德国在 20 世纪 90 年代建立护理保险制度的主要原因是人口老龄化。随着人口老龄化的加剧，越来越多的老年人需要得到照顾，而随着家庭规模变小、照顾者本身年龄增大、妇女就业率提高等因素，越来越少的人可以或愿意在家照顾需要护理的老年人。另外，很多老年人经济能力有限，仅靠养老金等自有资金无法支付护理需要的所有费用，因为德国的医疗保险并不涵盖护理的花费，所以很多老年人不得不依靠社会救济度日。在德国，社会救济很大程度是由地方财政分担,这就给地方财政造成了巨大的压力。这种现象在 20 世纪 70 年代尤为突出,迫切需要在法律和制度方面予以解决。因此,护理保险制度应运而生。护理保险的引入使很多需要护理的个人摆脱了对社会救济的依赖,有效缓解了社会救济部门紧张的财政状况。

(二)护理保险制度的主要内容和特点

1. 筹资和运行方式　德国护理保险制度借助了原有的医疗保险制度体系,在医疗保险制度的疾病基金之内建立了单独的护理基金。德国护理保险属于社会保险,由专门护理基金管理机构管理。护理保险的资金一般由政府、企业、个人和医疗保险机构四方负担,政府承担比例在 1/3 以上,通过税收的方式筹集,企业、个人负担较小。

2. 护理保险对象　德国法律规定"护理保险遵从医疗保险原则",即所有拥有医疗保险的人均必须参加护理保险。所有参加法定医疗保险的投保人将被社会护理保险承保,即实行"护理保险遵从医疗保险原则",这一原则既适用于被迫参加保险的投保人,也适用于自愿投保人。自愿投保人还可以选择私人护理保险。作为结果,法定的护理保险覆盖了 89% 的德国人口,私人护理保险覆盖了 9% 的德国人口,剩下的 2% 由特别的体系承保他们的护理保险。所有参加私人医疗保险基金的投保人均由私人护理保险承保。私人保险公司根据每人的状况向他们收取保费,但是保费的收取不能超过法律(法定保费法)规定的上限。德国的护理保险没有年龄的限制,不受个人经济状况的影响,是面向全民的护理保险。其中国家官员、法官和职业军人由国家负责,他们患病和需要护理时有专门人员负责并承担相关费用,除此之外的其他公民则纳入法定护理保险体系。

3. 护理保险可担负的护理服务　提供护理服务的场所分为居家护理和机构(如医院、老人院)护理。给付标准须根据护理的程度和护理的时间决定。机构护理也要根据需要护理的程度和时间支付护理费用,但住宿费由投保人自己承担。

服务范围包括个人卫生(如洗衣、沐浴、梳头等),营养(如准备饭食、特殊饮食等),日常活动(如起床、穿衣、走路、上下楼等),家务(如购物、清理房间等)等。护理服务不局限于日常生活护理,还扩大到疾病护理。近年来还增加了心理咨询和治疗等内容,以满足老年人的心理需要。德国的法定长期护理保险根据护理需求和身体失能程度对接受护理居民进行分级。德国自实施长期护理保险制度以来,一直将护理等级划分为三级。第一级:被护理者每天至少需要 90 分钟护理,其中至少 45 分钟必须用于日常活动服务方面;此外,每周还需要几次做饭与购物帮助。第二级:被护理者每天至少需要 3 小时的帮助,其中 2 小时必须用于日常活动服务方面;此外,每周还需要几次做饭与购物帮助。第三级:被护理者每天需要至少 5 小时的护理服务,其中 4 小时必须用于日常活动服务方面,每周还需要几次做饭与购物帮助。2018 年后,德国将三级改为五级,不再侧重于需要护理的时间,而是侧重于应对患者自身的疾病、认知或心理障碍等所需的照护。

4. 保险金支付方式　主要包括现金支付和实物支付两种。现金支付可以看作是由护理保险基金向需护理的患者支付的医疗津贴,主要以每月护理津贴的形式支出。实物支付可以理解为护理保险支付的家庭护理服务,但护理保险基金并不承担所有费用,只承担每个病例中所必需的保险支付部分,并且最多也不会超过法定的最高限额,超额费用由需要护理的患者自行支付。

通过以上常规制度以及针对社会不同群体的安排,德国实现了长期护理保险领域较高的覆盖率。截至 2018 年，德国 7 275 万居民参保法定长期护理保险制度，另有 928 万德国居民参保私人长期护理保险制度；参加法定长期护理保险的居民占德国总人口的 87.8%，而参加法定长期护理保险及私人护理保险的德国居民占总人口的 99.1%。整体而言，德国长期护理保险制度实现了超高的覆盖比率，呈现出全民保险的特征。

知识链接 9-2

德国长期护理保险等级划分

护理等级 1：日常生活/活动无需帮助，可提供监管和指导性服务。

护理等级 2：每天至少两次需要个人卫生、进食、活动方面的帮助；每周需要数次在家庭中的额外帮助（每天至少 90 分钟，其中包括 45 分钟基础照护）。

护理等级 3：①护理等级 2，同时需要日常监管。②每天至少在 3 个不同时间需要个人卫生、进食、活动等日常生活帮助；每周需要数次辅助工具满足日常生活需要（每天至少 3 小时，其中包括 2 个小时基础照护）。

护理等级 4：①护理等级 3，同时需要日常监管。②每天不同时间需要个人卫生、进食、活动等日常生活帮助；每周需要数次辅助工具满足日常生活需要（每天至少 5 小时，其中包括 4 个小时基础照护）。

护理等级 5：①护理等级 4，同时需要日常监管。②每天需要至少 7 个小时（其中夜间至少 2 个小时）在护理等级 3 水平上的帮助，或者需多个人提供日常生活帮助。

（李　杨）

第三节　欧洲护理研究的发展概况

一、欧洲护理研究的现状

目前，欧洲各国护理研究现状差异很大，护理研究以及护理科研队伍的发展还只限于部分国家。英国及北欧国家在 20 世纪 50 年代就已经开展护理学研究，相对护理科研水平较高。欧洲其他国家的护理科研数量及从事护理研究的人员都较少。在美国和加拿大，由于护士在健康保健管理与决策制定中占有一定地位且从事卫生服务的人员比例较高，所以对护理专业发展包括护理研究投入较多，推动了护理研究的发展，也获得了较大的成果。相比而言，欧洲整体护理研究水平不如美国、加拿大等发达国家。在欧洲，无论是临床护理实践还是护理教育、护理管理等方面都缺乏高质量的研究。欧洲护理教育纳入高等教育也就是近一二十年的时间，所以学术研究基础相对较弱。在 2004 年前后加入欧盟的 10 个中欧/东欧国家，如捷克、爱沙尼亚、拉脱维亚、立陶宛、斯洛伐克等，护理专业发展相对滞后，几乎没有护士接受过博士研究生教育，能够承担护理研究领导者角色的护士非常之少。

欧洲护理专业机构/团体也在不断努力，为护理研究者提供支持，如欧洲护士工作组（the Work Group of European Nurse）、北欧护士协会（the Nordic Nurses Association）等。另外，国际护士会(ICN)和欧洲护理常务委员会(the Standing Nursing Committee of Europe)也在为护理研究者提供专业及资金的支持。资助重点是培养和发展护理研究人员,逐步形成具有丰富临床经验和科研能力的护理研究骨干力量。近10年来,欧洲护理研究已经取得了一定进步,护理科研人员的数量和能力都有所提高。护士在公共卫生保健,特别是肿瘤护理、临终关怀、AIDS/HIV预防与护理和老年护理方面做出了较大的贡献。

(一)政府的支持与投入

欧洲不同国家间政府对护理学专业的投入和资助,存在较大的差异。有些国家(如西班牙、爱尔兰、英国、荷兰、德国)已经在国家层面对护理研究策略、科研项目等进行规划,并且明确了优先开展的护理研究的问题。对于护理研究的发展策略,大多数国家已经达成共识,即从国家层面上,应该加强临床护理实践的循证基础研究,增加护理研究的资金投入,提高护理研究人员的科研能力,增加国家间的护理科研的交流与合作。国家层面的资助越来越与研究的质量与研究所产生的效益相关联。在护理研究领域,患者健康结局、老年护理、慢性病管理等问题被大多数国家认为是研究的热点和重点。有些国家的某些专业团体对护理研究发展起推动作用,但影响力有限。护士获得非政府性资金资助的主要来源有慈善机构、基金会、企业等。

(二)护理研究的水平与国家间的合作

欧洲不同国家护士参与和开展护理学研究的情况存在较大差异。一般来说,护士中拥有博士学位所占的比例可以在一定程度上反映护理队伍的科研能力。很多护士进行护理研究的同时,在职攻读博士或是承担临床及教学工作。她们富有经验但年龄较大。另外,护理师资不足特别是博士生导师缺乏也在一定程度上制约了护理科研人员的培养。欧洲许多国家都参与国际研究合作,但是有关护理研究方面的合作较少,而且大多限于北欧国家、英国和爱尔兰等国。

David等人对2013年发表在排名前20名的国际护理学专业期刊上的有关欧洲临床护理的研究性文章进行了回顾。共有来自19个欧洲国家的254篇研究性文章,其中60%的文章来自英国($n=74$,29.1%)、瑞典($n=38$,15.0%)、荷兰($n=35$,13.8%)这3个国家,其余包括土耳其($n=15$,5.9%)、西班牙($n=14$,5.5%),来自其他所有国家/地区的作者发表的文章均不超过11篇($< 5\%$)。另外,13篇(5.1%)文章为欧洲内部国家间的合作性护理研究,7篇(2.8%)为国际合作性护理研究。研究对象的年龄,19～64岁的成年人($n=74$,29.1%)占比最多,其次是老年人($n=51$,20.1%)。254篇研究性文章中,描述性研究88篇(34.6%),质性研究85篇(33.5%),实验性研究只有48篇占18.9%,其中只有24篇为随机对照试验。由此可以看出,在国际护理学专业期刊上发表的欧洲临床护理研究的文章,仍缺乏临床护理干预性研究。

二、欧洲护理研究的发展趋势

首先,对护理研究的重视和资金投入逐渐增加。例如,西班牙政府已经建立了一些专门针对护理学研究的科研基金项目,如用于护理研究人员培训的"BEFI科研培训基金"、鼓励研究生开展护理科研的"BAE研究生科研基金",以及用于护理管理学研究的"BEGIN科研管理基金"等,资助时间6个月至4年不等。苏格兰政府重视护理领域研究工作,其中两个主要举措是建立全国范围内的"护理研究联盟"和"护理研究人员的职业生涯规划",提供资金和平台支持护理人员开展研究工作。英国高等教育基金委员会主要为大学的教学与研究提供资助，其中包括对护理学院的资助。英国针对个人的护理科研基金的资助主要有 3 种：护理学博士后基金资助，对具有发展潜质的优秀护理专业学生的科研资助，以及对富有经验的护理专家 / 学者的资助。德国政府教育与研究部门设立了"应用护理研究"项目，该项目第一期（2004—2007 年）获国家资助 370 万欧元，第二期（2007—2010 年）获资助 400 万欧元。

其次，逐步提高护理人员科学研究的能力。从事护理科研的人数少且学历较低、经验不足是影响欧洲国家护理科研水平的主要因素。随着"博洛尼亚进程"和护理学专业化发展的需要，欧洲护理教育逐步从职业教育转为高等教育，不同层次学历教育体制，特别是护理学硕士、博士教育的建立，为护理科研人才培养提供了保障。除了英国、北欧国家较早建立了护理学博士教育，西班牙、葡萄牙、爱尔兰等国也逐步开展了护理博士教育课程，拥有博士学位的护士逐渐增多。除了提高护理人员的教育层次，一些国家如西班牙、爱尔兰等还为护理研究人员提供培训 / 进修学习的机会，以加强其科研能力。一些学校还在护理本科课程中加入适量循证护理和护理研究的内容，使学生在本科阶段就建立起循证与科研的意识。

另外，确定护理研究领域优先开展的项目。欧洲很多国家都针对本国的实际情况，确定了不同时期内优先开展的护理研究工作。例如，2004 年苏格兰政府就批准了一项 800 万英镑的研究项目，支持护士、助产士开展以患者为中心的研究工作。此项目主要研究内容包括：重症 / 肿瘤患者的护理、婴幼儿保健、慢性病预防与管理、老年护理、失能 / 残疾患者的功能康复。芬兰第 2 个护理学科发展国家行动计划（2004—2007 年）强调护理研究要反映患者的需要，研究重点包括患者生活质量及其影响因素、护理干预措施的有效性、护理人力资源管理等内容。荷兰健康研究咨询委员会最新报告指出，优先需要开展的护理研究包括：循证护理实践（如制定和执行临床护理指南等）、协调的 / 延续性的护理、护理效果的评价等。2010 年 Blackwood 等人采用德尔菲函询法对欧洲 20 个国家目前成人重症监护护理研究的热点进行了调查，结果显示，以患者、家属、医务人员为研究对象的成人重症护理研究，涵盖内容如感染控制、健康教育、呼吸机管理等 12 个方面的 52 个研究课题，归纳起来主要为五个方面的内容：①患者安全；②循证护理实践对患者结局的影响；③医务人员对患者结局的影响；④患者及家属的健康状况 / 幸福感；⑤临终护理对医护人员的影响。2015 年 Wielenga 等人采用德尔菲函询法对欧洲 17 个国家目前新生儿重症监护护理研究的热点进行了调查，结果显示，新生儿重症护理研究领域的优先排序为疼痛和压力、以家庭为中心的护理、临床护理问题的解决、质量安全、职业道德、呼吸和通气、感染和炎症、新生儿重症监护护理中的专业问题。

最后，加强欧洲国家间护理研究合作。欧洲护理科学研究院（The European Academy of Nursing Science，EANS）自 1998 年起每年举办护理博士生暑期学校，旨在为护理博士生提供相互学习、交流，共同参与护理研究的机会，并通过不断提高护理科研水平来改善欧洲临床护理质量。例如 2010 年，来自瑞士、西班牙、希腊、芬兰、荷兰、瑞典、比利时等国的护理博士生在暑期学校共同学习探讨了由英国医学研究学会提出的"复杂干预框架（complex intervention framework，CIF）"在癌症患者护理中的应用，强调多角度、多方面为癌症患者及其家庭提供帮助。北欧国家间护理研究领域的合作早在 20 世纪 90 年代末就已开始，近十几年来相互间的合作也在不断加强，特别是在老年护理、循证护理实践、护理服务的成本 - 效益研究等方面合作紧密。另外,一些国家加强合作,在研究以及循证实践的基础上,制定欧洲的临床护理实践指南。例如,2014 年欧洲肿瘤护理协会颁布了关于癌性疼痛控制的临床护理实践指南,此指南是由来自德国、希腊、荷兰、斯诺文尼亚、瑞典和英国 6 个国家的护理专家组成的研究小组合作完成的,目的是帮助临床护士更好地识别、控制癌性疼痛,尽可能增加患者舒适感。

(李 杨)

 本章小结

由于欧洲不同国家和地区发展不平衡,欧洲护理的发展也呈现出较大的地区差异。相比而言,西欧和北欧国家的护理水平高于其他地区。欧洲护理经过一个多世纪的发展、变化,在护理教育、护理实践、护理研究等方面都取得了较大的进步。护理教育逐步由职业教育转为高等教育;呈现多层次、多样化特点;采用统一的学分管理体系;强调学生能力培养,探讨护理专业能力的要求;促进高级实践护士的发展。由于人口老龄化、医疗费用增长等原因,欧洲特别是西欧、北欧国家的居家护理发展迅速,形成了比较完善的居家护理体系,包括政策与管理、组织与服务、资金与人员配备等,独具特色,处于全球领先水平,值得学习与借鉴。另外,北欧国家老年护理、德国护理保险制度的建立也体现了欧洲护理实践的特点。护理研究方面,欧洲各国护理科研现状差异很大,虽然近十几年发展较快,但相比而言,护理研究水平不如美国、加拿大等发达国家。无论是临床护理实践还是护理教育、护理管理等方面都缺乏高质量的研究。欧洲护理研究应在政府重视与资金投入、护理科研队伍的培养以及国家/地区间护理研究合作等方面进一步加强和提高。

 思考题

1. 欧洲一体化对其护理教育的发展产生了哪些影响?
2. 同其他地区和国家相比,欧洲护理教育有哪些特色?
3. 欧洲居家护理对我国开展居家护理有哪些启示?
4. 北欧国家老年护理的特色有哪些?

第 十 章

亚洲护理的发展现状和趋势

第一节　日本的老年护理

据日本总务省报告,2019年65岁以上的高龄者占总人口的比例达到28.4%,相当于4人当中就有1人是65岁以上老年人。伴随老龄化,失能老人将越来越多,在社区、居家照顾中,护理扮演着重要角色。20世纪90年代中后期,日本老龄化问题日益严重,需要护理的失智、失能老人不断增加,日本将长期护理制度由社会福利制转变为社会保险制,于2000年4月开始实施介护保险制度,将养老从医疗保险中分离,实行居家养老为主、机构养老为辅,开放长期照顾服务市场,允许民间资本进入养老服务市场。这一政策变化使得各种养老机构如雨后春笋般应运而生,老年护理专业得到了长足的发展。日本护理界在老年护理教育、科研、实践等方面进行了有益的尝试。

一、老年护理人才培养

1990年,日本正式将老年护理学作为护理基础教育的专门课程,确立了其专业位置。1997年,老年护理学设置了独立的实习课程。老年护理的对象不是一般意义的成人护理延长线上的高龄者,而是老年期带有各种各样健康问题的老年人。从最初确立老年护理在护理基础教育中的位置起,日本的老年护理已经发展了老年专科护士和痴呆专科护士的资格认证制度。同时,以研究生为起点的老年专科护士培养和认证体系也已经构建完成。

(一)学校教育

1. 取得执业资格　在日本,注册看护师和注册保健师都可以在社区和家庭开展护理工作。在国家认定的4年制本科、3年制专科完成规定课程的学生有资格参加注册考试,考试合格可以获得执业资格证书。但是,获得保健师资格的前提是完成1年的保健师课程并通过注册看护师资格考试。

2. 课程设置　学校课程的设置首先要满足注册考试的要求。在此基础上,各大学根据自己的办学特点,自主设置课程。老年护理课程内容一般都会包括:老年护理概论、老年特有健康问题、老年疾病护理等,还有相应的实践课程,如在养老机构实习老年人的生活护理,在医院实习老年患者及其家属的护理等。

3. 不同层次的教育　日本的护理教育目前已有专科、本科、硕士和博士多个层次。

(1)本专科教育:日本的老年护理学于1990年作为基础护理教育课程的必修课程得以

确立。随着社会需求的增大,访问护理、社区护理、家庭护理等领域也相继诞生。这些课程的设置和普及,为老年护理的人才培养做出了很大贡献。另外,护理教育机构的教学内容也随着社会形势的变化发生了适应性的改变。与延续护理有关的诸如延续护理的理念和理论知识等内容不仅在相关学科领域进行讲授,实习场所也已不局限于医院,而是扩展到了与延续护理有关联的诊所、保健所、老年人保健设施、老年人福利设施、社区访问护理站、社区老年人活动中心、养老院等。护理专业的学生不仅能够学习到系统的延续护理基础知识,还能通过实习对延续护理的实际情况有所了解和掌握。少子超高龄社会的进展和疾病谱的改变,对护士的实践能力提出了更高的要求,高等护理教育中增加了社区护理、居家护理等课程,实习的学时也相应增多,3 年的学制已不能满足培养护理人才的需要,日本厚生劳动省(政府的保健福利部门)正在组织护理实践、护理管理和护理教育专家研讨将护理基础教育年限延长为 4 年。

(2)研究生教育:研究生教育的目的是培养教师、研究人员和专科护师等高级护理人才。截至 2020 年 5 月,日本设有护理专业的大学有 287 所,其中具有硕士课程的 213 所,具有博士课程的大学也超过 100 所,几乎都设有老年护理学专业。硕士的学制为 2 年,入学条件与我国相似,课程分为专业科目、共同科目及其他专业研究领域科目,每一部分都要求达到相应的学分。考核方式为提交课程报告和毕业论文。

(二)专科护士培养

日本高级护理人才的培养始于 1996 年。截至 2020 年 12 月,已认定老年护理领域的专科护士 206 名,与老年护理有关的诸如访问护理、痴呆护理、脑卒中康复护理、压力性损伤护理、吞咽功能障碍护理、临终护理等领域,认定的专科护士已达近万名。这些具有专业特长的高级护理人才,尤其是老年护理领域的临床护理专家在以出院协调为主的延续护理的开展和实施方面发挥着重要作用。

1. 专科护士的类型 日本于 1994 年创建了专门看护师(certified nurse specialist,CNS)资格认定制度。该制度要求专门看护师为硕士研究生毕业。但当时护理硕士课程数量很少,临床实习场所难以保证,临床接受实践范围大且角色功能多的 CNS 的条件还不成熟,加之护理人员不足从而难以进行长期培训,因此于 1995 年创建了被称为有本国特色的认定看护师(certified nurse,CN)资格认定制度。

(1)专门看护师

1)认定条件:持有日本国看护师执照;护理专业或其他相关专业硕士课程结业,并取得专门看护师课程的 38 学分;临床实践总计 5 年以上,其中的 3 年以上在专科领域进行护理、咨询、协调、伦理、教育、研究的实践;认定审查(笔试)合格。

2)培养目标:为有复杂且难以解决的护理问题的个人、家庭及群体提供有效且高水准的护理。深化专科护理领域的知识和技术,在医疗保健福祉中发挥作用,为护理学的发展做出贡献。

3)角色作用:具有多种作用。①实践:为个人、家属、群体提供优质的护理;②咨询:以包括护理人员在内的照顾提供者为对象给予咨询;③为顺利实施必要的护理,与医疗保健福祉人员进行协调;④伦理调解:以维护个人、家属与群体权益为目的,积极解决伦理问题和纠纷;⑤教育:发挥教育作用,以提高护理人员的护理技术;⑥为提高和发展专门知识及技术,在临床实践中开展研究活动。

（2）认定看护师

1）认定条件：持有日本看护师执照；临床工作经验5年以上，其中的3年以上在专科领域实践；在指定教育机构或国外同等机构完成认定看护师教育课程（1年以内，800学时以上）；认定审查（笔试，资料审查）合格。

认定看护师资格每5年需再认定。再认定的条件：护理实践2 000小时以上；参加学术会议、社会服务、培训授课，或者在杂志上发表论文获得50学分以上。

2）培养目标：能够在特定护理领域中，熟练应用护理技术和知识，为所有患者提供高水平的护理，并不断拓展护理实践范围，提高护理质量。

3）角色作用：包括实践、指导及咨询作用。①实践：应用熟练的护理技术对个人、家属、群体提供高水准护理；②指导：在护理实践中指导护理人员；③咨询：对护理人员给予咨询。

（3）专门看护师与认定看护师的区别：专门看护师比认定看护师专业领域广，而认定看护师专业领域相对局限。认定看护师以护理实践为基础，专门看护师则在整个医疗保健体系中进行实践活动；专门看护师要求在大学护理系完成硕士课程，认定看护师则无更高的学历要求。

2. 老年专门看护师的培养课程及要求

（1）课程认证：由日本护理高等教育协会实施。该协会由全国所有具有护理教育资质的大学组成，主要负责专门看护师教育课程的认证审查，每10年进行一次再认证审查，并向培养机构提供相关信息等工作。该协会颁布了专门看护师教育课程的认证规程和细则，课程标准，课程审查标准、规定、流程和各种手续等。希望开设专门看护师教育的大学提交审查申请，并按规定准备各种材料，包括教育课程的大纲、课程设置、课程安排、授课老师资质等。由该协会组织专家委员会按照《专门看护师教育课程标准》进行审核，审核通过注册后才可以开设老年专门看护师教育课程。

（2）课程内容：老年专门看护师的培养目标是从历史和现实社会的角度，对老年人衰老过程、生活状况相关的复杂健康问题进行深入理解，掌握能够满足老年需求的专业知识和技能，开展有助于提高老年生活自理能力的研究，向老年人及其家属提供各种各样有关的信息，并为此培养具有创造性的实践人才和研究人才。目前开设的主要包括公共课程、其他专业课程和老年护理学专业课程，学制为2年。其中，老年护理学专业课程包括衰老过程及症状学理论、老年人健康生活理论、老年人生活支援理论、老年护理见习Ⅰ、老年护理见习Ⅱ、老年护理见习Ⅲ、老年护理学实习等7门课；其他专业课程包括家庭护理、社区护理、居家护理实习；公共课程包括护理学理论、护理研究、研究生论文训练等。实习注重培养对老年人尊严的尊重和遵循伦理原则，培养实践能力。30学时等于1个学分，获得38个学分才可以毕业。其中，公共课程14个学分，老年护理学专业课程10个学分，实习10个学分。实习场所包括医疗机构和各种养老机构，在老年护理专科护士的指导下进行。授课教师资格要求必须具有教育实践经验和教学能力；5年以上的临床工作经历；具有专门看护师或专门看护师的同等学历。其中，临床工作经历是授课老师所必需的。老年专门看护师教育课程最低需要配置15名专职老师，每名老师负责辅导的学生不得超过6名。

由于专门看护师培养人数较少，教学方法主要是病例个案讨论、调查、分析、研究和实习为主，结合实践能力的培养，避免空洞的课堂教学。教学质量的评价除了本大学内部的检查和教学评价外，日本护理高等教育协会还作为第三方评价机构进行质量评价，并公开评价结果。

3. 专门看护师的作用 通过设立护理门诊、咨询指导门诊等,运用所学的特殊护理技能,对有各种健康问题的患者、家属提供咨询、指导和护理,如糖尿病指导、足部护理,对姑息治疗患者在家期间的护理问题给予指导,针对淋巴水肿患者开设的淋巴按摩门诊等。由专门看护师、医生、药剂师、营养师等各专业组成的感染对策小组、呼吸管理小组、皮肤护理小组、缓和(安宁)护理小组等活跃在临床各科室和社区。专门看护师的配置提高了患者的护理质量,缩短了住院天数,增加了病床周转率,同时也给医院带来了良好的经济效益。

二、老年护理实践

(一)服务理念

日本老年护理以支持老年人自立为基本理念。服务机构内所有设施均以鼓励老年人进行力所能及的生活自理、进行残存功能的保持训练为设计理念,为不同程度肢体功能障碍患者提供特殊的设备、用具。对于健康的老年人,提倡积极参加社会活动,创造老有所为的生活环境,如定期组织外出郊游赏花、趣味运动会、书法比赛等。对于自理能力差或完全失去自理能力的老年人,按照长期护理保险认定的护理等级提供不同程度的支援和协助,给予饮食、排泄、清洁等方面的照顾,目的是使老年人最大限度地实现生活自理,满足精神需要,提高生活质量。

日本老年护理总是把康复和自理训练融入一切活动中。老年护理机构中都有专业的团队提供生活照顾、护理和医疗服务。团队成员包括:医师、护士、介护福祉士(掌握专门识和技术,帮助因身体或精神上的障碍而难以正常起居者入浴、排泄、进食等,并对其他照顾人员和被照顾者进行相关指导的专业人员)、营养师、理疗师、义肢装具士等,大家以老年人及其家属为中心,信息和康复目标共享,各尽其责,提供优质的服务。

(二)护理工作

无论在医院、养老机构还是居家支持服务机构,都会提供放心的医疗和护理、支持服务,尊重每个人的生活方式和意愿,使老年人每天能够像其他健康老年人一样生活。

1. 护士的职责 机构内全体老年人的健康管理;出现异常情况时负责及时与医师和家属联系;提供个性化的最适宜的援助,使老年人保持精神愉悦、心态平和的生存状态。

2. 日常护理工作 ①生命体征测量和状态观察;②定期测量血压;③饮食管理,记录一日三餐的进食量、进食状况;④排泄管理,大小便的次数和性状,适时给予通便剂;⑤睡眠形态的把握,如入睡状况、睡眠质量等。所有的护理工作均有详细的书面记录。

(1)长期卧床老人的护理:长期卧床老人的护理主要包括日常生活能力(ADL)的评估、生活护理、预防失能和功能锻炼。评估长期卧床老人的日常生活自理程度后,采用恰当的措施进行护理干预。目前的措施主要是预防和功能锻炼。预防跌倒和骨折是防止卧床的关键。重视其是否存在忧郁状态,防止"闷坐症候群"产生。在功能锻炼上,对身体障碍老年人坚持尽早进行康复运动的原则,同时为激发老年人的残存功能,时刻注意"放手不放眼"护理。

(2)痴呆老人的护理:痴呆老人的护理首先是进行全面评估。护理过程中注意尊重痴呆老人的人格、隐私,接纳痴呆老人的怪异言行;提高自我管理能力;护理人员尽可能地使用护理手段进行心理支持,与其进行语言交流或采用放松法、回忆法、学习法等安定其情绪。遇到难以沟通的痴呆老人,护理人员用微笑的表情、安抚、按摩以及让其听音乐、看自然景观等方法使之情绪稳定。

知识链接 10-1

日本的介护保险制度

为了应对人口老龄化,日本政府于 1997 年制定了《介护保险法》,并于 2000 年 4 月正式实施。介护保险用于因增龄发生身心变化需要入浴、排便、饮食等方面的照顾,需要医疗、疗养、功能训练和护理的人。适用对象是 65 岁以上的老年人或 40~64 岁患癌症、脑血管疾病等疾病的人。

介护保险是一种社会保障制度,提供居家照顾、社区照顾和机构照顾。需要介护服务的人或其家属提出申请,由政府职员在统一的评估系统上对申请人进行评估,确认申请人生活中是否需要介护以及介护的等级。介护服务由受过专门训练并通过国家考试取得资格的介护福祉士承担。

(三)护理工作场所

1. 医院　老年人由于身体、心理等原因需去医院就诊或住院,医院护理人员按照护理程序为其提供护理,内容包括疾病护理、心理护理、日常生活护理、健康教育、营养指导等。对老年人的评估非常全面,一般采用调查问卷或评定量表进行评估,如日常生活自理程度、卧床不起程度判断标准、痴呆老人认知评价等。护士根据老年人住院过程中病情的变化随时修改护理计划。日本护士一般不做静脉输液,输液患者也很少,因此,护士有很多时间与老年人交流,了解他们的需求,并对他们进行健康教育,使老年人在住院期间不仅能得到良好的治疗和护理,同时也能获得许多关于老年人的健康知识。

2. 社区 / 家庭　社区卫生服务是指由全科医师、社区护士、营养医师和康复医师等组成团队,为社区居民健康提供服务。

(1)机构养老:由政府和民间组织建立老年护理机构,如特别养护之家、养护之家、低收费老人院和收费老人院、老年人短期入托处、老人公寓日间照顾援助、痴呆对应型生活小组等,护理人员为老年人提供日常生活护理、心理护理和身体功能康复指导等。

(2)居家养老:由于住院费用的增加加重了老年人的生活负担,而高龄者即使身体功能低下,仍希望生活在已经熟悉和习惯的家庭和社区,因而家庭访问护理应运而生。访问护理中心或家庭访问护理站派遣护士到老年人家庭进行护理。家庭访问护理的职责主要是健康评估、护理指导、症状控制、日常生活援助、患者和家属的精神护理。具体内容包括:协助入浴、大小便,喂饭等生活护理;饮食、运动等生活指导;病情观察和生命体征测量;治疗处置;服药管理;人工呼吸机、氧气吸入等医疗仪器管理;压力性损伤预防和护理;胃造瘘人工营养;预防关节强直,促进功能恢复等康复护理;痴呆老年人护理;照顾者指导;居家临终护理等。目前,家庭访问护理已成为日本国家的一项政策和制度,2018 年访问护理从业人数达到 5 万人,日本护理协会已对此开展了专门的研究,并实施培训计划。

三、老年护理研究

1. 政策引导　日本政府从 1994 年开始就提出了"把新的长期卧床老人减少为 0"的十年战略计划,并让"长期卧床是可以预防的"这一概念渗透到每个人的意识中。日本护理教育机构、护理学术团体把对长期卧床老人和痴呆老人的护理作为重要课题，开展了广泛、深入的研究，并在预防和阻止恶化方面取得了成功的经验。研究领域包括：老年人生理和心理功能评估、影响因素及干预措施的研究；老年护理提供方式；看护师/保健师的工作状态、能力，老年护理人才的培养等。

2. 研究机构

（1）东京都健康长寿医疗中心：成立于1972年（原日本东京都老人综合研究所），重点研究老化机制及控制，心血管疾病、老年癌症和认知症的病因、治疗、预防，以及老年人健康长寿及福利相关的流行病学调查、社会调查等社会科学的研究。

（2）日本老年护理学会：成立于1995年，积极推进老年护理实践、教育方法的相关研究，并与老年医学、老年心理学、老年社会学和老年福利学等其他学科开展了合作研究。这些研究极大地促进了老年护理学的发展。

3. 延续性护理的相关研究　为了使老年患者在疾病的不同阶段都能够在相应的医疗机构、康复疗养机构以及家庭中接受连续的治疗和护理，日本建立并逐步完善了医疗机构与福利设施、社区、家庭间的连接，使其能够更好地为老年人提供合理有效并具有协作性和延续性的医疗和护理。医疗机构中的社区医疗链接部门、访问护理科以及社区访问护理站的建立，在这方面发挥了极为重要的协调作用，并为延续性护理的实施创造了良好的条件。

（1）出院协调：是开展延续护理必备的组织体系。在国家政策制度的引导下，如何根据老年患者的具体情况，合理分配医疗资源，在不增加成本的前提下提供优质高效的医疗护理服务便成了改革的焦点。对老年患者的出院评估和以老年患者的出院去向决定为目的的出院协调程序被列为重点内容。在出院协调方面，护士的作用非常重要。一项研究表明，从事出院协调工作的护士应具有丰富的临床护理经验和较强的应变能力以及沟通能力。他们除拥有护士资格外，有的还拥有专门看护师或认定看护师或社会福利师等专业资质。另外，在以出院协调为主的社区医疗部门，护士本人以及与护士一同工作的事务员、社会福利师以及负责医院管理工作的院长都对护理工作给予高度评价。延续性护理不仅包括急性期治疗稳定后的康复疗养护理，还包括病情稳定后恢复居家生活的家庭访视内容。家庭访视护理中的居家临终护理也成为延续护理的重要内容之一。

（2）延续性护理的人才保障：基于老年人的特点和老年疾病的特性，对老年人实施护理的难度很大。尤其对于病程长、变化快，经常需要在不同场所长期得到相应照护的老年人来说，得到持续、全面、系统且具有连贯性的延续性护理至关重要。对此，为了更好地满足老年人在不同场所的护理需求以及促进各场所间的协调与协作，专业的老年护理人才培养和老年护理知识的普及是延续性护理人才队伍建设的重要内容。

（赵　红）

第二节　泰国的护理教育

泰国是一个传统信仰与现代理论相结合的国家，护理教育与其他国家相似，传统的教学方法、教学内容的改革，使得现代护理和助产的高等教育不断发展，对泰国的护理、助产以及公共卫生事业做出了贡献。

一、高等护理教育概况

目前,泰国拥有超过 40 所的护理学院,为泰国学生和留学生提供从本科到博士丰富的护理教育课程以及一些短期课程。

(一)高等护理教育发展过程

泰国的护理教育始于 19 世纪末,其发展分为四个阶段:1896—1925 年,泰国近代护理的基础;1926—1955 年,美国医学和护理的影响;1956—1971 年,从医院办护校到大学护理教育的转变;1972 年至今,研究生教育阶段。

1. 1896—1925 年　在这个时期,泰国虽然引进了西方医学,但是民众并不接受,特别是怀孕的妇女大多还是选择在家中分娩,所以当时泰国的母婴死亡率很高。1896 年 1 月 12 日,由 Sripatcharintra 王后资助,成立了泰国第一所护士学校。该校位于 Siriraj 医院,最初的名称是女子助产与护理学校,早期将助产整合进护理课程。课程包括护理和助产两方面,如卫生原则、给药、精神卫生保健、育儿等。护士学校的成立,降低了母婴死亡率,促进了患者安全,帮助泰国人民了解和接受护理和助产。早期的护理教育是医院办护校,采用师傅带徒弟的方式,由医生执教,后来逐步培养了高水平的护士,从事护理教学。

2. 1926—1955 年　与中国、韩国等其他亚洲国家相似,泰国的护理教育受到美国的影响。泰国护理教育的全面发展得益于玛希隆王子,他被称为泰国"现代医学和公共卫生之父"。1926 年,玛希隆王子在洛克菲勒基金会的支持下,派两名美国护理教育者到曼谷帮助改革当时的护理课程设置和教学方法;1935 年,开始 3 年制的全科护理(general nursing)和公共卫生大专(diploma program),另加 6 个月的课程,可以获得助产证书。护理课程结构上有了更多改变,如不同科目的课时设置。1950 年还增加了公共卫生课程。1950 年在卫生部成立了护理处。

3. 1956—1971 年　这一时期被认为是护理专业化的时期。院办护校转为大学教育,护理更多地由护理学者而非医生领导。第一个 4 年制的本科护理教育出现于 1956 年,最初的目的是培养护理师资。入学资格从中学毕业改为高中毕业,护理课程结业后,另加 6 个月助产课程,可获得助产证。在这一阶段,护理教育的水平不断提升,为泰国的发展做出了贡献。

4. 1972 年至今　1972 年,在玛希隆大学成立了第一所护理学院,护理教育从医学院分离出来。随着泰国国内形势的发展和教育改革的不断推进,泰国社会经济发展,生活水平明显提高,出现人口老龄化、小型家庭逐渐增多等新情况,对护理人才的需求发生深刻的变化。泰国的护理教育及时顺应社会的需求,分别于 1975 年和 1990 年开启了护理硕士、博士研究生教育。2001 年开设护理哲学博士课程。

在护理教育的发展过程中,泰国王室始终扮演着支持者的角色。王室不但捐资办学,王室成员还带头到西医的医院就诊,树立了护理的正面形象,促进了护理教育的发展。

知识链接 10-2

泰国王室与护理的渊源

1896 年,Sripatcharintra 王后资助成立了泰国第一所护士学校。1926 年,在美国洛克菲勒基金会的支持下,被誉为泰国"现代医学和公共卫生之父"的玛希隆王子邀请美国护理教育者到泰国帮助修订护理教育计划,使护理教育得到全面发展。玛希隆王子还捐赠资金建立泰国的医院和医学院，并资助两名泰国护士赴美国西蒙斯学院学习护理。其中一名护士珊婉后来与玛希隆王子结婚，成为诗娜卡琳王妃，是前任泰国国王的母亲，现任国王的祖母。

诗娜卡琳王妃在泰国的护理领域发挥着重要作用。她创立了泰国护理协会，是该协会的董事会成员。在她的资助下，1960年泰国召开了第一次全国护理大会。诗娜卡琳王妃还捐建了医院和护士学校，她的生日也被定为泰国的护士节。

（二）教育理念与培养目标

1. 教育理念　护理专业在为个人、家庭和社区提供基本保健服务中扮演重要的角色，通过健康促进、疾病预防、治疗、康复等改善人民的生活质量。培养学业优异，具有道德和伦理水准的护士学生，期望护士学生能够发展护理的知识、技能、评判性思维，道德自律，具有领导能力，树立积极的专业态度。

2. 培养目标　各层次办学目标明确，体现护理教育的社会服务功能和人文需求，把传承本国文化作为护理教育的重要组成部分。

（1）本科：泰国护理教育以本科层次为中心，其本科护理教育的目标主要体现在以下方面：习得并运用护理相关知识，在三级卫生保健体系中提供整体的照顾；在工作中运用护理程序、管理程序、解决问题和决策的技巧；具备护理专业伦理道德；具有合作精神和合作能力；应用专业知识和技能在社区及医院进行护理实践；为个人、家庭、社区提供保健服务；帮助患者、公众提高自我护理能力；具有创造精神、批判性思考能力和管理意识。

（2）研究生：护理研究生教育目标在于培养科研精神，善于从实践中发现问题以及具有护理研究能力，满足护理学科发展对护理人才研究能力和研究的社会服务等要求。

（3）专科护士：培养高水平的专业护士，在特定领域有效解决问题，运用专业的交流技巧与专业内外的人员进行沟通，承担护理专业发展的责任。

（三）课程设置

泰国护理课程设置以整体观念为中心，强调整体护理能力的培养。通过临床学习，学生学习与患者及医疗环境之间的互动，逐渐进入职业角色，履行护理职能。

1. 本科　实行学分制。4年制本科护理课程总学分一般在130～150。其中包括30学分的公共基础课程，24学分的专业基础课，70学分的护理专业课以及6学分的选修课。公共基础课程包括社会科学、人文、语言、数学等；护理专业课中，至少包括20学分的实践课和40学分的理论课。在课程教学时数安排上为课堂教学逐年减少，医院临床学习逐年增加；每一学年均开设一定比例的社会人文学科课程。

2. 研究生　实行学分制。课程设置因院校而异，一般护理硕士研究生都需修满39～44学分（助产方向为45学分）。其中包括12学分的论文，其余学分则是课程学习。大部分院校的课程设置包括四部分：9～12学分的核心课程，12～15学分的主修课程，4～6学分的辅修课程以及选修课程。不同的研究方向的理论课与实践课的学时数比例不同。培养方向有儿科护理、成人护理、精神科护理、助产、老年护理等。

3. 专科护士　实行学分制。课程包括理论学习和实习。专科领域有肿瘤护理、慢性病护理、老年护理、康复护理、护理管理等。

（四）教学方法

泰国护理教育教学方法灵活多样,课堂讲授与实践、自习的学时比例约 1:1。具体课程教学内容按学习的难易程度循序渐进地安排,并使用不同的教学手段和考核形式检验教学和学生的学习效果。主要有讲授、小组讨论、自学、实践、专题报告会等形式。在教学活动中,教师起主导作用,学生是学习的主体。学生学习主动,能自觉利用图书馆,学会查找资料、分析资料、提出观点,最终达到培养评判性思维的目标,以及养成自学的能力和习惯。

（五）师资

泰国重视护理师资的培养。由于较早开始护理学研究生教育,所以有足够的条件进行护理教师的遴选。目前,在高校任教的护理教师均需具备硕士以上学位,获得博士学位者不断增加,一些学校在编教师中拥有博士学位和海外留学经历的达到 90%。泰国护理委员会(Thailand Nursing Council, TNC)在"护理高等教育评价标准"中,也对护理师资的学历要求和师生比都做了相应规定：①本科或同等学历教师,必须具备 3 年以上在护理或相关专业任教的经历；②获得护理专业硕士或博士学位的教师,必须具备 2 年以上护理或相关专业任教的经历；如果其硕士学位为非护理专业,则必须具备 5 年以上任教的经历：③护理专业课程的专任教师中,博士、硕士、本科学历的比例不能低于 3:6:1；④护理基础课程的专任教师中,获得硕士学位的教师与获得学士学位的教师比例不能低于 1:2；⑤所有大学要求达到 1:(4~8) 的师生比。

（六）教育评价体系

1. 评价机构　泰国的护理高等教育评价由 TNC 和泰国国家教育标准和质量控制办公室(Office for National Education Standards and Quality Assurance, ONESQA)负责。TNC 的主要职责是负责护士的注册,执照的发放、变更和吊销以及护理教育的各种认证和评价。TNC 委员会成员有半数由政府机构指派,该委员会负责人系卫生部部长。而 ONESQA 则属于非政府的民间组织,负责整个国家所有教育机构的质量评价。

2. 评价指标　TNC 有其相应的评价指标体系,如组织管理、教师与学生发展状况、教学设施、课程设置等。部分指标有非常具体的量化标准,如护理实验室的建筑面积、座位空间等。

二、护理教育的多样性

（一）学校教育

泰国的护理教育以本科为最基本的教育层次,在此基础上,已经形成本科、硕士、博士的完整高等护理教育体系。

1. 本科　入学条件为高中毕业；参加全国的高考或招生单位自己组织的入学考试,部分学校要求面试。目前本科护理教育包括两类：①通过大学入学考试,在校学完 4 年的课程后获得本科学历；②就读 2 年护理职业学校,获得证书(类似大专学历)后在医院从事基础护理工作,称为护士助理(technical nurse),再经过 2 年的继续教育获得本科毕业证书。护士只有具备本科及以上学历才能申请成为注册护士,否则只能做助理护士。

2. 硕士　招生条件为护理本科毕业生；泰国注册护士；至少 1~2 年护理实践经验。入学考试包括笔试和面试。

3. 博士　泰国的博士项目的目的是培养在学术、临床、研究领域发挥领导作用的护理学家。招生条件为护理硕士毕业生；2 年的护理教学或临床护理经验；完成一项研究课题。入学考试包括笔试和面试。

（二）专科护士的培养

以老年护理为例，泰国的老年护理人才培养涵盖本科、硕士、博士多个层次。老年护理是护士执照考试 8 门必考的科目之一。自 1979 年始，开设了老年护理硕士专业，专门为促进老年人健康服务而培养高级护理人才。泰国卫生部护理司于 2003 年设立了高级实践护士（advanced practice nurse, APN），其中包括了老年护理在内的 9 个领域。老年护理专业的硕士研究生毕业后，可参加老年高级执业护士考试。通过考试并完成短期培训后，可获得老年护理高级执业护士资格证书。2005—2012 年，泰国总计培养了 104 名老年护理高级执业护士，分别在医院、社区服务站等场所工作。老年护理博士课程设置主要以老年人为目标人群，开展学术研究。博士研究生学完 2 年的博士必修课程（如统计学、护理理论）后，根据自己的研究兴趣选择目标人群进行研究；如果选择的目标人群是老年人，教学委员会就会为其选择老年护理教研室的教师作为导师。

（三）继续教育

泰国的医院重视对护理人员的继续教育和职业培训，拓展专业知识及提高职业技能，使他们能够胜任日新月异的医疗护理工作。人力资源管理部门负责制定继续教育计划，定期举办护理继续教育课，由医院的护理人员担任授课任务，参加培训的护士可以获得继续教育学分，也可以通过上网学习或参加院外培训班来获取学分，参加学习均是利用自己的时间，不得占用上班时间。对于新护士，首先进行基础知识、基础理论、基础技能的培训，在临床上采取一对一的带教方式，教授临床工作方法、基本技能的实际应用、仪器使用等知识，定期进行考核及全方位评价。医院也非常重视对护士职业生涯的规划，根据护士的学历水平、专业知识技能、工作能力及工作年限，确定不同的发展方向，如护理专家、护理管理者、专科护士等，医院给予相应的培养平台。

（赵　红）

第三节　韩国的护理立法与护士社会形象管理

韩国现代护理已发展了 120 余年，随着医疗技术的持续发展和医疗信息获取的便捷性提升，患者和家属对护理质量的要求也日益增加。韩国护理业界为顺应时代的发展，满足患者及家属的需求，在临床护理工作中要求从业者遵守护理专业的法律法规、职业伦理和操作标准。本节通过介绍韩国护理法律法规的形成和发展过程，了解韩国护理界通过立法规范护理实践，维护护士权益，促进护理发展。同时，积极采取措施提升护士形象。

一、护理立法

护理立法（legislation）始于 20 世纪初。自 1919 年英国率先颁布了护士法后，一些国家也先后颁布了护士法。世界卫生组织、国际护士会等组织发表了有关护理立法的专著、研究报告、指导大纲等，为各国护理立法提供权威性指导。

韩国现行的医疗法中将护理实践定义为恢复性的照顾，协助检查、治疗，以及由总统任命的保健活动。这一法案使得护士缺乏自主决定权，在实施某项护理活动时，必须由医生批准并监督。法案中体现的护理形象是从属和辅助。妨碍韩国护士取得自主的最大障碍是给了医疗专业一切权利的监管系统。

不仅如此，医疗法对医疗实践的定义很宽泛且不确定。对实践范围的模糊定义使得护理和医疗之间的界限和责任困难。角色和责任的模糊使得韩国护士对医疗专业的指导的依赖度高。

韩国护理界目前还没有取得独立的"护理法"，来反映护士作为自主专业的角色。这提示需要明确护士的专业角色，制定标准提高护士决策的自主性。从以知识为导向的教育转向以态度为导向的教育，以提升对护理实践责任的积极态度。很长一段时间里，韩国护理协会致力于通过"护理法"，拥有自治的权利或力量的立法，以拓展护理的责任。争取合理的护理人员配置，以保证患者安全，维护护理队伍稳定。

（一）"护理法"制定历程

1. 护理法（案）制定准备　1981年韩国护理协会向政府提交了制定护理法的提案。该提案通过后，1983年韩国护理协会召集法律顾问与政界共同商议护理法（草案）。

2. 提出护理法（案）　韩国护理协会于2003年制定了护理法（案），此法案包含了护士的注册标准、工作范围、法定义务和权利以及履职情况的监督管理法则。护理法（案）共有8个章节：总则、执照和资格、权利和义务、护理工作、护理机构、护士团体、监督和附录。

现行的医疗法中护士的业务范畴：①评估患者的护理需求，收集资料，提出护理诊断，实施护理措施；②在医生的指导下进行诊疗辅助工作；③针对护理需求者进行健康教育、咨询、制订计划并实施有助于增进健康的活动等；④指导护理员进行以上三项的辅助工作。此次护理法（案）将"诊疗辅助"修改为"执行医学处方"，增加了"评估护理需求，护理诊断，计划，实施，评价，咨询及教育，与其他医务人员的协作与管理"等。

3. 提呈护理法（案）　2005年，相关人员正式提呈护理法（案）。主要内容除了包括对护理、护理工作、护士种类的解释，同时也包括获取护士执业证书和专科护士资格的基本要求、护士的权利与义务、对职业范围内的工作授权，以及禁止无执照护理行为和未履行义务相关的刑法及行政法层面的处罚规定等。同年8月，在提呈法案中增加了对护理员的规定，还包含了允许护士或专科护士开设疗养院或家庭护理中心等护理机构的规定。

4. 关于制定"护理法（案）"的听证会　韩国政府于2006年5月1日召开了关于制定护理法（案）的听证会，经过多次讨论，最终因为韩国医师协会、韩国护理员协会等相关团体的反对未能通过。

5. 提议"增进国民护理及提高护士地位的护理独立法案"　韩国护理协会于2011年开展了"增进国民护理及提高护士地位的独立法案"的研究，继续推进护理独立法的制定和立法。研究中将"护理"定义为"护士或专科护士为预防疾病和维持、增进、恢复健康对个人、家庭和社区履行职责的行为"。其中，"护士"是指获得由保健福祉部长官颁发的护士执照、并遵照规章制度从事护理业务的人；"专科护士"是指具有专科护士的资格，通过资格考试并获得保健福祉部长官的认证，按照专科护士的业务规定从事相关护理工作的人。"护理业务"是指通过系统地收集资料、评估患者、提出护理诊断和护理措施，满足患者诊疗时的需求，同时为其提供教育和咨询，制订有助于健康的活动计划并实施。该提议也对护士的责任义务进行明确界定，主要包括护理记录准备、护理记录公开、保密、护理知识学习、健康教育、执照申报等义务。

6. "护理法（案）"制定工作起步　护理法（案）的启动具有一定现实意义，可以明确护士工作范围；可以改善护士的待遇，构建关于护士工作条件、薪资方案的基本指南，并获得相应的预算；可以有效防止护士身心痛苦及侵权行为；可以帮助所有医务人员提升其专业性、构建合作关系，最终达到保障国民健康的终极目标。

（二）护理立法程序

1. 医疗环境　韩国医疗法中，护士负责辅助医生和护理工作，护理员负责辅助护士和辅助医生，护理员在无等级划分的医疗机构和门诊可替代护士工作，因此导致护士和护理员的工作区分不够明确。护士必须经过大学本科 4 年制的学习，并且获得保健福祉部长官颁发的执照才可以开展护理工作，与此相比，护理员只需要通过培训班的 740 小时理论教育和 780 小时实习即可以获得省、市颁发的资格证并开始工作。这说明护士和护理员是教育方式和获得资质条件完全不同的两个职业。对于教育机构的质量管理方面，韩国护理教育评价院负责对培养护士的教育机构的教育过程进行质量管理；而培养护理员的教育机构的质量管理仅在省、市条例中对其设施和设备有概括性标准。此外，2012 年 4 月起实施医务人员的执照申报制度，护士需要每 3 年上报包括就业状况在内的信息并且完成义务进修，但对护理员没有明确要求。

由于韩国国内护士人数供不应求，护理员便成了弥补该缺口的职业，这导致护理员在临床一线中的比重及工作范围逐渐扩大。而持续出现的护士人数供需不平衡的主要原因是护士离职率高，不在岗护士比例高，护士主要集中在大城市及综合医院等。

此外，原有的医疗法中存在护士工作范畴不明确的问题。随着医疗环境的改变，护士的工作多样化，但目前的制度，对在临床一线的护理工作内容表述较为抽象、模糊、粗略，对于护士的工作范畴仅给出了过度概括性的框架，这不仅无法反映实际护理工作状态和临床需求，也无法明确区分护士与护理员的工作内容，导致两个职业的工作者在临床一线工作时易出现工作内容混淆的现象，最终这些均成为阻碍护士执行专业护理行为的因素。

2. 政策背景　2012 年总统候选人承诺四大重症疾病的治疗费用由国家全额补助，并将此作为其当选总统的公约，但在 2013 年当选之后由于财政问题最终无法兑现该公约，仅推进其中 3 项自费费用。护理费用便包含在 3 项自费项目之中，该项目将护士和护理员组成一个团队共同提供护理服务，实行护理综合服务。

随后，保健福祉部加快了改革护理人力资源制度的步伐。2013 年发表了"护理人力三阶段改革方案"，其主要内容为废止现行的护理员制度，将护理人力划分为三种，即毕业于 4 年制大学者为护士，毕业于 2 年制专科大学者为 1 级业务护理员，毕业于护理特色高中或在保健福祉部长官指定的教育机构接受教育者为 2 级业务护理员。对上述政府的修改方案，韩国护理协会主张应进一步明确护士与护理员之间的工作定义及不可授权项目，给予护士指导监督护理员的权利。

2013 年 11 月至 2015 年 4 月，政府、教育机构、韩国护理协会和韩国护理员协会共同组成了护理人力改革协议组，协商护理人力改革相关事宜，并在大部分事项达成一致意见。

第一，韩国原有的医疗法中表明了护士由保健福祉部长官颁发"执照"，护理员由省、市颁发"资格证"。在本次医疗法修改的讨论过程中，对护理员资格管理方面最终提出给护理员颁发"资格证"，由中央政府统一管理的方案。

第二，韩国原有的医疗法中明确说明由护理协会管理护士继续教育、执照申报制度，但没有涉及护理员的相关规定。在本轮政策决定的过程中提出由保健福祉部授权委托韩国护理员协会进行管理，与护士的管理体系分开执行。

第三，涉及护理员的名称、2 年制护理人力培养体系、护理员参与医生诊疗辅助工作以及业务范畴等方面未达成共识，因此该部分内容未能在最终医疗法修正案中体现。

在护理员通过一定时间的工作经历和教育可晋升为护士的管理体系讨论上，护士界虽持反对意见，但在教育体系内部趋向赞同。例如，提出允许护理员为晋升护士在指定的教育机构入学的特别条例等。

3. 领导力量　1991年2月28日,韩国成立了韩国护士政友会。政友会承担了促进护理专业发展的重任,提高了护士的政治意识,挖掘培养了多名护士出身的政治家,促进了国民健康相关事业和护理政策的发展。韩国护士政友会的目标包括:第一,通过提高护士的政治能力,推动更多护士进入政界;第二,通过护士的政治活动,确立健全的政治文化。护士参加政治活动在护士界内受到鼓励,韩国护士政友会还负责支援当选国会议员的议政活动。

4. 提交提案　在韩国,政策决定之前需要通过政策之窗的裁决过程。此次医疗法关于护理人力的修订条款中有两个提案上呈到政策之窗。

第一,护理照料一体化服务制度。2015年5月韩国暴发MERS疫情,韩国医学界和世界卫生组织均指出,MERS扩散的主要原因是韩国的照料文化。根据当时官方数据,186名MERS确诊患者中,72人是患者家属、监护人、访客以及护工,约占39%。由此韩国持续推进的护理照料一体化服务迅速发展,护士不足现象也备受关注。至此,护理人力相关法案的修订和对护理照料一体化服务相关法案的修订同时推进,最终在2015年12月同时出台了医疗法修正案。

第二,法案审查委员会的讨论及表决过程。在保健福祉部的护理人力改革的呼声和护理人力改革协议组两次会议的推动下,在职业团体没有完全达成协议的情况下提出该法案。大多数人认为,在韩国护理协会的意见没有达成一致的情况下,国会内部也很难对护理人力资源进行改革,但在法案审查委员会审查过程中,护士出身的国会议员作为法案提议的代表者,带领两党达成了一致意见,通过政策之窗,最终法案得以通过。此后,保健福祉委员会全体会议、国会法制司法委员会全体会议、国会本会议等也通过了该法案。从政的护理人员在国会对法案进行讨论和审查的过程中起到了至关重要的作用。

5. 发布政策　修改的医疗法中通过了护理人力资源和护理工作相关的制度,如护士的工作内容、护理员的工作内容及资格管理等。

护理人力资源体系中允许护士从事护理工作及诊疗辅助工作;护理员从事护理辅助工作,仅在诊所允许从事诊疗辅助工作。随之更加明确了各类护理人力的业务范围,通过实施对护理员培训机构的评估认证制度,达到了对护理员培训进行统一管理的目的。护理员由保健福祉部长官颁发"资格证",达到了由中央保健当局对护理员进行管理监督的效果。对护理员进行资格申报及继续教育,加强了对护理员的管理。

此外,护理照料一体化服务体系形成了护士-护理员-照料辅助人力的团队行为。护士的主要护理服务对象以住院患者为主,护理员辅助护士的工作,对护士和护理员的角色进行了明确的划分。患者不需要自行寻找护工或监护人,也能够享受舒适的住院护理服务。

(三)护理教育与法律

1. 护理执业考试　护士执业考试制度最初在1914年朝鲜总督府令"护理部准则"中体现。准则中指出年满18岁以上的女性,毕业于朝鲜总督府医院、道慈惠医院护理学科、朝鲜总督指定护理学校和护理培养机构,以及官立、府县立或者日本红十字会护理培养机构者,通过朝鲜总督规定的护理考试后,由警务部长颁发执照。

1987年医疗法修正案通过以后,政府明确了关于国家考试管理制度,考试可以通过总统令中规定的拥有考试管理能力的相关专业机构进行。

2. 继续教育　1981年医疗法部分修改并明确规定了护士进修继续教育的义务。为了确保进修继续教育的实效性,2011年医疗法修正案中包含了"可驳回未进修继续教育者的申报"的内容。

目前韩国护理协会为了提高会员的资质,每年实行一次以上的继续教育,会员护士有义务每年学习 8 小时以上。根据医疗法令,首次获得护理执照者和护理大学的在校生可免修当年的继续教育。对于超过 6 个月不从事临床诊疗工作的护士,可申请延期学习继续教育。继续教育的选修与否由护士所属的护理支部管理,各支部会员情况和就业情况每 3 年必须向韩国护理协会申报。

3. 护士就业申报 韩国虽然在 1965 年医疗法修改时设定了医疗机关有对医务人员和就业现状申报的义务,但对不申报机关没有任何处罚的规定,因此很难准确了解医务人员的实际就业现状。为了解各地区和各年龄段医务人员的现状,2011 年 4 月 28 日修改医疗法时加了医疗机构及相关人员应定期向保健福祉部长官申报医务人员和就业现状的条目,如未履行申报义务,根据第 66 条终止医疗机关资格,直到如实申报为止。

4. 专科护士 2000 年修订的医疗法明确将从事专科护理的护士改名为"专科护士"。专科护士的范围在 2003 年医疗法施行准则修正中进一步扩大,增加了院内感染管理、职业病防护、急诊等扩大到 10 个领域,也新设定了资格条件及资格考试等强制性事项。2007 年,在医疗法修订过程中,将专科护士的领域扩大到保健、麻醉、精神、家庭、感染管理、职业病防护、急诊、老年人、重症患者、临终关怀、肿瘤、临床及儿童等专业领域。

5. 护理教育认证 100 年前西方护理引入韩国,护理教育在医院附属的护理培训班中进行,日本殖民韩国期间情况亦是如此。1951 年,韩国国民医疗法制定时期,形成了护理高职和正规的大学课程。1970 年末开始,为了统一护理学教育学制,尝试进行了护理学 - 学士课程(RN-BSN)、自学课程、学分银行制等。1973 年,废止护理高等技术学校后,护士相关教育转移到了专科大学和正规大学课程。

为提高护理教育质量水平,2012 年护理教育项目认证的相关规定正式出台,由此韩国的护理学制统一为 4 年制学士课程,并对各护理教育机构进行教育认证。2017 年 2 月 2 日起该法案正式施行,2018 年 1 月开始护士资格证国家考试只允许已毕业或者即将毕业于认证护理教育机构的学生们应试。

二、护士社会形象管理

护士需要清楚地向患者和公众展示护理事业的重要性和价值,运用社会和政治力量,增加公众对护士的了解,维护护士的公众形象。

(一)护士名称变化

1. 护理妇 在历史文书中的医女是女性,与韩医、助产士、护士并无区分。19 世纪初期,韩国将从事护理工作的女性称为"护理妇"。该称呼在《朝鲜医疗令》中定义为"在短期教育机构接受了教育的女性护理人员"。

2. 护理员 韩国国民医疗法第 1 条第 6 项将"在医生的指导下,为患者及产妇提供护理的人,称为护理员"。虽然 1973 年起,护理高等技术学校废止,3 年制大学专科和 4 年制大学本科承担了护理教育工作,教育水平得到了提升,但护理员的名称依然延续使用,影响了护士的社会形象。

3. 护士 1977 年 4 月,"护协会报"首次提出将护理员名称变更为护士。从那时起通过10 余年的努力,1987 年医疗法修正时,把维持了 36 年的护理员的名称修改为护士。护士称呼的变更代表着该职业的专业性在社会被认可。1989年国际护士会(ICN)在首尔举办国际护理大会,国民心中的护士形象得到改善。

(二)护士社会形象的变化

一直以来护士形象是乖巧、善良、牺牲自我的英雄。与专业医务人员的形象相比,只是多由女士从事的专业性较弱的职业。但是,近年来由于韩国就业形势越来越严峻,人口老龄化和公众对健康要求的增加,被称"铁饭碗"的护理学专业甚受欢迎。一些高校的护理专业,已成为高分考生报考的人气专业。近年来男性护士加入,减少了公众对护士职业只有女性的偏见。

但是护士工作负荷高、风险大、压力大、价值难以体现等,也导致越来越多的护士在选择专业后脱离了专业岗位,造成护理人力的流失。

护士在择业过程中受薪资福利的影响,优先选择大型医院,这导致大型医院的入职竞争率非常激烈。首尔大型医院新入职护士的年薪是4 000万~4 400万韩元,而中小医院新入职护士的年薪平均为2 000万~2 500万韩元。不仅如此,中小型医院的工作强度也远大于大型医院。大型医院的护士每人负责11~12名患者,而中小型医院的护士每人负责18~20名患者,因此中小型医院则备受冷落。这最终导致医疗质量差距被拉大,不利于患者的照护和国家医疗体系的平衡。

自从2020年新冠肺炎疫情发生后,媒体都积极宣传在一线工作的护士群体,称护士为新冠英雄,这对护士形象的转变起到了积极作用,使护理的专业性得到了较高认可。同时也附上"恶劣的工作环境""劳动者""不妥的待遇"等用词,护士的付出和收获不对等的状态呈现在公众眼前。韩国保健福祉部在2018年发表了"护士工作环境及待遇改善政策"。截至2022年将增加10万名新入职护士,从而分担从业者的工作压力,给护士支付夜班津贴,增加健康保险项目。但是根据过去2年对该政策的评价,虽然政策对增加护理人力起到了一些作用,但并没有减轻护士们的实际负担,对解决护士间的人际冲突和改善工作环境也只是短暂的效果。韩国目前不是缺少护士而是缺少能够稳定护士从事专业工作的环境,这是护理界人士、政府及相关部门需要进一步解决的问题。

(朴美华)

 本章小结

日本、泰国、韩国是亚洲护理发展较快的国家,都受到西方现代医学的影响,在发展过程中形成了各自的特点。这三个国家与我国的文化相近,他们的经验值得我们学习、借鉴。

 思考题

1. 请根据日本老年护理教育、实践和研究的内容,有关老年专科护士的角色和能力提出你的看法。

2. 请概述日本老年护理人才培养的途径。

3. 请简述泰国护理教育由哪几部分组成。

4. 请从培养目标、课程设置、评价体系等方面比较中国和泰国的护理教育。

5. 在护理立法和提升护士社会形象方面,韩国有哪些地方值得我们借鉴?

第十一章

中国港澳台地区护理专业的发展现状和趋势

第一节 香港地区护理专业的发展现状和趋势

一、香港地区护理教育的发展及特点

(一)香港地区护理教育发展简史

早年香港地区的护士培训在医院办护士学校完成。1893年,香港地区第一所护士训练学校在那打素医院创立。1921年,第一个护士学校建立。1970年开始精神科护士培训,1978年开始社区护士培训。20世纪80年代中期以前,香港地区高等护理教育尚未正式启动。20世纪80年代中期,香港地区几所院校逐步开设了各类护理课程,如为注册护士开设的护理大专教育文凭课程及行为科学护理课程,让在医院工作的护士有机会接受高等教育。20世纪80年代后期,香港地区拥有学位的护士尚不足一成。1989年,英国学术评审会专家对香港理工大学的护理本科课程(学士)进行了审核和认证。1990年,香港地区第一个全日制护理本科课程创办,招收高中毕业生。此后,香港大学和香港中文大学也相继开设护理本科课程。1999年,香港医院管理局下属护士学校关闭,至2002年,大多数护士学校由于大学护理课程的创办而关闭。至此,香港地区的护理教育提升为大学教育层次,全部在大学完成训练。

(二)香港地区护理本科课程特点

目前,香港地区开设护理本科学士学位教育的大学有香港理工大学、香港中文大学和香港大学。香港理工大学护理学士课程修业5年,其余两所大学均是修业4年。护理学士毕业生可向香港护士管理局申请成为注册护士,从事社区健康服务、政府或私家医院服务、康复服务、老年服务、母婴健康服务等,还可以选择继续进修硕士学位或硕士研究生课程。香港护士管理局明确提出香港护士的核心才能,并对注册护士培训课程要求制定了参考意见,这些标准成为各院校课程设置的框架和参考,但是各院校的课程设置又具有不同特色。

1. 香港大学 护理学士课程设置以生命周期和生长发育理论为设置模式,护理课程围绕五大主题开展,包括护理治疗、临床护理、行为科学、生命科学和护理实习。4年的学习中每年的课程侧重于生命周期的某一阶段,从一年级到四年级,分别为青年、家庭、中年人和老年人,每年的课程围绕五个主题发展。课程设计上保证各学科相互间纵向及横向的连贯性,临床实习贯穿在每学年的学习过程中。

2. 香港中文大学 护理学士课程以健康模式及从健康到死亡的生命历程为概念框架

进行设置,从一年级到四年级的主题分别是健康基础、社会与健康、个人与健康、综合护理与健康,为上述主题设置相应学科。同样,学生从一年级开始接触临床,随着学年的增高临床实践的时间逐渐增多。

3. 香港理工大学　护理学士课程由基础和应用科学、护理艺术与科学、行为和社会科学、专业发展、语言、临床实践部分组成,还要完成大学要求的必修课,如健康生活方式、领导和人际关系等。其中,基础和应用科学只学习生理学、微生物学、解剖学、病理生理学和药理学。与内地高等护理院校比较,基础医学课程的比例大大压缩。

从上述三个香港高校课程设置看,香港地区本科护理课程中人文社会学科比重更多一些,包括心理学、社会学、人类学、沟通交流、行为科学等,医学基础课精简,而护理专业课程则淡化学科界限,强调内容的综合性及实用性,突出护理专业特色,实践课程比例增加,并且理论和实践同期训练。

二、香港地区护理管理的发展及特点

(一)香港护士管理局对护理专业的管理和规范

香港护士管理局的前身是香港护士管理委员会,在 1931 年《护士注册条例》首次制定时被命名。1997 年《护士注册(修订)条例》(《条例》)把护士管理委员会改名为护士管理局,于 1999 年 5 月 3 日成立。

1. 香港护士管理局的职能　香港护士管理局是根据《护士注册条例》而成立的法定主管当局,根据《护士注册条例》所赋予的职务和权利,通过建立及执行注册制度,制定指引及监察执业护士的专业操守,保证香港地区护理服务的质量能满足不断转变的社会对医护服务的需求。管理局设有注册委员会、教育委员会(附设四个考试小组委员会)、初步调查小组、专业发展委员会及评审委员会,协助执行四个主要职能,以及制定政策和策略,对应护理专业的发展。四个主要职能包括:①负责为具有任何护理专业学科资格而有意注册或登记的人士进行注册或登记;②根据《条例》规定,认可为注册或登记目的而设置的护理训练课程;③拟定根据《条例》所举行的执业资格考试及所有护理训练考试的标准,并负责举办该考试;④根据《条例》规定,对护士行使规管及纪律处分权力。

2. 香港护士管理局对香港护理实践的管理　香港护士管理局 2015 年制定香港护士专业实践范畴,参照国际护士会的声明,指出护理实践涵盖不同年龄的个人、家庭、群体、社区、健康人或患者,主要职责包括促进健康、预防疾病以及对患病、残疾和临终者的护理。实践范畴从以下方面规定:①应对不断变化的医疗体制;②护士的角色和职责(临床实践、医护管理、护理教育);③护士的扩展和延伸角色;④在团队中承担责任及授权。每名合格护士的执业行为和操守都须受到管理局颁布的《香港护理伦理及专业守则》的制约。

2012 年,香港护士管理局提出《护士的核心才能(普通科)》的范畴包括五个层面,即专业、合法及合乎伦理的护理实践能力,健康促进及健康教育能力、管理及领导能力、研究能力、个人效能及专业发展能力。在每一个层面,分别明确护士应承担的角色、具体达到的目标,以及应具备的相关知识、技能和专业态度。根据核心才能的要求,香港护士管理局相应制定了《注册护士(普通科)培训课程纲要及要求参考指引》,可作为课程设置的依据,并明确注册/登记前需完成的护理课程和认可的护理课程。

3. 香港护士管理局对持续护理教育的管理　香港护士管理局自 2006 年起推行自愿参与

的持续护理教育制度,提出所有护士均有责任确保自己胜任职位,并应对不断发展的角色和能力。要求护士在接受注册或登记所要求的基础培训后,必须持续进修,以不断发展专业知识和技能。护士执业证书的有效期一般为 3 年,在 3 年的持续护理教育周期内,管理局要求注册护士须最少取得 45 学分。持续护理教育的内容应属于以下类别之一:护理能力提升、健康促进、专科发展、教育发展、临床科技发展、科研和其他相关活动以及护理领导与管理能力。

（二）香港医院管理局对护理专业发展的规划

为提高医疗服务质量,1991 年香港地区成立医院管理局,负责统一管理香港所有的公立医院。香港医院管理局成立后,引进现代医疗管理概念,采用"实证为本"的决策管理及"成效为本"的服务发展方针,以提供高效率和高效能的服务。截至 2020 年 3 月,香港医院管理局管辖 43 家公立医院和医疗机构,49 间专科门诊及 73 间普通科门诊,共提供病床29 435 张,平均住院日 7.5 天。

香港医院管理局成立后,为提供优质的护理服务,重新界定护士的职责,并要求护士应具备更高和更广的专业才能,也制定了一系列护理服务发展策略,主要集中在四个方面:临床护理服务发展、护理质量改善与监察、专业护理服务机构、人才资源策略。

1. 香港公立医院的护理职系改革 1992 年开始,香港医院管理局推出新的管理措施,为有管理才干的护理人员带来机会。新增的职位包括病室经理、专科护士和部门运作经理,加上原有职位,形成由护理总经理、部门运作经理、病房经理、护士长、专科护士、注册护士、登记护士、健康服务助理组成的护理管理架构,实行护理总经理—部门运作经理—病房经理三级管理。护理总经理等同于内地的护理部主任,部门运作经理等同于内地的科护士长,但是职责有不同。每个病房有一位病房经理和两名护士长。病房经理主要负责护理行政管理、排班等工作,不值夜班,不直接负责患者;病房两个护士长,负责专业业务管理,参加值班、轮夜班。每个班次都有一名护士长在岗,以保证 24 小时护理质量,解决应急情况。

上述护理职系机构较复杂,而且各级职系角色定位也是多年来讨论的焦点,为此,香港医院管理局在 2000 年开始推行护理职系改革。改革的主要目的是要强化专业的问责性,提供完善的临床护理服务,提高护理人员素质及加强护理专业的发展。新的职系架构分为三部分。①护师(practice nurse):指拥有护理学位和完成导师课程的注册护士,并能展示注册护士的核心才能。②高级实践护士(advanced practice nurse,APN):需要拥有硕士学位或研究生文凭,能够发挥专科护理专长,侧重临床服务,并且负责建立护理文化和工作系统,确保安全和有效地提供护理服务。③顾问护师(nurse consultant):除了具备硕士学位外,需要在临床护理和护理管理方面具有高水平,并能突出护士的专业责任。高级实践护士的先导计划于 2003 年 10 月开始推行,目的是探索资深护师在现有架构中的角色和责任。

2. 香港医院管理局持续的护士培训 香港医院管理局是香港医护人员最大的培训机构,护理深造学院(Institute of Advanced Nursing Studies,IANS)是香港医院管理局进修学院之一,致力于为医管局各职系护士提供持续教育,强化护士才能,提高护理素质。为配合服务需求及护士的专业发展,学院提供多元化的持续进修课程,应强化护士的核心才能,并提供灵活的培训模式,如课堂学习、网上学习、模拟训练和临床实习等,方便护士学习,倡导护士终身学习文化。进修课主要分为三个级别:专科前课程、专科课程和高级课程。专科前级别为少于 2 年工作经验及仍未接受任何专科护理培训的注册护士而设,以帮助他们掌握在各临床领域上的基础知识和技能。专科级别课程为拥有 2 年工作经验或以上的注册护士开设,课程设计主要为加强护士的专科核心才能,以照顾各类专科患者的特殊需要,以提供高素质及高效益的护理服务专科护理课程。高级别课程则为拥有 5 年或以上工作经验的注册护士提供培训,以培训他们在临床上的领导角色。香港医院管理局的持续进修课程培训为香港的护理队伍培育了一大批睿智、实干的护士。

三、香港地区护理实践的特色

(一)高级护理实践的发展

早在 20 世纪 80 年代,香港地区曾出现过类似开业护士(nurse practitioner, NP)的角色,设立了相关职位,专门随访出院后的慢性病患者。香港医院管理局成立后,由于没有相关职称,这些护士重新回到主流岗位。为使患者得到最佳的护理服务效益,发展护理专科化是大势所趋。香港医院管理局设立专科护士的方案报告中指出,专科护士在缩短患者住院时间、改善患者治疗依从性、质量定位和人才培养方面做出重要贡献。为加强专科服务效益,不同医院也发展了护士主导诊所,如糖尿病、失禁、伤口护理等。成立护士主导诊所的目的是改善服务质量,提高成本效益。1993 年,香港地区出现了高级专科护士的角色,当时22 个专科护士在 14 个专科岗位工作。

随着医疗服务和护理专业的发展,香港地区高级护理实践发展的条件日渐成熟,香港医院管理局在 2004 年以资深护师替代了高级专科护士的职称,以简化护理职系。香港医院管理局明确指出,这些资深护师的责任是提供整体照顾及处理患者复杂、顽固的健康问题,建立文化及系统确保安全、有效的健康照顾模式。2009 年,香港医院管理局增设了护理顾问职务,先在 5 个专科试行,包括社区精神健康、失禁、糖尿病、肾科和伤口 / 造口护理。护理顾问岗位随后陆续增加,在不同专科为有特定需求的群体提供服务。香港中文大学那打素护理学院对该职务的成效进行评估性研究,结果提示,该职务可提升服务效能、增加照顾量、减少门诊等候时间、减少入院率、加强跨科合作、提升患者满意度和护士满足感。至此,香港的注册护士在临床工作中有两条职业发展路径,一条是管理路径,即注册护士病房管理—部门管理;一条是专科路径,即注册护士—资深护师—护理顾问。香港的护士有更多职业发展选择。

2012 年,在各方努力下,香港护理专科学院(Hong Kong Academy of Nursing, HKAN)及其分科学院成立,旨在追求卓越,通过规划高级护理实践,达到安全、高质量、国际标准的医疗护理服务。HKAN 制定了高级护理实践的通用能力框架,包括以下七个领域的能力:①处理患者复杂的健康问题;②提升护患间的治疗关系;③有效的领导和团队合作;④加强和改进质量保证;⑤管理和商讨护理服务的创新和方法;⑥强化通用专业素质和高级实践;⑦增强个人素质。为推动护士专业发展及为今后建立专科护士的法定注册制度奠定基础,2018 年香港食物及卫生局委托香港护士管理局成立了高级 / 专科护理计划工作小组,制定和推行专科护士自愿认可计划。工作小组的职责包括:构建专科及特别护理工作的实践守则和所需核心才能;为专科护理工作制定培训体系及认证培训院校的机制;探讨管理局设立专科护士名册机制的可行性。该认可计划中的专科护士的定义:从事基础护理层级以上的护理工作;拥有延伸教育程度及护理工作经验,以及应用专业知识的能力;具有处理复杂事情的决策能力;具有深厚的临床专科护理能力。HKAN 及其各学院为每个专科成立小组,制定相关专科的核心能力要求。2020 年 5 月成立了 16 个专科小组,包括:心脏科护理,社区、基层和公共健康护理,危重病护理、护理教育及科研、急症科护理、老年科护理、妇科护理、感染控制科护理、护理管理、内科护理、精神健康护理、肿瘤科护理、骨科护理、儿科护理、围手术及麻醉护理、外科护理。符合资质条件的注册护士可向香港护士管理局提交申请。上述举措有力推动了香港地区高级护理实践的规范化发展。

知识链接 11-1

香港护士管理局专科护士自愿认可计划申请要求

在香港地区执业的注册护士,符合以下条件可以申请专科护士资格:成为注册护士后取得相关专科的护理学或健康科学临床硕士学位;或成为注册护士后取得相关健康学科的硕士学位,并修毕护理深造证书课程/获香港医院管理局颁授专科护士认可计划证书/完成最少80小时认可的在职培训;或香港护理专科学院院士或同等资格;且具有6年全职护理工作经验,最近4年必须从事相关专科领域工作。至2021年6月,已有肿瘤科护理、护理管理、妇科护理、骨科护理、内科护理、儿科护理、急症科护理、危重症科护理等专科接受专科护士认可申请。

(二)社区/老年特色护理

1. 香港社区护理的主要模式 香港地区的社区护理可分为私营社区护理和公营社区护理。私营的社区护理大部分由个体医生或诊所提供。公营的社区护理服务大部分设在香港医院管理局的普通科门诊。香港医院管理局自成立后,接管了全港公立医院和社区护理服务,并于1993年进行重组,将36个社区护理服务中心纳入11家医院的管理架构之内。2003年香港特区政府将卫生署负责的59家普通科门诊诊所改由香港医院管理局管理,使公共医疗机构的基层、中层和第三层服务连为一体。

香港社区护理的主要模式是按地理区域划分,完全由护士主理的37个社区护理服务中心和74间多团队普通科门诊遍布全香港各个社区。社区护理服务中心的任务是社区护士通过对患者及其照顾者的家庭访视,实现综合性全人评估,制订个体化的护理计划,开展个案护理。普通科门诊以电话预约方式为所属社区居民提供全科医生门诊。社区护士以护士诊所形式系统开展各种慢性病的个案管理、并发症的筛查、伤口管理、预防接种等,并为当地居民提供多元化的、系统的健康教育。社区护理服务的宗旨:针对患者的个别需要,提供全面及持续的家居护理服务。协助患者自我照顾及积极解决健康护理方面的问题。通过教育使患者的家属积极参与患者的治疗和康复过程。

2. 社区精神科服务 精神科社区服务始于1982年,由专业精神科社康护士通过家访、面谈和电话联系,将精神科护理从医院衍生到社区,使社区和医院之间对患者的照顾理念有更好的配合,提供完整、持续的精神科护理服务。社区精神科服务范畴包括:评估患者,和患者及家属一起制订康复计划;提供护理服务,如药物指导、药物注射、危机处理;心理辅导;健康教育;技巧训练。

3. 社区老年护理

(1)医院外展服务:1993年,香港医院管理局推出一项先导计划,安排医护外展服务到社区护老院,推动长者健康。该计划在1999年全面推行,给予社区私营安老院提供服务,以减少老年人的住院率。研究发现,外展护士在社区承担着重要和积极的角色,能及早发现老年人常见的健康问题,如肺炎、尿道炎、压力性损伤等,防患于未然,老年人的急诊和入院率均有所下降。医院外展服务日渐成熟,社康中心是医院的一个部门,这样的设置为老年患者在家庭/社区与医院之间的转介提供了方便。

（2）多部门合作构建老年照顾体系:目前香港地区的老年照顾体系主要包括居家养老和机构养老两种模式。居家老年人的社区卫生服务包括:香港卫生署提供的为健康老年人的一般性体检、健康宣教等服务;香港医院管理局下属社康中心为患病或残疾的老年人提供医院外展服务。此外,香港复康会为慢性病患者提供社区复康服务。机构养老的主要形式是入住老人院。公立老人院生活、医疗设施完善,服务质量好,但是规模有限。私立老人院的质量参差不齐,收费较高。日间护理中心为老年人提供日间起居照顾、护理和社交活动,减轻家属的照护压力。

香港地区老年社区服务除了常见护理和治疗项目外,还提供多种形式的其他服务,如职业治疗、物理治疗、言语治疗、怀旧治疗等。

（郭爱敏）

第二节　澳门地区护理专业的发展现状和趋势

一、澳门地区医疗护理发展历程

澳门地区是西医传入中国最早的地方。1871年,澳门地区第一所由华人创办并以非牟利形式运作、为华人服务的医院——镜湖医院成立,医院早期以中医药为民众服务。1892年,孙中山先生在香港雅丽士西医书院毕业后,应邀到镜湖医院担任义务西医,成为澳门地区第一位华人西医,开创了镜湖医院西医的先河。从此以后,西医服务在镜湖医院的比重日益受到重视,市民就诊人数众多。与邻近地区比较,澳门地区的高等教育发展较慢。澳门地区高等教育始于第一所西式高等教育学府——圣保禄学院。此学院的诞生标志着澳门地区高等教育,同时也是澳门地区西式教育的开始。1923年,镜湖慈善会创办镜湖高级护士学校。1948年,护士学校因在开设护士课程的同时,兼办助产科而更名为澳门私立镜湖高级护士助产职业学校,1951年又更名为澳门镜湖护士助产学校,为现澳门镜湖护理学院前身。1964年,卫生司技术学校创办并于1997年并入澳门理工学院,后更名为澳门理工学院高等卫生学校。直到21世纪初,澳门地区的护理教育进入高等教育的行列。

二、澳门地区护理教育的发展

目前,澳门地区的基础护理教育层次已达学士学位水平,课程结构均为4年制的大学高等教育,以培训具有全方位护理照顾能力、高品德、具关怀素质以及能适合社会发展所需的专业护理人员。澳门地区目前有两所护理高等院校,一所是私立的独立学院即澳门镜湖护理学院,另一所是公立的澳门理工学院高等卫生学校。

（一）高等护理专科课程

1998年,澳门镜湖护士助产学校为提升本地护理教育的层次,在镜湖医院慈善会的支持、社会各界的帮助、政府的经济资助下,借助本地和香港地区、内地的技术力量,将原有的护理中专职业技术课程提升至高等教育范畴,并与香港理工大学签署顾问合作协议,指导编写护理大专课程文本。1999年,澳门特区政府正式批准澳门镜湖护士助产学校为澳门镜湖护理学院。

1997年,澳门理工学院高等卫生学校提供3年制全科护理高等专科课程。该校同时开办诊疗技术及药剂专业高等专科学位课程。

(二)护理学学士学位课程

1. 4年制学士学位课程　澳门镜湖护理学院于2002年获澳门特区政府批准开办护理学学士学位课程。该课程亦于同年获由英国、美国、巴西及我国香港的护理教育专家组成的国际评审团的评定并提出改进建议。该课程招收高中毕业生,学制为4年。学生在完成全部学业后获得护理学学士学位。2008年,澳门理工学院也开始全面推行4年制的学士学位课程。

2. "专升本"补充课程　澳门理工学院高等卫生学校于2002年被核准开办"3+1"学制的"护理学学士学位课程"。主要是为已经学完3年制高等专科课程、有意继续学习的学生再提供全脱产1年的学习,以获得护理学学士学位。同时,澳门镜湖护理学院为满足早年在澳门或内地获得护理大专文凭、已经在职工作的部分护理人员进一步学习的需要,也于同年开办了半脱产2年制的"专升本"课程。

(三)护理学硕士学位课程

2005年,澳门特区政府批准澳门理工学院高等卫生学校与澳大利亚模纳士大学(Monash University)合办护理学硕士学位课程。此课程为澳门首个本科学位后的研究生学历课程,为澳门地区护理专业培养更高层次的护理人才,以及护理专业的继续发展奠定了基础。2010年,澳门镜湖护理学院与广州中山大学护理学院合办护理学专业硕士学位课程,以协助提升澳门护理人员专业学历水平。该课程学生必须通过全国硕士研究生入学考试,学制3年,学生在完成全部学位课程和学位论文之后,经考核合格者,可获得中山大学医学硕士学位。2011年7月,澳门理工学院与香港理工大学合作开办第一届专科护理学理学硕士学位课程,该课程要求入学者必须是澳门居民,在澳门工作的在职护士,并持有由香港理工大学颁授的"专科护理学深造文凭"。该课程设置的目的是拓展学员的护理科研知识,加深其循证实践的运用,并提高其从事护理专业及相关学术领域的素质。

2018年8月,澳门地区新的《高等教育制度》法律以及《高等教育规章》生效,澳门地区所有符合要求的高等院校均可颁发硕士学位和博士学位。澳门镜湖护理学院和澳门理工学院分别于2018年和2019年独立开办护理学硕士课程。

三、澳门地区社区护理现况

澳门特区政府以基层卫生保健和综合医院结合的方式发展医疗卫生事业。卫生中心和卫生站覆盖全澳门,澳门特区合法居民均可享受免费的初级医疗卫生服务。截至2019年底,提供初级卫生护理服务的场所(包括卫生中心、私营诊所等)共716间,其中私人诊所703间。13所政府卫生中心门诊提供婴幼儿保健、妇女/产前保健、成人/老年人保健、口腔保健、中医和软组织损伤治疗等,近年又增加了如糖尿病咨询门诊等服务。针对行动不便的严重慢性病患者,卫生中心护士定期上门进行健康评估和护理。学校保健也是澳门地区社区护理的重要任务之一,澳门地区大部分幼儿和中小学校都配备护士,配合卫生中心医护人员对学生进行预防接种、身体检查、口腔保健等服务。护士作为社区卫生工作组成员,承担参与卫生检测、传染病防治和社区动员工作,如传染病监测、个案流行病学调查与管理、社区环境和重点场所卫生监测、科学研究等。社区护士在社区卫生教育中发挥重大作用,针对常见健康问题,定期在卫生中心、学校、机构和社区进行卫生知识讲座,尤其开展针对重点人群的健康教育活动。

四、澳门地区护理管理现况

澳门地区的医疗机构主要分为政府(公立)、私立和民间组织三大类,目前澳门地区的医院有澳门特区政府卫生局下属仁伯爵综合医院、镜湖医院和澳门科技大学医院(科大医院)。澳门地区护士工作的场所包括医院、卫生中心、院舍、诊所、学校。

(一)护理管理模式转变

随着教育的提升,澳门地区的护理管理模式也发生了转变,护理工作从医院扩大到院外,从治疗为主演变为预防为主,从个体的护理扩大到家庭和人群。改变传统的以疾病为中心的模式,突出以人为本、重视服务对象个体差异的护理服务模式。近年护理也向专科化发展,开展社区、康复、老年人、善终护理等。

(二)护理专业组织功能不断强化

澳门护士学会于1986年成立,是澳门地区护理学术团体,1999年加入国际护士会后,每2年出席一次会员大会。参加会议后向政府提交报告,做出发展本地卫生事业的具体建议。同时积极参政议政,澳门特别行政区成立后第二届立法会选举就有4名护士参选,并首次由护理人士当选立法会议员,使专业的声音能在立法会层面产生影响。

(三)护理相关法律法规

20世纪80年代,护士执照制度已经在澳门建立,但是私立与公立机构服务者有不同的法律规范。法律规定在澳门地区私营卫生机构工作的护士受澳门卫生司的监管,必须向卫生司申请执照才能执业,就职于公立机构的护士不需要申请执业资格。澳门地区对整体在职护理人员的认证机制缺乏一致性规定,对非公职护士法律上支持不足。所有在澳门地区法律认可的合理办学机构毕业的护士无需通过考试即可取得执照。非本地院校毕业的澳门地区居民,必须通过卫生局《护理资格认可考试》方可办理执照。执照的更换也未能与继续教育的要求挂钩。现行法律也未对护士的执业注册、权利义务、医疗卫生机构的责任、法律责任等明确规定。职业认证制度上没有建立。

尽快成立护士管理委员会,逐步强化专业自治能力,修改滞后的法律,制定护理法,重新修订护士执照制度,尽快实现护理的专业化、统一化、国际化是澳门地区护理专业的努力方向。

(郭爱敏)

第三节 台湾地区护理专业的发展现状和趋势

一、台湾地区护理教育的发展及特点

(一)台湾地区护理教育的发展

1897年,台湾地区各医院开始训练护士,是护理教育沿革的开端。1947年,台湾地区的护理教育从临床转向学校,开始创办护理职业学校。1954年开设"三专"护理科,1963年开设"五专"护理助产科,1991年改为"五专"护理科。1982年开设全日制"二专"护理科,

1994 年开设"二技""四技"护理学系。护理高职生曾是台湾地区护理人力的主体,对应大陆地区的中专教育,因无法满足当今护理专业的发展,2005 年护理职业学校改制为护理专科学校,至此,台湾地区护理教育的最低层次升至专科水平。

1949 年,"国防医学院"成立台湾地区第一所大学护理学系,并于 1979 年开设第一所护理学研究所硕士班。1956 年台湾大学开办了大学护理系,1982 年护理硕士班成立,1997 年开设台湾地区第一所护理学博士班。至此,台湾地区形成了自专科学校至博士层次教育的完整护理教育培养体制。

(二)护理教育体系

台湾地区的护理教育分为"高等教育体系"(简称高教体系)和"技术职业教育体系"(简称技职体系)两类。高等教育体系院校以大学教育为导向,大学护理学系,研究所硕士班、博士班均属于该体系。技术职业教育体系则侧重于技术教育与应用,该体系中的"二专"(2 年制专科教育)、"五专"(5 年制专科教育)是专科学校学制,"二技"(2 年制技术教育)、"四技"(4 年制技术教育)是技术学院或科技大学学制。"五专"招收初中毕业生,毕业后授予副学士学位。"二技"招收"二专""五专"毕业生,毕业后授予学士学位。"四技"招收原护理高职毕业生(相当于大陆的中专),护理高职停招后续招非护理高职及高中毕业生,授予学士学位。"二技""四技"毕业生既可报考技职体系护理学研究所,也可报考高教体系护理学研究所。技职体系教育的课程基本相同,包括公共课程和专业课程。护理专业课程以人体系统为主线,兼顾护理专业知识和临床实务,强化学生未来就业的实务能力和竞争力。台湾地区的护理职业教育理念务实,教育目标明确,以培养全人照护人才为目标,注重评判性思维的培养,理论和实践教学充分结合。

在台湾地区的高教体系护理院校中,课程体系结构分成公共通识课程、专业必修课和选修课三大类,其中专业必修课又分为基础课程和护理专业课程,总学分在 125～140,通识∶专业∶选修比例为 0.2∶0.7∶0.1。从课程内容安排看,公共通识课程多样化,以全人教育为目标,通过通识教育提升学生的综合素质和能力。专业必修课中的基础课程包括医学基础课和其他相关基础课,医学基础课程以护理专业够用、实用、适用的原则来设置。护理专业课程在整个课程体系以及在专业必修课中所占比重都非常大,突出护理专业课程的重要性、必要性和专业特点。而护理专业必修课程中理论与实践的比例基本达到 1∶1,理论和实践同步进行,临床实习贯穿于整个护理专业课程学习中。

(三)护理教育认证制度

1999 年,台湾地区成立了"医学院评鉴委员会"负责医学教育审核认证,但是主要认证对象是临床医学专业。2003 年,台湾地区教育主管部门成立"大学护理学系评鉴规划小组",将隶属于高教、技职体系的护理院校一并纳入认证规划。2006 年,正式成立护理教育评鉴委员会,其目的在于协助各护理学系(科)确立发展方向与重点,以期加强全方位护理教育,改进教学及研究水平,增进办学绩效,最终提升医疗护理品质。2006 年,护理教育评鉴委员会修订大学护理学系专业核心素养,期望护理毕业生需具备的核心专业能力包括评判性思维能力、一般临床护理技能、基本医学科学知识、沟通与合作能力、关爱、伦理素养、恪尽职责、终身学习。护理模式不仅是疾病照顾,而是以人为中心的全人照顾。台湾地区护理教育认证的对象为台湾地区 39 所设有大学护理学科、系、所的护理院校。评鉴委员和各校推荐的优秀护理教师构成"访视评鉴人员人才库",评鉴小组成员从人才库选定。各校首先进行自评,再由评鉴小组采用同行评价方式进行实地访视和评审,每个学校由 7~9 名小组成员访视。各校认证周期为 5 年。

(四)护理学研究生教育现况

1. 护理硕士教育现况　台湾地区的护理硕士教育主要培养具备临床实务知识及技能,具有学术研究、护理行政管理、护理教学、临床决策能力等进阶护理专业人才,强调理论与实务并重。台湾地区的大学硕士班招收大学护理学系、技职体系 2 年或 4 年制毕业生,修业至少 2 年,采取弹性学制,但一般不超过 4 年。最低需修满 36 学分(包括硕士论文 6 学分),授予硕士学位。根据研究及培养方向不同而设立不同组别,如台湾大学护理学研究所硕士班设立专科护理师组、内外科护理组、临床研究护理师组、社区护理组、妇儿暨心理卫生护理组等 5 个组别。各院校的课程结构相对比较统一,一般由核心课程(共同必修课)、专业分组必修课、选修课、论文等 4 部分组成。其核心课程为所有专业方向护理硕士研究生必修课程,专业分组必修课为不同专业方向的必修课程。护理硕士核心课程主要包括:护理研究、护理理论、高级生物统计、生命伦理学、护理专业问题专论、进阶护理核心概念等。2021 年,台湾地区有 23 所大学招收硕士研究生。

2. 护理博士教育现况　1997 年,台湾地区第一所护理学博士班在台湾大学成立,以提升护理教师及临床护理人员的教学、科研能力。其后,台湾地区的高等教育迅速发展,其博士教育制度和体系也日益完善,主要宗旨是培育能独立研究并拓展护理专业理论、研究、实务以及拥有国际视野的高级护理人才。2021 年,台湾地区有 8 所大学招收护理学博士研究生。

学生报考条件一般要求有硕士学位、护士执照、工作经验等,有些院校要求报考前曾有文章发表。学生入学没有统一的入学考试,以书面审查、笔试、面试等为主要的选拔方式。一般修业年限为 2~7 年。毕业要求修满的学分各校差别很大,18~50 分不等,在必修学科方面,各校也有一定差异,但均需完成一篇博士论文。考核评价体系完善,在学期间除了修完规定的学分外,还需要参加学业进展初试、资格考核、论文计划口试和学位考试方能毕业取得学位。在取得博士候选人资格考核方面,各校要求也有差别,一般包括笔试和口试。除学分和学位论文外,各校对博士生毕业均有论文发表、参加学术会议或出国进修要求,要求内容各校亦有差别,但各校均规定学生在 SCI/SSCI 期刊以第一作者发表至少一篇论文作为毕业条件。总体来看,目前台湾地区各大学研究所的护理博士教育在教育宗旨和目标基本类似,但是课程内容差异较大。目前对教授博士课程的教师资格没有规范,各校师资水平差异大,对毕业生的研究、实践和教学能力并没有明确规范。

二、台湾地区护理管理的发展及特点

(一)护理相关法规及护理机构演进

1961 年,台湾地区为具有大专学历的护理人员颁布“护理师”名称。1964 年,公布“护理人员管理规则”,将护理人员分为“护理师”和“护士”。1989 年,台湾护理师护士公会成立,其宗旨是联合台湾的护理师及护士,增进护理知识和技能,共谋护理事业发展,力行社会服务,维护护理人员权益,提升护理人员地位。主要任务包括:①参与建立护理执业人员应有的教育标准;②参与建立护理执业人员执业考试标准;③建立护理执业标准;④建立护理执业的伦理标准;⑤参与制定护理执业者的健康与福利措施;⑥促进与国际护理或其他医学团体的合作;⑦参与健康政策的制定及护理相关立法;⑧社会宣传,使公众了解护理人员的角色和功能；⑨整合护理资源，提升护理专业团体的影响力；⑩塑造护理的共同愿景，拟定具体策略；⑪维护和增进护理人员的共同权益；⑫护理业务的指导与创新；⑬处理护理纠纷；⑭办理法律规定应办理的事项。

(二)台湾地区护理人员专业能力进阶制度

1980—1990 年代台湾地区经济起飞，护理人员在临床工作待遇不佳、社会地位低，因此护士短缺，有些医院甚至因护理人员不足而减床。另外，当时各医疗院所对进入服务的护理人员缺乏系统性培训，并且护士进修渠道狭窄，致使护理专业成长缓慢。鉴于上述问题，1991 年推出《护理人员临床专科能力进阶制度》，其目的是提升护理人员的专业能力，留任优秀护理人员。1992 年 6 月完成《医院基层护理人员临床能力进阶制度规划指引》，并委托台湾护理学会护理行政委员会进一步推动。

专业能力进阶制度是对临床执业护理人员进行有系统、有计划地培训，使护理人员能了解在其工作的各阶段中，医院要求其应具备的能力，以作为其制订职业生涯规划的依据。台湾护理学会制定《医院基层护理人员专业能力进阶制度实施指引》，内容包括：进阶制度的概念架构、四阶层护理人员的能力要求、专业能力进阶实施流程、进阶层级、专业能力训练重点及各阶层晋升要求。各医院可根据自身级别，制订适合自身情况的各层级护理人员的能力标准，安排训练内容及可行的实施方法。推动护理专业能力进阶制度的目的在于：①通过该制度培训、认可并留任优秀护理人员；②通过培训护理人员，提高其护理能力，以提供良好的医院照顾，提升服务品质；③进阶制度的分级结构可给予不同层次护理人员不同的工作奖励，确认护理能力，促进职业发展；④通过进阶制度来落实护理临床能力的内涵，促进护理专业领域的发展；⑤运用有计划的学习和训练，缩短护理人员成长的时间。

基层护理人员专业能力进阶制度将护理人员的能力分成四级，即 N1～N4。进阶制度中对各层级护理人员有明确要求，详见表 11-1。按照不同层级护理人员能力要求，各层级的训练重点各不相同。如 N1 的培训重点在常见疾病的护理，常见护理技术、检查技术及药物应用，护理记录；问题分析与处理方面，重点训练文献查询和阅读、案例分析能力；质量保证的训练只是侧重概念的介绍。N4 层级的训练重点则在护理行政、研究概论、专案设计等，质量保证的训练也要求完成持续性护理品质改善报告，详见表 11-1。

表 11-1 基层护理人员专业能力进阶制度的界定及各层级专业能力训练重点

层级	说明	专业能力训练重点
护理人员（N）	临床工作 1 年	
护理人员 1（N1）	临床工作 1 年,完成 N1 临床专业能力训练且通过 N1 审查合格,能执行患者基本照顾者	常见疾病、常见检查治疗、常见药物、常见护理技术(如 CPR),常见患者护理问题、护理记录、法律伦理和护理(医疗法,护理人员法介绍及护理患者之伦理)、问题分析与处理(Ⅰ)(指文献查证与阅读)、质量管理(Ⅰ)(指护理质量概念介绍并参与相关活动)

层级	说明	专业能力训练重点
护理人员2（N2）	临床工作2年以上，完成N2临床专业能力训练且通过N2审查合格，能参与执行重症患者照顾者	重症患者的护理（含身、心、社会层面个案评估）、护理与法律（医疗纠纷案例讨论）、问题分析与处理（Ⅱ）（指通过案例分析审查）、质量管理（Ⅱ）（指如何制定护理标准并参与相关活动）
护理人员3（N3）	临床工作3年以上，完成N3临床专业能力训练且通过N3审查合格，能执行重症患者的整体性护理，并有教学及协助医院品质改进的能力	教与学、危机处理、问题分析与处理（Ⅲ）（指通过个案报告审查）、质量管理（Ⅲ）（指持续性质量改善的执行方法）
护理人员4（N4）	临床工作4年以上，完成N4临床专业能力训练且通过N4审查合格，能执行重症患者的整体性护理，并有教学，参与行政及执行医院品质改进的能力	护理行政（含成本分析的概念）、研究概论、问题分析与处理（Ⅳ）（指通过护理项目审查）、质量管理（Ⅳ）（指持续性护理质量业务改善报告）

各级护理人员根据医院的晋升流程由医院发给证明，并作为薪资提升的依据。多数参与推广计划的医院间护理人员的流动会根据台湾护理学会的原则相互认定：同级别评鉴合格教学医院之间护士能力层级相互认定；不同级别医院，给予6个月至1年期间，由各医院护士长考评通过并经由护理部进阶考试通过后，方取得该院同层级的资格，未通过者则需重新参加该院同级别进阶训练。需要说明的是，N1和N2只在所参加审核的医院内部承认，而N3和N4台湾地区所有医院均承认。晋升N4的护理项目报告目前一律由台湾护理学会统筹要邀请专家审查。取得N4证书者可依其意愿、能力、考核或医院的需要向专科护理师或护理行政方向培训发展。目前专科护理师的后续培训与发展由台湾专科护理师学会执行。

与大陆不同，台湾护理专业没有专业技术资格考试和护士职称晋升，而是由护理人员的专业能力进阶制度来培训护理人员，此制度给护理人员提供了学习环境和软件方面的激励，公开对专业能力认定，也增强了护理人员的荣誉感，并和薪酬、福利待遇挂钩，激励提升护理服务品质，最终使患者受益。在台湾地区，护理能力主要从照护、教学、沟通、管理、研究、自我与专业成长六方面考评。研究显示，台湾地区护理人员自评护理能力以照护能力最佳，其次为沟通能力，而研究能力最差。也有研究发现，进阶层次越高者其自评护理能力越好。由此可见，护理人员专业能力进阶制度推行有利于护理能力的提升。

三、台湾地区护理实践的特色

（一）台湾地区专科护理师的发展

台湾地区护理人员的层级分为基础护理人员和高级实践护士，称进阶护理角色。如在长庚医院，基础护理人员的职级包括N1～N4，晋升到N4的护理人员面临职业生涯的选择——选择护理行政管理或高级护理角色。在台湾地区，经过训练的高级护理人员称为专科护理师。台湾地区专科护理师的产生，最早是因为住院医师短缺，为了提高医疗照顾质量而产生。台北荣民总医院 1998 年 8 月完成首批专科护理师的训练，被总体定位在医师和护理人员之间角色协调功能的人员。专科护理师是以提升医疗质量为理念的角色，在医疗服务中与主治医师、住院医师共同照护患者；在护理功能中，与护士和护理师合作，以提供高质量的护理为宗旨。专科护理师的能力进阶定位在 N4 以上。各医院专科护理师的角色和职责不同，因有些医院专科护理师承担较多的医疗行为，也有人将此角色称为医师助理。2000 年，"专科护理师"一词立法通过，与"护理师""护士"同列为护理人员的法定名称。为了规范专科护理师的培养，使台湾地区专科护理师与国际接轨，在相关机构和学术组织的努力和推动下，各项制度不断完善。

长庚大学护理系于 2003 年率先提供专科护理师硕士层次的高等教育课程。台湾地区专科护理师在大学的培养处于起步阶段，目前有 6 所研究所的护理硕士班进行专科护理师的培养。主要教育目标是培养专科护理师具有评判性思维、临床决策、实证护理、沟通协调、健康教育、专业咨询、个案管理、临床研究、伦理决策、人文关怀、护理质量监测、提供系统、持续的医疗与护理服务的能力。与一般护理硕士班最大的不同是，专科护理师训练特别强调实习课程，通常要求最少 500 小时的专科护理实习以增强临床实践经验，训练着重临床实践技能和临床决策能力的培养，提供充足的机会提升咨询、教学、领导等高级护理实践能力。

2000 年，台湾地区有关规定，完成专科护理师训练者需经过笔试和口试，两者皆通过才可取得专科护理师执照。目前台湾地区专科护理师的分科为内科和外科。取得执照后，每 6 年需换证一次，6 年中必须接受至少 180 点"卫生署"认可的继续教育学分，并至少有 2 年从事专科护理师临床实践工作才可顺利换证。要求的继续教育课程包括专科护理相关专业课程、品质课程、医学伦理和法规课程。台湾地区是目前亚太地区唯一执行专科护理师证照考试制度的地区。

知识链接 11-2

台湾地区专科护理师的申请资格要求

根据台湾地区有关规定，完成专科护理师的训练，并且满足临床护理经验要求，可申请专科护理师的审核。该办法中所指的专科护理师训练，指申请者需具备以下资格之一：①完成 6~12 个月的学科训练以及在认定医院的临床训练；②完成台湾地区高等院校专科护理师研究生课程，并在认定医院完成临床训练；③在其他认可的国家完成相当专科护理师训练，并获得证书，经主管机构认可者。高等院校专科或本科毕业者，参加专科护理师训练前应具有临床护理经验 3 年以上；研究生毕业应具有 2 年以上临床经验。就读专科护理师研究生课程前，应具有 2 年临床护理经验。

在台湾地区，专科护理师由医疗机构聘请，和医师共同为患者提供连续、系统的医疗护理照顾，其主要执业角色与功能包括患者的直接照顾、健康教育、医疗照顾的协调与护理质量的监测。虽然台湾地区专科护理师的执照制度已有明文规定，但是其他相关制度仍不完善，如执业范围、人力需求和教育制度等。有研究发现，台湾地区专科护理师花费 80% 以上的时间执行医疗辅助行为，如换药、收集病史、书写病情记录等。台湾地区专科护理师无法完全独立执业，如开立医嘱、诊断、收入或转出患者。另外，专科护理师经常需要进行一些侵入性的医疗行为,而这些行为的法律保障比较薄弱,造成执业上的风险。2007年,台湾"卫生署"进一步明确规定专科护理师可从事以下业务:

1. 住院患者查体及初步评估和问诊。

2. 记录住院患者病情及各项检查结果。

3. 处理住院患者及家属医学咨询和病情说明。

4. 在医嘱或医师指导下,开立各项检查申请单,但单上须注明指示医师姓名和开单时间,该医师应在24小时内依据相关规定补开处方。

5. 其他经卫生主管部门认定的宜由专科护理师执行的医疗辅助行为。

上述执业内容要求在医院成立专科护理师执业委员会制订临床护理指南和临床护理路径后执行。

专科护理师在台湾地区已发展几十年,近几年针对专科护理师审核资格等的相关法令的实施进一步保证专科护理师的发展步入正轨。但是,目前专科护理师在台湾地区的发展也面临诸多挑战,面临着执业范围和角色定位不明、被认同感和归属感低等问题。护理界应在法律范畴内拓展护理执业范围,完善相关法律法规。同时,应注重专科护理师核心能力的培养。

(二)台湾地区护理机构发展

台湾地区有关规定:护理机构的开设是为了减少医疗资源浪费,适应连续性医疗照护的需求,并发挥护理人员的执业功能。其服务对象包括:罹患慢性病需要长期护理的患者、出院后需要继续护理的患者、产后需要护理的产妇和婴儿。护理机构的种类分为居家护理机构、护理之家机构和产后护理机构。

1. 护理机构的设置要求 需设置一名资深护理人员负责管理该护理机构。该资深护理人员应具临床工作资格,对护理师要求4年以上,护士要求7年以上。由于患者可能发生病情变化,所以依规定护理机构必须与邻近的医院签订转诊协议,以便有危急情况发生时,能够给患者及时实施抢救。护理机构的护理人员也须参加护理训练。负责人每年的训练时间不得低于40小时,内容包括法令规章、行政管理和管理实务等。普通临床服务人员每年的训练时数则要达到100小时,其中理论训练60小时,实习训练40小时,内容包括护理总论、疾病征兆的认识与简易处理、个人基本需要、个人卫生、运动急救与心肺复苏术等。

2. 居家护理机构 台湾地区的居家护理起源于1971年,当时居家护理机构以医院为基础,1983年开始发展以社区为基础的居家护理服务。1989年,居家护理服务纳入公保给付。1994年,台湾地区护理师护士公会停办居家护理,改为由护理人员合法登记自行开业的居家护理。1995年,居家护理纳入全民健康保险给付范围,进一步促进了居家护理的发展。目前台湾地区的居家护理机构90%以上为以医院为基础附设的居家护理机构,需居家护理的人员大多是自家医院转介,服务区域以本院为中心。独立形态的居家护理机构多由个人集资合作经营,护理人员独立开业。卫生所附设的居家护理机构一般在偏远地区。每个居家护理机构都有相应的收录标准,具体包括:①患者与家属愿意接受居家护理相关的付费事宜;②患者只能维持有限的自我照顾,清醒时间超过50%,活动限制在床上或椅子上;③有明确的医疗和护理服务项目者;④目前病情稳定,能在家中进行医疗措施。

居家护理服务的内容根据医院情况有所不同,但主要的居家护理服务包括:一般伤口护理;各种导管的更换;各种注射;个别需求的措施,如会阴冲洗、膀胱训练;一般身体检查;采集标本送检;个体化护理指导;营养及康复指导;医师定时访诊;介绍适当的社会或医疗资源等。

台湾地区的居家护理可提供持续性医疗照护,患者可以早出院,预防再入院,降低了医疗成本,提高患者生活质量,也满足了老龄化社会的需求。但是目前在服务项目、护理资源分布、付费等方面仍有一些限制,服务质量应进一步确保和提升。

3. 护理之家机构　随着老龄化社会的来临,养老服务已从最初的市场需求演变为社会问题。老化以及罹患慢性病造成的生活自理能力缺失,个人和家庭对长期照顾机构的服务需求与日俱增。台湾地区的护理之家设置始于 1991 年,为长期照护机构,所收治的老年人绝大多数是高龄老人。护理之家的主要功能是提高老年人的日常活动功能,减缓身心的衰退。不仅照顾老年人的日常起居,对于有生理障碍的老年人,还有针对性地安排一些治疗。护理之家的主要服务内容包括:①基本日常生活照顾,由服务人员负责,包括喂饭、洗澡、穿衣、二便清洁、协助转移等;②医疗护理方面,由护理人员负责监督老年人的健康状况、服药、各种治疗管道的护理等,或者有需要时陪同就医;③运动和简单康复;④休闲娱乐活动;⑤家属联谊会;⑥其他,不定期举办一些活动,如义演、怀旧治疗等,多由社工人员或志工团体带领。护理之家属于卫生机构,相关照顾费用可以用医疗保险支付。

（郭爱敏）

本章小结

香港地区高等护理教育发展迅速,形成具有特色的课程体系,多层次、多样化培养护理人才。护理管理体系完善,护理人员配置合理,并能分层次使用。近年相关政策的支持保障和促进了高级护理实践的快速发展。社区护理、老年护理及专科护理具有鲜明地区特色。澳门地区虽然高等护理教育起步较晚,但是发展迅速,并形成适合本地区的护理教育体系,临床实践能力不断加强,护理也向专科化发展,开展社区、康复、老年人、善终护理等,护理管理相关政策、法律法规需进一步完善。台湾地区护理教育体系较完善,护理管理体系制度化,尤其相关法律健全,是护士执业的有力保障。护士专业能力进阶制度对护理人员自身专业发展及护理专业发展均有重要意义。不同类型护理机构的发展满足了老龄化及多元化的社会需求,实践和管理特色值得借鉴。

思考题

1. 结合我国香港地区老年、社区护理实践特色,思考我国内地社区、老年护理实践方向。

2. 我国香港地区高级护理实践的发展经验对我国内地的护理专业发展有何启示?

3. 我国台湾地区护理人员专业能力进阶制度对我国大陆护理人员的职业发展有何借鉴价值?

中英文名词对照索引

J

K

L

M

N

参 考 文 献

[1] 李峥，刘宇. 护理学研究方法 [M]. 2 版. 北京：人民卫生出版社，2018.

[2] 陈云良，陈佳苗. 英国 2012 年《卫生和社会护理法案》研究 [J]. 法学杂志，2018，39（6）：56-67.

[3] 沈士立，于晓松. 英国基本医疗卫生体制及其改良对中国全科医学发展的启示 [J]. 中国全科医学，2019，22（19）：2286-2292.

[4] 吕兰婷，刘文凤. 英国以支付方式改革推动医疗卫生精细化管理的经验与启示 [J]. 中华医院管理杂志，2020，36（11）：966-968.

[5] 韩月娇，吴瑛. 健康中国背景下中国高校护理教育的变革 [J]. 中华现代护理杂志，2020，26（1）：2-7.

[6] 赵珊，卢琦，赵岳，等. 应用型本科护理人才培养模式的改革与实践 [J]. 医学教育管理，2018，4（4）：276-280+285.

[7] 刘振芳，王爱华，王瑛，等. 助产学专业本科课程设置现状分析 [J]. 中国高等医学教育，2019，（12）：126-127.

[8] 安力彬，黄金鹤，周洁瑶，等. 我国助产专业的发展助力孕产妇健康 [J]. 中国实用护理杂志，2020，36（31）：2401-2404.

[9] 吴筝，夏莉莉，高一欣. 基于马尔科夫修正的江苏省医护比灰色预测研究 [J]. 中国卫生统计，2020，37（1）：33-36.

[10] 杨志仙，陈蜀，董美宏，等. 我国护理学硕士研究生招生现状及分析 [J]. 中华护理教育杂志，2018，15（10）：743-745.

[11] 林敏，陈京立，朱佳楠，等. 新医科背景下护理专业研究生教育培养的趋势分析 [J]. 中华护理杂志，2020，55（5）：769-772.

[12] 张利兵，刘霖，张兵，等. 我国护理学博士研究生课程设置现状的调查研究 [J]. 中华护理杂志，2019，54（2）：265-269.

[13] 李峥，尹敏，周晨曦，等. 中国护理学博士研究生学位论文分析 [J]. 中华护理教育，2019，16（6）：405-412.

[14] 应巧燕，刘蕾，李莺，等. 新形势下中国护理教育发展现状及趋势分析 [J]. 中华现代护理杂志，2018，24（1）：12-16.

[15] 赵俭，万光明. 国外护士职业持续发展模式的介绍及对我国的启示 [J]. 解放军护理杂志，2018，35（23）：51-53+74.

[16] 周宏珍，雷清梅，李璇，等. 创新教学及其在本科护理教学中的应用研究 [J]. 护理研究，2017，31（26）：3229-3232.

[17] 黄紫薇, 韦义萍, 兰园淞, 等. "后慕课"时代在护理继续教育中的态势分析 [J]. 护士进修杂志, 2021, 36(4): 339-343.

[18] 张馨予, 文信, 冉雪曼, 等. 5G 技术在临床护理场景中的应用 [J]. 西南军医, 2021, 23(1): 44-46.

[19] 姜小鹰, 李俊荣. 护理伦理学 [M]. 2 版. 北京: 人民卫生出版社, 2017.

[20] 中华护理学会, 中国生命关怀协会人文护理专业委员会. 中国护士伦理准则 [J]. 中国医学伦理学, 2020, 33(10): 1232-1233.

[21] 常广明, 孙宏玉, 范宇莹. 基于临床实例的护理伦理决策路径的探索与应用 [J]. 中国实用护理杂志, 2016, 32(36): 2806-2809.

[22] 孙娟, 何丽, 宋勇刚, 等. 学术期刊在科研诚信建设中的作用与实施路径 [J]. 中国科技期刊研究, 2021, 32(2): 153-157.

[23] 何国平, 王瑶, 周乐山. 护理专业博士研究生培养现状及展望 [J]. 护理管理杂志, 2012, 12(5): 319-321.

[24] 杨雪, 李建民, 刘松江, 等. 完善伦理委员会职能及其审查体系服务功能的建议与思考 [J]. 中国医学伦理学, 2018, 31(10): 1269-1272.

[25] 秦敬民. 护理伦理与法律法规 [M]. 北京: 人民卫生出版社, 2014.

[26] 刘义兰. 护理法律与病人安全 [M]. 北京: 人民卫生出版社, 2009.

[27] 赵爱英, 王冬杰. 护理伦理与卫生法规 [M]. 北京: 中国医药科技出版社, 2013.

[28] 付能荣, 周葵. 护理伦理与法规 [M]. 北京: 中国医药科技出版社, 2013.

[29] 杨爱花, 金丽芬, 梁会. 国内外护士职业生涯规划管理的研究进展 [J]. 护理研究, 2018, 32(10): 1514-1516.

[30] 沈月, 万永慧, 孙璇, 等. 临床护士科研能力分层评价指标体系的构建 [J]. 护理学杂志, 2020, 35(2): 73-76.

[31] 刘书豪, 苏柯帆, 张宪祥, 等. 人工智能影像辅助诊断平台对直肠癌壁外血管侵犯识别多中心临床研究 [J]. 中国实用外科杂志, 2019, 39(10): 1081-1084.

[32] 王英博. 胰岛素泵与动态血糖监测仪对 2 型糖尿病的价值 [J]. 中国医疗器械信息, 2021, 27(4): 7-8+145.

[33] 刘鹏飞, 汪涛, 王宜芝. 慢性疾病自我管理的研究进展 [J]. 中华护理杂志, 2006, 41(4): 354-356.

[34] 王丽婷, 唐浪娟, 岳丽春, 等. 护士从事互联网居家护理服务工作体验的研究 [J]. 中华护理杂志, 2020, 55(7): 1067-1071.

[35] 田军香, 孙雪影, 赵孟淑, 等. 国外居家护理服务的研究进展及启示 [J]. 中华护理杂志, 2019, 54(4): 637-640.

[36] 胡晓洁, 管玉梅, 谢丽菊, 等. 深圳、香港、上海日间照料中心的差异分析 [J]. 护理研究, 2020, 34(6): 1030-1033.

[37] 绳宇. 护理学基础 [M]. 3 版. 北京: 中国协和医科大学出版社, 2004.

[38] 国家卫生健康委办公厅. 国家卫生健康委办公厅关于进一步加强医疗机构护理工作的通知 [J]. 中国护理管理, 2021, 21(1): 1-3.

[39] 成守珍, 陈玉英, 王路英, 等. 专科护士在我国的发展及展望 [J]. 中国护理管理, 2021, 21(5): 649-652.

[40] 王琦, 张红梅, 张倩, 等. 我国社区护士慢性病管理现状及培训模式研究进展 [J]. 护理研究, 2019, 33(18): 3182-3184.

[41] 李峥, 周滢. 护理教育中护士领导力的培养 [J]. 中国护理管理, 2021, 21(5): 646-648.

[42] 胡雁. 循证护理学 [M]. 2 版. 北京：人民卫生出版社，2018.

[43] 李幼平. 循证医学 [M]. 北京：人民卫生出版社，2014.

[44] 胡雁，周英凤，邢唯杰，等. 推动证据临床转化（一）：促进健康照护领域科学决策 [J]. 护士进修杂志，2020，35（7）：606-610.

[45] 谢莉玲，左凤林. 延续护理 [M]. 北京：人民卫生出版社，2019.

[46] 应巧燕，徐克珮，刘桂英，等. 我国延续性护理的概念分析 [J]. 护理学杂志，2020，35（4）：82-85.

[47] 石兰萍，刘畅，李哲. 护理岗位管理的科学实践 [J]. 中国护理管理，2021，21（1）：12-14.

[48] 刘宪丽，肖明朝. 护理人力资源配置研究进展 [J]. 现代医药卫生，2020，36（16）：2554-2557.

[49] 钟淑馨，曹晓翼，蒋艳，等. 新型冠状病毒肺炎紧急救治下护理人力资源调配方案实施及效果 [J]. 中国护理管理，2020，20（2）：226-229.

[50] 李红，陈晓欢，金爽. 三级综合医院专科护理岗位设置及绩效管理 [J]. 中国护理管理，2018，18（4）：441-445.

[51] 王晓燕，王玉玲，范蕾. 韩国护理服务艺术培训模式与启迪 [J]. 护理管理杂志，2009，9（5）：58-60.

[52] 李鑫，熊莉娟，刘艳佳. 护士领导力的研究进展 [J]. 护理学杂志，2019，34（1）：115-119.

[53] 何文奇，陈长英，杜若飞. 适应性领导理论在护理领域的应用进展 [J]. 中华护理杂志，2018，53（11）：1406-1408.

[54] 张梦霞，汪晖，杨纯子，等. 护理领导力研究热点的共词聚类分析 [J]. 中华护理杂志，2018，53（2）：234-237.

[55] 邓俊. 美国磁性医院中的护理领导力 [J]. 中国护理管理，2015，15（3）：263- 266.

[56] 田丽. 韩国伤口造口失禁培训课程介绍及启示 [J]. 中华护理杂志，2007，42（7）：610-612.

[57] 马佳楚，商临萍. 2015—2019 年护理学科相关的国家自然科学基金资助项目分析 [J]. 护理学杂志，2021，36（1）：69-72.

[58] 曹士佳，张建亭，曹宇，等. 2014—2018 年肿瘤护理相关文献计量学及可视化分析 [J]. 现代肿瘤医学，2020，28（16）：2886-2890.

[59] 钟扬，林细吟，杨静萍. 近 10 年肿瘤病人护理研究的文献计量学分析 [J]. 护理研究，2018，32（18）：2948-2952.

[60] 杜静，宋洁，刘艳丽. 基于 Web of Science 数据库的痴呆症护理领域研究趋势可视化分析 [J]. 护理学报，2020，27（22）：10-15.

[61] 安然，孙笑影，范宇莹，等. 近 10 年国际护理管理研究的共词聚类分析 [J]. 护士进修杂志，2020，35（7）：577-581.

[62] 刘于，乐霄. 基于 PubMed 数据库的医院护理人力资源研究热点共词聚类分析 [J]. 中华现代护理杂志，2020，26（23）：3204-3209.

[63] 刘丹，黄瑞瑞，雷倍美，等. 近 5 年围产期抑郁研究热点的共词聚类分析 [J]. 中华现代护理杂志，2020，26（27）：3758-3764.

[64] 彭顺旺，黄丽娟，刘竹韵，等. 脑卒中后抑郁相关研究文献的计量学分析 [J]. 中国现代医生，2020，58（19）：93-96.

[65] 宁艳花，吕云凤，刘国莲，等. 我国专科护士相关研究的文献计量学分析 [J]. 中国护理管理，2017，17（2）：202-205.

[66] 瞿佳，翁雪玲，高玲玲. 护理质性研究文献计量学分析 [J]. 护理研究，2018，32（10）：1637-1639.

[67] 于琦,王琪,景胜洁,等.近5年护理学研究主题演化分析[J].护理研究,2019,33(16):2777-2782.

[68] 徐洪燕,付伟,陈立夏,等.护理专业本科护理与领导力课程的建设与实践[J].中华护理教育,2017,14(5):360-364.

[69] 梁春利,年文静,魏伟,等.护理学研究领域的发展动态与可视化分析[J].护士进修杂志,2018,33(1):3-8.

[70] 刘进.应用Q方法论分析韩国护士对举报的感知类型[J].中国实用护理杂志,2010,26(10):57-58.

[71] 程金莲,韩世范,武瑞,等.护理核心期刊2018—2019年刊载护理管理论文分析[J].护理研究,2020,34(20):3580-3586.

[72] 欧阳露,冯磊.基于文献计量的国内患者安全研究现状与热点分析[J].中国全科医学,2021,24(4):414-420.

[73] 孔令娜,杨丽,朱文芬,等.基于CiteSpace的近10年我国患者安全领域研究热点的可视化分析[J].中国卫生质量管理,2020,27(1):90-93.

[74] 刘太芳,张爱华,颜爱英,等.国际老年人心理护理研究现状和热点分析[J].护理研究,2017,31(29):3653-3658.

[75] 陈琳,韩世范.近10年国外护理模式研究的文献计量学分析[J].护理研究,2016,30(19):2336-2342.

[76] 武瑞,程金莲,陈琼.2012—2019年护理管理研究的可视化分析[J].护理研究,2020,34(22):3959-3964.

[77] 李玉伶,赵孟淑,张玲.我国护理专业学生核心能力研究的文献计量学分析[J].中华现代护理杂志,2020,26(26):3690-3694.

[78] 李秋萍,韩斌如,陈曦.2009—2018年我国社区护理研究现状及热点的文献计量学分析[J].中华现代护理杂志,2020,26(22):3041-3046.

[79] 廖唯峥,杨茜茜.我国心理护理研究文献的计量学分析[J].医学与社会,2019,32(8):94-99.

[80] 曹亚男,朱燕妮,董兰菊,等.基于Citespace V循证护理研究的可视化知识图谱分析[J].护士进修杂志,2021,36(1):11-16.

[81] 庞冬,张秋雯,金三丽,等.2015—2019年我国护理核心期刊中系统评价类研究的范围综述[J].中国护理管理,2020,20(4):496-501.

[82] 卜子涵,黄安乐,薛梦婷,等.基于CiteSpace软件的国内护理成本研究现状及热点的可视化分析[J].中华现代护理杂志,2020,26(35):4908-4913.

[83] 王凌颖,胡秀英.我国护理经济研究现状的文献分析[J].中华现代护理杂志,2019,25(24):3107-3111.

[84] 陈蕾,梁燕仪.基于CiteSpace V计量学分析的国内护理信息学的知识图谱研究[J].中华现代护理杂志,2019,25(1):19-25.

[85] 董婧琦,张欣,周志超,等.护理信息学近10年研究热点可视化分析[J].中华现代护理杂志,2020,26(17):2256-2260.

[86] 罗梦丹,武文文,刘成媛,等.国内护理伦理困境及其决策研究的文献计量学分析[J].现代临床护理,2019,18(5):62-68.

[87] 尤黎明,万丽红,刘可,等.中国护理教育规模结构与护理人力需求的研究与思考[J].中国护理管理,2010,10(5):46-49.

[88] 刘海燕,莫雪安,刘桂瑛,等.护理学本科教育认证的实践与思考[J].中国实用护理杂志,2013,29(4):77-79.

[89] 蔡立柏，刘延锦，孙箫音，等. 青少年癫痫患者疾病感受和体验的质性研究 [J]. 中华护理杂志，2021，56（1）：86-91.

[90] 谢丹，陈洁. 赴武汉参与新冠肺炎重症患者救治护士真实体验的质性研究 [J]. 中国护理管理，2021，21（1）：60-64.

[91] 林黎君，宁丽，李益民，等. 基于扎根理论的护理专科团队建设模型构建的质性研究 [J]. 护士进修杂志，2020，35（23）：2149-2152+2156.

[92] 达珍，普珍，孙宏玉. 护理学本科毕业生胜任力现状调查与分析 —— 基于混合研究视角 [J]. 中华护理杂志，2019，54（3）：422-427.

[93] 彭芳. 不孕女性抑郁焦虑状况及其影响因素研究 [J]. 中华现代护理杂志，2019，25（8）：991-996.

[94] 万广英，张秀英，袁华，等. 混合方法研究在护理研究中的应用进展 —— 以解释性顺序设计为例 [J]. 中华现代护理杂志，2020，26（1）：118-121.

[95] 吴欣娟. 中华护理学会 110 年画册（1909—2019）[M]. 北京：人民卫生出版社，2019.

[96] 刘华平，李峥. 护理专业发展：现状与趋势 [M]. 北京：人民卫生出版社，2016.

[97] 孙宏玉，朱丽娜，岳彤，等. 护理学专业认证的发展现状 [J]. 中国护理管理，2014，14（4）：346-350.

[98] 刘霖，姜安丽. 欧洲及我国护理教育国际化发展现状 [J]. 中国护理管理，2014，14（4）：340-342.

[99] 李梦诗，周玲君，顾申. 美、澳、英护理硕士学位教育与执业资格制度及其衔接现状的比较 [J]. 解放军护理杂志，2013，30（9）：1-4.

[100] 曾惠文，郑晓燕，吴雪，等. 英国预注册护理教育的培养模式和启示 [J]. 中华护理教育，2014，11（3）：239-241.

[101] 史岩，陈勤，张秋实. 英国苏格兰地区高级实践护士培养现状分析及启示 [J]. 中华护理教育，2015，12（10）：796-800.

[102] 付娇娇. 欧洲学分转换系统及其对"北京学院"的启示 [J]. 北京航空航天大学学报（社会科学版），2018，31（1）：116-120.

[103] 徐昊楠，鸠野洋子，王德文，等. 日本老年护理人才培养现状及启示 [J]. 中华护理教育，2020，17（5）：477-480.

[104] 刘悦，刘华平. 泰国玛希隆大学护理研究生教育的启示 [J]. 中华护理教育，2015，12（5）：399-401.

[105] 赵春娜，陈丽荣. 中泰护理学专业本科生培养模式研究 [J]. 大理大学学报，2018，3（4）：90-93.

[106] 李泽凯. 泰国护理教育特点及借鉴 [J]. 护理学报，2006，13（6）：87-89.

[107] 曹晶，吴欣娟. 国内专科护士培养现状及展望 [J]. 中华现代护理杂志，2014，20（23）：2873-2876.

[108] 刘涛. 德国长期护理保险制度的缘起、运行、调整与改革 [J]. 安徽师范大学学报（人文社会科学版），2021，49（1）：74-86.

[109] 刘远文，潘翠环，陈美香，等. 中国台湾护理之家发展概况及对中国大陆养老服务的启示 [J]. 中国老年学杂志，2018，38（11）：5355-5357.

[110] 林爱贞，孟丽荣. 澳门社区护理现状及展望 [J]. 中华现代护理杂志，2014，20（14）：1750-1752.

[111] 尹一桥. 澳门地区高等护理教育的发展历程 [J]. 中华护理教育，2015，12（7）：509-513.

[112] 陈炳琦. 台湾专科护理师制度建设历程 [J]. 现代泌尿外科杂志，2019，24（5）：329-331.

[113] 尤黎明，罗志民，万丽红，等. 中国护理教育资源现况及发展趋势的研究 [J]. 中华护理教育，2010，7（4）：147-151.

[114] 谢燕，于兰贞. 中美部分院校护理硕士教育核心课程比较研究 [J]. 中国护理管理，2011，11（2）：48-51.

[115] 王三虎. 护士形象简史 [J]. 中华护理杂志, 1992, 27(11): 518-519.

[116] 饶克勤, 刘新明. 国际医疗卫生体制改革与中国 [M]. 北京: 中国协和医科大学出版社, 2007.

[117] 陈雁. 西医东渐与近代中国之医事变革 [J]. 医学与社会, 2011, 24(6): 1-3.

[118] 周云. 民国时期的中国医疗保障探研 [J]. 武汉科技大学学报(社会科学版), 2011, 13(1): 84-88.

[119] 夏媛媛. 民国时期公医制的形成过程及其对医学教育的影响 [J]. 南京医科大学学报(社会科学版), 2013, (1): 18-21.

[120] 郑文换. 改革开放前后医疗保障制度组织结构比较研究 —— 从政策网络的角度分析 [J]. 华东理工大学学报(社会科学版), 2011, 26(1): 97-104.

[121] 李玉荣. 改革开放以来我国医疗卫生体制改革的回顾与反思 [J]. 中国行政管理, 2010, (12): 41-45.

[122] 王诺, 杨卫彬, 王永炎. 新医改与我国医疗卫生体制的公平性 [J]. 北京中医药大学学报, 2010, 33(8): 509-513.

[123] 张鸣. 护理专业能力的内涵、研究范式与发展途径 [J]. 中华护理杂志, 2008, 43(7): 639-642.

[124] 王斌全, 赵晓云. 护士形象的发展历程 [J]. 护理研究, 2008, 22(9): 2443.

[125] 黄人健, 王红丽, 刘苏君, 等. 护理定义的研究 [J]. 中华护理杂志, 2005, 40(7): 540-541.

[126] 吴阶平, 董炳琨. 协和育才之路 [M]. 北京: 中国协和医科大学出版社, 2001.

[127] 曾昭春, 刘国红, 张永晖, 等. 基于国际专科护理期刊纵向研究的护理专业化发展分析 [J]. 护理学杂志, 2014, 29(7): 82-85.

[128] 姚玲珍. 德国医保: 政府引导社会主办 [J]. 中国医院院长, 2014, (5): 84-85.

[129] 李焕, 张小曼, 邢凤梅. 我国护理学硕士研究生培养方向调查 [J]. 护理学杂志, 2013, 28(5): 61-63.

[130] 郭伟伟. 亚洲国家和地区社会保障制度的特点及对中国的启示 [J]. 当代世界与社会主义, 2010, (6): 126-130.

[131] 李慧欣. 美国商业长期护理保险的发展及其启示 [J]. 金融理论与实践, 2014, (4): 88-92.

[132] 王纬, 梁嘉骅. 美、英医疗保障制度的生态变迁分析 [J]. 中国医院管理, 2007, 27(1): 54-56.

[133] 潘秋艳, 蒋鹤生. 美国护理博士教育现状分析 [J]. 中华护理教育, 2005, 2(2): 61-62.

[134] 李泽楷, 肖丹. 美国高等护理教育的特点与借鉴 [J]. 护士进修志, 2003, 18(3): 231-233.

[135] 周薇. 美国护理教育的发展概况与启迪 [J]. 医学教育, 2004, 23(2): 256-258.

[136] 高连克. 德国医疗保障制度变迁及其启示 [J]. 社会科学辑刊, 2005, (6): 60-64.

[137] 郭小沙. 德国卫生体制改革及欧美卫生体制比较 —— 对中国全面建立医疗保障体系的借鉴意义 [J]. 德国研究, 2008, 22(3): 31-36.

[138] 吴瑛, 肖树琴. 美国专科护理对我国护理专业发展的启示 [J]. 中华护理教育, 2008, 5(5): 280-282.

[139] 冯金娥, 杨丽黎, 叶志弘, 等. 美国护理专业化发展回顾及对我国护理发展的启示 [J]. 中华护理杂志, 2007, 42(6): 502-504.

[140] 安仲明. 美国高等护理教育的历史回顾: 教育改革和护理学教授的出现 [J]. 国外医学(医学教育分册), 1999, (4): 26-30.

[141] 袁长蓉, 王志红. 英国护理现状、发展及其思考 [J]. 解放军护理杂志, 2003, 20(2): 98-99.

[142] 川北祐, 张宝库. 美国医疗保险制度的变化对医院管理的影响 [J]. 中国医院管理, 1988, 8(8): 63-65.

[143] 田彦梅. 美国的医疗改革过程 [J]. 国外医学(卫生经济分册), 1995, (3): 120-122.

[144] 秦斌祥. 克林顿的医疗改革 [J]. 美国研究, 1994, (4): 23-38.

[145] 席彪, 金春田. 美国医学教育改革的进展 —— 世行贷款中国卫生Ⅳ项目赴美考察团 [J]. 国外医学

（医学教育分册），1998，（1）：7-10.

[146] 曹琦，王虎峰. 美国新医改：根由、路径及实质 [J]. 中共中央党校学报，2010，14（3）：88-92.

[147] 高芳英. 美国医疗体制改革历程探析 [J]. 世界历史，2014，（4）：75-84.

[148] 邵欣，李峥. 美国护理专业化发展现状对我国护理专业研究生培养的启示 [J]. 护理管理杂志，2008，8（10）：30-32.

[149] 陈肇始. 香港大学护理学习护理学学士课程介绍 [J]. 解放军护理杂志，2001，18（1）：55-56.

[150] 余凤英，李祥华. 英国社区护理发展现状 [J]. 中华护理杂志，2000，35（12）：760-763.

[151] 文太林. 从罗斯福到奥巴马：美国医疗保险的百年变革 [J]. 天津社会保险，2014，（3）：44-45.

[152] 胡爱忠，李建刚. 英国医疗卫生体系特点及对中国的借鉴 [J]. 卫生软科学，2012，26（2）：84-85.

[153] 高连克，杨淑琴. 英国医疗保障制度变迁及其启示 [J]. 北方论丛，2005，（4）：110-113.

[154] 刘炳如. 英国护理教育的改革及对我们的启示 [J]. 中国高等医学教育，1988，（4）：25-26.

[155] 徐燕，周兰姝，陈荣凤，等. 英国高等护理教育概况 [J]. 解放军护理杂志，2004，21（3）：98-99.

[156] 黄金月. 高级护理实践导论 [M]. 2版. 北京：人民卫生出版社，2012.

[157] 陈磊石，庄楚坚，姚瞻红，等. 香港护理职系改革及问责护理发展 [J]. 中国护理管理，2006，6（1）：56-57.

[158] 姜安丽. 护理教育学 [M]. 3版. 北京：人民卫生出版社，2012.

[159] 朱建平，王岩梅，黄铮. 中医护理教育发展与思考 [J]. 中华现代护理学杂志，2006，3（3）：251-252.

[160] 邹恂. 现代护理新概念与相关理论 [M]. 3版. 北京：北京大学医学出版社，2004.

[161] 陈沁. 中国大陆与香港护理教育历史发展的比较及启迪 [J]. 护理教育，2003，21（9）：100-102.

[162] 韩丽沙. 对中医高等护理教育的思考 [J]. 中国护理管理，2007，7（5）：16-19.

[163] 侯晓静. 美国硕士学位护理教育标准及其对中国护理研究生教育的启示 [J]. 中华医学教育杂志，2010，30（2）：317-319.

[164] 罗艳华，周英，苏茜，等. 香港两所护理学院护理本科课程设置的比较与启示 [J]. 护理进修杂志，2011，26（6）：512-515.

[165] 李峰，韩杰，郑延玲，等. 在职护理人员专业学位硕士研究生培养的思考 [J]. 医学教育探索，2010，9（12）：1613-1614.

[166] 刘少鹏，张艳芬，罗满. 我国护理学硕士研究生专业设置方向的分析 [J]. 护理学杂志，2009，24（6）：77-78.

[167] 杨华. 香港护理深造学院专科护士培训特色及启示 [J]. 护理学杂志，2010，17（1）：26-28.

[168] 陈文专，吴桂丽，黄少薇. 香港社区护理模式对广东社区护理发展的启示 [J]. 护理学报，2011，18（10）：67-69.

[169] 袁剑云，田民，王鸿飞，等. 理念与护理教育 [J]. 中等医学教育杂志，1997，15（4）：1-5.

[170] 张改叶，董晓建. 护理教育学 [M]. 北京：人民军医出版社，2004.

[171] 尤黎明，罗志民，万丽红，等. 中国护理教育资源现状及发展趋势的研究 [J]. 中华护理教育，2010，7（4）：147-151.

[172] 赵婉莉. 我国高等护理教育的发展成就与展望 [J]. 护理教育，2012，30（7）：78-80.

[173] 林崇绥. 香港社区护理概况及管理经验 [J]. 中国护理管理，2004，15（5）：25-28.

[174] 颜君，尤黎明，刘可. 香港老年社区护理特点及启迪 [J]. 护理学杂志，2005，20（21）：63-65.

[175] 曹健，李云. 我国护理学设立二级学科的必要性 [J]. 安徽卫生职业技术学院学报，2012，11（1）：95-96.

[176] 王玉玲，孙秀杰. 开展"优质护理服务"的实践与成效 [J]. 护理管理杂志，2010，10（9）：612-614.

[177] 杨莉, 杨智, 闫华, 等. 护理科研发展现状分析与对策实施 [J]. 医学信息, 2014, 27（7）: 334-335.

[178] 程金莲, 柴永萍. 我国护理科研发展现状与展望 [J]. 护理研究, 2009, 23（10）: 2539-2541.

[179] 姜安丽, 王建荣, 朱京慈, 等. 护理学科的发展和展望 [J]. 解放军护理杂志, 2005, 22（9）: 1-4.

[180] 沈宁, 李俊漪, 白玫, 等. 对我国护理教育规模的预测研究 [J]. 中华护理教育, 2004, 1（1）: 17-20.

[181] 高星, 王惠珍, 翟惠敏. "双师型" 护理教师资格考评体系的研究进展 [J]. 中华护理杂志, 2009, 44（1）: 91-93.

[182] 李翀, 巴图, 任海燕, 等. 高校护理专业师资队伍素质状况浅析 [J]. 教育教学论坛, 2013, 46: 33-34.

[183] 张平平, 张江雁. 日本临床护理专家及专科护士现状 [J]. 中华护理杂志, 2002, 37（9）: 716-717.

[184] 尹一桥. 澳门护士的角色功能与护理立法 [J]. 中国护理管理, 2009, 9（7）: 74-76.

[185] 王晓杰, 沈宁. 对我国专科护士和临床护理专家概念的探讨 [J]. 护理管理杂志, 2005, 5（12）: 25-26.

[186] 王晓杰, 沈宁. 我国专科护士的培养及相关问题研究 [J]. 中国护理管理, 2006, 6（12）: 8-11.

[187] 李亚洁, 张立颖, 王秀岚. 肾病临床护理专家的培养 [J]. 中华护理杂志, 2004, 39（6）: 434-436.

[188] 李亚洁, 张立颖, 彭刚艺, 等. 广东省糖尿病专科护士研究生课程进修班教育的实施 [J]. 中华护理杂志, 2007, 42（6）: 499-501.

[189] 曹宝花, 史瑞洁, 张银玲, 等. 护理学一级学科定位下人才专科化培养的思考 [J]. 解放军护理杂志, 2012, 29（4）: 70-71.

[190] 李惠萍, 房彤, 王维利. 依托高等护理教育的专科护士培训模式探索与实践 [J]. 安徽医药, 2008, 12（1）: 93-95.

[191] 洪海兰, 王薇. 基于岗位胜任力的新护士岗前培训大纲的构建 [J]. 中华护理杂志, 2012, 47（3）: 253-255

[192] 卞丽芳, 王薇, 陈黎明, 等. 临床护理教师胜任力模型的研究 [J]. 中华护理杂志, 2012, 47（10）: 912-915.

[193] 樊落, 席淑华. 急诊专科护士核心能力评价指标体系的构建研究 [J]. 中华护理杂志, 2011, 46（2）: 144-147.

[194] 闫晓丽, 杨辉. 护士长胜任力模型构建的初步研究 [J]. 护理研究, 2010, 24（19）: 1753-1755.

[195] 嵇秀明, 夏珊敏. 我国台湾地区护理专业能力进阶制度概况及其启示 [J]. 中华护理教育, 2011, 8（10）: 478-480.

[196] 吴瑛. 护理胜任力本位教育——概念及实践 [J]. 中华护理教育, 2009, 6（10）: 436-438.

[197] 曹梅娟, 姜安丽. 护理本科人才培养整体胜任力标准框架模型的构建 [J]. 中华护理杂志, 2009, 4（6）: 536-538.

[198] 陈国忠, 秦红兵, 柳丰萍. 基于护理岗位胜任力的课程体系构建与实施 [J]. 教育与职业, 2012, 7（21）: 118-119.

[199] 罗艳华, 李桃, 邓颖, 等. "四步进阶模式" 在护理本科实践教学中的应用 [J]. 中华全科医学, 2013, 11（5）: 798-829.

[200] 刘月树. 南丁格尔护理伦理思想研究 [J]. 医学与社会, 2013, 26（8）: 39-44.

[201] 刘秀娜, 罗羽, 周娟, 等. 临床护理科研中应注意的伦理问题 [J]. 护理研究, 2007, 21（5）: 1313-1314.

[202] 邱仁宗. 生物医学前沿中的伦理问题 [J]. 基础医学与临床, 2006, 26（5）: 449-455.

[203] 刘学礼. 试论生育控制的伦理问题 [J]. 北京理工大学学报（社会科学版）, 2003, 5（4）: 33-36, 46.

[204] 苏鹏飞, 苗梅静, 刘鹏, 等. 人口控制社会化与生育控制的伦理问题 [J]. 中国医药导报, 2005, 5（9）: 149-150.

[205] 王延光. 辅助生殖技术的伦理问题与论争 [J]. 中国医学伦理学, 2007, 20（1）: 15-18.

[206] 李全磊, 颜美琼. 台湾地区护理教育及认证制度概况 [J]. 中华护理教育, 2011, 8(9): 415-418.

[207] 杨雯, 姜安丽. 国外护士执业准入管理的现状及其启示 [J]. 解放军护理杂志, 2009, 26(17): 31-33.

[208] 吴欣娟, 沈宁, 刘华平, 等. 我国临床护理工作范畴及岗位设置的初步研究 [J]. 中华护理杂志, 2004, 39(9): 683-685

[209] 刘华平, 巩玉秀. 护士人力资源现状分析和配置标准研究 [J]. 中国护理管理, 2005, 5(4): 22-25.

[210] 赵滨, 王培珠. 澳大利亚护理教育与护理实践概述 [J]. 中国卫生人才, 2012, (3): 68-70.

[211] 陈京立, 李玉玲, 高峰. 对护理教育质量工程建设工作的几点思考 [J]. 中华护理教育, 2009, 6(8): 368-369.

[212] 荆文娟, 王玉琼, 郭秀静, 等. 护士角色职责的研究进展 [J]. 护理研究, 2012, 26(15): 1352-1353.

[213] 刘可仪, 周颖清. 社区护士角色功能的初步研究 [J]. 中国全科医学, 2011, 14(11): 90-92.

[214] 周咏梅, 叶文琴, 张玲娟, 等. 国内外护士分级现状与我国护士能级结构设置 [J]. 解放军护理杂志, 2007, 24(1): 36-38.

[215] 刘芹英. 我国临床专科护士角色功能、临床培训及发展的研究探讨 [J]. 全科护理, 2013, 11(3): 264-266.

[216] 吴书超, 乔丽娟. 中国社区护理人力资源: 数量、质量和分布 [J]. 社会医学杂志, 2014, 11(22): 9-11.

[217] 章舒琦, 李丽, 叶文琴. 美国助产士的发展及现状 [J]. 中华护理杂志, 2012, 47(12): 1140-1142.

[218] 刘金莲, 苏春燕, 孙玉梅, 等. 护理专业化发展过程中的角色区别 [J]. 护理管理杂志, 2010, 10(10): 713-715.

[219] 刘明. 专科护士核心能力架构之探讨 [J]. 中国护理管理, 2009, 9(4): 27-28.

[220] 宋丽华, 王咏梅, 周银珍. 临床护理专家的培养及发展近况 [J]. 中华护理杂志, 2005, 40(7): 542-544.

[221] 陶然. 我国专科护理人才发展现状及展望 [J]. 中国护理管理, 2010, 10(12): 73-75.

[222] 张健, 赵秋利, 张海丽. 我国临床专科护士培训现状的文献研究 [J]. 中国护理管理, 2010, 12(9): 23-27.

[223] 章舒琦, 李丽, 叶文琴. 美国助产护士的发展及现状 [J]. 中华护理杂志, 2012, 47(12): 1140-1142.

[224] 卫生部. 中国护理事业发展规划纲要(2011-2015 年) [J]. 中华护理杂志, 2012, 47(3): 286-288.

[225] 苏慧芳, 陈楚杰, 黄秀梨. 医疗人才职涯发展规划 —— 台湾护理专业进阶制度 [J]. 中国医院, 2012, 16(12): 78-80.

[226] 吴欣娟, 张俊华. 护士长必读 [M]. 北京: 人民卫生出版社, 2013.

[227] 李继平. 护理管理学 [M]. 3 版. 北京: 人民卫生出版社, 2012.

[228] 杨顺秋, 吴殿源. 现代实用护理管理 [M]. 北京: 军事医学科学出版社, 2003.

[229] 杨兴文, 郑秋菊. 质量管理工具箱 [M]. 北京: 中国电力出版社, 2012.

[230] 费玉玲. 追踪法在护理管理工作检查中应用 [J]. 当代医学, 2012, 18(19): 19-21.

[231] 赵丽丽, 李海霞, 姚辉. 追踪方法学在老年患者跌倒预防中的应用 [J]. 中华护理杂志, 2014, 49(11): 1298-1302.

[232] 梁铭会, 董四平. 医院评审追踪方法学操作指南及其启示 [J]. 中国医院, 2012, 16(3): 7-10.

[233] 王艳, 王加凤, 谢雯俊. 以等级医院评审为契机, 促进护理质量安全持续改进 [J]. 护理学杂志, 2013, 28(19): 1-3.

[234] 金丽萍, 王宁, 宁永金. 追踪方法学在护理安全管理中的应用 [J]. 中国医院, 2012, 16(5): 47-49.

[235] 施雁. 护理质量管理相关概念及方法 [J]. 上海管理杂志, 2012, 12(1): 90-92.

[236] 赵晓梅, 张秀英, 相锋. 我国护理质量管理研究进展 [J]. 解放军护理杂志, 2010, 27(16): 1236-1238.

[237] 苏琳, 王斌全, 袁剑云. 系统化整体护理的研究进展[J]. 护理研究, 2009, 23(15): 1322-1323.

[238] 李秀云. 医院 - 社区 - 家庭一体化护理照顾模式的构建与实施[J]. 中国护理管理, 2012, 12(5): 18-19.

[239] 于海容, 姜安丽. 基于内容分析法的国际护理管理领域研究主题分析[J]. 护理研究, 2014, 28(6): 663-665.

[240] 徐桂华, 叶然. 近三年国外护理教育研究热点的共词聚类分析[J]. 解放军护理杂志, 2012, 10(29): 26-29.

[241] 王春灵, 贾泽军, 孙徐妹, 等. 基于 Web of Science 的循证护理研究态势的文献计量分析[J]. 解放军护理杂志, 2013, 30(13): 1-5.

[242] 王美瑛, 唐珊, 姚秀坤, 等. 我国近 10 年护理研究信息计量分析[J]. 护理研究, 2012, 26(36): 3452-3454.

[243] 白姣姣, 孙皎, 沈宇峰, 等. 行动研究法在糖尿病患者足部健康行为干预中的应用[J]. 护理学杂志, 2009, 24(7): 11-13.

[244] 王斌, 熊晓美. 质性研究的方法及其在护理专业的应用与展望[J]. 护理学报, 2008, 15(3): 25-27.

[245] 程金莲, 韩世范, 吕佩, 等. 从 2007—2009 年 5 种护理期刊载文分析我国护理研究进展[J]. 护理研究, 2010, 24(22): 2060-2064.

[246] 程金莲, 潘银河. 5 种护理核心期刊 10 年心理护理论文调查分析[J]. 护理研究, 2010, 24(16): 1424-1427.

[247] 唐红梅, 岑金. 我国护理教育的研究趋势分析[J]. 上海交通大学学报(医学版), 2013, 33(1): 89-93.

[248] 蒋艳, 沈宁, 闫瑞芹. 我国护理专业人力资源现状及改进建议[J]. 护理管理杂志, 2004, 4(2): 19-21.

[249] 李树贞. 出席国际护士会建会 100 周年大会有感[J]. 解放军护理杂志, 2000, 17(1): 59-61.

[250] 沈曲, 刘洋, 杨金秋, 等. 台湾地区护理本科课程体系研究[J]. 护理学杂志, 2014, 29(15): 10-13.

[251] 郭红艳, 谢红. 美国护理质量评价体系对我国护理质量管理的启示[J]. 中国护理管理, 2014, 14(5): 458-462.

[252] 郭颖达, 姜安丽. 美国护理质量与安全教育的发展现状及特点分析[J]. 中华护理教育, 2014, 11(2): 152-155.

[253] 黄梅, 夏和先, 陈素琴. 美国高等护理教育的特点及对我国的启示[J]. 护理实践与研究, 2012, 9(17): 84-85.

[254] 李玲, 刘义兰. 护理工作模式进展及其思考[J]. 护理学杂志, 2012, 27(7): 92-95.

[255] 娄方丽, 赵春芝, 娄方勇. 美国建立医院内护理研究体系对我国护理科研的启示[J]. 中国护理管理, 2011, 11(9): 91-94.

[256] 吴恩珍, 何剑. 加拿大护理教育的发展现状[J]. 中国继续医学教育, 2013, 5(3): 55-56.

[257] 许亚红, 吴瑛. 美国高级护理实践的发展历史及其启示[J]. 中国护理教育, 2012, 9(5): 235-237.

[258] 郑晓燕, 吴雪, 曾惠文, 等. 英国预注册护士能力标准在护理教育中的应用及启示[J]. 中华护理教育, 2014, 11(3): 236-238.

[259] 胡亚南, 张晓璇. 英国护理教育与管理见闻[J]. 护理学杂志, 2013, 28(13): 84-86.

[260] 姜小鹰. 北欧老年护理的发展及启示[J]. 心血管康复医学杂志, 2000, 9(5): 82-84.

[261] 周云仙. 比利时家庭护理的特点及启示[J]. 中国实用护理杂志, 2013, 29(10): 73-74.

[262] 丁纯, 瞿黔超. 德国护理保险体制综述: 历史成因、运作特点以及改革方案[J]. 德国研究, 2008, 23(3): 42-47.

[263] 陈蕾,杨凤翔,冯晓敏,等. 老年社区护理服务模式研究进展 [J]. 护理研究,2014,28(8): 899-902.

[264] 陈秀琴,吕良勇. 日本的认知症老人之家介绍 [J]. 中华现代护理杂志,2008,14(23): 2539-2540.

[265] 李荔,蔡淑呈,上泉和子. 日本护理专家制度回顾及对我国的启示 [J]. 中国护理管理,2010,10(2): 65-68.

[266] 王秀华. 日本老年护理的特色 [J]. 中华护理杂志,2001,36(1): 74-75.

[267] 杨左军. 介绍日本老年护理服务的形式 [J]. 中华护理杂志,2003,38(4): 316-317.

[268] 陈刘莺,任金萍,史平,等. 不同年龄患者对护士形象要求的调查研究 [J]. 护理研究,2010,24(1): 196-197.

[269] 郭红. 韩国社区护理发展的启示 [J]. 中华护理杂志,2004,39(7): 555-557.

[270] 朱莲莲,高丽红. 国内质性研究的护理文献分析 [J]. 护理学杂志,2009,24(21): 79-81.

[271] 达珍,普珍,孙宏玉. 护理学本科毕业生胜任力现状调查与分析 —— 基于混合研究视角 [J]. 中华护理杂志,2019,54(3): 422-427.

[272] ZURMEHLY J. Personal digital assistances(PDAs): review and evaluation[J]. Nurs Educ Perspect, 2010,31(3): 179-182.

[273] ADELAIDA Z, LORETO M, JOSEFA M, et al. Changes in nursing education in the European Union[J]. J Nurs Scholarsh, 2006, 38(2): 114-118.

[274] ANTONIA A, BERNADETTE D H, TARSI W. Health and social care policy for the elderly in Belgium[J]. Geriatr Nurs, 2005, 26(6): 366-371.

[275] BLACKWOOD B, ALBARRAN J W, LATOUR J M. Research priorities of adult intensive care nurses in 20 European countries: a Delphi study[J]. J Adv Nurs, 2011, 67(3): 550-562.

[276] BRIGGS R, ROBINSON S, MARTIN F, et al. Standards of medical care for nursing home residents in Europe[J]. Eur Geriatr Med, 2012, 3(supp-S1): S107.

[277] BASTIAENS H, VAN ROYEN P, PAVLIC D R, et al. Older people's preferences for involvement in their own care: a qualitative study in primary health care in 11 European countries[J]. Patient Educ Couns, 2007, 68(1): 33-42.

[278] SALMINEN L, STOLT M, SAARIKOSKI M, et al. Future challenges for nursing education: a European perspective[J]. Nurse Educ Today, 2010, 30(3): 233-238.

[279] RÅHOLM M B, HEDEGAARD B L, LÖFMARK A, et al. Nursing education in Denmark, Finland, Norway and Sweden from Bachelor's degree to PhD[J]. J Adv Nurs, 2010, 66(9): 2126-2137.

[280] SENN B, KIRSCH M, SANZ C C. How cancer research could benefit from the complex intervention framework: students' experiences of the european academy of nursing science summer school[J]. Eur J Cancer Care(Engl), 2011, 20(1): 1-4.

[281] S PITZER A, PERRENOUD B. Reforms in nursing education across Western Europe: implementation processes and current status[J]. J Prof Nurs, 2006, 22(3): 150-161.

[282] CHUN C B, KIM S Y, LEE J Y, et al. Republic of Korea: health system review[J]. Health systems in transition, 2009, 11(7): 1-184.

[283] KIM K K, KIM I S, LEE W H. Perception of legal liability by registered nurses in Korea[J]. Nurse Educ Today, 2007, 27(6): 617-626.

[284] POLIT D, BECK C. Essentials of nursing research: Appraising evidence for nursing practice[M]. 9th ed.

Philadelphia: Wolters Kluwer Health, 2018: 36-37.

[285] ULLMAN A J, DAVIDSON P M. Patient safety: the value of the nurse[J]. Lancet, 2021, 397(10288): 1861-1863.

[286] MCHUGH M D, AIKEN L H, SLOANE D M, et al. Effects of nurse-to-patient ratio legislation on nurse staffing and patient mortality, readmissions, and length of stay: a prospective study in a panel of hospitals[J]. Lancet, 2021, 397(10288): 1905-1913.

[287] ROBERTS D W, VASQUEZ E. Power: an application to the nursing image and advanced practice[J]. AACN Clin Issues, 2004, 15(2): 196-204.

[288] TAKASE M, KERSHAW E, BURT L. Nurse environment misfit and nursing practice[J]. J Adv Nurs, 2001, 35(6): 819-826.

[289] CARMAN M J, WOLF L A, BAKER K M, et al. Translating research to practice: bringing emergency nursing research full circle to the bedside[J]. J Emerg Nurs, 2013, 39(6): 657-659.

[290] NEUMAN B. The Neuman Systems Model[M]. 3th ed. Norwalk, CT: Appleton & Lange, 1995.

[291] PARKER ME, SMITH MC. Nursing theories and nursing practice[M]. 3rd ed. Philadelphia: FA Davis, 2010.

[292] TZENG H M. Testing a conceptual model of the image of nursing in Taiwan[J]. Int J Nurs Stud, 2006, 43 (6): 755-765.

[293] YARCHESKI A, MAHON N E. Characteristics of quantitative nursing research from 1990 to 2010[J]. J Nurs Scholarsh, 2013, 45(4): 405-411.

[294] GAGLIARDI A, UMOQUIT M, WEBSTER F, et al. Qualitative research publication rates in top-ranked nursing journals: 2002-2011[J]. Nurs Res, 2014, 63(3): 221-227.

[295] CHERRY B, JACOB S R. Contemporary nursing: issues, trends, & management[M]. 6th ed. St Louis: Mosby, 2014.

[296] BURNS N, GROVE S K. The practice of nursing research: conduct, critique, and utilization[M]. 5th ed. St Louis: Elsevier, 2005.

[297] DARNELL R E. The promotion of interest in the role of the physician associate as a potential career opportunity for nurses: an alternative strategy[J]. Soc Sci Med, 1973, 7(7): 495-505.

[298] LENBURG C B, KLEIN C, ABDUR-RAHMAN V, et al. The COPA model: a comprehensive framework designed to promote quality care and competence for patient safety[J]. Nurs Educ Perspect, 2009, 30(5): 312-317.

[299] HAMRIC A B, SPOSS J A, HANSON C M. Advanced practice nursing: an integrative approach[M]. 3rd ed. St Louis: Elsevier Saunders, 2005.

[300] MCCAULEY L A, BROOME M E, FRAZIER L, et al. Doctor of nursing practice(DNP)degree in the United States: reflecting, readjusting, and getting back on track[J]. Nurs Outlook, 2020, 68(4): 494-503.

[301] L'ECUYER K M, SHATTO B J, HOFFMANN R L, et al. The certified clinical nurse leader in critical care[J]. Dimens Crit Care Nurs, 2016, 35(5): 248-254.

[302] HOU J, MICHAUD C, LI Z, et al. Transformation of the education of health professionals in China: progress and challenges[J]. Lancet, 2014, 384(9945): 819-827.

[303] PESUT B, GREIG M, THORNE S, et al. Nursing and euthanasia: a narrative review of the nursing ethics literature[J]. Nurs Ethics, 2020, 27(1): 152-167.

[304] ULRICH C M, TAYLOR C, SOEKEN K, et al. Everyday ethics: ethical issues and stress in nursing practice[J]. J Adv Nurs, 2010, 66(11): 2510-2519.

[305] HAMADI H Y, MARTINEZ D, PALENZUELA J, et al. Magnet hospitals and 30-day readmission and mortality rates for medicare beneficiaries[J]. Med Care, 2021, 59(1): 6-12.

[306] MILDON B, CLEVERLY K, STRUDWICK G, et al. Nursing leadership: making a difference in mental health and addictions[J]. Nurs Leadersh(Tor Ont), 2017, 30(3): 8-22.

[307] ADAMS V W. The challenges of USA nursing education to meet local, regional and global need[J]. Rev Bras Enferm, 2016, 69(3): 417-418.

[308] MELNYK B M, FINEOUT-OVERHOLT E. Evidence-based practice in nursing & healthcare: a guide to best practice[M]. 4th ed. Philadelphia: Wolters Kluwer, 2018.

[309] JORDAN Z, LOCKWOOD C, MUNN Z, et al. The updated Joanna Briggs Institute model of evidence-based healthcare[J]. Int J Evid Based Healthc, 2019, 17(1): 58-71.

[310] GRAHAM ID &LOGAN J. Innovations in knowledge transfer and continuity of care[J]. Can J Nurs Res, 2004, 36(2): 89-103.

[311] GRAHAM ID, LOGAN J, HARRISON MB, et al. Lost in knowledge translation: time for a map[J]. J Contin Educ Health Prof, 2006, 26(1): 13-24.

[312] KITSONAL, RYCROFT-MALOE J, HARVEY G, et al. Evaluating the successful implementation of evidence into practice using the PARIHS framework: theoretical and practice challenges[J]. Implementation Science, 2008, 3(1): 1-12.

[313] WRIGHT M L, HIGGINS M, TAYLOR J Y, et al. Nursing research in the 21st Century: R You Ready?[J]. Biol Res Nurs, 2019, 21(1): 114-120.

[314] CINGEL MVD, BROUWER J. What makes a nurse today? A debate on the nursing professional identity and its need for change[J]. Nurs Philos, 2021, 22(2): e12343.

[315] ZHU R, WANG Y, WU R, et al. Trends in high-impact papers in nursing research published from 2008 to 2018: a web of science-based bibliometric analysis[J]. J Nurs Manag, 2020, 28(5): 1041-1052.

[316] GIMÉNEZ-ESPERT M, PRADO-GASCÓ V J. Bibliometric analysis of six nursing journals from the Web of Science, 2012-2017[J]. J Adv Nurs, 2019, 75(3): 543-554.

[317] YANBING S, RUIFANG Z, CHEN W, et al. Bibliometric analysis of Journal of Nursing Management from 1993 to 2018[J]. J Nurs Manag, 2020, 28(2): 317-331.

[318] ZHU R, LIU M, SU Y, et al. A bibliometric analysis of publication of funded studies in nursing research from Web of Science, 2008-2018[J]. J Adv Nurs, 2021, 77(1): 176-188.

[319] HAGMANN C, CRAMER A, KESTENBAUM A, et al. Evidence-based palliative care approaches to non-pain physical symptom management in cancer patients[J]. Semin Oncol Nurs, 2018, 34(3): 227-240.

[320] EATON L H, BRANT J M, MCLEOD K, et al. Nonpharmacologic pain interventions: a review of evidence-based practices for reducing chronic cancer pain[J]. Clin J Oncol Nurs, 2017, 21(3 Suppl): 54-70.

[321] LEE S K, HONG H S. Text network analysis of research topics and trends on global health nursing literature from 1974-2017[J]. J Adv Nurs, 2021, 77(3): 1325-1334.

[322] ŽELEZNIK D, BLAŽUN V H, KOKOL P. A bibliometric analysis of the Journal of Advanced Nursing, 1976-2015[J]. J Adv Nurs, 2017, 73(10): 2407-2419.

[323] CAMPBELL D A. An update on the United Nations millennium development goals[J]. J Obstet Gynecol Neonatal Nurs, 2017, 46(3): e48-e55.

[324] SHIN S, PARK J H, KIM J H. Effectiveness of patient simulation in nursing education: Meta-analysis[J]. Nurse Educ Today, 2015, 35(1): 176-182.

[325] EUN-HO. Experience of nursing students with standardized patients in simulation-based learning: Q-methodology study[J]. Nurse Educ Today, 2018, 66(4): 123-129.

[326] GAZZA E A, HUNKER D F. Facilitating student retention in online graduate nursing education programs: a review of the literature[J]. Nurse Educ Today, 2014, 34(7): 1125-1129.

[327] HOKE M M, ROBBINS L K. Continuing the cultural competency journey through exploration of knowledge, attitudes, and skills with advanced practice psychiatric nursing students: an exemplar[J]. Nurs Clin North Am, 2011, 46(2): 201-205.

[328] HOLLAND A, SMITH F, MCCROSSAN G, et al. Online video in clinical skills education of oral medication administration for undergraduate student nurses: a mixed methods, prospective cohort study[J]. Nurse Educ Today, 2013, 33(6): 663-670.

[329] HENLY S J, MCCARTHY D O, WYMAN J F, et al. Integrating emerging areas of nursing science into PHD programs[J]. Nurs Outlook, 2015, 63(4): 408-416.

[330] THOMPSON C J, NELSON-MARTEN P. Clinical nurse specialist education: actualizing the systems leadership competency[J]. Clin Nurse Spec, 2011, 25(3): 133-139.

[331] KOVNER C T, BREWER C, KATIGBAK C, et al. Charting the course for nurses' achievement of higher education levels[J]. J Prof Nurs, 2012, 28(6): 333-343.

[332] VOŠNER B H, ŽELEZNIK D, KOKOL P, et al. Trends in nursing ethics research: mapping the literature production[J]. Nurs Ethics, 2017, 24(8): 892-907.

[333] ZUZELO P R. Exploring the moral distress of registered nurses[J]. Nurs Ethics, 2007, 14(3): 344-359.

[334] VOGELSTEIN E, COLBERT A. Normative nursing ethics: a literature review and tentative recommendations[J]. Nurs Ethics, 2020, 27(1): 7-15.

[335] WILLIAMS J K, TRIPP-REIMER T, DAACK-HIRSCH S, et al. Five-year bibliometric review of genomic nursing science research[J]. J Nurs Scholarsh, 2016, 48(2): 179-186.

[336] MUNRO C L. Individual genetic and genomic variation: a new opportunity for personalized nursing interventions[J]. J Adv Nurs, 2015, 71(1): 35-41.

[337] GU D, LI J, LI X, et al. Visualizing the knowledge structure and evolution of big data research in healthcare informatics[J]. Int J Med Inform, 2017, 98: 22-32.

[338] BLAŽUN VOŠNER H, CARTER-TEMPLETON H, ZAVRŠNIK J, et al. Nursing informatics: a historical bibliometric analysis[J]. Comput Inform Nurs, 2020, 38(7): 331-337.

[339] XIAO Q, WANG J, WANG Y, et al. Data mining in nursing: a bibliometric analysis(1990-2017)[J]. Stud Health Technol Inform, 2019, 264: 1616-1617.

[340] CARTER-TEMPLETON H, FRAZIER R M, WU L, et al. Robotics in nursing: a bibliometric analysis[J]. J Nurs Scholarsh, 2018, 50(6): 582-589.

[341] SHARTS-HOPKO N C. The coming revolution in personal care robotics: what does it mean for nurses?[J]. Nurs Adm Q, 2014, 38(1): 5-12.

[342] CHOI S, SEO J. An exploratory study of the research on caregiver depression: using bibliometrics and lda topic modeling[J]. Issues Ment Health Nurs, 2020, 41(7): 592-601.

[343] TRAN B X, HO R, HO C, et al. Depression among patients with HIV/AIDS: research development and effective interventions(GAP(RESEARCH))[J]. Int J Environ Res Public Health, 2019, 16(10): 1772.

[344] CHANG C Y, GAU M L, TANG K Y, et al. Directions of the 100 most cited nursing student education research: a bibliometric and co-citation Network Analysis[J]. Nurse Educ Today, 2020, 96: 104645.

[345] JACKSON D, FIRTKO A, EDENBOROUGH M. Personal resilience as a strategy for surviving and thriving in the face of workplace adversity: a literature review[J]. J Adv Nurs, 2007, 60(1): 1-9.

[346] HAPPELL B. The importance of clinical experience for mental health nursing-part 1: undergraduate nursing students' attitudes, preparedness and satisfaction: feature article[J]. Int J Ment Health Nurs, 2008, 17(5): 326-332.

[347] HAPPELL B. The importance of clinical experience for mental health nursing-part 2: relationships between undergraduate nursing students' attitudes, preparedness, and satisfaction[J]. Int J Ment Health Nurs, 2008, 17(5): 333-340.

[348] HENDERSON S, HAPPELL B, MARTIN T. Impact of theory and clinical placement on undergraduate students' mental health nursing knowledge, skills, and attitudes: feature article[J]. Int J Ment Health Nurs, 2007, 16(2): 116-125.

[349] BOOTH L, KAYLOR S. Teaching spiritual care within nursing education: a holistic approach[J]. Holist Nurs Pract, 2018, 32(4): 177-181.

[350] CONE P H, GISKE T. teaching spiritual care-a grounded theory study among undergraduate nursing educators[J]. J Clin Nurs, 2013, 22(13-14): 1951-1960.

[351] ROSS L, GISKE T, VAN LEEUWEN R, et al. Factors contributing to student nurses' /midwives' perceived competency in spiritual care[J]. Nurse Educ Today, 2016, 36: 445-451.

[352] GONELLA S, DI GIULIO P, PALESE A, et al. Randomized controlled trials and Quasi-experimental studies published in nursing journals: findings from a scoping review with implications for further research[J]. Worldviews Evid Based Nurs, 2019, 16(4): 299-309.

[353] ADAMS Y J, KAMP K, LIU C C, et al. Revisiting the quality of reporting randomized controlled trials in nursing literature[J]. J Nurs Scholarsh, 2018, 50(2): 200-209.

[354] CRESWELL JW. Research design: qualitative, quantitative, and mixed methods approaches[M]. 4th ed. Los Angeles: SAGE, 2014.

[355] YOUNAS A, PEDERSEN M, TAYABEN J L. Review of mixed-methods research in nursing[J]. Nurs Res, 2019, 68(6): 464-472.

[356] ZHOU M, WANG H, ZENG X, et al. Mortality, morbidity, and risk factors in China and its provinces, 1990-2017: a systematic analysis for the Global Burden of Disease Study 2017[J]. The Lancet, 2019, 394(10204): 1145-1158.

[357] BALDWIN A, MILLS J, BIRKS M, et al. Role modeling in undergraduate nursing education: an integrative literature review[J]. Nurse Educ Today, 2014, 34(6): e18-26.

[358] DARVILL A, FALLON D, LIVESLEY J. A different world? the transition experiences of newly qualified children's community nursing teams in England[J]. Issues Compr Pediatr Nurs, 2014, 37(1): 6-24.

[359] KAIHLANEN A M, LAKANMAA R L, SALMINEN L. The transition from nursing student to registered nurse: the mentor's possibilities to act as a supporter[J]. Nurse Educ Pract, 2013, 13(5): 418-422.

[360] THOMAS C M, BERTRAM E, ALLEN R L. The transition from student to new registered nurse in professional practice[J]. J Nurses Staff Dev, 2012, 28(5): 243-249.

[361] HOUGHTON C E, CASEY D, SHAW D, et al. Students' experiences of implementing clinical skills in the real world of practice[J]. J Clin Nurs, 2013, 22(13-14): 1961-1969.

[362] JOANN ZERWEKH, ASHLEY ZERWEKH GARNEAU. Nursing today: transition and trends[M].7th Edit. Saunders: Elsevier - Health Sciences Division, 2014.

[363] MELEIS A I, SAWYER L M, IM E O, et al. Experiencing transitions: an emerging middle-range theory[J]. ANS Adv Nurs Sci, 2000, 23(1): 12-28.

[364] KRAMER M, BREWER B B, MAGUIRE P. Impact of healthy work environments on new graduate nurses' environmental reality shock[J]. West J Nurs Res, 2013, 35(3): 348-383.

[365] NASH R, LEMCKE P, SACRE S. Enhancing transition: an enhanced model of clinical placement for final year nursing students[J]. Nurse Educ Today, 2009, 29(1): 48-56.

[366] ROZIERS R L, KYRIACOS U, RAMUGONDO E L. Newly qualified South African nurses' lived experience of the transition from student to community service nurse: a phenomenological study[J]. J Contin Educ Nurs, 2014, 45(2): 91-100.

[367] LIAW S Y, KOH Y, DAWOOD R, et al. Easing student transition to graduate nurse: a simulated professional learning environment(SIMPLE)for final year student nurses[J]. Nurse Educ Today, 2014, 34(3): 349-355.

[368] QUICK J. From novice to expert: a surgical care practitioner's reflection on their role development[J]. J Perioper Pract, 2016, 26(10): 225-228.

[369] LI J, SHANG L, GALATSCH M, et al. Psychosocial work environment and intention to leave the nursing profession: a cross-national prospective study of eight countries[J]. Int J Health Serv, 2013, 43(3): 519-536.

[370] HARPER-MCDONALD B, TAYLOR G. Expert nurse to novice academic: reflections on the first year of transition from practitioner to academic[J]. Nurse Educ Today, 2020, 90(6): 104431.

[371] Nurses play a key role in meeting various human health challenges: an exclusive interview with Xinjuan Wu, president of the Chinese Nursing Association[J]. Int J Nurs Sci, 2020, 7(2): 125-127.

[372] GALLAGHER A. The state of nursing, ethics and the role of the International Council of Nurses[J]. Nurs Ethics, 2020, 27(4): 906-907.

[373] KENNEDY A. International Council of Nurses' growth, development and engagement[J]. Int Nurs Rev, 2017, 64(4): 462-463.

[374] SABA V K, MCCORMICK K A. Essentials of nursing informatics[M]. 7th ed. New York: McGraw Hill, 2011.

[375] IWASIW C L, ANDRUSYSZYN M-A, GOLDENBERG D. Curriculum development in nursing education[M]. 4th ed. Brurlington, MA, USA: Jones & Barrlett Learning, 2020.

[376] GRAY J R, GROVE S K. The practice of nursing research: appraisal, synthesis, and gerneration of evidence[M]. 9th ed. Saunders, London. UK: Elsevier, 2019.

[377] TAYLOR J Y, BARCELONA D E, MENDOZA V. Improving-omics-based research and precision health

in minority populations: recommendations for nurse scientists[J]. J Nurs Scholarsh, 2018, 50(1): 11-19.

[378] ZHAN Q, SHANG S, LI W, et al. Bridging the GP gap: nurse practitioners in China[J]. The Lancet, 2019, 394(10204): 1125-1127.

[379] CARRINO L, ORSO C E, PASINI G. Demand of long-term care and benefit eligibility across European countries[J]. Health Econ, 2018, 27(8): 1175-1188.

[380] RICHARDS D A, COULTHARD V, BORGLIN G, et al. The state of European nursing research: dead, alive, or chronically diseased? a systematic literature review[J]. Worldviews Evid Based Nurs, 2014, 11 (3): 147-155.

[381] ENDACOTT R, JONES C, BLOOMER M J, et al. The state of critical care nursing education in Europe: an international survey[J]. Intensive Care Med, 2015, 41(12): 2237-2240.

[382] FLORIDI G, CARRINO L, GLASER K. Socioeconomic inequalities in home-care use across regional long-term care systems in Europe[J]. J Gerontol B Psychol Sci Soc Sci, 2021, 76(1): 121-132.

[383] HUMAR L, SANSONI J. Bologna process and basic nursing education in 21 European countries[J]. Ann Ig, 2017, 29(6): 561-571.

[384] SATU K U, LEENA S, MIKKO S, et al. Competence areas of nursing students in Europe[J]. Nurse Educ Today, 2013, 33(6): 625-632.

[385] LAHTINEN P, LEINO-KILPI H, SALMINEN L. Nursing education in the European higher education area—variations in implementation[J]. Nurse Educ Today, 2014, 34(6): 1040-1047.

[386] LERA J, PASCUAL-SÁEZ M, CANTARERO-PRIETO D. Socioeconomic inequality in the Use of long-term care among European older adults: an empirical approach using the SHARE survey[J]. Int J Environ Res Public Health, 2020, 18(1): 20.

[387] MARTIN P, DUFFY T, JOHNSTON B, et al. Family health nursing: a response to the global health challenges[J]. J Fam Nurs, 2013, 19(1): 99-118.

[388] GENET N, KRONEMAN M, BOERMA W G. Explaining governmental involvement in home care across Europe: an international comparative study[J]. Health Policy, 2013, 110(1): 84-93.

[389] NADASH P, DOTY P, VON SCHWANENFLÜGEL M. The German long-term care insurance program: evolution and recent developments[J]. Gerontologist, 2018, 58(3): 588-597.

[390] RICHARDS D A, HANSSEN T A, BORGLIN G. The second triennial systematic literature review of European nursing research: impact on patient outcomes and implications for evidence-based practice[J]. Worldviews Evid Based Nurs, 2018, 15(5): 333-343.

[391] COLLINS S, HEWER I. The impact of the Bologna process on nursing higher education in Europe: a review[J]. Int J Nurs Stud, 2014, 51(1): 150-156.

[392] WOITHA K, GARRALDA E, MARTIN-MORENO J M, et al. Ranking of palliative care development in the countries of the European Union[J]. J Pain Symptom Manage, 2016, 52(3): 370-377.

[393] WIELENGA J M, TUME L N, LATOUR J M, et al. European neonatal intensive care nursing research priorities: an e-Delphi study[J]. Arch Dis Child Fetal Neonatal Ed, 2015, 100(1): F66-71.

[394] WENGSTRÖM Y, GEERLING J, RUSTØEN T. European oncology nursing society breakthrough cancer pain guidelines[J]. Eur J Oncol Nurs, 2014, 18(2): 127-131.

[395] LIU Y, RODCUMDEE B, JIANG P, SHA L Y. Nursing education in the United States, Thailand, and

China: literature review[J]. J Nurs Educ and Pract, 2015, 5(7): 100-108.

[396] YURI L, SUNGKYUNG C, INSOOK K. Meaning and future tasks of revised medical service act on nursing services[J]. Korean Journal of Medicine & Law, 2017, 25(2): 133-152.

[397] KIM H S , CHA J G . Experiences of students of nursing college in transition from a three-year to a four-year nursing education system[J]. Methods Cell Biol, 2012, 18(3): 465-473.

[398] YURI L, KIM S, 강선주, et al. A study on reorganization of service and qualification management between nurse and nurse assistant: focusing on policy stream model by Kingdon[J]. Pogŏn sahoe yŏn' gu, 2018, 38(1): 489-519.

[399] BENNER P. From novice to expert: excellence and power in clinical nursing practice[J]. Am J Nurs, 1984, 84(12): 1480.

[400] CAREY N, COURTENAY M, STENNER K. The prescribing practices of nurses who care for patients with skin conditions: a questionnaire survey[J]. J Clin Nurs, 2013, 22(13-14): 2064-2076.

[401] KROEZEN M, VAN DIJK L, GROENEWEGEN P P, et al. Nurse prescribing of medicines in Western European and Anglo-Saxon countries: a systematic review of the literature[J]. BMC Health Serv Res, 2011, 11(1): 127.

[402] CHINN P, KRAMER M. Integrated theory and knowledge development in nursing[M]. 8th ed. New York: Mosby, 2011.

[403] FAWCETT J, DESANTO-MADEYA S. Contemporary nursing knowledge: analysis and evaluation of nursing models and theory[M]. 3rd ed. Philadelphia: FA Davis Company, 2013.

[404] LEE RC, FAWCETT J. The influence of the metaparadigm of nursing on professional identity development among RN-BSN students[J]. Nurs Sci Q, 2013, 26(1): 96-98.

[405] REED P, SHEARER N. Nursing knowledge and theory innovation[M]. New York: Springer Publishing Company, 2011.

[406] ELLIS A R, HARTLEY C L. Nursing in today's world: trends, issues, and management[M]. 10th ed. Philadelphia PA: Lippincott Williams & Wilkins, 2012.

[407] EMEGHEBO L. The image of nursing as perceived by nurses[J]. Nur Educ Today, 2012, 32(6): e49-e53.

[408] MILISEN K, DE BUSSER T, KAYAERT A, et al. The evolving professional nursing self-image of students in baccalaureate programs: a cross-sectional survey[J]. Int J Nurs Stud, 2010, 47(6): 688-698.

[409] WONG F K, ZHAO Y. Nursing education in China: past, present and future[J]. J Nurs Manag, 2012, 20 (1): 38-44.

[410] BARBARA C, SUSANR J. Centemporary nursing: issues, trends and management[M]. 3rd ed. Missouri: Eisevier Mosby, 2005: 126-141.

[411] KENDALL-GALLAGHER D, AIKEN L H, SLOANE D M, et al. Nurse specialty certification, inpatient mortality, and failure to rescue[J]. J Nurs Scholarsh, 2011, 43(2): 188-194.

[412] KUMARAN S, CARNEY M. Role transition from student nurse to staff nurse: facilitating the transition period[J]. Nurse Educ Pract, 2014, 14(6): 605-611.

[413] PALESE A, WATSON R. Nurse staffing and education in Europe: if not now, when?[J]. Lancet, 2014, 383(9931): 1789-1790.

[414] MACLELLAN L, HIGGINS I, LEVETT-JONES T. Medical acceptance of the nurse practitioner role in

Australia: a decade on[J]. J Am Assoc Nurse Pract, 2015, 27(3): 152-159.

[415] ROMANO C A, PANGARO L N. What is a doctor and what is a nurse? a perspective for future practice and education[J]. Acad Med, 2014, 89(7): 970-972.

[416] DOWLING M, BEAUCHESNE M, FARRELLY F, et al. Advanced practice nursing: a concept analysis[J]. Int J Nurs Pract, 2013, 19(2): 131-140.

[417] KAY KITTRELL CHITTY. BETH PERRY BLACK. Professional nursing: concepts & challenges[M]. 6th ed. Maryland Heights: Missouri, 2012.

[418] LUCILLE A, JOEL. Advanced practice nursing: essentials for role development[M]. 3rd ed. Philadelphia: FA Davis Company, 2013.

[419] RUTH M, KLEINPELL. Outcome assessment in advanced practice nursing[M]. 3rd ed. New York: Springer Publishing Company, 2013.

[420] TOMPSON J B, FULLERTON J T, SAWYER A J, et al. The International Confederation of Midwives: global standards for midwifery education(2010)with companion guidelines[J]. Midwifery, 2011, 27(4): 399-408.

[421] ELLIS J R, HARTLEY C L. Nursing in today's world, trends, issues and management[M]. 10th ed. Philadelphia, PA: Wolters Kluer Health/ Lippincott Williams & Wilkins, 2012.

[422] YARCHESKI A, MAHON N, YARCHESKI T J. A descriptive study of research published in scientific nursing journals from 1985 to 2010[J]. Int J Nurs Stud, 2012, 49(9): 1112-1121.

[423] PETER E, STORCH J L, Canadian Nurses Association. The CNA code of ethics for registered nurses[J]. Nurs Leadersh, 2008, 21(2): 28-33.